杏林耕耘文存

——治校问学历程中的片段思考

王 键 著

合肥工业大学出版社

前　　言

　　光阴荏苒，岁月如梭。转眼间，我已步入花甲之年。抚今追昔，往事历历，饮水思源，感恩不已。回首在安徽中医药大学学习、生活、工作的日日夜夜，感慨良多。我自1975年入校读书，1983年研究生毕业留校工作，1997年走上副校长岗位，2006年担任校长。近40年的历程中，沐浴着阳光，经历着风雨，耕耘其中，收获其中，成长其中，感悟其中。无论是从事教学，从事科研，从事临床，从事管理，不忘初心，出以公心，上下求索，夙夜在公，始终是我的一种基本态度。在伴随着学校发展进步的同时，我经历和见证了一系列变化。尤其是近10年来，特别是"十二五"期间，在同事们的大力支持下，在全校的共同努力下，学校在人才培养、科学研究、社会服务、文化传承及对外交流合作方面均取得了可喜的成绩。学校围绕大学更名、新校区建设、博士授权单位申报与建设、安徽省中医药科学院建设、国家中医临床研究基地建设、地方特色高水平大学建设等几件大事，励精图治，抢抓机遇，锐意进取，弯道超越，实现了学校的跨越式发展目标，成功迈上了新的发展阶段。

　　学校发展的过程，也是我不断学习、思考、实践的过程。10多年来，我在学习方面的一些思考，在办学方面的不断求索，在治校方面的种种历练，在育人方面的一直期待，在交流方面的些许感悟，均通过文字的形式记录或散见于本人的学术论文、专题发言及撰写的述评之中。今在学校办公室几位同仁的帮助下整理汇编成册，书名《杏林耕耘文存——治校问学历程中的片段思考》。需要说明的是，因为工作的关系，有些文字的形成过程中，我曾经得到了董玉节、杨丙宏、秦瑜、余小平、叶红以及周亚东、黄辉、王鹏等同事的帮助，这是我始终未曾忘却，而且铭谢不已的。

　　书中主要记录本人近10年来担任安徽中医药大学校长期间在治校问学过程中的思考、感悟和期待。全书分五个篇章：

　　一是理念篇，主要收录本人关于治校问学及中医药文化方面的学术论文，内容涉及中医药高等院校办学定位、办学特色、办学理念、人才培养、校园文化、学校发展规划以及关于新安医学、华佗医学文化的传承研究等。

　　二是治校篇，主要收录本人在学校相关重要会议上及二级单位重大活动时的发言，内容主要是管理领域，涉及学校的内涵建设、研究生及本科教学、中医药科技创新、重点学科建设、师资队伍建设、附属医院的建设与发展等。

三是育人篇，主要收录本人在学生开学典礼和毕业典礼上的致辞。开学典礼讲话的内容主要涉及大学新生如何适应新环境，如何树立远大理想，如何确立奋斗目标，如何独立学习，如何培养创新思维等。毕业典礼讲话的内容主要涉及感恩、做人、逐梦、担当、使命等话题。

四是述评篇，主要收录本人对有关学术专著、论著的序言和评议文章，主要是对中医药领域有名望的大家的研究专著进行评议或撰写的序言。

五是交流篇，主要收录本人关于新安医学研究有关内容的介绍、在校外有关学术会议和专题论坛上的交流发言等。

《杏林耕耘文存——治校问学历程中的片段思考》之所以称为"文存"，一是因为该书收录的仅仅是本人近10年来的关于治校问学过程中的部分有关文章，非本人全部作品；二是因为这些文章散见于本人的有关论文、讲话和述评中，难以称得上是"文集"，故为"文存"。

《杏林耕耘文存——治校问学历程中的片段思考》之所以称为"思考"，是因为思考是重要的学习方法，是实践的有力推手。在思考中探索发现、研究比较才能抓住问题的关键。只诉诸眼睛而不诉诸心灵的脱离实际的"思考"是肤浅的、片面的。近10年来，我结合中医药大学的职能，结合安徽中医药事业及学校办学的实际，在大学治理、中医药文化、学生的教育与管理、安徽中医药事业发展等方面学以致用，学思并重，提出了自己的一些思路与见解。

《杏林耕耘文存——治校问学历程中的片段思考》之所以称为"片段"，是因为有些思考还不成熟，需要在实践中不断丰富完善；是因为有些思考还不严谨，需要在实践中不断加以逻辑架构；因为有些思考观点不一定正确，有待在实践中加以检验和完善。

《杏林耕耘文存——治校问学历程中的片段思考》之所以称为"历程"，是因为收入其中的文章不仅记录了我学习、思考、奋斗的历程，也从一个侧面记录、反映了学校10年来所发生的历史性巨大变化、取得的可喜成就、党和政府的一系列重大战略部署是如何在学校变为现实的，以及在实践中所创造、积累的基本经验和做法，具有一定的时代性。

"今日正宜知此味，当年曾自咬其根"。做学问不容易，办教育不容易，把教育办好更不容易。努力把安徽中医药大学办好，办得精彩，办得让师生乃至社会满意，一直是我们不懈追求的目标，我们一直在努力，我们一直在路上。愿《杏林耕耘文存——治校问学历程中的片段思考》成为一种历史记忆的同时，能就教于同道并引发大家更多的思考而无远弗届。

王　键
2016年8月22日于少默轩

目 录

前言 …………………………………………………………………… (1)

理 念 篇

关于中医药教育目标定位与特色发展的思考 …………………………… (3)
大学发展的目标定位与办学特色 ………………………………………… (9)
明晰办学理念　凝练办学特色　提高教学质量 ……………………… (24)
质量立校　人才强校　科技兴校　特色弘校　和谐融校
　　——建构高等中医药教育科学质量观和发展观之管见 ………… (30)
树立科学发展观　开创办学新局面 …………………………………… (38)
中医药高等教育发展刍议 ………………………………………………… (44)
借鉴中国传统道德教育理念　增强现代高校德育教育效果 ………… (47)
安徽省中医药高等教育科学发展刍议 ………………………………… (52)
高等中医药院校办学理念的形成性思考 ……………………………… (54)
高等中医教育科学发展的若干思考 …………………………………… (60)
用和谐理念打造文化校园
　　——安徽中医学院和谐文化校园建设的实践与思考 …………… (66)
关于新时期医药卫生体制改革下的中医药人才培养的思考 ………… (70)
关于安徽中医学院发展定位的思考
　　——深入学习实践科学发展观活动调研报告 …………………… (76)
关于在少荃湖建中医药主题集中区项目的建议 ……………………… (85)
地方中医药院校应在错位发展中彰显特色优势 ……………………… (87)

略论中医药核心价值与社会主义核心价值观的契合性 …………………… (94)

中医学与中国传统文化的互动关系 ………………………………………… (101)

提高核心竞争力　赢得发展主动权
　　——关于"十二五"时期高等中医药教育改革与发展的若干思考 …… (109)

走内涵式发展道路，全面提高中医药人才培养质量 ……………………… (116)

厚植发展优势，彰显办学特色
　　——关于谋定中医药院校"十三五"发展规划的思考 ………………… (122)

审时度势，主动作为
　　——关于新时期中医药高等教育发展的若干思考 …………………… (128)

弘扬新安医学特色，培养卓越中医人才 …………………………………… (133)

多维度视野下的中医科学解读 ……………………………………………… (140)

中医学与中华传统文化 ……………………………………………………… (144)

关于华佗医学研究的感知与思考 …………………………………………… (207)

格物以致知，即理以应事
　　——关于新安医学文化研究 …………………………………………… (215)

中医药传承的战略思考与框架思路 ………………………………………… (219)

把握正确方向，探索发展思路
　　——以安徽中医药大学哲学社会科学建设为例 ……………………… (238)

治校篇

坚定信心　昂扬向上　全力迎接本科教学评估
　　——在学校迎评誓师大会上的讲话 …………………………………… (245)

牢记专家意见，书写满意答卷
　　——在教育部本科教学工作水平评估意见反馈大会上的讲话 ……… (248)

团结一心，继往开来，为进一步提高本科教学工作水平努力奋斗 ……… (250)

谋篇布局　强化管理　提升实力
　　——在一附院2007年总结表彰大会上的讲话 ………………………… (259)

顾全大局 严格纪律 优化环境
　　——在第三轮干部聘任工作动员大会上的讲话……………………（261）

杏林卅载铸辉煌　歧黄传承谱华章
　　——我校中医高等教育三十周年回顾与展望…………………（264）

华佗故里新安荣光　继承创新铸辉煌
　　——在安徽中医学院建校50周年庆祝大会上的致辞……………（267）

发挥中医药优势,增强科技创新能力,为安徽崛起做贡献
　　——在学校科技创新工作会议上的报告………………………（271）

新的一年　新的希望
　　——在一附院2009年度总结表彰大会上的讲话…………………（282）

以虎的精神助推发展,以智的画笔描绘蓝图
　　——在二附院2009年度总结表彰大会上的讲话…………………（284）

紧紧围绕科学发展　着力加强内涵建设
　　——学校"十一五"科学发展的实践与体会 ……………………（286）

创先争优,进一步激发干事创业的活力
　　——在一附院纪念建党90周年暨创先争优表彰大会上的讲话………（290）

以教师为荣　以迎评为重
　　——在庆祝第20个教师节暨总结表彰大会上的讲话……………（293）

尊师重教　奠基未来
　　——在庆祝第23个教师节暨总结表彰大会上的讲话……………（299）

新学年　新机遇　新挑战　新期盼
　　——在庆祝第24个教师节暨总结表彰大会上的讲话……………（302）

立足新起点　再创新辉煌
　　——在庆祝第25个教师节暨总结表彰大会上的讲话……………（306）

以教师为荣,履行神圣职责
　　——在庆祝第26个教师节暨总结表彰大会上的讲话……………（309）

发挥主人翁精神,助推学校跨越发展
　　——在庆祝第27个教师节暨总结表彰大会上的讲话 …………（312）
落实纲要精神,做新时期合格教师
　　——在庆祝第28个教师节暨总结表彰大会上的讲话 …………（316）
立德树人,同心共筑中国梦
　　——在庆祝第29个教师节暨总结表彰大会上的讲话 …………（320）
做"四有"教师　展育人风采
　　——在庆祝第31个教师节暨总结表彰大会上的讲话 …………（323）
以质量为核心,以特色创优势,以创新求发展
　　——在安徽中医药大学建设与发展论坛上的讲话…………………（327）
合作结硕果　引智谱新篇
　　——在安徽省现代中药研究与开发院士工作站成立大会上的讲话 ………（329）
三十而立正当年　继往开来绘新篇
　　——在庆祝二附院建院三十周年大会上的讲话…………………（332）
以改革创新的精神全面提升研究生教育质量和水平
　　——在学校2015年研究生导师培训会议上的讲话 ……………（334）

育人篇

虚心接受评估,真心加强建设
　　——在思想政治教育工作评估汇报会上的欢迎词………………（341）
寄语2007年高考学子 ……………………………………………（343）
新的生活　新的挑战
　　——在2004级新生开学典礼上的讲话…………………………（344）
胸怀理想,脚踏实地
　　——在2005级新生开学典礼上的讲话 …………………………（349）
期待"学会"
　　——在2006级新生开学典礼上的讲话…………………………（353）

新的生活,从零开始
　　——在2007级新生开学典礼上的讲话 …………………………………（356）

珍惜大学时光,扬起理想风帆
　　——在2008级新生开学典礼上的讲话 …………………………………（358）

以德立人,以思善学
　　——在2009级新生开学典礼上的讲话 …………………………………（361）

在创新中追求卓越,在担当中成就事业
　　——在2010级新生开学典礼上的讲话 …………………………………（364）

海阔凭鱼跃　天高任鸟飞
　　——在2011级新生开学典礼上的讲话 …………………………………（367）

在大学的舞台上亮出精彩的自我
　　——在2014级新生开学典礼上的讲话 …………………………………（371）

不负韶华,展青春风采
　　——在2015级新生开学典礼上的讲话 …………………………………（376）

远处着眼,大处运筹,小处用力
　　——在2004届硕士研究生毕业典礼上的讲话 …………………………（380）

认清形势　把握规律　强化责任　奋力开创我校学生工作的新局面
　　——在新学年学生工作暨就业工作会议上的讲话………………………（382）

肩负崇高使命,成就无悔人生
　　——在2012届硕士研究生毕业典礼上的讲话 …………………………（389）

思源感恩　行善致远
　　——在2012届本科生毕业典礼上的讲话 ………………………………（392）

学生超越之日乃母校荣耀之时
　　——在2013届本科生毕业典礼上的讲话 ………………………………（395）

心怀感恩,逐梦起航
　　——在2014届本科生毕业典礼上的讲话 ………………………………（398）

做人、学习与担当,明天的路更长
　　——在2015届本科生毕业典礼上的讲话 ………………………………（402）

远志去寻使君子,当归何必问泽兰
  ——在2016届本科生毕业典礼上的讲话 …………………… (405)
涵养医者仁心,静待生命花开
  ——在2016级新生开学典礼上的讲话 …………………… (409)

述 评 篇

对非物质文化遗产"西园喉科"的论证意见 ………………………… (415)
"大家"的风范
  ——《医学大家杨任民》序言 …………………………………… (417)
续修四库全书伤寒类医著集成序 …………………………………… (419)
继往开来,追求卓越
  ——学校《学报》创刊30周年寄语 ……………………………… (422)
中医经典序 …………………………………………………………… (424)
《中西医结合内分泌代谢疾病诊治学》序 ……………………………… (425)
中医疗效不传之秘的科学破译
  ——读仝小林教授《方药量效学》 ……………………………… (427)
《刘晓鸿养生功法》序 ………………………………………………… (432)
含英咀华　见微知著
  ——品读岳冬辉博士《温病论治探微》 ………………………… (433)
《壶天秉烛》序 ………………………………………………………… (437)
《新安医学临证求真》序言 …………………………………………… (440)
厚德济生先读书
  ——荐读《中国古医籍整理丛书》 ……………………………… (443)
融新安医学之精华　集痹病研究之大成
  ——《中医痹病学研究丛书》读后 ……………………………… (445)
《杏林拾穗》序言 ……………………………………………………… (448)
一本注重学生能力培养的好教材
  ——评王忆勤教授主编的规划教材《中医诊断学》 …………… (451)

《针灸治疗学》序言 ………………………………………………… (455)

《寒温统一纵横》序言 ……………………………………………… (458)

用文化阐释医学　从经典解读文化
　　——王庆其《〈黄帝内经〉文化专题研究》述评 ………………… (461)

《梁文珍妇科临证精华》序 ………………………………………… (470)

《杏林跬步》序言 …………………………………………………… (472)

《张道宗通督调神实用技术》序 …………………………………… (474)

《李业甫推拿术》序 ………………………………………………… (476)

永恒源于经典
　　——为《传统华佗五禽戏》所作的序 …………………………… (478)

交 流 篇

在中华中医药学会科研产业化分会年会暨第二届中医药产学研高层
　　论坛上的致辞 ………………………………………………… (483)

抢抓机遇　锐意进取　笑迎未来
　　——在2009年新春团拜会上的致辞 …………………………… (485)

祝贺严世芸老校长从医从教50年 ………………………………… (487)

在"中药资源可持续利用国际学术研讨会"暨"两岸常用中药材品种整理
　　与质量研究研讨会"上的致辞 ………………………………… (491)

在全国中药高等教育研究会2011年年会上的致辞 ……………… (493)

在安徽省中药资源普查试点工作动员大会上的讲话 …………… (495)

在中医系77级毕业30周年联谊会上的讲话 ……………………… (498)

致果德安教授的贺信 ……………………………………………… (500)

在首届全国方剂组成原理高峰论坛上的致辞 …………………… (501)

在第六届全国扶阳论坛暨第三届国际扶阳论坛上的致辞 ……… (503)

在第八届世界养生大会暨2016中医药健康养生产业展览会上的致辞 … (505)

在安徽中医药大学与黄山市人民政府签订合作协议仪式上的讲话 …… (507)

在六安市"一谷一带"绿色发展项目推进会上的讲话 …………………(509)
新安医学的成就与特色……………………………………………………(511)
新安医学流派的学术特色及其形成规律…………………………………(540)
新安医家对扶阳理论和实践的阐发………………………………………(551)
新安固本培元派扶阳理论与临床应用研究………………………………(555)
天下名医出新安
　——源远流长的新安医学………………………………………………(563)
附篇:传承岐黄之道　弘扬新安医学
　——记新安王氏内科传人王键教授……………………………………(592)

杏林耕耘文存
——治校问学历程中的片段思考

理念篇

关于中医药教育目标定位与特色发展的思考

随着高等教育改革的不断深化，大学的发展环境正经历着广泛而深刻的变化。面对着许多新情况、新问题，我们应该审时度势，在大学发展的目标定位和特色打造等方面确立新的理念、新的思路，走特色发展之路。

一、目标定位：构建发展思路的首要前提

任何一所真正意义上的大学，如不顺应历史潮流确立新的发展目标，是难以在变革中取胜的，尤其对于地方院校来说，明确发展目标，进行科学、合理的目标定位，更显得紧迫而重要。学校只有确立了精心设计的目标，学校的全体成员才会有明确的工作方向和动力。大学的发展目标定位，虽然是学校领导层首先要做出的一种战略决策，但这种行为的产生并不是主观意志的结果。正确的发展目标定位，应该是主观与客观的统一，是继承与发展的统一，是局部与整体的统一。在它的实际运作中，我们不能不考虑各种影响因素。概而言之，对学校发展目标定位影响较大的有：政府的客观战略思路；教育的法规与相关政策；社会公众对大学的期望；服务领域对学校的基本需求；学校的历史与传统；学校可利用的办学资源；大学竞争的态势等。对学校发展的目标定位，就是将这些影响的因素有机地联系起来，进行整体思考与整合设计。完整的大学发展目标定位过程，应包括定位分析、定位描述和定位评估三个基本的技术设计阶段，其定位的结果，应以学校发展规划为基本载体。

学校发展的目标定位，应从层次、类型、学科、人才、面向、规模等方面着手，从主体定位、时间定位、时效定位和方法定位等角度进行审视，而在具体内容上主要涉及学校经过发展后所能达到的功能目标、学科发展目标以及发展水平目标等，它们构成一所大学的发展目标体系。

在众多的层级目标中，大学的功能目标是至关重要的，它在一定程度上反映出学校所能发挥作用的大小。从教育是一种社会现象的本质出发，高等教育具有三大社会职能，即人才培养、科学研究、社会服务。而作为一所中医药院校，则应包括传承文化及对外交流的职能要求。因此，大学的功能定位应以高等教育的社会职能为基准，思考自己的功能发展目标，努力实现综合性的职能要求。当

然，大学的本质是学术机构，学术性是大学的个性与灵魂，学术性通常体现为学科发展水平。而学科发展水平，又是衡量一所大学学术水平最重要的标尺，是评价一所大学在国内外地位的主要指标。对于一所学校来说，学科发展的定位应当顾及学科历史的积淀。因为只有在继承传统基础上的创新才会稳步前进，传统的学科建设思想、模式与特点，是学科发展的基础。

应该看到，一所学校的发展水平，是历史遗产与现实努力共同作用的结果。历史与现实的原因造成了大学群体中个体发展水平的差异。大学发展水平差异的扩大与缩小这两种现象同时存在。发展愿望与发展现实的矛盾冲突也不断困扰着大学的决策者。一所大学在教育生态圈中处于什么样的发展水平，不仅取决于现实中的努力，而且也与学校发展的目标定位有关。发展水平目标的实现，意味着相应水平的大学的形成。

我校是一所以中医药学科为主体的中医药本科院校，在近五十年的办学历史中，学校秉承"北华佗，南新安"的医学传统，努力实现从传统医学人才培养模式向现代医学教育模式的适应和转变，在中医药人才培养、中医药学科建设、中医药科学研究、中医药社会服务、中医药对外交流、中医药文化传承等方面形成了自己独特的风格和优势。在谋划未来发展目标与思路的过程中，学校依据上述的理性思考与实践总结，提出了系统的发展思路与发展目标。即全面贯彻落实科学发展观，充分发挥中医药的学科特色和优势，主动适应中医药事业、中医药产业和中医药国际化发展的需要，以加快发展、提高教育质量、提高科研水平为目标，以人才培养为中心，以内涵建设为重点，以学科建设为龙头，以改革创新为动力，走"质量立校，人才兴校，科技强校，特色弘校"之路，不断提高教学、科研、医疗和对外交流水平，全面推进学校新一轮跨越式发展。在办学理念上，坚持承担社会责任，坚持服务地方经济，培养高质量的现代中医药人才，在稳定规模发展内涵、发展内涵提升层次上下功夫，努力成为安徽中医药事业发展和医药产业发展的人才库、智力源。

二、突显特色：实现发展目标的重要途径

大学的特色，是指一定的办学思想指导下和长期办学实践中逐步形成的独特、优质和富有开创性的个性风貌。大学特色来源于大学的本色，是本质和规律的反映。有特色就有优势，有优势就有实力，有实力就有发展。这种发展产生了各种特色形成的合力：目标的特色产生导向力；学科的特色产生生长力；模式的特色产生发展力；环境的特色产生吸引力；校长的特色产生感召力；教师的特色产生影响力；学生的特色产生竞争力。可见，特色是力量之源，是发展的强大生命力。

一般来说，一所大学主要由物质形态、组织形态、观念形态三种构成要素组成。其中最能反映大学特色的当属观念形态的办学思想、办学目标、校园精神氛围等，它是一所大学的灵魂所在，也是大学的特色所在。由于不同的目标定位，大学会表现出不同的特色。即使是同层次、同类型或同一地区的大学，也可表现出不同的特色。对于一所大学来说，由于它是一个系统，涉及方方面面的工作，哪一方面都可以有自己的特色追求，因此，大学特色又是一个集合的概念，反映的是学校各方面工作特色的集合。鼓励形成各方面的特色，应该是大学特色追求上的一个总的指导思想。

当然，大学是有目的的系统，大学特色不可能自然形成，必须在正确的办学指导思想引导下，经过学校领导与全校师生员工共同努力，不懈追求，长期积累，才能逐步形成和完善。大学特色形成的条件，包括外部与内部两个层面。

在外部条件中，如何创造一个宽松的办学社会环境是至关重要的，只有当一所大学真正成为独立的社会实体、自主办学时，它才会有强烈的事业心和积极性去追求办学特色。从一定意义上看，没有自主权，就不可能有特色。因此，需要国家的政府部门和社会各界共同努力，营造一个良好的大学特色形成的外部环境。在内部条件中，科学的办学理念、明确的大学目标是最为基本的。在大学的办学自主权不断扩大时，学校应从依据政府的文件和指示精神逐步转向依照法律、法规和科学的办学理念进行办学。只有确立了科学的办学理念和明确了合理的办学目标和定位，并使之渗透到学校的各项工作和活动中去，才能逐渐在实践的积累中形成大学的特色。

大学特色的形成可主要从以下几个方面着力：

1. 办学思想特色　考虑中外所有办学特色鲜明的大学，无一不与校长独特的办学思想密切相关。如德国洪堡的思想与柏林大学、中国蔡元培的思想与北京大学，等等。因此，高水平的大学校长不仅应具有先进的办学理念，还应有渊博的文化知识，完善的人格特征、独特的思维品质，开明的民主作风、出色的管理才能，能兼收并蓄、包容多样化的思想。民主的活力在于多样化，在于各种思想的相互补充、相互碰撞。只有在多样化的思想背景下，才能彰扬个性，凸显特色，形成风格。

2. 办学目标特色　办学目标通常要考虑三个维度：发展方向、发展程度和预设时期。这三个维度都应该有自己的重点和个性化的规定。一所大学的目标特色，也要体现于整体目标与局部目标之中。整体目标是学校发展的战略目标。战略目标确定之后，就需确定学科发展目标或院系发展目标，即局部目标。我们在要求战略目标追求特色的同时，更应该把战略目标的特色追求体现在学科的特色、专业的特色、课程的特色、管理的特色乃至院系工作特色上，使局部目标与整体目标相呼应，在集合的过程中形成特色的合力。

3. 学科专业特色 一所高水平的大学，必须有学科专业特色，它是保证学校核心竞争力得以提升的关键所在。为此，一方面，要根据学校的目标定位对学科结构进行合理调整，以利于各学科互补、共同发展，形成学科建设的整体合力；另一方面，要开展专业重组与机制建设。同时，应建立学科及专业退出机制，形成一种适应社会发展需要的存优淘劣的良性循环。

4. 人才培养特色 大学特色很大程度上是在人才培养过程中显现出来的。首先是人才规格特色。真正确立了人才培养质量意识，人才培养的重点就要体现在规格特色上。有了人才培养规格特色，就有了区别于其他大学的质量标准。这种特色应体现为人才的独特性、自主性、创造性与和谐性的统一。其次是育人模式特色。通常包括教学理念、教学目标、教学中各种关系，程序与方法、教学评价体系等若干方面。有特色的育人模式正是在这些方面显示出它的独特价值，使学生各得其所，各展其长。

5. 校园环境特色 校园环境特色应包括两大方面：物质文化环境和非物质文化环境。它的形成既受历史传统的影响，也受社会环境的制约，特别是社会的制度环境无时无刻不在牵制着大学环境特色的形成。因此各级政府和教育主管部门应该为大学的多样化定位创造一个良好的制度环境，以使所有的大学都能在历史积淀的基础上立足于现实和已有的教育资源，在相应的类型定位、层次定位、学科定位和面向定位上办出特色，办出水平。

特色的形成不是一蹴而就的，而是各种因素共同作用的结果。它是一个从量变到质变、从低级到高级的渐进积淀过程，只有起点，没有终点。一所大学只有在进入良性运行并有了较好基础以后，才开始关注学校的特色，并把凸显特色作为学校发展的新的更高的目标与追求。特色一旦形成，就会成为大学的一种优势，一种风格，一种宝贵的教育资源，一种重要的影响因素，就会变成一种隐性的"文化教程"，潜移默化地对所有成员产生积极作用。

安徽的新安医学是中国传统医学中区域优势明显、流派色彩浓厚、学术成就突出、历史影响深远的重要学术财富和优良学术传统，是安徽中医药事业中的一个鲜明特色和突出优势。我校作为一所培养本科中医药人才的高校，肩负着弘扬新安医学、传承中医药文化的历史责任，建校近五十年来一直以继承弘扬新安医学为己任、为特色，始终将"弘扬新安医学，培育中医人才"作为重要的办学理念渗透到育人的全过程之中。经过几代人的辛勤工作，这已经成为我校的鲜明办学特色，这一特色不仅具有浓厚的文化积淀，而且具有突出的时代特征，体现在学校的办学历史进程中，体现在学校的师资队伍建设中，体现在学校的人才培养过程中，体现在学校的校园文化建设中，体现在学校的学术研究发展中，并且应受到广泛认同，成为学校的一种优势和风格，一种特色和理念。

三、战略抉择：确保特色实现的关键所在

在实现学校特色发展的进程中，必然涉及一系列战略抉择的问题。大学的战略抉择，是一种与社会环境互动的抉择，它受制于环境且作用于环境，目的是在环境改造中实现其作为大学的全部价值和战略目标。现代大学应从如下几方面做出自己的战略抉择：

1. 创新办学理念，重塑大学精神　办学理念是大学的灵魂，是办什么样的大学、如何形成办学特色以及怎样办好大学的思想认识基础，也是创新高等教育的理性思考。应该说，大学的创新首先是办学理念的创新，不同的大学应该有不同的办学理念，并通过办学理念来引导自己的价值取向、发展目标、行为方式以及与社会的交互关系，形成大学的文化特色，重塑大学的精神。事实证明，一所大学一旦有了创新的办学理念就会找到适合于自己的发展道路，获得相应的生存和发展空间。

2. 崇尚学术建设，蓄积人才资源　大学的建设任务中，很重要的内容是学术建设。只有在崇尚学术自由、维护学术权力的氛围中才能推进学术建设和发展。大学崇尚学术的首要条件应该是面向社会，自主办学，使大学在学术问题上有更多的自主权。其次崇尚学术必须尊重学术和学术权力。在学校内部的制度安排上，要尽量缩小行政权力的"势力范围"，让专家、学者有更大的自主处理学术问题的空间。再次，崇尚学术，要形成优良的学风和浓厚的学术氛围，活跃学术争鸣。当然，做学问，搞学术，还必须讲究经世致用，使学术成果为经济建设和社会发展服务。人才是大学的核心竞争力，学术大师是大学的支柱，是大学办学水平和办学传统的标志，因此，延聘大师、培养大师、蓄积人才资源，是学校工作的一个永恒主题。

3. 强化比较优势，优化学科体系　在竞争的态势中，大学的强弱往往是通过学科优势比较动态地显现出来的。对于一所高校来说，既有的优势学科就是特色，就是实力，就是水平，就是进一步发展的基础，但是，优势学科的生命同样在于发展。我们在构建合理的学科结构、重点建设的优势学科的同时，不能忽视相关学科的建设，特别是弥补学科结构的空缺，使学科之间形成相互支撑、相互推动的内在结构关系。此外，在学科建设上，我们还必须考察社会的需要、市场的需要和人才培养的需要，把种种需要放在理性的天平上加以衡量，在守望大学学术理想和优势与特色的情况下，正确处理"冷门"与"热门"、"朝阳"与"夕阳"、"传统"与"现代"的关系，使各相关学科得到合目的性的发展。这样，大学就会在理想与现实、学术和经济之间取得协调发展。

4. 注重人才质量，铸造学校品牌　大学的理念，大学的精神，大学的文化以及专业特色，师资队伍的水平都会通过其所培养的人才反射出来并影响到社

会，形成自己的社会形象，成为评价的主要指标。而大学的人才是在大学的环境中养成的，无论是人文素质还是科学素质、无论是特色的形成还是个性的发展，都是学习者在大学这个特定的环境中通过求知、思考、批判、认同、吸收来实现的。我们不能企望教师能够包办一切，但决不可忽视教师作为引路人的影响力；我们不能企望课堂教学能解决教育的一切问题，但必须把课堂作为人才成长的一个重要渠道。我们的任务就是要创造一个高质量、高水平的兼具人文和科学精神的育人环境，给学生留下一个成长和发展的理想空间。这样高质量的人才培养才能成为可能，学校的品牌也因此得以铸造。

总之，大学的发展从来就是一个不断出现问题并不断解决问题的过程。在这一过程中，既需要教育理论家的认识水平和社会责任感，又仰赖教育实践家的驾驭能力和文化兼容性。前者决定了大学发展问题的思想高度，后者决定了大学发展问题的解决程度。因而大学的特色发展，既涉及目标定位问题、突显特色问题，也涉及一系列战略抉择问题，是先进的理念与科学实践相结合的一体化的过程。

大学发展的目标定位与办学特色

大学是时代变革的产物。现代的大学经历了一个漫长的演变过程,其办学职能和作用也随之发生了很大的变化。人类已经跨进了新的世纪,世界发生了许多前所未有的变化,知识经济正成为世界经济发展的主要方向,以信息科技和生命科技为核心的现代科学技术突飞猛进,网络技术正在使人们的工作、生活、学习和交流方式发生重大变化,对在各领域工作的人员掌握的知识和技能不断提出新的要求,所有这些必将影响到大学的存在和发展。

面对中国社会经济发展所面临的问题,我们如何研究未来大学发展的目标定位和战略选择?如何抓住机遇,迎接挑战,更加睿智地预测和掌握大学的未来发展,自觉地担负起大学的使命?如何在发展中形成自己的特色,建立起一个比较合理的高等教育体系?这些都是摆在我们面前迫切需要回答的问题。

一、中国高等教育发展的目标定位

回顾历史,展望未来,结合我国高等教育的发展情况,我认为在新世纪我国高等教育的目标应是:为国家培养和造就大批高素质的创新型人才;使大学成为进行高水平学术研究的重要基地,成为推动科技成果转化的重要力量;大学将与社会建立更为广泛的联系,服务于社会,为国家和民族的振兴承担更为重要的责任;同时在经济全球化的过程中,确保文化的多样性,使大学真正成为民族优秀文化与世界先进文明成果交流借鉴的桥梁。

(一)培养和造就高素质的创新型人才

在 21 世纪,知识将成为经济和社会发展的基础,而发展知识经济的关键是拥有大批的高素质人才。哈佛大学荣誉校长 Rudenstine 在中外大学校长论坛上说:"地球上最稀缺的资源是经过人文教育和创新性培训的智力资源。当智力资源对社会的发展比其他资源所起的作用更重要时,智力资源的稀缺性就会表现得尤其明显。"因此,培养和造就大批掌握高科技和现代科学管理知识、具有良好人文精神的有创新能力的人才,是提升国家创新能力,保证知识直接转变为生产力、促使知识经济发展的根本。当今和未来综合国力的竞争归根到底是人才的竞争,而大学是培养高素质创造性人才的摇篮。可见,培养具有创新精神和实践能力的高级人才,是 21 世纪大学的根本任务。

为了完成这一根本任务,就必须转变人才观念,引导学生全面发展,培养学生的创新意识和创新能力。创新是一个民族的灵魂,是一个国家兴旺发达的不竭动力。科学的本质就是创新。牛津大学校长 Lucas 说:"大学存在的更高价值是为了探究真理,发现和认识真理,从而创造一个更加美好的社会。大学从事的是人的教育,应该培养学生的判断能力和思考能力。如果我们相信创新可以带来未来发展的繁荣和稳定,那我们必须承认创新活动只能源于有创新思维和能力的人。"大学应鼓励学生在学习和继承人类已经创造的优秀文明成果的基础上勇于突破成规,勇于对现有知识质疑,挑战旧的学术体系,在发展和创造新知识方面敢于独辟蹊径。同时,我们不应该使某些学生精于古典而疏于现代、精于科学而荒于人文,而应该充分发挥大学在整合专业教育与通识教育、传统与现实、历史与未来、教育与科研、科学与人文、理论与实践、个人与社会之间关系中的作用,引导学生努力追求通晓古今中外,兼备科学精神和人文精神。

为此,我们必须根据人才培养目标,进行课程体系的改革,以"帮助学生掌握方法、知识、技能和研究问题的习惯,这样他们将会终其一生不断地追求学问,领导社会向前发展"。(Rudenstine,2002)未来社会需要的人才,不仅应具有某一个专门领域的知识和技能,而且还要具有根据经济结构变化而改变工作类型的能力以及熟悉整个生存过程所需要的知识和技能。课程的结构和质量在实现教育目标过程中发挥着十分重要的作用。20世纪80年代以前,在计划经济体制影响下,中国大学的专业划分过细,学生学习的专业过窄,文化基础比较薄弱。改革开放以来,这种局面有了很大的改变,但教学内容偏旧、教学方法偏死、培养模式单一、缺乏个性和创造性、人文教育与实践环节偏弱等弊端依然存在。因此,必须根据人才发展的客观要求,加强课程体系的改革与建设。

课程体系,不论在学术训练领域,还是在职业培训领域,课程按照专门化程度大致可以分为两种形式:一种是"专门型",另一种是"通识型"。课程体系的改革包括两个方面:一是课程选择的面要宽,课程选择的范围要大;二是建立相对完善的学分转换体系,逐步允许学生在跨专业、跨院系选修课程方面有更大的自由度。积极推进素质教育,加强基础,淡化专业,因材施教,分流培养,已成为大家的共识。随着学科结构的调整,现在不少学校已经或正在考虑本科生在一、二年级时不分专业,到高年级时,学生可以根据自己的兴趣、特点,再进行方向拓展或专业选择。积极鼓励和支持教师开设更多课程,增加学生选课的自由度,以适应新型人才培养的需要。所有这些,旨在培养学生具有合理的知识结构和能力结构,使其具有宽广的视野和深厚的学术功底,以增强学生的社会适应能力和职业转换过程中的应变能力。

(二)进行高水平的学术研究

学术研究是大学的生命线,推动科学技术的发展是未来大学的历史使命之一。21世纪的大学，特别是研究型大学，应该既是高水平的教学中心，又是高水平、有影响的研究中心。美国波士顿学院 Altbach 教授在中外大学校长会议上说："每一个国家都需要有一些大学从事相关学科领域的世界级的研究或至少能够解释其他国家所做的研究。支持研究性大学的建立既不容易也不便宜，但却是必要的，因为研究是以知识为基础的现代经济的中心。更进一步地讲，只有大学才能够从事基础研究，因为这需要长期的责任和资源，这是工业所不能支持的。"我国在过去的计划经济时期教育与科研脱节，在很长时期内，中国的科研活动主要集中于科研院所中。改革开放以来，这种局面有了很大的改变。高校承担了国家自然科学基金 70% 以上的项目，50% 左右的重点项目，承担的国家"863 计划"项目也在 30% 以上。高校在国内外发表的论文已占全国论文总量的 60% 以上。这些数字说明高校已成为中国科研方面，特别是基础研究方面的一支生力军。大学，特别是一批研究型大学已成为我国知识创新体系中的重要组成部分。

为了进行高水平的学术研究，积极参加创新型国家建设，大学必须认真解决以下三个问题：

1. 正确认识和处理基础研究与应用研究的关系

基础研究和应用研究既密切联系，不可分割，又各有特点。在科学研究中，要坚持基础研究与应用研究并重发展，区别对待。

以认识自然为目标的基础研究是新技术、新发明的源泉，无论是现在和将来都是科技、经济和社会可持续发展的基石。基础研究的每一个重大突破，往往会对科学技术乃至经济社会的发展产生巨大的推动力。因此，21世纪的中国大学要在基础研究方面有所作为，在认识未知世界、探求客观真理、为人类解决面临的重大课题提供科学依据，大学应注重充分发挥具有良好人文环境的优势，确立战略眼光，坚持以学术为导向，营造适于基础研究的环境和学术氛围，才有可能出高水平的研究成果。

应用研究是促进科技进步和经济发展的直接动力。在促进科技与经济结合方面，大学同样应发挥重要的不可替代的作用。在这方面，关键是要使我们的教授、研究人员熟悉市场、了解经济建设中的问题，对国家和社会急需的应用研究领域，找准结合点，努力促进科技成果的转化，为发展社会生产力、造福社会做出贡献。大学应在基础研究和应用研究之间保持一定的平衡。

2. 遵循现代科学技术的发展特点，促进学科交叉和整合

学科的分化和综合是学术发展的两种趋势，是实现知识创新的两种途径。现代科学技术正朝着既不断分化、又不断综合的方向发展，新知识的生长点往往出现在学科的边缘和学科之间的交叉处。目前，许多学科之间已经没有截然分明的界限。自然科学、技术科学、社会科学、人文科学内部各分支领域以及相互间的

依赖程度越来越大，解决经济社会发展中遇到的人口、环境、生态、能源、空间等重大问题有赖于各种专业和社会力量的协同努力。相信这种综合的趋势在今后将会有增无减。从高等学校目前科学活动的组织形式来看，它仍然是工业化时代的产物，不同学科之间的分工过于细致和僵硬，专业划分过细，各门学科相对隔绝，沟通和联系不够，形成了限制科学活动整体性协调发展的壁垒。应打破人为设置的界限，加强不同学科之间的交流与融合。

与世界先进大学相比，我国大学在学科建设方面还有不少差距，主要表现在：世界水平的学科、学科群和学术成果还比较少，教师中有世界影响的学者人数很少，培养、吸引和汇聚优秀拔尖人才的机制尚未形成。为适应学科综合化的发展趋势，不少学校根据科学发展的方向以及经济社会发展的需求，在不同院、系合作和调整的基础上，已经或正在筹建一批跨学科、跨部门的实验室和研究中心。这样不仅促进了跨学科的科学研究，而且对于人才的培养，特别是对创新型人才的培养，也将起到极大的推动作用。

3. 充分认识人文科学在社会发展和经济建设中的作用，全面推进学科建设

科学是一个内在的统一体，科学和人文是相辅相成的。长期以来，大学在学科建设上普遍存在着重工轻理、重理轻文的现象，人文和社会科学方面的研究基金严重匮乏。"当我们感到对人文和社会科学领域投入相对不足的时候，一定要对此引起高度的警惕。因为一所大学如果不能在各个重要的学科领域都竭尽全力，包括对探究人文价值、社会结构及其历史发展等多种社会形态以及对人类传统、文化和世界观起核心作用的人文学科领域，它就不可能真正成为一所杰出的大学"（Rudenstine，2002）。当我们谈到创造性时，往往认为只有自然科学、技术与工程科学才有创新，而忽视人文科学、社会科学的创新，忽视人文因素在人才创造性培养过程中的重要作用。实际上，我们不仅需要科技创新，而且需要体制创新、观念创新、理论创新。培养创造性人才既包括创造能力的培养，也包括创造精神的培养，而后者是与培养对象对社会、国家乃至人类的责任感以及探索未知、追求真理的强烈兴趣和勇气密切相关的，人文科学、社会科学在其中起着重要作用，塑造一种健全的人文精神是大学的灵魂。在强调培养学生科学精神的同时，必须强调人文精神的培养。因此，科技与人文应该协调发展，不可偏废。大学的学科建设必须坚持科技与人文并重，力求二者相互促进，共同发展。人文社会科学的科研要把改革开放和现代化进程中的重大理论问题和实践问题作为主攻方向，加强综合研究，为两个文明建设服务，积极探索中国特色社会主义政治、经济、文化发展的规律，不断产生重大的思想文化成果。要特别注意鼓励文科的教授通过深入研究，提出有真知灼见的理论见解，写出高水平的论著，真正成为国家重要的思想库。

（三）提供优质高效的社会服务

大学的产生源于社会的需要，社会的需要推动着大学的变革与发展。从19世纪大学的科学研究来看，它们在发展科学知识中所做的贡献，直接的或主要的是在"纯学术"方面，充满着浓郁的理性主义色彩。正因为过于追求纯学术研究，使它们成了自我封闭的象牙塔，限制了大学社会作用的发挥。

大学的社会服务职能无论在观念上还是在实践上，首先是在美国产生的。威斯康星大学将大学为社会服务的职能明朗化了。1904年，范·希斯就任威斯康星大学校长，他把大学的社会服务向前推进了一步。范·希斯明确提出："教学、科研、服务都是大学的主要职能，服务应该成为大学的惟一理想"。大学的社会服务职能在20世纪初被明确以后，不但得到了广泛的认可，而且也不断地增强。随着知识和人才成为社会经济发展的重要动力，大学与社会之间的纽带将更加紧密，大学的社会服务职能也将不断扩展。不少人认为大学已经从社会的边缘走进社会的内核，大学尤其是研究型大学在推动经济发展和社会进步方面的作用日益增强。

在行将到来的知识经济时代和信息化社会里，大学将更加开放，大学与社会必将更加紧密地结合在一起。因此，大学不应该也不可能把自己封闭在围墙之中、象牙塔之内，而要认真研究和解决经济社会发展中的一系列重大问题。高校的人才培养也要着眼于满足经济建设和社会发展不断变化的需要。问题是"大学必须确定什么样的社会服务形式是最有价值和益处的。在大学的能力、办学目标和社会需求之间找到一个合适的位置，是高等教育目前面临的最严峻的挑战"。（Rudenstine，2002）

从新世纪开始，中国已进入全面建设小康社会，加快推进现代化的新的发展阶段，作为中国的高等学校，必须面向现代化，面向世界，面向未来，充分发挥大学的社会服务功能，坚定不移地为建设中国特色社会主义的经济、政治、文化服务。联合国教科文组织在1998年的报告——《21世纪的高等教育：挑战与任务》中说："知识的发展促进技术创新，而技术创新又能够调整就业结构，并在某些原有的领域或新领域增加和创造需求。与此同时，减少或取消某些领域和某些传统职业的需求"。中国高等教育正在从精英教育阶段向普及型教育阶段转变，社会要求大学培养各方面不同层次的专业人才。为此，大学必须适应这种变化，以满足社会各方面的需要。在这方面，大学应以提高国民素质为根本宗旨，充分采用信息网络技术、卫星通讯技术等现代高科技手段，大力开展职业培训、继续教育和远程教育；大学要紧紧抓住中国改革开放和现代化建设中的重点、难点和热点问题，进行具有前瞻性、战略性的科学研究，为国家和各级政府决策提供科学依据，为国民经济和社会的可持续发展提供科技成果；考虑到中国不同地区发展的不平衡性，大学应加大为地方服务的力度，特别是为中西部地区经济和社会的发展培养和输送人才，提供科技成果和咨询服务。

促进科技成果转化，推动高新技术产业化是21世纪大学的一项重要任务。它要求高校在开展教学和科研的同时，必须强化知识和技术创新，主动培植高新技术，形成产学研一体化的成果转化机制。中国的大学也应十分注重知识产权的保护、维护自身的利益。但这并不意味着大学应去办越来越多的企业，大学应通过产学研结合以及科技园发挥作用。随着国家经济结构的战略性调整和产业结构的优化，大学将进一步调整科研发展方向，使学校的教学、科研与国家的经济发展和社会进步更加密切地结合起来。

当然，大学为社会发展服务决不仅仅在于满足当前社会发展的现实需要，还在于大学具有前瞻性，有能力立足现实，面向未来，科学地预见并满足未来社会发展的长远要求，对于可能遇到的问题超前提出相应的对策，从而确保大学大踏步地走在社会的前面。在促进科学和技术发展的同时，大学也应不断地为社会提供精神支持和道德指引，促进社会更加健康地发展。

（四）在高等教育国际化过程中，使大学真正成为民族优秀文化与世界先进文明成果交流借鉴的桥梁

现代科技的进步，特别是近十年来信息技术的迅猛发展，极大地推动了经济全球化的进程，地球已变得越来越小，地区与地区之间、民族与民族之间、国家与国家之间的联系越来越密切。在这种情况下，积极开拓国际交流渠道，广泛开展大学之间的国际合作，就成了21世纪大学顺利发展的必然趋势。大学应该更加自觉地面向世界，具有海纳百川的宽广胸怀，充分利用网络技术，密切关注并及时吸收国际先进的科技教育成果，大力加强和支持教学科研人员、管理人员之间的国际往来，实现各国高等教育的资源共享。东西方教育体系都存在着各自的优点和问题，如果我们能有意识地认识和利用不同的教育体系及其所代表的文化传统，我们就有望在未来的发展中找到提高全球大学教育水准的新思路、新方法，促进本国和人类文明的共同发展。这种广泛的国际合作将使大学真正成为民族优秀文化与世界先进文明成果交流借鉴的桥梁。大学在推动不同文化、不同文明之间的相互理解和融合方面起着十分重要的作用。近年来，世界上发生的一系列重大事件证明了这种相互理解的重要性。同时，作为政府的智囊团和思想库，大学要认真研究世界多极化、经济全球化等重大国际问题对国民经济和社会发展带来的机遇和挑战，提出可行的应对良策。今天的大学也必须培养学生具有全球化的眼光，而国际交流和合作对于扩大学生的视野十分重要。

在倡导高等教育国际化的同时，我们也应看到，国际化不代表同一化。多样化是人类在社会经济发展的道路上赖以创新和开拓的无价之宝。跨文化交流可以拓展我们的视野,丰富我们的思维方式,提高我们的判断和决策能力。全球化和国际化并不表示地区化和民族化失去了它们的重要性。相反,只有把两个方面融合在一起,我们才能真正做到在对其他文化和教育体制开放的同时保持自己的文化传统和历史根基,在促进东西方文化交融的过程中,为人类的和平与发展做出自己的贡献。

(五)影响中国高等教育目标定位的因素

综合如上所述大学的使命,中国高等教育面临严峻的挑战,但又孕育着极好的发展机会。社会经济的高速发展,经济体制的转轨,使大学存在和发展的外部环境发生了极大的变化。经济全球化、知识经济以及科技的迅速发展,都对大学的功能和使命、人才培养的模式以及大学与社会的互动关系产生深刻的影响。

随着信息化的推进,一个网络化、数字化、智能化有机结合的新型教育、学习、研究的信息化校园平台正在形成。借助于这样一个校园平台,学习者将从被动接受知识的模式中解脱出来,培养独立主动获取、加工、利用信息和知识的能力;大学将大大提高教学、科研和管理效率,加快知识传播的速度,扩大知识传播的范围;大学内部的教学科研资源与社会资源将实现高度的整合,更加紧密地与社会结合在一起,从而成为真正意义上的没有围墙的大学。这样的大学校园建设必将带来一场大学的革命,为高等教育的发展注入新的生机和活力。

随着社会主义市场经济体制的建立,社会需求必将更加多样化,这决定了我们决不能以一种模式办学,国家应在宏观层面引导建立合理的分层次的高等教育体系,在这个体系中,各类学校都有自己合适的定位,来满足社会经济发展的不同需求。

二、大学办学特色的形成及其发展战略

在 21 世纪前半叶,中国高等教育要在资源相对有限的情况下,使综合实力和整体水平进入世界先进行列,已在人们心目中达成共识。要实现这一宏伟目标,借鉴世界一流大学办学的成功经验,分析中国高等教育实际情况,制定有利于促进我国大学办学特色形成的机制和发展战略是十分必要的。

(一)对大学办学特色的理解

我认为,特色指的是格外突出的风格或特点,大学的办学特色是指一所大学在发展历程中形成的比较持久稳定的发展方式和被社会公认的、独特的、优良的办学特征。

所谓大学"办学特色"必须具备以下特质:

1. 大学办学特色,必须是一所大学明显有别于其他大学的办学风格或优良特点。与其他院校没有区别,就不能构成特色,区别本身并不等于特色。只有这种区别成为被广泛认同的优势,且这种优势达到其他大学短时期内难以企及的程

度时，才构成一所大学的特色。

2. 大学办学特色，必须是在长期办学过程中积累形成的，并具有与时俱进的时代性和相对稳定性。换言之，所谓大学办学特色，绝非一朝一夕自贴或被贴上去的标签，也绝不是一时的广告宣传和媒体炒作的产物。人有"人格"，国有"国格"，校有"校格"。大学办学特色，是构成大学校格的要件，而不是化妆或大学形象包装的工具。

3. 大学办学特色，集中体现在学科的建设，在某些领域形成自己独有的优势，并具有以此确立学校的地位和影响，带动学校整体的可持续发展的特性。对学校发展或整个学科发展缺乏联带和辐射功能的办学特色，是没有重要意义的。

4. 大学办学特色，必须在与社会的互动中形成，大学办学特色的价值必须取决于其对科学发展、最终为社会发展做出的被社会广泛承认的实际贡献的大小。离开这一衡量指标，谈大学办学特色是没有价值的。

5. 大学办学特色，必须具有适应国家、社会发展和校情的大学教育思想与办学理念，其表现为一所大学与众不同的校风、学风、师资水平、学科专业、制度规范、教学与研究方式，其目标是以服务社会发展为宗旨，创造领先的科研成果，培养出与众不同的有丰富创新能力的高素质人才。

根据上述大学办学特色标准，我们必须进而澄清大学办学特色形成中的观念性问题：

1. 大学的办学特色与办"世界一流大学"或"世界知名国内一流大学"不是同一范畴的概念。也就是说，"一流大学"必须是在相同的某一比较范围内的所有大学（至少是同类型大学）中综合指标名列前茅的大学，而一些大学并不一定是综合指标名列前茅，却同样可以办出自己的特色。如美国的社区学院、英国的开放大学，都说不上是一流大学，但都办得很有特色。也就是说，凡是世界一流大学或世界知名国内一流大学，都具有一定办学特色，但不是所有具有一定办学特色的大学都是世界一流或世界知名国内一流大学。

2. 大学的办学特色与一流大学两者的可比性程度不同。虽说两者都是在比较之下显现的，但所谓"一流大学"是在特定比较范围内具有完全可比性的概念，而办学特色却是在特定比较范围内不完全可比的概念。大学"一流"具有一元性特征，而大学"特色"具有多元性特征。一流大学是在特定比较范围内，在同一评价指标体系中呈现为具有一流办学理念、一流科研成果、一流师资队伍、一流管理水平、一流教学质量、一流学校形象、一流办学设施、一流的学生（包括在校生和毕业生）的大学；而办学特色可以因校而异，不具备完全可比性。如以校风为例，北京大学提倡"兼容并包"，有"民主""自由"之风；清华大学提倡"厚德载物"，有"严谨""认真"之风；南开大学提倡"允共允能"，有"开拓""活泼"之风。这些大学可以说是各有特色，但却不能用某种评估指标测定谁是"一流"，谁不是"一流"。所以，讨论"大学办学特色"与讨论"创办一流大学"，并不完全是一回事。

  3. 大学办学规模与办学特色不是直接正相关关系。也就是说，不是学校规模越大，该学校的办学特色就越明显；当然也不是学校规模越小，该学校的办学特色就越明显。办学规模与办学特色不是正相关关系。世界一流大学中没有哪一所是因为规模大、学生及教师多而著名的，而质量高才是这些大学闻名于世的根本原因。美国大学排名在前一二十名的一流大学多为规模较小的私立大学，这些院校规模不大，却办得很有特色，如美国的麻省理工学院就是人所共知的例子：它已有140年校史，发展到现在，教师也只有900多名，但在国家科学研究委员会对全美大学的41个研究领域的排名中，该校在34个领域名列前三名，总的领先领域数位居第一名，其学生总数不足万人，但每年的新生中有93%是来自各地高中毕业班排名的前10%。而一些学校规模很大，招收学生数量很多，却不一定具有鲜明的办学特色，如日本的日本大学，学生数量近十万之众，堪称日本最大的大学，但人们并不知道它有什么明显的办学特色。新中国成立以前，中国北方的南开大学和南方的厦门大学，都被公认为是中国私立大学的成功典范，享誉海内外。当时南开大学的学生数量一直保持在几百人，不以扩招学生求发展，教师队伍规模也很小；当时厦门大学的规模也不大，但它却被称为"闽南最高学府"，它们的成功都不在于规模，而是靠其办学质量与特色。

  4. 大学的学科齐全与否与大学办学是否有特色也不是直接正相关关系。有些学校学科比较齐全，但如果都办得平平庸庸，在科研成果和人才培养等方面没有特别出色的表现，不但难称"一流"，也很难称为有特色。所以，一味追求学校的大而全，无助于学校办学特色的形成。相反，一些大学不追求学科齐全，却办得特色鲜明。仍以美国的麻省理工学院为例，它至今仍不改名为大学，并一直以自己的理工科特色为自豪，它所设学科专业也并不齐全，可是它不但堪称一流，而且特色鲜明。

  5. 大学形成办学特色不仅仅是大学的生存战略，更重要的是大学发展战略。也就是说，它不应仅置于工具理性层次，更应置于价值理性层次。前已述及，目前我国多数关注大学办学特色形成的大学领导及学者，大多将大学办学特色作为在竞争中求生存空间的手段和工具。不但中国如此，国外一些学者或大学关于办学特色形成问题的研究，也有很多是作为生存战略提出的。如韩国近年关于这一问题的提出就多集中在该国的二三流大学。伯顿·克拉克在《高等教育系统》一书中也认为："当普遍的不景气发生时；没有特色的院校除在经费预算中的固定位置外，对资源没有特殊的权利。作为一个可与其他院校相互代替的院校，可能被负责削减预算的官员选作多余的单位进行大手术或破产拍卖。各种各样的公共当局更可能试图褒奖那些想办出特色的院校,而不是安于故常的院校。有许多理由促使胆怯的公共院校回避在象征方面平淡无奇,而是力争表明在特定的品质和服务方面和与外部支持群体的关系方面的独特性"。我国学者也有人明确认为:"特色是学校继续生存的前提,没有特色的学校常常处于'破产'的危险之中。"所有这些显然是把大学办学特色的形成作为工具理性和生存战略对待的。在竞争中首先是要求生存,所以这是正常的和无可厚非的。但大学的生存只是前提,不是目的。有人把学科或专业的"人无我有"也作为大学办学特色之一对待,是很值得商榷的。我们这里所要强调的是:大学办学特色的形成不可急功近利,大学要形成自己的办学特色不是靠短期行为一蹴而就的,它不是学校面临生存危机时可以呼之即来的救命稻草。大学形成办学特色虽可作为学校求生存和规避生存危机的手段,但首先应将它作为价值理性和发展战略来对待。

(二)国外大学办学特色形成的因素分析

纵观国外著名大学办学特色的成功经验,可以发现一个共同点,那就是服务社会,抓住机遇,与时俱进,发挥优势,在长期的办学过程中形成自己的特色。这些世界著名大学在办学特色形成过程中有几个至关重要的因素:

1. 办学特色具有鲜明的时代性和社会性

大学的办学宗旨是为社会培养所需要的人才,传播和创造科学与文化。美国最古老的大学——哈佛大学(1636年建校),最初是英国殖民主义者为了让他们的后代受到英国式的教育,为培养神职人员,满足教民们的需要而建立的。但哈佛大学顺应历史潮流,积极参加了美国的"独立战争",并适应社会需要改革课程设置,坚持独立、自由、合作的办学三原则,使该校在18世纪后期至19世纪前半叶得以突飞猛进的发展,并逐步形成自己的办学特色。哈佛大学办学特色形成的最宝贵的经验就是紧跟时代变化的步伐和社会发展的需要,锐意改革,以领导教育改革的潮流。其他如耶鲁大学、麻省理工学院、牛津大学、剑桥大学等办学极有特色的大学,其特色无一不充分体现出鲜明的时代性和社会性。

2. 办学特色是以凝练的办学理念为基础的

所有特色鲜明、办学成绩显著的世界著名大学,都具有鲜明的办学理念。牛津大学在800多年发展中,以19世纪以前的"牛津学究"为载体,形成了献身上帝、献身学术的精神,并形成了求实、辩证和以人为本的教育理念,这些构成了牛津大学办学特色的基础,并成为其办学特色的有机组成部分。耶鲁大学的"教育不是为了求职,而是为了生活"的教育理念,是该校实施教育目的多重性和坚持人文主义精神及"自由教育"原则的理论基础。麻省理工学院"理工与人文相通,博学与专攻兼取,教学与实践并重"的办学理念,是该校形成办学特色的依据。斯坦福大学的"实用教育"理念从一开始就影响着这个学校的成长,斯坦福研究园区的成功与这种办学理念有着直接的关系。芝加哥大学的"研究工作是学校的主要工作"的办学方针和以"哈珀计划"为代表的服务社会的办学理念,对"芝加哥学派"的形成及该校师生有69人获得诺贝尔奖有着天然的联系。

3. 办学特色是靠优势学科对社会的贡献体现的

国外著名大学的办学特色集中体现在学科建设上。英国的牛津大学、剑桥大学,美国的哈佛大学、耶鲁大学、麻省理工学院、加州大学伯克利分校等莫不如此。但这些堪称世界一流的大学也并不是在任何学科都能居于世界一流。它们都往往是在某些学科领域处于世界的最前沿,形成特色,在优势学科领域为社会发展做出卓越贡献,产生广泛的社会影响,从而提升和确立了学校的国际地位和知名度。在此基础上,更便于它们在一个较高起点上建设新的优势学科,不断扩大优势学科群和优势学科覆盖面。所以,从一定意义上说,一所大学的优势学科所在,也就是这所大学的特色所在,大学根据自己的独特优势发展某些重点学科,使之成为优势学科,并率先在自己的优势学科领域为社会发展做出显著成绩,是大学形成办学特色的重要切入点。

4. 办学特色是靠其教师和毕业生的学术成就和社会贡献支撑的

世界上所有著名的具有鲜明办学特色的大学,它们的办学特色都主要是由教师和毕业生对科学事业和社会发展所做出的卓越成就和贡献支撑的。牛津大学之所以被人们称道,最主要的不是因为它的历史悠久,而主要是因为它的教师队伍是世界一流的,培养出来的学生也是一流的,如《英国名人录》中有1/4即5000多人是牛津大学毕业的,近百年中的英国首相就有四位毕业于牛津大学,现有教师队伍中大部分都是位于学术前沿的世界一流学者。剑桥大学所以有名,主要是因为它的成员拥有60多项诺贝尔奖,也由于它产生了像弗朗西斯·培根、达尔文、伯特兰·罗素、G. E. 穆尔那样的哲学或社会科学家。巴黎高等师范学校的办学特色所以引人注目,主要是由于这所学校培养出像阿尔都塞、德里达、萨特、福柯、迪比等一批享誉世界的作家、哲学家、社会学家、历史学家和众多诺贝尔奖得主,还有一大批包括法国总统、总理在内的政界要人。哈佛大学办学特色成功的主要标志,是它曾培养出6位美国总统和为数众多的国会议员等政治家,还有数不胜数的各大公司总裁和司法界领导人物,在学术上有35名教师获得诺贝尔奖。麻省理工学院有11名诺贝尔奖获得者,76名国家工程院院士,成功培养出很多科学技术界及企业界的精英人物,这使人们对它的办学特色产生了浓厚兴趣。

5. 大学校长对办学特色的形成具有至关重要的作用

世界所有著名大学之鲜明的办学特色的形成,都与这些大学在办学历史中的几位杰出校长的作用密不可分。分析哈佛大学办学特色的形成,就不能忘记昆西校长在19世纪前叶对哈佛大学办学方向的改革,也不能抹杀艾略特、埃利奥特、劳威尔、康南特等几位杰出校长的卓越贡献。耶鲁大学办学特色的形成,则与蒂莫西·戴和杰里迈克·戴等几位杰出校长对学校办学方向的正确把握有着密切关系。麻省理工学院办学特色的形成离不开创办人罗杰斯和斯特拉顿、康普顿等几位杰出院长的办学理念及其成功的办学实践。斯坦福大学的校长斯德林和特曼创造性地发展了该校创办人斯坦福的办学理念,成功地创立了斯坦福研究园区,并使之逐步形成为世界著名的"硅谷",为师生学习和创业提供了重要基地,成为世界大学产学研结合的典范,从而使该校进入了世界一流大学的行列。

(三) 中国大学办学特色形成过程中面临的问题与对策

随着改革开放的不断深化和市场经济体制的不断完善,高等院校也进入了市场竞争的行列之中,并呈现出从社会边缘走向社会中心的趋势。计划经济体制下形成的"千校一面"的状况,必将被市场经济体制的充分发育所打破。面对社会对高等教育的需求与期待,形成各自的办学特色,是大学在竞争中扩展生存和发展空间的必然选择。

1. 大学要形成办学特色必须继承和发展各校优秀的传统办学理念

中外著名大学都有自己在长期的办学实践中凝结集体智慧和经验而形成的办学理念。对于一所大学来说,办学理念是大学精神的结晶,是大学的灵魂,是一所大学办学特色的基石。它是一所大学中相对最稳定的因素之一,支配着大学的发展方向。所以,大学要形成办学特色,办学理念是其源头。国外著名的具有鲜明办学特色的大学无不如此,我国的著名大学也不例外。就中国的当代大学而言,如果说已形成自己的鲜明办学特色的大学还不多,那么其主要原因可能是我们对人才培养的目标过于统一,从而导致缺乏各具特色的办学理念。我们已有很多愿意投身高等教育改革的实践家,但是还缺少卓越的教育家和教育思想家。现在我国很多大学对办学特色的思考与实践,多集中在具体的操作化的布置工作性质的层次,很少在教育理念的特色方面下功夫。这说明人们对于大学办学特色的理解还不深刻,还没有抓住办学特色形成的要害。

2. 大学要形成办学特色必须提倡敢为天下先的教育创新精神

有人把办学"特色"通俗地理解为一所大学在某些方面"特别出色",这种理解有一定道理。一所大学要想在某些方面特别出色,就必须有敢为天下先的教育创新精神。世界上办学成功、特色鲜明的大学无不是这样做的。20世纪40年代,斯坦福大学的特曼在这所大学对名牌教授还没有吸引力的时候提出的"学术尖端"战略,即以特殊待遇招揽尖端人才,把有条件的系科率先办成学术尖顶的战略,以及这所大学率先实行产学研结合,发展大学研究园区——硅谷的战略,是斯坦福大学从一所"乡村大学"发展为全美大学三甲之一的重要因素。哈佛大学的成功归根结底就在于它不断主动迎接时代的挑战，敢于推陈出新，领导教育潮流的创新精神。北京大学在五四运动时期之所以成为中国新文化的摇篮，也是得益于"兼容并包"、敢为天下先的教育创新精神。只有敢为天下先，不断进行教育创新，才能使一所大学逐步形成自己的鲜明办学特色。

3. 大学要形成办学特色必须增强高等教育系统内部的分工协作意识

在市场体制没有充分发育，民众和社会对市场经济的规律尚缺乏认识的情况下，也难于形成各具特色的大学。不同的人才需求导致不同的发展目标，不同的发展目标形成不同的任务，不同的任务形成不同的特色，而不同的发展目标又出自社会分工。所以，大学的办学特色要从大学的分工开始。教育学家伯顿·克拉克就曾指出："对高等院校进行分工已经变得越来越必要，因为这有利于不同单位全力投入不同的工作，不同层次的专业培训，不同类型的、适合于不同学生的一般教育，复杂程度不同的研究（从最基础的理论研究到最侧重应用的研究），所有这一切都可以因院校分工后产生了各类相应的组织结构得到承担"。在扩大办学自主权的情况下，国家和地方应制定宏观人才需求规划和高校分工协作战略，各大学应根据本身实际及优势进行自我定位，并在完成各自任务和高校之间的有机协作过程中，逐步形成各自的办学特色。现在我国高等院校出现了一股向综合大学发展的"时髦"，高校中还没有解决好计划经济体制时代以"学校办社会"为特征的追求大而全、小而全的后遗症，新一轮的以"学校办综合"为特征追求大而全、小而全便成为一种高校的"时尚"了。一些人错误地认为只有办成综合性大学才能提高学校的"层次"，殊不知大学的"层次"并不以此为标准，如果以首先追求"人无我有，人有我大，人大我全"为特色的发展，而不是首先追求发展高、精、尖的优势学科，将造成大量人力资源和物力资源的浪费，这是与中外大学办学特色形成的经验和成功的发展战略背道而驰的。必须增强在自主、自愿基础上的合理分工协作意识，国家教育主管部门应制定相关政策，鼓励各院校根据自己所处的人文社会环境、地理环境以及内部条件和环境，找准自己的位置，扬长弃短，办出自己的特色，这样才能有效地降低高等教育发展成本，最大限度地充分利用现有教育资源，使我国高等教育整体水平尽快地进入或接近世界先进行列。

4. 大学办学特色形成需要加强利于高校在公平竞争中发展与合作的制度环境建构

从一定意义上说，大学办学特色的形成就是大学在相互竞争中依凭它所拥有的自主权所做出的自我发展、自我约束、自我调控的行为过程和结果。如果没有大学之间公平竞争机制，就会失去发展的压力和动力。世界上所有办学成功、特色鲜明的大学,都是在激烈的竞争中求生存、求发展的产物。中国在计划经济体制时代,给大学发展造成的最大危害,莫过于办学自主权的丧失和竞争机制的破坏。改革开放30多年来,我国高校的竞争机制不断得到发展,利于高校在公平竞争中发展的制度环境正在形成,这就使大学办学特色的形成具有了一定的社会环境和制度环境基础。但现在的问题是,大学之间公平竞争的机制还不够充分,对大学的各种资源配置依据还应更多地来自在同样制度环境下大学间的公平竞争,所以,促进大学办学特色形成的、以激励高校之间公平竞争为目的的制度环境还有待进一步完善。与此同时,还须建构防止发生不正当竞争的机制和鼓励大学之间优势互补、自愿紧密合作的制度环境,以利于充分有效地利用现有的教育资源,发展中国大学的综合实力,提高中国大学的国际竞争力。

5. 大学办学特色形成的关键是扩大办学自主权

在市场经济的大环境日趋完善的情况下,办学自主权是大学办学特色形成的必要前提条件。世界上所有著名一流大学的办学特色的形成,无一不是以学校拥有较充分的办学自主权的制度环境为前提的。旧中国的一些知名大学,也是在学校拥有较充分的办学自主权的时期逐步形成办学特色的。计划经济体制下中国大学出现的"千校一面"现象,是国家高度控制高校办学模式和发展方向的产物。新的《中华人民共和国高等教育法》(以下简称《高等教育法》)规定:"高等学校应当面向社会,依法自主办学,实行民主管理"。"高等学校根据教学需要,自主制定教学计划,选编教材,组织实施教学活动"。"高等学校根据自身条件,自主开展科学研究、技术开发和社会服务"。上述法规从法理上使高校办学自主权得到加强,为办学特色的形成提供了制度保证。但当前仍须在贯彻落实《高等教育法》上下功夫,政府教育主管部门要进一步依法给予高等院校更多办学自主权,高校也要进一步增强依法自主办学意识,充分利用法定自由发展空间,促进办学特色的形成。

6. 大学要形成办学特色必须建立利于大学形成办学特色的教育评价体系

无论是中国还是外国,各大学都十分关注自己在大学排名中的地位,而大学排名又是依据一定的评价体系进行的,所以教育评价体系对大学的发展具有某种导向作用。我国目前还没有形成科学的、有利于促进大学办学特色形成的教育评价系统。在这种情况下所进行的各种大学排名,往往缺乏严密性和科学性。如:只注重大学所得的科研经费总量,而忽视大学教学科研人员的人均科研经费数量;只注意人均科研经费数,而忽视人文社会科学人员与自然科学人员在一校中所占比重;只注重大学的物质条件而忽视大学的"无形资产";只注重定量层面而忽视定性层面。这样的排名都是不可取的。所以为促进中国办学特色的形成,有必要借鉴国外成功的大学评价指标体系,结合我国实际情况,研制出符合中国国情、有助于激励大学办学特色形成的大学评价系统。同时，应注意不可能建立一个统一的大学评估指标体系，政府应关注针对不同类型的学校建立多层次的评估体系。

三、结语

当前中国高等教育及高等院校发展中面临的所有问题，都是发展中遇到的问题，所以要以发展的眼光和思路去解决。中国高等教育的目标定位和大学办学特色的形成与发展，要立足于高校面向现代化、面向世界、面向未来的要求。经济全球化、政治多极化、文化多元化是世界发展的趋势。高等教育与科学技术在人类生存与发展中的地位与作用将不断增强，高等教育与科学技术水平将是衡量一个国家综合国力的最重要指标之一。中国要成为世界强国，高等教育就必须要在世界上占有重要地位。高等教育正确的目标定位和大学办学特色的形成，有赖于社会各界特别是教育界办学理念的创新，突破传统和过时的观念和方法，在学术、理论、管理等各方面不断开拓与时俱进。大学形成办学特色不仅是大学的生存战略，更重要的是大学的发展战略。在宏观规划的指导下，进一步扩大办学自主权是办学特色形成的关键。中国高等教育的发展战略必须放在国际大环境中结合中国的实际情况来确立和审视。要立足国情，在知己知彼的基础上充分发挥比较优势，建设具有中国特色的现代大学。

明晰办学理念　凝练办学特色
提高教学质量

——本科教学工作水平评估的几点体会

本科教学工作水平评估是教育部为了进一步加强国家对高等学校教学工作的宏观管理和指导，促进各级教育主管部门重视和支持高等学校教学工作，促使高等学校自觉地贯彻执行国家的教育方针，按照教育规律进一步明确办学指导思想，改善办学条件，加强教学基本建设，强化教学管理，深化教学改革，全面提高教学质量和办学效益。结合我校接受评估的实际情况，我们深切地感受到评估工作确实意义重大。

一、基本做法

（一）坚持标准，明确重点

评估体系是一个全面复杂的体系，必须针对自身条件，在坚持指标体系标准的前提下，明确评估重点，理清建设思路。

1. 坚持"三个符合度"：学校的发展目标与两个需要（社会需要、学生需要）的符合程度；学校教学资源的配置与学校发展目标的符合程度；学校的教学效果、人才培养的质量（也包括教学计划、大纲等教学文件）与人才培养目标的符合程度。从根本上讲，评估的实质就是检验这三个符合度的问题，就是学校目前的状态与学校总体目标的符合程度。

2. 做到"三个确保"：教学评估是对学校教学工作的全方位评估，涉及面宽，工作量大。我们把着力点放在确保必要的办学条件，确保正常的教学秩序，确保基本的教学质量上。

3. 突出"三个重点"：在评估过程中，始终突出了办学指导思想、教学基本条件和人才培养三个重点。

4. 抓好"三环节"：教学工作水平评估主要分为三个阶段，即学校自评、专家组实地考察和学校整改建设阶段。三个环节是评估工作的有机组成部分，缺一不可。

（二）领导重视，组织健全

建立了由一把手全面负责的迎评促建领导组、评建工作组，由学校领导分工负责，责任到人，亲自负责教评的建设和改革任务。领导集体经常研究教学评估工作，及时解决教学评估过程中的问题，把握教学评估工作的进度。同时，抽调力量组建了评建工作办公室，成立了宣传组、教学建设与档案材料组、学生工作组、师资建设组、临床教学组、后勤保障组、综合治理组等7个评建工作小组，组织实施全校的自评工作。在评建工作的中期还成立了评建工作督查组和教学评建专家指导组；各二级教学院（部）、两所附院也相应成立了教学评建工作的领导机构和工作机构；负责发动和组织本部门师生员工做好应承担的各项评建工作。形成了校、院（部）两级的评建工作领导、运行、指导和督查机制，使评建工作做到了领导重视，思想到位；组织落实，人员到位；工作落实，责任到位。

（三）周密布置，扎实推进

1. 深入发动，广泛宣传，人人参与

2003年底，学校隆重召开第三次教学工作会议暨创优迎评工作动员大会，为拉开学校评建工作的序幕做了第一次大规模的宣传动员。2004年初，学校党政联合下发了《关于开展迎评促建工作的通知》，正式启动了教学评建工作。2004年暑假，组织处以上干部再次系统学习钻研评估指标体系，并做了专项知识测评。2005年5月中旬，学校召开以"大力加强教学工作，进一步提高教学质量"为主题的第四次教学工作会议，对评建工作进行再宣传和再布置。学校还建立了"教学评建专题网"；定期编发《评建工作简报》；充分利用学校报纸、广播、橱窗、宣传横幅等广泛宣传评建，营造良好的舆论氛围，使"教学评建"成为学校舆论的中心，并加大对外宣传力度，努力提升学校的知名度和影响力。

2. 明确任务，分工负责，责任到人

本科教学工作水平评估，涉及学校的每一个部门、每一位师生员工。为了调动大家的积极性，真正实现全员参与，学校制定了工作纪律，学校党政主要领导与各部门（单位）的党政主要负责人签订了《评建工作责任书》，各分管领导负责一个工作小组，将工作落实到实处。机关各处室、教学各单位，将任务二次分解，做到人人身上有任务。在离评估专家进校一周的时候，学校举行了全校教职工和全体学生参加的万人誓师大会，此次大会进一步凝聚了人心，使广大教师医护员工进一步明确了责任和使命，振奋了精神，鼓舞了士气，收到了良好的效果。

3. 制定计划，层层分解，分段实施

学校统筹规划，认真分解指标体系，确定相应工作任务，然后落实到各二级学院，我校的教学评建工作历经了第一轮自查和整改建设、第二轮自评和整改提升、第三轮预评和重点整改及接受教育部正式评估这四个阶段。2004年3—4月，

对学校的本科教学状况进行全面的第一轮自查自评,在此基础上制定了《整改建设总体方案》和《整改总体方案实施细则》,对照标准自查摸底,找准薄弱环节进行有效整改。2005 年 5—6 月,学校第二轮自查,找差距,查原因,制定了《迎评整改建设补充调整方案》,有针对性地提出整改措施。2005 年 9 月份,在迎评冲刺关键时期,学校邀请省教育厅组织省内外的评估专家来校作本科教学工作水平预评、模拟教育部专家的评估方式进行演练。

二、评建工作成效

通过此次评估,各项工作取得了明显的成效,得到了教育部专家组的好评。评建工作的主要成效体现在以下方面:

(一)教育思想观念不断更新,教学中心地位更为巩固。在近两年中,学校开展了两次全校性的教育思想观念大讨论活动,通过教育思想观念的大讨论,广大教师和教学管理人员转变了观念,更新了思想,提高了认识,活跃了思维,系统地总结了办学指导思想,牢固地树立起"以人为本"的办学理念,进一步理清了办学思路,明确了办学指导思想,牢固确立了人才培养是学校的根本任务,牢固确立了教学质量是高等学校的生命线,牢固确立了本科教学工作在学校各项工作的中心地位。学校领导高度重视教学工作,经常深入教学第一线,坚持听课制度,现场解决教学问题。学校积极倡导科研促进教学、管理推动教学、后勤服务教学、产业资助教学、党建思政工作和精神文明创建贴近教学的工作原则,不断优化育人环境,为教学提供强有力保障。

(二)办学条件大为改善,教学基本建设得到加强。学校添置了大批实验仪器设备,彻底改变了我校既往教学实验设备较为落后的状况;新建了 13 个多媒体教室,增建了数字化语音室,新购了近千台计算机;新建了标准塑胶跑道运动场,修缮了所有的体育场地,添置了一大批体育运动器材;建设了数字化图书馆;两所附属医院的床位编制数得到增加;加强了实践教学基地的建设,加快了校园网硬件建设的步伐,学校的教学条件得到了明显改善。

(三)教学管理进一步规范,教学改革不断深入。学校通过全面修订教学管理规章制度,完善了专业、课程的建设标准和管理条例。教学管理的制度化、规范化和网络化、信息化建设不断加强。教师遵守教学规范,努力提高教学水平和教学效果的自觉性不断提高;教学管理部门及管理人员依法治教的意识显著增强,从严管理、严格执纪,改进教学管理的方法和手段,在管理中为教学服务,在服务中强化教学管理,管理水平得到提高。学校以转变教育观念为先导,不断优化学科专业结构,把拓宽专业口径与灵活设置专业方向有机结合;科学制定人才培养目标与规格标准,把加强基础与强化适应性有机结合,第一课堂与第二课堂有机结合;深化教学内容与课程体系改革,培养宽基础、高素质的人才。近两年，学校取得教学内容与课程体系改革方面的立项项目30余项，获省级教学成果奖7项，校级奖13项。强化了教学管理，深化了教学改革，全面提高了教学质量和办学效益。

（四）办学特色得到总结和提炼。此次评估为学校总结46年的办学历史、凝练办学特色提供了契机。学校通过全面审视办学的历史和现状，结合学校的学科专业和所在地域特点，经过反复研讨，总结出"弘扬新安医学，培育中医人才"的特色理念，这一特色具有稳定性、持久性，并落实在人才培养的指导思想上、教师队伍的建设上、人才培养的目标要求上、教师治学风格和科研方向上。我校坚持这一办学特色，持续进行相关建设与拓展，取得了较好的办学效果，在安徽中医药界赢得广泛赞誉。这一特色项目得到了专家组的认可，为学校实现预期的评估目标起到了重要作用。

（五）人心得到凝聚，精神得到振奋。评建工作是一项"内聚人心、外树形象"的内涵建设工程。全校师生员工以高度的政治责任感和主人翁的姿态，思想统一，认识统一，目标统一，心往一处想，劲往一处使，全力抓评建，展现出高度的团结协作、昂扬向上、敬业爱校、追求卓越的精神。这些已汇聚成学校改革、建设、发展的强大推动力量，成为学校宝贵的精神财富，为学校贯彻落实科学发展观，制定和落实"十一五"发展宏图奠定了厚实的根基，为学校的长远发展奠定了良好的基础。

三、经验与体会

（一）必须充分认识评估工作的重要性。教学工作水平评估是政府转变职能、实施"依法治教"的一种趋势，是学校深化教学改革、提高教育质量内在发展的一种趋势。评估对学校的建设和发展确实起到了极大的促进作用。两年的评建工作使我们体会到，本科教学工作水平评估，是政府对学校进行质量监控的有效措施，教育部制定的本科教学工作水平评估指标体系是一个系统完整的体系，是指导和做好本科教学工作、全面进行学校的建设和改革的重要标准。教育部制定的"以评促改，以评促建，以评促管，评建结合，重在建设"的20字方针十分正确，评估促进了学校硬件和软件以及其他各方面的建设，促进了学校的教学规范化、标准化建设，促进了学校教学质量的提高。

（二）必须明晰办学理念，准确定位。每个层次都可以出优秀的学校。地方学校同样可以办出好质量，单科性大学同样可以办出特色、办出水平来，只要可以适应地方经济的发展。这就需要我们理清思路，抓住重点，准确定位，狠出重拳，加大各项工作力度，力争取得重点突破，从而实现发展目标。

（三）必须向管理要质量。周济部长指出，当前教学工作存在的最为突出的问题：一是教学投入严重不足；二是教学管理相当薄弱；三是教学改革亟待深入。从宏观上讲，三个问题的实质仍是管理上的问题，从根本上讲，是质量意识淡薄。在学校教学质量管理中，明确人才培养目标是质量工程的基础，目标不明确，就找不准着力点；课程建设是质量工程的核心，从评估指标来看，一级指标"专业建设与教学改革"所包含的3个二级指标"专业""课程""实践教学"应是评估的重点，也是各校建设中的难点；教师和学生为本是质量工程的主体，应把握好党委权力、行政权力、学术权力、学生自治权力四者之间的关系，将教师看作办学的首要资源，依靠教师尤其是大师办学，办学校首先是为了学生，要"时刻情系学生"，尊重学生的自由与权利。

（四）必须凝聚学校发展特色。有特色才有优势，有优势才有实力，有实力才有发展。大学特色是力量之源，是发展之强大生命力。高校必须找准学校在经济社会中的位置，并瞄准这个位置，对自身的教育资源进行优化组合，构造特色的办学思路，充分发挥自身的优势，扬长补短，挖掘传统，铸造品牌，持之以恒，办出自己的特色。

（五）必须注意短期成效与长期发展的关系。如果将评估看作一场战役，要取得短期的优良成绩，我们认为，正确认识是先导，准确定位是着力点，平时工作是基础，自查自评是重点，人心凝聚是保障。长期来看，评建整改是关键，要以通过评估为基础，建立学校管理、改革和建设的长效机制，保持评建过程中所聚集的人气，保持评建期间显示出的旺盛战斗力，保持教学中心意识、教学规范意识、教学质量意识、教学改革和发展意识，始终按照评估的要求做好学校的各项工作。

（六）必须注重软资源的建设。软资源是以智力为基础的无形的资源，一提到教育发展的资源，大家首先想到的是物质资源、人才资源和信息资源等。确实，教育的发展，需要大量的经济投入，以提供充足的物质条件。但软资源也是生产力、竞争力，良好的人文氛围，优良的学术传统，鲜明的品牌特色往往在评估中起到重要作用。对软资源、软环境进行优化和整合，是学校赢得硬发展、保持长盛不衰的真谛所在。

四、思考与建议

评估指标体系总体是科学合理的，仅就具体操作过程中一些问题提两点建议：

（一）投入与产出问题：评估指标比较注重投入成分而忽视了产出因素。大学是需要经营的，经营大学过程中，必然有各个发展阶段的投资重点，某一时期或阶段，学校用在教学上的投入可能不足，并不意味办学质量就下降。被评估方应总结工作绩效，分析优缺点，采取改正措施，扬长避短，以持续改进工作。因此不仅要注重教育活动的投入过程，更要注重产出结果及学校的整体绩效水平，尊重学校的目标和发展，使评估成为被评估方寻求可持续发展的有效手段，为学校的长期发展打好基础。再者，也要降低并优化评估成本，教学评估会成为一个全校性的、经常性的活动，参与评估的工作范围较大，投入的人力、物力、财力都较多。因此，评估指标应简洁明了，评估方法宜简便易行，从而尽可能减少相关部门的负担，在保证评估质量的前提下，减少评估的投入，达到目标与绩效有机统一的效果。

（二）长期与随时监控问题：目前开展的评估，主要是教育部遴选专家赴被评学校集中诊断把脉，五年一次，如果学校自我不加压，不积极主动发现存在的不足，有些缺失难以及时发现，教学过程中存在的问题的最终解决往往较滞后。而且，目前的评估体系和评估方法主要针对静态的结果，对教育教学过程没有监控。要充分利用现代手段和网络技术，开展网络评估，实现与教学运行状态同步的教学质量跟踪和评估，随时了解高校办学质量，从而充分发挥办学单位和各院校自主评估的主动性、积极性，及时解决存在的问题。

质量立校 人才强校 科技兴校 特色弘校 和谐融校

——建构高等中医药教育科学质量观和发展观之管见

近年来，我国高等中医药教育取得长足发展，规模实现了历史性跨越。随着科学发展观的确立和高等教育的重心转移，高等中医药教育界越来越关注教育的质量和协调发展，越来越关注高等中医药教育的规模、结构、质量、效益的关系。在科学发展观的视野下，如何建构高等中医药教育应有的质量观和适合的发展观是我们必须思考的问题。研究高等中医药教育并提出高等中医药教育的科学发展观是高等中医药教育的研究者和管理者必须直面的历史性课题。

一、建构高等中医药教育科学质量观和发展观，必须坚持"质量立校"原则，把质量作为学校生存发展的生命线

随着我国高等中医药教育量的扩张，质的问题日益凸现，成为人们关注的焦点。提高质量不仅是高等教育自身存在与发展的生命线，也是国家和民族兴旺发达的生命线。忽视质量，高等教育就失去了其存在与发展的意义和价值。高等中医药教育发展中应注意与教育质量相关的几个问题：

1. 规模与质量。这是一个值得深入思考的问题：我们一方面希望减少学生数量，以便利用有限资源来培育高质量的毕业生；另一方面，为履行社会赋予的责任，我们又想尽可能多地培养学生。随着高等教育大众化的发展，招生规模的扩大可以带来更多的财源，这样会产生一定的规模经济效益，与此同时也会对质量形成挑战。但我们认为规模扩大并不必然带来质量下降，只要材料和工艺流程不变，做大的蛋糕质量是不会变的。同样，只要规模与教师队伍及设施、设备相匹配，重视教职工队伍数量与质量的提高，明确办学规模的扩大不是为急功近利而是为了持续发展，这样教育质量就不会下降。

2. 投入与质量。资金投入对改善办学条件、提高教师待遇、引进人才、保障教育质量、保证学校健康持续发展是至关重要的。站在民族事业的全局看，教育是投入最少、产出最大、最远、最高的"为人民服务"之战略事业，是长远效率最高的战略投资。我们必须同政府有关部门沟通，在高等教育规模扩大的同时,加大对高等教育投入的力度,确保扩招后的高等学校生均教育事业费及时、足额到位。学校自身要在预算内增加教学经费,保证生均经费逐年有所增长,学校学费收入中用于日常教学的经费一般不应低于20%,用以保障教学业务、教学仪器设备修理、教学差旅、体育维持等基本教学经费。学校要根据本校实际设立教学专项经费,加大对教学基础设施建设经费的投入,不断改善扩招后的办学条件。从整个中医药教育的生存环境看,政府投入给我们的资金是不足的,如何用好这部分有限的资源,是值得思考的问题。"花钱"的方式和经营的模式影响产出的效益,高等中医药教育科学的发展观要求发展必须讲求效益,尽量减少或避免人为的非必要代价,走集约化、节约型的路子。

3. 生源与质量。虽说"有教无类""人人生而平等",但人与人之间禀赋和资质是有所不同,后天的努力程度和教育状况等非智力因素也是有差别的,高等教育面对的生源质量是有差别的,总体来看,中医药院校招生生源总体素质不高,教育教学中,学生的全面发展受到了很大的限制,毕业生临床和科研动手能力不容乐观,从而形成了就业困难,在校学生专业思想不稳固等恶性循环。把基础教育中形成的教育质量差距由高等教育承受是不公允的。学费投入的增加,学生的实用与功利心理更强,学生的目标、对大学经历的期待,对与他们未来事业相关课程的兴趣呈现多样化的趋势,为确保每位学生的质量学校必须统一应对这一多元化的趋势。

4. 社会评价与质量。高等中医药教育的自身资源和贡献与社会期待之间存在差距。社会的期待总是需要立竿见影,但教育自身的规律决定我们质量的显现总是需要一定周期的。"人心不古"之叹不是高校扩招之后才有的,人们对教育质量"下降"的论调实质是人们不愿接受教育全盘市场化倾向和教育大发展中全国各阶层对教育资源的重新分配,以及对信息社会中大学生不需要"愚钝式的努力"而获得成功的恐慌。衡量教育质量,必须明确质量体系的标准,同时这个标准应是多元化的,而且"风物长宜放眼量"。当然,我们也不能忽视社会评价,因为社会舆论是政府关注、家长关切、学生关心的问题,是政府投资、生源支撑的重要环节。社会信息是学生质量的晴雨表,及时而全面的信息能够传递社会的需求和对学生进行必要的检验,宽泛真实的社会评价是地方高校教学质量的信誉保障。我们认为,赢得社会赞誉,强抓学风,强化管理是重要着力点。

5. 管理与质量。管理的技巧和深度不仅影响办学质量,也影响学校的可持续发展,低水平学校和世界一流高校的差距往往体现在管理上。为保证教育质量,我们应该做到:一是要完善教学的决策体系,保证决策的合理性、科学性,同时保证决策的广泛认同感和支持率;二是完善教学指挥体系,校内部门之间形成合力；三是完善教学监督检查体系，强化对教学质量的监控；四是完善教学服务体系，重点可放在教学正常秩序的维护，教学故障的排除。除了这些教育管理的思路，管理措施的落实力度也很关键。我们认为措施落实要树立"敢于碰硬"的执行决心，建立明晰晓畅的传达系统，形成"上下同欲"的认同感，以此促进质量的监管力度。

二、建构高等中医药教育科学质量观和发展观，必须营造"人才强校"氛围，凝聚人才优势，提升发展动力

国以才立，政以才治，业以才兴。从学校管理角度看，攸关管理成效，实现最佳治理的关键因素：一曰人才；二曰管理，包括制度的设计和管理规则的严格实施，而制度设计和实施过程中，人是最活跃的因素。突出以人为本的"人才强校"模式可以作为高校发展的重要线路图。

1. 培养人才与引进人才同等重要。在千方百计、不拘一格引进人才时，不能只重视引进优秀人才，而忽视挖掘现有人才的潜能。要做到既大力引进人才，又要着力激活、用好现有人才，调整人才结构，优化资源配置，稳定人才队伍，充分发挥现有人才的整体作用。中医药人才培养周期长，在引进人才的同时，更要注重培养人才，培养一支"稳定型""永久牌"的人才队伍。为引进人才提供优越的环境、优惠的政策、优良的机制和优质的服务，本无可非议，也是我们所倡导的，但与此同时，对现有人才也一定要爱惜和关心，在制定和落实优惠政策时，要注意方式、方法，尽量做到"一碗水端平"，让他们在同一起跑线上公平竞争。

2. 感情留人与待遇留人同等重要。留人是一项系统工程，留人的关键是要用心留人，留住人心。事业留人是根本。待遇留人是保证。感情留人是动力。只有三者兼顾，才能人尽其才，吸引、留住人才。要留住人心必须通过努力使其对单位和工作产生认同感、成就感、新奇感、知遇感、归宿感，形成内在的持久的凝聚力。在强调用心留人时，"房子问题"是一个关键点，房子不仅是待遇问题，还是情感问题，也是政治问题，因为所有政治的核心是安居乐业。房子问题解决了，他们就会产生安定感、满足感，一心一意扑在事业上。在强调用心留人时，还要处理好留人与流动的辩证统一关系，人才的流动是绝对的，留住人才是相对的，创造来去自由的环境，也是留住人才的重要措施，要支持人才合理有序的流动，还要鼓励好马多吃回头草。

3. 管理人才与教学人才同等重要。中医药高等教育既有普通高等教育的一般规律，也有自身特有的规律。由于目前还缺乏专门用于中医教师培训的《中医教育学》《中医教育心理学》和《中医教育艺术学》等专著，缺乏培养专门中医教育管理人才的专业和体系，教师授课艺术不容乐观，管理水平一般。多数教师

为本校毕业生，缺乏校际间干部和师资交流，师资"近亲"繁殖，管理模式及授课方式千篇一律，创新少，出现了"家族化"趋向。要保持学校的持续发展，大学多注重招聘优秀的教学、科研人才，不注意招聘和培养优秀的管理人才，导致许多学术与行政产生很大矛盾。管理人才优秀，可以促使行政程序简化，提高决策水平和执行效率，并保证教学单位与校长的联系。另外，管理人才的个别优秀还不够，还要管理人才的集体优秀，因为管理学上"木桶理论"告诉我们，一个集体，管理水平的高低是由最差的那部分员工决定的，因此，必须着眼于教学管理队伍整体水平的提高。

4. 青年才俊与大师大儒同等重要。从发展战略的角度说，需要注意一个问题，大家往往都去追逐那些顶级的教授、博士，并给予高薪、高位。但实际上也有些人具有杰出的才能，却处于较低的位置。大师大儒是学校品牌和底蕴，青年教师是学校的希望和未来。一方面要充分发挥教授在治学方面的主导作用，要培养和汇聚一批具有国际先进水平的学术大师和学科带头人。另一方面也要加快培养造就一批中青年学术骨干和学术带头人，培养和造就一大批素质优良、勇于创新的青年人才，鼓励他们在实践中锻炼成长，鼓励他们献身教育、勇于创新、脱颖而出。

5. 岗位意识与精英意识同等重要。中医药教育人才，作为知识分子的一部分应保持独立的人格，做探索真理的先导，做社会的良心和监督者。在"非典"时期，许多中医大师为社会的福祉做出了重大贡献，表现出"大医精诚"的风范。在现实生活中，知识分子的这种使命感和责任心应表现为一种"岗位意识"，做好本职工作，"独善其身"也是对社会的贡献。我们在制定学校政策时，必须感染学者认同学校管理，形成共同的目标认同感，促使他们立足岗位，默默奉献，号召他们立足现实，在一定领域内做出成绩。

三、建构高等中医药教育科学质量观和发展观，必须树立"科技兴校"理念，增强科研实力，提高发展后劲

教学和科研是高等教育的重要职能，产学研结合是中医药的优势。大学要有所作为，除了培养出社会需要的各个层次的人才以外，更要发挥高校在智力资源上的优势，将科技成果转化和产业化，同时为社会发展提供决策咨询。

1. 政府与科研关系密切。作为地方性高校，中医药院校都面临巨大的经济压力和立法方面的局限。政府作为大学的重要投资者，有权在很多领域制定规则，影响学校决策，政府和大学在发展问题上是存在一定差距的。大学怎样和自己的投资方——政府处理好关系，是影响学校发展的重要问题。政府行政行为讲究效率优先，而科研成果的转化需要过程，惨淡经营的中医药教育，科研质量是难以保障的，发展是难以持久的。因此，以服务求支持，以贡献求发展，是大学

筹措经费、开发资源、求得政府重视和社会支持的重要前提。

2. 产学研结合是中医药的优势。综观高等教育发展史,从教育的功能看,经历了"教学—教学科研—产学研"三个阶段。走产学研结合之路,是社会经济发展的需要,是培养人才的需要,是发挥中医药自身优势的需要。在走产学研结合之路的过程中,我们应树立一种观念:产学研结合不是学校的点缀,不是权宜之计;理顺两种机制:教育管理机制和产业管理机制,产业具有不同于教学的规律,而且产业进入高校,整个系统结构都受到冲击,建立适合产业发展的体制和运行模式至关重要;抓住三条线:人才培养、科学研究、产业开发;注重四个层面:校内产业,企业合作,政府支持,国际市场。

3. 科研的短期效益是必须正视的现实。科研经费的缺乏几乎是所有大学遇到的共同问题。因为做实验、买设备需要大量的资金,而且投入的时间也比较长,能否有回报也取决于很多因素。这就需要一所大学的校长能够处理好短期回报和长期研究的平衡问题,想方设法去寻求更多的科研资源,并对现有的科研资源进行有效整合,牢牢抓住自己的特色方向进行研究。中医药科研应定位在以应用和开发研究为主,基础研究为辅,一方面有利于扬长避短,另一方面有效利用资源,产生快速的经济效益。另外,打破院系之间的保守封闭,建立大的基础科研平台,进行资源共享是节约科研经费、减少整体投资的重要措施,也是激发交叉研究成果的重要举措。

4. 学术研究是大学底蕴所在。学术是大学的标准,学术成色的重轻决定大学影响的深浅,没有优秀学术的大学,设备再好也够不上著名大学。我们必须重视无用知识的有用性。从某种意义上说,今天我们需要更多踏踏实实坐冷板凳、扎扎实实搞学问的人。我们需要的正是学术人开拓的学术精神、开阔的学术视野、开放的学术疆界;需要的正是学术人保持坚定的学术信念、坚韧的学术毅力、坚贞的学术风格;需要的正是学术人高雅的学术修养、高峻的学术智慧、高超的学术造诣。这是一笔宝贵的精神财富,是我们持久发展的力量积累,必须倍加珍视。

四、建构高等中医药教育科学质量观和发展观,必须发扬"特色弘校"意识,打造特色窗口,保持发展的持久性

大学的特色是指在一定的办学思想指导下和长期的办学实践中逐步形成的独特、优质和富有开创性的个性风貌,是一所大学区别于其他大学的特性,尤指出类拔萃之处。有特色才有优势,有优势才有实力,有实力才有发展。这种发展产生于各种特色所形成的合力:目标特色的导向力;学科特色的生长力;模式特色的发展力;环境特色的吸引力;校长特色的感召力;教师特色的影响力;学生特色的竞争力;等等。总之,大学特色是力量之源,是发展之强大生命力。在特色追求和培育中，一所大学既需要发展的眼光，也需要进行战略性的决策。

1. 科学定位：高等学校的定位是指高等学校向社会提供劳务的品种、数量和质量，是指每一所高校在未来经济社会发展中战略地位和发展方向的战略选择。高校必须找准学校在经济社会中的位置，并瞄准这个位置，对自身的教育资源进行优化组合，扬长补短，充分发挥自身的优势，持之以恒，办出自己的特色，办出自己的水平，才能在招生和就业的市场竞争中稳操胜券，确保学校健康、稳定、持续发展。科学定位首先取决于大学自身的特点和类型，其次还要考虑社会经济发展变化对大学产生的影响。

2. 优势发展：学校与学校之间的差别是客观存在的，承认差别是明智的，不承认差别是盲目的。一所大学，即便是综合性大学，也要有一个在学科基本构架的前提下集中发展优势的问题。这是因为它的财力、物力是有限的，发展优势才能保证取得最大建设成效。在竞争中，大学的强弱往往是以比较优势显现出来的。对于大学来说，既有的优势学科就是特色、就是水平、就是其进一步发展的基础，就是进一步发展中的重点。

3. 铸造品牌：名牌学科是学校的品牌，学科是大学的标志，学科品牌的强弱决定大学地位的高低，没有名牌学科的大学，规模再大也成不了著名大学。优质的毕业人才是学校的品牌，大学的理念、大学的精神、大学的文化以及专业特色、师资队伍的水平都会通过其所培养的人才反射出来并影响社会。优良的社会形象是大学的品牌，要创造一个高质量、高水平兼具人文和科学精神的育人环境，给学生留下一个成长和发展的理想空间，正确地引导他们在这个环境中进行人生目标的自我设计和发展道路的自我选择。优秀的学术大师也是学校的品牌，是大学的支柱，是大学办学水平和办学特色的标志。

4. 注重师承：由于师承教育多"零星招验，散居治学"，其内容虽不及教材系统，但教材不能尽收。故院校教育和师承教育不能相互替代而是相互取长补短。特别在学校的中医药特色传承方面，"师带徒"是解决中医后继乏人的重要途径。为名老中医终身配备固定的高徒，让师傅传其真，让徒弟得其真传，使学校的特色和优势香火不断。

五、建构高等中医药教育科学质量观和发展观，必须谨守"和谐融校"情怀，廓清发展中的认识，妥善处理发展中的问题

和谐，源自中华文化的"和"观念，略有三个义项：和睦协调；配合得匀称、适当；和解，和好相处。《尚书·咸有一德》："其难其慎，惟和惟一。"记录的是对于和谐同心境界的向往，也写下求索这一目标的艰辛和应有的审慎。和谐是中医文化"天人合一"思想的表现，和谐是一种秩序、一种健康、一种度、一种美。在落实科学发展观的大背景下，坚持"和谐融校"，应做到：

1. 发展基调的和谐建构。要保持规模发展和内涵发展的和谐,中医药教育的发展中曾有"大而全"和"小而精"之论,既不能在做大做强的诱惑下迷失方向,也不能在"稳健"和"求精"的借口下裹足不前。如果做大的立足点是在自己的强项和优势上,这样的大是合理的,也必然能强起来。但从长远着眼,只有使办学内涵得到长足发展,才能最终实现办学的真正和谐。

2. 发展主体的和谐共处。要平衡学术权力和行政权力,在牵涉到学术发展方向、项目策划等问题上,教授有充分发言权;在确定学校定位、学校发展等问题上,校长应发挥更大作用。要建立教师之间的和谐,以教学和科研活动为载体,培养教师之间的团队精神,以"传帮带"的形式,增进青年教师与老教师之间的沟通与交流。要构筑互相尊重、人格平等、教学相长、互相关爱的和谐师生关系,总体上提升学校发展的人气。

3. 发展质量和学科建设的和谐调配。学科建设的完善离不开科研质量和数量的提高,过分强调科研也会导致教学水平的下降。教学、科研的和谐发展之间并不存在尖锐的、不可协调的矛盾,为了克服教学和学科发展、科研的不和谐,教学、科研应两手抓两手都要硬。在主体专业和相关专业上,要合理布局,主体专业是源,相关专业是流,主体专业支撑学校,相关专业繁荣学校。要重点保持主体专业的源头活水,做大做精;同时也要做强做特相关专业。

4. 传统与创新的和谐平衡。中医教育在历史上已逾千年,其旺盛的生命力及历久弥新的源泉,是中医教育始终有能在传统与创新中寻求平衡,并将这一平衡维系下来。中医教育重视继承和积累,而继承和积累的目的是以此为基础进行创新。在创新的理念和手段移植、嫁接到中医教育上来时,必须考虑中医自身的特点、传统、规律,充分考虑"本土资源"和"内缘型"经验,不能为标新立异而追逐新奇。《诗经》曰:"告尔忧恤,诲尔序爵,孰能执热,逝不用濯?"

5. 发展心态的和谐宽容。校长在一所高校的发展中起到至关重要的作用,校长的发展理念和学术风格不仅影响学校的发展战略和特色,而且影响学校的发展方向和品位,甚至影响学校一定时期的发展结构、规模、速度和效益。校长要以和谐的观念、科学的思维,冷静思考,理性处理,恰当安排,树立科学发展观和正确政绩观,构筑平和的内心世界。对自己的政绩坚持道德的评价和历史的评价相结合的方法:道德的评价即我今天的行为和决策是否是"善"的,个人的发展思路是否有利学校的声誉、教师的福祉、学生的成长;历史的评价即前瞻的看,我当下思考的发展问题是否是真命题,发展决策是否是"美"的,是否能禁得起历史的考验。这样才能以和谐自然的心态面对学校发展中的成败得失。

总之,我们认为,建构高等中医药教育科学质量观和发展观中,必须密切关注高等中医药教育的环境和形势,抓住根本,走"质量立校"之路;兼顾各种利益，以人为本，走"人才兴校"之路；客观正视面临问题，科学定位，走"科技强校"之路；深刻剖析学校自身优势，扬长避短，走"特色弘校"之路；综合权衡校情校力，强化管理，走"和谐融校"之路。目前中国高等中医药教育处于迅猛发展和不断改革的时期，任何一所学校的发展都必须依赖一个科学的战略规划，因此制定好"十一五"发展规划异常重要。只要我们的发展思路和发展战略科学合理，高等中医药教育的明天会更好。

（本文作者：王键、罗绍明、杨丙宏）

参考文献：

[1] 周济. 谋划改革的新突破　实现发展的新跨越［J］. 中国高等教育，2004. 17.

[2] 周济. 以人为本　人才强校［J］. 中国高等教育，2004. 5.

[3] 周远清. 落实科学发展观　提升高等教育发展理念［J］. 中国高等教育》2004：13-14.

[4] 高妍. 树立科学发展观［J］. 中国高教研究，2004. 9.

[5] 王善迈. 教育投入与产出研究［M］. 石家庄：河北教育出版社，1996年版

[6] 张俊超. 以科学发展观指导高等教育发展［J］. 高等教育研究，2004. 5.

[7] 黄达人. 大学管理需要引进经营理念［J］. 中国教育报，2004. 9. 13.

[8] 喻岳青. 高等教育研究与大学的创新［J］. 中国高教研究，2004. 1.

树立科学发展观　开创办学新局面

高等教育的发展需要科学发展观来指导，有什么样的发展观，就会有什么样的办学理念和发展思路。在新的历史发展时期，中医药高等教育既面临着社会需求不断上升的发展契机，也承受着来自各个方面日益加剧的竞争压力。只有牢固树立科学发展观，才能进行科学定位，进而理清学校发展思路，把握学校工作重点，不断开创办学的新局面。

一、始终把握一个核心

面对社会的多样化需求，中医药高等教育如何主动寻找有利于生存和发展的空间，不断增强实力，提高质量，办出特色，经受住激烈竞争的人才市场的检验，这其中一个核心问题就是科学定位问题。

高等学校的定位，是指高等学校向社会提供劳务的品种、数量和质量，并对高校在未来经济社会发展中战略地位和发展方向做出的战略抉择。尽管不同的高校在培养目标、培养规格、培养模式和办学特色等方面不尽相同，但在科学定位上都应该从以下几个方面进行把握：

一是办学方向和目标定位。要明晰国家经济建设与社会发展对人才有何要求，把握经济建设和社会发展的情况，科学确定学校的发展方向和目标，使人才培养、科学研究和社会服务三大职能得以充分发挥，真正能适应和促进经济社会发展，这其中办学方向和目标的定位，实质上是对高校在整个社会大系统中宏观位置的战略选择问题。

二是办学类型和层次定位。从学校的实际出发，科学确定本校的类型和层次，其实质主要是一所学校在整个高等教育系统中如何定位的问题。我国高等教育历来分为专科教育、本科教育和研究生教育三个层次，而高校办学大体分为研究型、教学科研型、教学型和教学服务型四种类型。各类高等学校的职能都是以育人为本，教学、科研、社会服务协调发展，区别在于科研和社会服务所占的比重不同，而且不同类型的高等学校的办学条件和数量规模也是不一样的。因此，相对来说，在类型定位上教学型大学最多，教学科研型次之，研究型大学则相对较少。

三是办学水平和特色定位。这是有关学校的教学设施、师资力量、学科设置、管理水平、资金投入、历史沿革等内部各要素在学校发展中的组合与配置的问题。其实质是学校在其自身生存和发展空间中的定位，主要体现为：①学科定位：要确定主要学科在本地区或全国同类高等学校中的优势地位，培养有实践能力和研究能力的高层次人才，以保证本校在整个高等教育中的分量。②高等学校发展特色、人才培养目标和规格的定位。要根据自身条件，如学校管理、校园环境、教学研究、科研能力、学科优势、资金来源和筹措能力，从中找出自己的比较优势，突出自己的办学特色，选准自己的主攻方向。③服务区域定位：要锁定本校在功能上的合理区分，既要体现学校规模、结构、质量、效益的有机统一，又要体现源于实际的现实性，即科学定位必须依据现有条件，从实际出发，尽可能地适应或满足现实需要。同时，又要具有高于实际、适当超前的超现实性，即办学定位不能完全拘泥于现实，而是要适当超越现实，把握住现实的发展变化。因此，科学合理的办学定位，应该是解放思想、实事求是的结晶，应该是现实性与超现实性的统一，应该是动态把握，与时俱进，努力实现跨越式的发展。换言之，就是在科学定位时，要充分把握所处的时代特征和社会与经济的发展趋势，充分认识高校所肩负的适应并促进经济和社会发展的历史责任，充分了解学校自身的办学条件与综合实力。

安徽中医学院是一所具有一定办学历史和文化底蕴的地方中医药院校，按照科学发展观的要求，我们提出了适应中医药事业发展，服务区域经济建设，以中医药学科为主体，多学科协调发展，努力建成一所国内有地位，国际有影响，医药并重，教研并举，有特色，高水平的中医药大学的发展目标。

为了实现学校的发展目标，我们进一步提出了学校的发展思路。一是在办学理念上，牢固坚持承担社会责任，培养现代中医药人才，在稳定规模发展内涵，发展内涵提升层次上下功夫，要努力成为安徽中医药事业发展和医药产业发展的发动机、智力源和思想库，以提高育人质量为兴校之本，切实抓好人才培养这个治校的中心。二是在办学思想上，牢固坚持以学生为本、以教学为本、以服务为本，在以人为本上下功夫，紧紧抓住吸引、培养、使用三个环节，切实抓好师资队伍建设这个治校的根本。三是在办学风格上，牢固坚持创特色，求特色，发展特色，在谋划特色上下功夫。做到"人无我有，人有我优，人优我特"，切实抓好学科建设这个治校的龙头。四是在办学体制上，牢固坚持以创新求发展，以改革促发展，在教育创新上下功夫，不断深化教育教学改革，加大资源整合力度，积极构建现代大学制度，使学校更具竞争性、开放性和适应性，切实抓好体制改革这个治校的关键。五是在办学机制上，牢固坚持以德治校，依法治校，民主治校，在优化"三风一境"上下功夫，正确处理好传统与现代、继承与发扬的关系，大力弘扬科学民主、求真务实的精神，大力营造健康高雅的人文环境，切实抓好校园文化建设这个治校的环节。

二、着力抓住三个关键

衡量学校发展水平的因素，不仅体现在人才培养、科学研究和社会服务的能力上，而且还体现在就业率、稳定率、贡献率三个关键指标上。因此，不断提高毕业生的就业率、学校工作的稳定率和为地方经济的贡献率，既是科学发展观的客观要求，也是学校核心竞争力的具体体现。从一定意义上来说，培养学校的核心竞争力，关键是培养学校具有一种持续不断的获得"客户"满意的能力，这就要求学校从与外部对手的竞争转向更加注重内涵建设，苦练内功，从赶超竞争对手转向争取更多"客户"。三项指标，反映了学校的社会声誉、综合实力和服务水平，是衡量学校核心竞争力，保持学校持续、健康、协调发展中需要不断提升的三个关键要素。

一是就业率。毕业生就业率的高低，是衡量一个高校教育教学水平、学生综合素质和学校办学方向的核心指标。学校所培养的人才是否受社会欢迎，在很大程度上是学校生存和发展的关键。毕业生就业率包含了量和质两个方面。从量的概念上来说，学生就业率的高低，反映了学校的办学声誉。而从质的概念上来说，学生就业能力的强弱，则反映了学校的办学水平。学生的出路，就是学校的生机。学生有出路，学校就有前景。为了适应高等教育大众化的发展趋势，学校办学需要着力解决的就是学生的"出路"，立足于先就业，再创业。衡量的标准就是毕业生就业岗位的适应程度，适应程度越高，就业率的质量就越高，而适应程度的高低，可以从四个方面来体现，即学生对用人单位的满意度，用人单位对学生的满意度，学生对学校的满意度，用人单位对学校的满意度。安徽中医学院毕业生就业率多年来保持在90%以上，始终位居全省高校第一方阵，但还是比较脆弱。保持高质量的就业率，不仅要看一次性就业率，还要看毕业生在省内的就业率、专业对口的就业率、在竞争性和关键性岗位的就业率。因此，保持高质量的就业率，始终是我们不懈努力的关键指标所在。

二是稳定率。大学是科学文化不断传承、积淀的产物。"十年树木、百年树人"。这说明人才培养，必须尊重传统、尊重规律，必须保持连续性、继承性和稳定性，薪火相传，继往开来。不能急功近利，心浮气躁，更不能长官意志，拔苗助长，需要有一个稳定、和谐、宽松的氛围和环境。稳定率反映了学校治校的成熟和管理水平，是学校进行内涵建设的重要前提，它不仅要求保持学校教学科研和其他各项工作的井然有序、规范稳定、不出事、不添乱，更重要的是保持优秀人才队伍的稳定和师生员工人心的稳定，学校的事业发展有稳定性、有凝聚力，全校上下就能心齐、气顺、劲足、人和，形成优良的校风和传统，构筑最核心的竞争力。

三是贡献率。学校办学必须以质量求生存，以特色求发展，以服务求支持，要切实履行人才培养、科学研究和社会服务的基本职能，为地方经济建设和社会事业发展提供源源不断的技术和智力支持。而学校对社会的贡献率直接反映了这种支持的程度，反映了办学的社会适应性和社会参与度。学校贡献率体现在一大二强三优上。只有做大，才能做强；只有量的积累，才有质的飞跃。要着力解决地方经济建设和中医药事业发展中的重大问题，出大项目、大成果、大效益。要有所为，有所不为，大力支持具有自主知识产权和原创性中医药科技成果，大力培养一流的中医药人才，构优成势、形成拳头。要加快中医药科技创新体系的建设，通过贡献和服务，不断增强学校自身的造血功能，不断打造学科、专业、技术和人才的品牌，促进中医药事业的良性互动和协调发展。

三、切实加强四项建设

学校的建设与发展，不仅涉及定位问题、思路问题，而且涉及条件问题、机制问题、氛围问题等众多的因素，构成一个综合体系，形成一个系统工程。就学校所具有的职能而言，学科、人才、质量、文化的建设是至关重要的，因此必须统筹兼顾，突出重点，协调发展。

1. 关于学科专业建设

学科是学校的基础，学科建设是学校发展的龙头，是承载人才培养、科学研究和社会服务三大功能的平台。作为地方中医药院校，在办学基础相对薄弱的情况下，要实现跨越式发展，必须紧紧围绕学科建设，立足校内优化资源配置，面向社会实现高位嫁接，走一条低成本扩张的快速发展的路子，要集中优势力量，重点突破，带动整体。近年来，我校在扩大发展规模的同时，积极进行学科专业结构的调整优化，专业总数增加了，但出现了发展不平衡的问题，存在着"优势专业不热门，热门专业少优势"的状况，即传统专业社会需求不大，但集中了我校的优势；新兴专业需求旺盛但发展滞后。如中医学、针灸学、中药学这些优势学科是学校历史的积淀，是学校发展的支撑，必须继续加强建设以保持优势；而热门学科则是适应社会经济形势新近发展起来的新兴学科、交叉学科，应该加快培育建设，催生新的"优势"。为了形成均衡发展的学科专业布局，我们确立了以"优势学科支撑学校，以热门学科发展学校"的工作思路，将社会急需的紧俏学科专业作为拓展办学空间的"亮点"，积极扶持，使之尽快成长壮大。为此，我校一方面抓住省级示范专业、省级重点学科、省级重点实验室建设的契机，发挥其示范、带动、辐射作用，促进学科、专业建设整体水平的提升；另一方面，积极进行学科建设思路调整和人才培养模式改革，充分利用社会资源，积极推进中医药领域产、学、研结合；充分利用学科体系的综合平台，在人才培养和社会服务等方面凸显特色，确立地位，走出一条"围绕特色发展内涵，发展内涵丰富特色"的学科建设之路。

2. 关于人才队伍建设

人才队伍的建设水平，决定着学科的发展水平。因此，加强学科专业建设，必须始终注重夯实人才队伍，加快学科带头人、学科骨干和高层次人才培养，为学校发展提供强有力的人才支持。我们认识到，要建设一支高素质人才队伍，就必须从人才引进与自身培养两方面入手，将外引和内扶相结合，强化内扶措施，加大引进力度。高校通过引进人才，可以改变教师队伍的结构，迅速提升学科建设水平，但在人才市场发育还很不完善的前提下，人才队伍的主体还应立足于自身培养，外引与内扶并举，方能相得益彰。近年来，我们根据学科和学位点建设需要，实施了学历提升计划、重点资助计划、柔性引才计划，加大了人才引进力度，逐步带动了相关学科的发展。与此同时，相应出台了稳定高层次人才的内扶举措，在职务聘任、科研经费、分配制度等方面实施一系列特殊政策，使他们心无旁骛，在教学科研和学科建设方面发挥了更大的作用。

3. 关于教学质量建设

提高教学质量是学校的永恒主题和立校之本。抓教学质量的建设，应该重点抓好四个环节：一要创新教育理念。要构建学习型教育，重视培养学生终身学习的能力，让学生"学会学习"，立身社会后，能够具备很强的自学能力；要构建素质型教育，培养学生应对各种复杂局面的能力，从容面对社会的各种困惑、矛盾和问题，让学生"学会生存"，立身社会后，能够具备很强的适应能力；要构建开放型教育，培养学生具有与人合作，面向社会的能力，共享人类文明成果，共享社会各种资源，让学生"学会合作"，立身社会后，能够具备很强的创造能力。二要优化培养模式。按照"宽口径、厚基础、高素质、强能力"的复合型人才的培养目标，构建基于"平台+模块"的课程教育体系，集中力量扶持一批优势专业和特色专业，建设一批品牌课程和精品课程，在强化理论基础的同时，强化临床实践环节，注重学生思想品德、科学思维、创新精神和实践动手能力培养。三要不断丰富教学手段，重视教学管理。积极鼓励教师使用网络、多媒体等多种现代化教学技术手段。大力加强教学研究和教学改革，鼓励因材施教、分类指导、师生互动、启发讨论等教育教学方式，改革传统的教学管理办法，充分尊重教育规律和学术规律，把科学精神与人文精神在教学管理中有机地结合起来。四要加大教学投入力度。确保本科教学所必需的实验室建设、图书资料、体育设施、实践基地条件满足要求，达到标准，为教学科研工作的开展，为学生的素质教育和能力培养创造充分的条件。

4. 关于精神文化建设

文化决定大学的品位，先进文化是大学的制高点，也是大学办学特色的体现。一要注重大学精神的构筑。大学精神是一所大学在长期实践基础上对其大学理念进行内化、升华与不断进行理论抽象与价值凝炼的结果。大学精神更关注最高文化价值的追求，展现大学自身的气质、品位与神韵，注重对于文化传统的认同感及其时代性。因此，要在继承中医药优秀传统文化的基础上进一步凝炼、重塑大学的精神，使之成为广大师生员工共同追求的基本理念和行为规范。要通过大讨论，使大学精神真正产生导向与规范、凝聚与激励、熏陶与感染的重要作用，丰富师生员工的精神世界。二要注重人文精神的培育。人文精神以弘扬人的主体性和价值性，对人的权利的平等尊重和关怀为特质，人文精神与科学精神相统一，如同"车之两轮，鸟之两翼"，二者相辅相成，缺一不可。在大学教育中，平衡好人文社会科学教育与自然科学教育的关系是一件至关重要的事情。《周易》有言："观乎天文，以察时变；观乎人文，以化成天下"，非常精辟地指出了人文与自然的关系及二者不可或缺的内在联系。一所学校要培养全面发展的高素质人才，就必须做到人文精神与科学精神相统一，在向学生传授科学知识的同时，注重对学生人文精神的培养，这样才能为社会提供不仅拥有合理知识结构而且拥有健全人格的人才。三要注重思想文化教育。大学是先进文化和思想的集散地，要继续加强"两课"建设，切实推进邓小平理论和"三个代表"重要思想"三进"工作，用科学理论构筑师生员工的精神世界；认真开展积极有效的思想政治工作，努力使师生树立科学的人生观、世界观和价值观，加强道德教育、法制教育和心理教育，切实提高师生的思想境界、法制意识，塑造师生的健康人格。四是要注重文化载体的建设。任何文化都有所附寓的，要加强品牌社团的创建和精品活动的开展，加大文化设施的投入，设计高雅文化情景，开掘校园文化底蕴，使学校各种物化的文化载体都能体现出个性和精神。

  总之，一个国家的发展不能没有精神力量，同样一所学校的发展也不能没有精神力量，特别在物质资源相对短缺的情况下，一定要下大力气搞好大学的精神文化建设。我们中医药院校虽经数十年的建设与发展，但与其他学科院校相比还有一定差距，这种差距，不仅表现在物质条件上，而且还表现在精神文化层面上。我们在现代化的进程中，大体上走过了引进"设备—技术—资金—人才"的道路。但是，总体上至今未能突破跟踪的局面，一个重要的根源就是缺乏促进创新人才脱颖而出的创新文化和与之相适应的大学理念与大学精神。因此，我们一方面要增强树立现代大学理念、建设现代大学精神的自觉性和紧迫感；另一方面要在推进大学精神与文化建设过程中，努力实现继承与创新、共性与个性、形式与内容、理论与实践、理想与现实的统一，力求在充分吸收中医药传统文化与现代文化资源的基础上，使大学精神伴随着科学发展观的树立而与时俱进，不断开创中医药高等教育的新局面。

中医药高等教育发展刍议

中医药学是一个伟大的宝库，为中华民族的繁衍昌盛，为人类的卫生保健做出了巨大的贡献。中医药教育作为中医药事业的一部分，在整个中医药事业中有着重要的地位和作用，对整个中医药事业发展产生了积极的影响。本着总结过去、立足现在、面向未来的要求，中医药教育的发展，应坚持以邓小平理论和"三个代表"重要思想为指导，全面贯彻科学发展观，根据人民群众对卫生服务的需求，紧密结合卫生改革与发展的实际，深化中医药教育改革，推动中医药教育发展，建立并完善适应21世纪社会、经济、科技、卫生发展需要的中医药教育体系，正确处理规模、结构、质量、效益协调发展的关系，满足社会不同层次对中医药人才的需求，实现中医药教育健康、持续、协调发展，更好地为我国卫生事业和社会主义现代化建设服务。

一、营造中医药教育发展的良好环境

中医药教育是中医药事业发展的基础，也是中国教育体系中独具特色的教育方式，必须统一思想、提高认识，积极营造有利于中医药教育发展的社会环境，要进一步明确中医药教育发展的特殊地位，要在教育思想、教育观念、教学改革和人才培养上，突出中医药特色，尊重中医药教育规律，推进中医药教育事业的全面进步。

二、多渠道筹措中医药教育发展基金，改善中医药教育的办学条件

中医药学是一个实践性很强的学科，教育成本高，教育消费大，各级政府和行业主管部门必须加大对中医药教育的投入力度。应积极拓宽中医药教育筹资渠道，建立以国家财政拨款为主，辅以收取学生学杂费，校办产业投入，社会捐资集资和设立教育基金等多种渠道筹措教育经费的制度，形成国家、社会、个人对教育成本分担的机制。要采取有力措施，改善中医药教育的办学条件。进一步加强师资培养工作，建立优化教师队伍的有效机制，提高教师队伍的整体素质；特别要加强中医临床师资队伍建设，保证有足够的中医临床教师投入教学工作，不断提高中医临床教学质量。更新教学设备，提高教育技术手段。加强实验室建设，加强教材建设，加强临床教学基地建设，加强专业建设，强化学校的内涵建设，保证教学质量。

三、继续扩大办学自主权，理顺政府、高校、社会各方面的关系

中医药院校要坚持特色、科学定位、规范管理，加强临床教学基地建设，完善招生和毕业生就业制度，鼓励学科交叉与融合，优化配置教育资源，积极稳妥地推进高等中医药教育国际化进程。转变政府管理职能，由对学校的直接行政管理，转变为运用立法、拨款、规划、信息、服务、政策指导和必要的行政手段，进行宏观调控，扩大学校面向社会依法自主办学的权限，使高等中医药院校在招生、专业设置、教学、科研、对外交流、人事、财产等七个方面具有办学自主权。同时，建立学校自我发展和自我约束的机制。

四、调整中医药教育层次和专业结构

中医类专业要积极发展研究生教育，逐步稳定本科教育。要坚持规模适度、结构优化、机制灵活、效益良好的原则，分步推进专业结构优化工作：在稳固和强化中医药专业的基础上，适度发展相近专业，稳步发展相关专业；更加注重专业的内涵建设与优势、特色、品牌专业的形成。围绕中医药产业的现代化和国际化，进一步加强中医药专业建设，突出优势和强化特色，充分发挥中医药专业的社会影响力和竞争力，满足社会发展需求，适度拓展相近专业领域。

五、积极发展中医药毕业后教育和继续教育

积极发展中医药毕业后教育和继续教育，中医药专业技术人员应不断进行更新知识内容、弥补知识缺口、拓宽知识面的教育，进一步优化他们的知识结构，对中医药专业技术人员不断进行提高专业技能和科学研究能力的培训，增强他们解决专业技术问题的创造能力的素质。要将开设中医住院医师培训班和传统中医师承教育作为中医药毕业后教育和继续教育的形式之一，规范中医药毕业后教育和继续教育培养体系，以及毕业后和继续教育保障体系的建设，切实做到毕业后和继续教育规范化、制度化和科学化。将师承教育纳入中医药继续教育范畴，建立以培养高层次中医药专门人才为目标的师承式继续教育制度和以学分制为主要考核手段的考核机制。要促进师承教育与院校教育相融合，尤其是在研究生教育上突出创新思维能力的培养，逐渐形成研究生教育与师承教育并轨的新模式，实现互补双赢。

六、加快中医药教育国际化发展

把中医药教育国际化纳入政府的教育发展规划；把高等中医院校作为中医药教育国际化的实施主体；建立规范化的中医药对外教育；参照国际医学教育的基本要求，制定中医药教育国际标准、学术标准、办学标准和管理规范；逐步建立以"我"为主的国际中医药教育标准实施区域，实现中医药教育"走出去"战略，提高实施主体在国际传统医学教育市场的竞争力。

七、创新中医药人才培养模式，构建中医药教育质量保障体系

在培养模式上，以中医文化素质、实践动手能力为核心，从单纯的院校培养模式，向融合了师承教育精华的院校培养模式转变；在知识结构上，构建并处理好知识模块之间的关系，以中国传统文化为基础，中医模块为主体，西医模块为补充，同时加强拓展模块的学习；进一步深化课程内容与课程体系改革，建立中医药教育质量标准体系。中医、针灸、推拿、中药等专业应根据自身的特点分别可以制定相应的专门标准。在本科生、研究生、继续教育和短期培训各教育层次上也需分别制定相应的教育标准。从中医药人才培养不同阶段、不同层次、不同专业以及各自的地位和作用，分别研究相应的人才培养目标和任务。建立外部质量保障与学校内部质量保障相结合的办法，同时制定中医药从业人员的国际论证标准，以确保中医药人才质量。

八、建设一批高水平中医药院校

坚持办学规模与办学条件相适应、办学规模与社会需求相适应的原则，促进中医药院校从重视规模发展向重视教育教学质量转变，控制中医临床专业的办学规模，适度扩大相关专业的办学规模；加强对中医药教育的分类指导，在未来五到十年，鼓励和支持每省建立一所高水平中医药大学；建设1~2所研究型大学、3~5所研究教学型大学，以培养能够适应社会需求、突出中医特点的高素质人才。

借鉴中国传统道德教育理念
增强现代高校德育教育效果

中国传统文化源远流长，博大精深，是中华民族几千年智慧和创造力的结晶。中国传统文化以人伦为本位，将伦理道德作为文化体系的核心，就其本质特征而言，属伦理型文化、道德文化，蕴涵着极为丰富的道德教育资源。这些道德教育资源是中华民族的瑰宝，是中华民族文化的源头，在当代依然具有强大的生命力，对当代中国的道德建设具有重要的借鉴价值。充分挖掘和有效利用中国传统文化的道德教育资源，是高校摆正德育位置、拓展德育思路、改进德育方法、实现德育目标的重要途径，对进一步加强和改进高校德育工作，促进学生更好地成长成人具有重要意义。

一、借鉴中国传统"德教为先"的道德教育理念，真正把高校德育放在首位

所谓"德教为先"，一是指在社会政治思想领域，在道德教化与政令刑法关系上，要坚持以德教为主的原则；二是在学校教育中，在德育与文化知识教育的关系上，要坚持以德育为首位的原则。早在《礼记·学记》上就有："建国君民，教学为先"的观点。儒家思想的创始人孔子认为"道之以政，齐之以刑，民免而无耻；道之以德，齐之以礼，有耻且格"。意思是说，从政时，你用政令和刑罚来压服，那么百姓可以做到不犯罪，但是并不能使他有羞耻之心；如果你用道德来教化他，用礼来引导他，那么他就不会犯罪，并且有了羞耻之心。子曰："为政以德，譬如北辰，居其所而众星共之。"也就是说，只要以仁德治国，就能化难为易，广泛地赢得民心。所以儒家认为，为政的根本在于得民心，而得民心在于道德教化，"善政"不如"善教"，道德教化是为政的根本。为了实现对国家管理和对人民的统治、治理，孔子竭力主张"以德教民"，对庶民百姓广施教化，要"道之以德"，反对"不教而杀"的管理方法。我国古代学校教育的根本目的就是要造就"修己治人"的治术之才，即培养从事国家管理的士，以至"尽伦尽制"的圣人、君子，故孔子曰："君子务本，本立而道生"，也就是说，君子要专力道德教育与修养这根本方面，根本方面树立了，仁道之德也就由

此而产生。对知识教育和道德教育的关系，他说："弟子入则孝，出则悌，谨而信，泛爱众，而亲仁，行存余力，则以学文。"也就是说，第一位是道德教育，第二位才是知识教育，要把道德教育放在一切教育的首位。

近年来，随着时代的变迁，现代的大学在世俗化、大众化的潮流中，"狭隘的职业主义"在很多高校中蔓延，有的高校甚至转变为"就业的准备机构"，使大学的"教养教育功能"弱化。高校德育地位有所下降，德育工作受到削弱，在实际中常常会发生"重智轻德""以智代德""以分数看学生"的偏向和"智育一手硬，德育一手软"的现象。很多学校对专业课教学十分重视，不惜投入大量的人力、物力、财力，而对德育课教学则重视不够，造成部分学生存在高智低德的现象。一部分教师重教书轻育人，把德育工作看作是班主任、政治理论课老师和学校领导的事，对德育工作缺乏一种责任感和自觉行动。高校德育工作本身也存在一些形式化、应付性、短期性的行为，常出现"说起来重要，做起来次要，忙起来不要"的现象，往往是"坐而论道，不能起而行"，知和行不统一，因而德育工作难以落到实处。对于改变这种局面，中国古代"德教为先"的道德教育思想具有重要借鉴价值。在学校教育中，要把"立德"放在第一位，坚持把培养具有高尚道德品质的人才看作学校教育的根本宗旨，把德育放在一切教育的首位。学校各项工作都应围绕这一根本宗旨展开，把德育贯穿于学校工作的全过程，形成教书育人、管理育人、服务育人的全方位育人的工作局面。

二、借鉴中国传统"修身为本"的道德教育思想，注重引导学生自我修养

中国传统道德教育思想强调把德育放在"治世"和"治学"的首要位置的同时，又十分重视自我道德修养问题，尤以儒家学派对修养问题阐发得最丰富、最深刻。"修身为本"是儒家对道德人格培养问题的基本定位，孔子最早对其进行系统阐发，以后历代思想家根据不同的社会状况，吸取其他派别的观点，使其形成较为完备的理论体系。孔子认为要成为"仁人"，必先"修己"。"修己以敬""修己以安人""修己以安百姓"，认为只有修养好自己的品德，才能使家人安乐，使百姓得到安定。孟子将孔子的"修己"明确发展为"修身"说，并提出"身为本"的论点："君子之守，修其身而平天下"。天下之本在国，国之本在家，家之本在身。"身"乃天下、国家、家之"本"，"修身"就是"正本"，从而直接开启了《大学》"修身为本"的思想观念。《大学》中明确指出："自天子以至于庶人，壹是以修身为本。"所谓"修身"就是重视主体内在的道德理性自觉，进行自我品行的冶炼，涵养德行，实现理想人格，即所谓"吾欲仁，斯仁至矣"。充分肯定个人作为道德主体的能动性，承认每个人内心都有一种价值自觉的能力，只要自觉地致力于提高自身价值，立志向善，就一定能够成就一个

"成仁"和"取义"的道德高尚的人。儒家认为自我修养的关键在于内心自觉、严以律己,并提出了诸如修己、克己、自省、自反、慎独、改过自新等一系列行之有效的方法。

反观当前高校德育,过分偏重社会价值,片面强调德育的社会功能,而忽视德育对大学生的生命价值、成长需要的真正意义。这种片面性的德育价值倾向,歪曲了德育的本质,导致了只见社会不见人的无人化德育现象。长期以来,我国高校形成了以刻板的灌输方式强制受教育者去服从各种道德规范的道德教育模式。在这种模式下,德育过程重传递、轻思考,重说教、轻交流,重外律、轻内修,重理论、轻实践,造成高校德育与大学生成长和发展的疏离,结果是德育效果比较低迷,德育的社会价值也不能真正地得到体现。然而,德育是指向人的德性培养的教育,德性的培养需要经历一个外部影响不断内化和内在观念逐渐外显的复杂过程。每一过程的发生发展和转化都需要充分发挥受教育者主观能动性,这一点和中国传统道德教育的"自我修身"思想不谋而合。中国传统道德教育的"自我修身"思想为现代德育充分发挥学生主观能动性、涵养德性指明了方向。首先,教育者要树立学生自我修养是德育不可或缺的手段的思想。自我修养是重视主体内在的道德理性自觉,突出了道德认识和道德行为自觉性要求,有益于调动人的主观能动性,自觉地遵守道德规范,主动地进行自我修养,使道德教育落到实处,从而实现德育目的。其次,教育者要真正确立学生在德育过程中的主体地位,把学生看作是有感觉、能思考、充满意志、奉行自我转化并且能够超越自身的人,而不是被动接受灌输的机器。教育者应该力求遵循学生的"天性""本性",循循善诱,使之具有自由的思想与独立的人格,使他们真正成为他们自己。再次,教育者要相信"成仁"的关键是"向内用功"、向心寻求,重视学生内在的力量,重内过于重外,相信学生内心中具有一种价值自觉的能力,具有"自省""自反""慎独""自我完善"的价值倾向。要善于运用启发诱导的方法唤醒学生的内在道德自觉性,激发他们追求道德理想的兴趣,使其"好学""乐学",调动学生发扬善性的主动性,向着完善自我之方向迈进。最后,提高学生的道德修养能力,实现道德自由。要加强对学生自我省察、自我监督能力的培养,把道德规范由外在的他律转化为内在的自律,使个体自觉地运用主观能动性控制自己行为。要积极创设有效的德育情境,引导和启发学生在自我认识、自我选择、自我检查、自我实现中进行自我教育,不断提高自我修养的能力,使德育真正成为"不教之教"。

三、借鉴中国传统"知行合一"的道德教育要求,着力培养学生良好的道德行为习惯

中国传统道德教育思想认为从道德学习的全过程来看,"知"和"行"成为

人们认识客观道德原则和礼仪规范的两个主要环节，知而不行不可，行而不知也不可。知行不仅相须而且相互为用。诚如王夫之所说："知行相资以为用。惟其各有致功，故相资以互用；则于其相互，益知其必分矣。同者不相为用，资于异者和同而起功，此定理也。"肯定知与行各有功效，相资互用。"知"是道德认识阶段，"知者，行之先导也。""知是行的主义"，"知是行之始"。所以，孔子强调学生要"知德""知仁""知礼""学道""适道"，"未知，焉得仁？"还说："有德者必有言"，说明欲明道知德，应先从有德者之言入手，对道德规范有所认识。唯其有了丰富的道德知识，才能分辨善恶、是非、荣辱，才能有定见，不迷惑，即所谓"知者不惑"。中国传统道德教育强调知德的同时，特别强调"行"高于并优于"知"，认为"行"比"知"更重要，"行"是德的归结，"德"不能离开"行"。朱熹说："知行常相须，论轻重，行为重。"荀子说，"学至于行而后止。"孔子说："君子耻其言而过其行"，"君子欲讷于言而敏于行"，"敏于事而慎于言"。墨子认为："士虽有学而行为本焉。"所以提倡重行，强调把"力行""躬行"作为道德修养的重心。"力行""躬行"实际上就是"践履"，"履，德之基也"，指亲身道德实践，道德理论见之于道德实践。"道虽弥，不行不至；事虽小，不为不成"。因此，衡量一个人品德的好坏，不但要"听其言"，更应"观其行"，判断一个人是否有道德的标准不在于他懂得多少道德知识和拥有多少道德智慧，而在于他能否依据一定的道德准则诚心诚意地进行道德践履，只有"言必行，行必果"的人才是真正道德高尚的人。

当前高校德育效果比较低迷的重要原因之一，是对德育和智育范畴模糊，使高校德育工作要么陷入用智育模式来解决德育问题的弊端；要么误入以智育取代德育，削弱德育工作的歧途。在德育目标实施过程中，重视解决"知"的问题，而不重视道德信念和道德品质的养成，忽略了对"行"的明确要求。具体表现在重知识、轻养成，重视对书本知识的传授，以学生考试得分高低作为衡量和判定德育效果的标准，只解决知不知的问题、会不会的问题，却解决不了信不信、行不行的问题，从而使高校德育有脱离现实生活的迹象，忽视了学生的道德情感、道德信念和道德行为的培养，造成一部分学生知而不行、言行不一、知行脱节。为了从根本上改变这一状况，中国古代"知行合一"的道德教育思想非常值得我们借鉴。首先，高校德育要树立"行为优先"的重要观念，道德评价不仅要以行为为准，而且道德习惯的养成应放在首位。道德只有被学生自己去追求，获得亲身体验的时候，才能真正成为学生的精神财富。应该把学生的道德观念、信念转化为道德实践、道德行为看作是高校德育工作的出发点和落脚点。其次，强化德育的实践环节，在指导学生道德行为养成方面下功夫。学校应把道德实践活动作为德育的主导内容，要把"活动"作为正式的学校课程来开设，应该有与其他学科相同系统的课程内容、评价标准和实施原则。实施活动必须始终贯彻主体性原则,始终把学生当作教育过程的主体,当作选择、决策、行动的主体和责任主体来看待,突出学生的主体特征;实施活动必须始终贯彻兴趣和需要原则,以提高活动的针对性,增强活动的效果;通过活动沟通校内外生活,使学生在实际参与社会实践中体验人生,形成一种道德的信念以及与此相应的行为方式、生活方式,养成良好的道德行为习惯,并在生活中自觉地落实。

四、借鉴中国传统"身教重于言教"的道德教育观点,发挥教育者的身教示范作用

中国传统道德教育思想在"言教"与"身教"关系问题上,更倾向于身教重于言教,强调教育者要以身作则,身体力行,率先垂范。强调当政者要以德服人,必须率先遵守道德,加强自身道德修养,孔子曾以"正"释"政":"政者,正也。子帅以正,孰敢不正?"告诫执政者先正己方能正人,"其身正,不令而行;其身不正,虽令不从。"又说:"君子之德风,小人之德草,草上之风,必偃。"意思是说,领导人的德行好比风,老百姓的德行好比草。风向哪边吹,草就向哪边倒。可见,作为管理国家和社会事务的领导者的道德修养对于形成一个良好的社会风尚而言是至关重要的。治政理民如此,教育工作也别无二致,身教胜于言教,桃李不言,下自成蹊。"以教道民,必躬亲之",没有自身的躬亲身行,是难以教民、道民的。"不能正其身,如正人何?"孟子说:"教者必以正。"《说文解字》把"教"解释为"上所施,下所效",杨雄在《法言·学行》中也指出:"师者,人之模范也。模不模,范不范,为不少矣。"从中我们可以看出:身教是进行道德教育的一个重要原则,是一个普遍原理。

中国古代关于身教重于言教的道德教育思想对于今天的高校德育仍然具有重要借鉴意义,特别是针对现今高校德育中尚存的空洞说教、教育者言行不一、德行不正的现象,强调身教重于言教、以身作则,更具有现实意义。高校德育工作者是人类灵魂的工程师,是做使人"心智向善"的"伟大工作",更应该做到"正人先正己",为人师者,必先正其身,先修其德,先立其行,然后乃能育人、乃能化人。高校德育工作者必须要不断加强自我修养,净化自己的心灵,用自己的美丽心灵塑造学生的美丽心灵;涵养自己的气质、风度和品德,提升自己的人格魅力,用自己高尚的人格魅力去感染学生;要率先践履先进道德规范,做学生信赖和爱戴的行为楷模,用自己的模范行为感化学生,使学生确信其教育指导的正确性、真实性,从而"亲其师、信其言、效其行",达到潜移默化的德育效果。

安徽省中医药高等教育科学发展刍议

一、安徽省中医药高等教育科学发展面临的问题

发展中医药高等教育事业,对于促进经济社会发展,实现安徽在中部地区的崛起,积极推进新农村建设,全面建设小康社会具有重要的意义,从整个中医药发展态势看,我省中医药资源丰富、中医名家辈出,高等中医药教育发展良好,但与形势的发展与人民的要求还不相适应。

1. 发展格局方面。目前我省拥有安徽医科大学、蚌埠医学院等4所具有本科教育资格的医学院校,另外还有一些医学专科学校和民办高校。我省拥有的医学院校数量在全国居中,影响力不高,学术研究和临床医疗水平相对落后,医药学教育的结构不够合理,医药学各专业领域的人才培养没有协调发展,专业设置重复,有限资源浪费较大。

2. 人才培养方面。培养层次与市场需要不适应,尤其是高层次的人才匮乏,迄今为止,我省没有中医类、药学类博士点;培养目标与中医药事业的快速发展不适应,学科领域有所局限,专业范围相对狭窄,特别是适应社区医疗、农村医药发展的专业仍是空白;培养模式和方法与中医药产业的客观需求不适应,有重医疗轻产业的倾向,对地方经济的贡献率有待提升。

3. 高层次中医药人才引进与稳定方面。高层次中医药人才匮乏,高、精、尖专业人才偏少,学科专业的领军人才储备不足,人才引进的机制和环境尚需进一步优化,要留住本土培养和造就一批人才还需新的举措。

4. 中医药教育的投入方面。随着招生规模的扩大,学校的师资、教室、实验设备、网络资源、后勤保障等综合条件已经处于超饱状态。中医药学生的培养对实验仪器与实验室、病种选择、医院条件、带教老师的素质等诸方面均有很高的要求。目前,我省中医药教育资源严重不足,这种现状应该引起政府有关部门的高度重视,否则,我们的教学质量无法面对众多优秀考生及其付出不菲费用的家长们的期望和精品教育的要求,培养出来的学生难以胜任救死扶伤的神圣使命。

二、安徽省中医药科学发展的主要举措

1. 重塑大学的精神,弘扬中医精神。由功利主义的教育思想向科学发展的

教育思想转变。塑造大学的人文精神,加强中医文化的传播。优化大学与社会的良性互动,为社会发展提供各式多样的服务,引领大众观念。

2. 合理布局,重点支持。大力推进医学高校资源配置统筹与共享,鼓励校际之间、校企之间、学校与地方之间共建共享教育科技文化体育设施、重大实验室等,推进科研、教学平台的开放共享。在学科专业建设上充分利用优质资源,构建战略联盟,实行强强联合或以强带弱,减少重复建设和资源浪费。

3. 准确定位,铸造特色。应避免和减少同质化竞争,主动谋求错位发展和差异发展。发挥自身优势,结合安徽历史文化的传承和现实经济社会发展的需求,继承发扬和创新特色,保持显著性、独有性和差异性。

4. 适应产业化发展需要,优化专业设置,服务地方经济。适应新型工业化、城市化的发展趋势,调整优化专业结构,加强重点学科建设,增设一批新兴学科、边缘学科、交叉学科专业;重点建设为安徽经济建设服务的专业;加强针对新农村建设的专业建设,如创办农村医学专业。

5. 加强人才队伍建设。一方面,要加大投入,不惜重金面向海内外吸引一批高、精、尖中医药专业人才;另一方面,立足本土,创造优惠条件,培养和造就一批留得住的专业人才。

6. 改革体制,强化投入。要解放思想,认真探索教育投入体制改革,建立并完善公共财政体制下的教育财政投入稳步增长的机制,努力增加投入。改革按生均投入的政策,增加专项拨款。进一步调整和放宽相关政策,综合运用财政、金融、信贷等手段提高高校融资能力,着力解决投入不足问题。

高等中医药院校办学理念的形成性思考

高等中医药院校办学理念是高等中医药院校校(院)长基于"办怎么样的高等中医药院校"和"怎样办好高等中医药院校"的深层次思考的结晶,是高等中医药院校生存理由、生存动力、生存期望的有机构成,是高等中医药院校发展思路中顶层设计的重要因素。从内容来说,包括学校理念、教育目的理念、教师理念、治校理念等;从结构来说,包括办学定位、发展思路、办学特色等要素。

高等中医药教育既有普通高等教育的一般特点,也有自身独特的因素,在高等中医药教育的发展中,如何形成科学合理的办学理念,办学理念凝练的过程中应该考虑哪些因素,是本文重点探索的问题。对办学理念形成过程中影响因素的探讨,暂且称为形成性思考。

一、顺应形势,围绕功能,立足现实,确定目标定位

对学校发展目标定位产生影响的因素有很多,主要有:政府的客观战略思路;教育的法规与相关政策;社会公众对大学的期望;服务领域对学校的基本需求;学校的历史与传统;学校可利用的办学资源;大学竞争的态势等。对学校发展目标定位,就是将这些影响的因素有机地联系起来,进行整体思考与整合设计。

(一)顺应高等中医药教育面临的形势,确立目标定位

目标的确立来源于对形势的正确分析和把握。党的十七大强调要坚持中西医并重,扶持中医药和民族医药事业发展,新的一轮医疗改革已经启动,这为中医药的加速发展带来了新的机遇。随着民众灾难意识的增强,中医防大疫的功能将更加凸显,从2003年的非典的防控到手口病的治疗和汶川灾后的防疫都说明了这一点。奥运在中国的开展,全民健身运动的普及,民众保健意识的增强,中医修身养性和治未病的功能将备受关注……具体到中医药教育领域,我们在目标定位上,应该主动增强三个适应性:

主动适应地方经济和社会发展的需要。大学的产生源于社会的需要,社会的需要推动着大学的变革与发展。中医药院校要为地方服务,培养和输送人才,提供科技成果和咨询服务;为政府决策提供科学依据,为经济社会发展提供科技成

果，并促进科技成果转化，推动高新技术产业化；还要立足现实，引领未来，不断为社会提供精神支持和道德指引，促进社会更加健康地发展。

主动适应中医药事业和产业发展的需要。中医药事业是我国卫生事业的重要组成部分，中药产业是我国具有原创知识产权的优势民族产业。中医药院校应学习、继承中国优秀的传统文化和中医药经典理论，又要积极吸收现代科技文化的精华，为我所用，在借鉴融合的基础上创新中医药的理论和文化；应大力培养多层次的人才，满足不同层面的需求；应脚踏实地搞自主创新，创造出拥有自主知识产权，具有国际专利的新技术和新的药物结构。

主动适应中医药国际化发展的需要。随着中国综合国力的增强，国际地位的提升，中医药文化的传播，中医药国际化趋势明显。一方面，中医药院校应该面向世界，加强国际教育交流与合作，实现高等教育的资源共享，推动不同文化、不同文明之间的相互理解和融合。另一方面，中医药院校在文化和教育体制开放的同时要保持自己的文化传统和历史根基，在促进东西方文化交融的过程中，为人类的和平与发展做出自己的贡献。

（二）围绕高等中医药教育应有的功能，确立目标定位

在众多的层级目标中，大学的功能目标是至关重要的，它在一定程度上反映出学校所能发挥作用的大小。从教育是一种社会现象的本质出发，高等教育具有三大社会职能，即人才培养、科学研究、社会服务。而作为一所中医药院校，则应包括对外交流、传承文化的职能要求。

人才培养：把培养社会所需要的、具有全面综合素质的"中医人"放在一切教育活动的中心。

科学研究：现代大学教学是中心，研究是先导，教学与研究结合已成为现代大学不断向前发展的一种有效机制。

社会服务：大学的产生源于社会的需要，社会的需要推动着大学的变革与发展。中医药院校必须深入贯彻落实科学发展观，抓住机遇，奋发图强，努力开创中医药事业发展的新局面，以满足社会各方面的需要。

国际交流：中医药院校应该更加自觉地面向世界，加强和支持教学科研人员、管理人员之间的国际往来，实现各国高等教育的资源共享，促进中华文明和人类文明的共同发展。

文化传承：大学的本质是一种文化，是一种涵养心智和灵魂的特定的文化氛围和环境。中医药是中华传统文化的瑰宝，中医药院校应在继承的基础上创新中医药文化。

（三）立足高等中医药教育自身的实际，确立目标定位

从总体上看，中医药高等教育经过数十年发展，取得了可喜的成绩。中医药

教育日趋现代化、办学主体日益多元化、人才培养模式更加多样化、在校生规模稳步扩大、专业设置更加合理、教学体系更加完善、课程体系和课程内容日臻科学化、对外教育与合作逐步扩大。

但微观上看，各校发展并不平衡，质量参差不齐，因此在目标定位上，不能一哄而上，盲目求大。从全局上说，全国中医药院校的布局上势必有主有次、有重有轻、有先有后，不可能都是研究型中医大学定位，不可能都是教学研究型，也不可能都是大而全、大而强。前一阶段中医药院校的发展多表现为量的扩张，而下一阶段中医药教育将凭实力进取显示出质的飞跃，更高层次、更深层面的竞争也将展开，发展也更艰难、更富挑战性。中医药院校应立足自身实力，科学定位，通过正确的战略和规划，顺势而为，充分挖掘自身资源，集中优势力量，寻求在重点上突破，切忌追大求全。

二、明确内涵，提高水平，挖掘支撑，凝练办学特色

目标明确后，制定有利于促进中医药院校办学特色形成的机制和发展战略是十分必要的。

（一）明确中医药教育的特色内涵

办学特色是一所高校在发展历程中形成的比较持久稳定的发展方式和被社会公认的、独特优良的办学特征。办学特色可体现在许多方面，主要有：学科结构特色，人才培养目标和模式特色，社会服务地地域和领域特色，办学传统特色，校园文化特色。高等中医药教育作为中医药事业的重要组成部分，也是我国教育体系的一个重要组成部分，是既传授医学科学知识，又传授民族传统文化知识的专业教育；既具有普通专业教育的共性，又具有自身的特点与规律。中医药教育相对于现代普通高等教育有整体上的特色，如中医经验理论、师承教育、辩证的方法等；各个中医药院校也有其自身的鲜明特色，如广西的壮医学、安徽的新安医学。

（二）围绕办学水平凝练办学特色

2008年3月15日，胡锦涛总书记在中国人民大学视察时指出，办大学大家不要办成一个样子，要办出特色，办出水平；办出特色和办出水平是统一的，办出特色才能有高水平，办出水平才能有特色。这一论断告诉我们，特色不是简单的所谓"人无我有、人有我优、人优我特"，更不是"以质量求生存，以特色求发展"的标语口号，而是能够确立学校的地位和影响，带动学校整体发展，促进学校办学质量和办学水平的风格特点。可以说，办学特色是办学质量的灵魂，办学质量是办学特色的基础，二者缺一不可。因此必须立足办学质量来凝练办学特色，而不能为"与众不同"而凝练办学特色。

（三）克服凝练办学特色的浮躁心态

克服办学特色凝练中的短期行为。办学特色，是不可以靠短期行为一蹴而就

的，它不是学校面临生存危机时可以呼之即来的"救命稻草"，也不是为应付教学评估而"自贴"或"被贴"的标签。大学办学特色，必须是在长期办学过程中积累形成的，并具有与时俱进的时代性和相对稳定性。

克服办学特色凝练中的攀比行为。办学特色因校而异，它是一个学校的历史和传统，不具备完全可比性。中医药院校在从单科型院校向综合型院校转型的过程中，不能把原来在办学过程中形成的学科上、人才培养上的优势给抛弃掉。

克服办学特色凝练中的炒作行为。大学办学特色不是一时广告宣传和媒体炒作的产物，而是校长们在长期的办学实践中不断探索、不断总结、不断提炼形成的。因此，要不断提升办学特色品位，使已形成的学校特色发展为特色学校；使特色学校发展与时俱进，成为名校，推进学校可持续发展。

克服办学特色凝练中的贪大行为。大学办学规模与办学特色不是直接正相关关系，不是学校规模越大，该学校的办学特色就越明显；学校的学科齐全与否与大学办学是否有特色也不是直接正相关关系，一味追求学校的大而全，无助于学校办学特色的形成。

（四）努力挖掘办学特色的支撑点

以深厚的传统作支撑。办学特色是在长期的办学过程中孕育、成长、积淀、发展起来的，鲜明的办学特色必然建立在深厚的文化底蕴、浓郁的学术氛围、优良的历史传统之上。

以创新的作为作支撑。一所大学要想在某些方面特别出色，还要有敢为天下先的教育创新精神。学校的特色既应起源于历史，尊重传统，又能够与时俱进，不断创新。

以优势的学科作支撑。一所大学的优势学科所在，也就是这所大学的特色所在，大学根据自己的独特优势发展某些重点学科，使之成为优势学科，并率先在自己的优势学科领域为社会发展做出显著成绩，是大学形成办学特色的重要切入点。

以卓越的贡献作支撑。办学特色是由学校、教师和毕业生对科学事业和社会发展所做出的卓越成就和贡献支撑的，必须以服务求生存，以贡献求发展。

三、科学抉择，善于借鉴，狠抓落实，明晰发展思路

高等中医药院校既要确立远景，明确办学目标，凝练办学特色，又要在战略的执行和实现过程中确定发展思路。

（一）进行正确的战略抉择

大学的战略抉择，是一种与社会环境互动的抉择，它受制于环境且作用于环境，目的是在环境改造中实现其作为大学的全部价值和战略目标。战略抉择的过程中可围绕以下几点展开：

质量立校：教育教学质量始终是学校一切工作的生命线。要以信息技术为手段，以提高高等教育人才培养质量为目的，全面实施高等学校教学质量与教学改革工程。

人才兴校：国以才立，政以才治，业以才兴。必须营造"人才兴校"氛围，凝聚人才优势，提升发展动力。团队是人才力量的载体，应着力打造四个团队：即教学团队、科研团队、医疗团队、管理团队。

科技强校：学术研究是大学的生命线，推动科学技术的发展是未来大学的历史使命之一。要妥善处理好学术权力与行政权力的关系，学术规范与学术道德的关系，学术自由与学术纪律的关系，学术活动与学术服务的关系。

特色弘校：打破"千校一面"的状况，面对社会的需求与期待，形成各自的办学特色。大学特色是力量之源，是发展之强大生命力。在特色追求和培育中，既需要发展的眼光，也需要进行战略性的决策，要科学定位、优势发展、铸造品牌、注重师承。

文化塑校：大学文化和精神文明是学校发展的软实力，是学校对外展示形象、扩大声誉，对内凝聚人心、陶冶情操、弘扬正气的战略资源，也是凝聚师生同心协力、共同奋斗的思想基础。要努力形成共同的核心价值追求，形成更多更好的精神文化品牌，全面打造学校的核心竞争力。

和谐融校：和谐是中医文化"天人合一"思想的表现，和谐是一种秩序、一种健康、一种度、一种美。要着力于发展基调的和谐建构，发展主体的和谐共处，发展质量和学科建设的和谐调配，传统与创新的和谐平衡，发展心态的和谐宽容。

（二）善于借鉴外校经验

他山之石，可以攻玉，要善于借鉴成功大学的教育理念，为我所用。在长期的办学实践中，各高校都有各自丰富的办学经验和鲜明的办学特色，都凝结集体智慧和经验而形成办学理念。就中国的当代中医药院校而言，如果说已形成自己的鲜明办学特色的院校还不够，主要原因可能是我们对人才培养的目标过于统一，从而导致缺乏各具特色的办学理念。但其中也有发展态势比较好，办学理念比较先进，发展思路比较明晰的学校，值得我们借鉴。而且，我们不仅要借鉴中医药院校，还要借鉴国内外知名高校的先进办学理念。特别要在教育理念的特色上借鉴。我们已有很多愿意投身高等教育改革的实践家，但是还缺少卓越的教育家和教育思想家。现在我国很多大学对办学理念的思考与实践，多集中在具体的操作化的布置工作性质的层次，很少在教育理念的特色方面下功夫，因此有必要在这方面多做交流与合作。

（三）提高学校整体执行力

办学理念，不是口号而应是一种学校师生的共同追求，认同并付诸行动的信念。这就是说,校长的现代办学理念一旦形成,就要能被学校教师所理解、所认同,校长要把它作为指导学校工作的核心,贯彻到学校的整个教育教学活动之中,并内化为全体教师的一种自觉的行动。这是一个学校的软资源,软资源也是生产力、竞争力,对软资源、软环境进行优化和整合,提高管理效率,是学校赢得硬发展、保持长盛不衰的真谛所在。这需要提高大学校长的执行力。

大学校长的执行力,是指大学校长为了实现大学的奋斗目标,组织实施学校的发展战略,运用治校理念科学地组织和协调学校各种资源,推进学校改革和发展的能力和力度。影响和制约大学校长执行力的因素是多方面的,包括大学校长自身的素质和能力以及校园文化等。大学校长不仅应有卓越的治校办学的能力,更应有强烈的使命感和崇高的精神追求;不仅应有先进的个性化的治校理念,更应善于将理念运用于治校实践,推行理念治校;不仅应有开阔的眼界、广阔的视野,更应有宽阔的心胸。理念和价值观处于核心层,组织成员秉持共同的价值观,自觉践行办学理念,人与人之间充满着真诚的沟通和密切的合作,共同为学校的理想而奋斗,校长执行力因而得以提升。

(四)进行科学评估

教学工作水平评估是政府转变职能、实施"依法治教"的一种趋势,是学校深化教学改革、提高教育质量内在发展的一种趋势。评估对学校的建设和发展确实起到了极大的促进作用。特别是有利于学校强化责任意识,坚定办学思路,促进学校的教学规范化、标准化建设,促进学校教学质量的提高。

有必要借鉴国外成功的大学评价指标体系,结合我国实际情况,研制出符合中国国情、有助于激励大学办学理念形成的大学评价系统。同时,应注意不可能建立一个统一的大学评估指标体系,政府应关注针对不同类型的学校建立多层次的评估体系。针对中医高等教育自身特点,在评估体系中要反映中医教育的特殊规律和特别指标,评估指标应简洁明了,评估方法宜简便易行,从而尽可能减少负担,在保证评估质量的前提下,减少评估的投入,达到目标与绩效有机统一的效果。

总之,我们认为办学实践是校长办学理念产生的源泉,理性思考是办学理念丰富和提升的必然过程。校长在提炼办学理念时进行理性思考,要把握社会发展形势和政策理论,树立现代教育观,体现时代精神,思考形成怎样的办学理念;要以学校的优良传统为基础,在继承传统的基础上求发展;要借鉴兄弟学校的经验,开拓校长的思路,丰富校长的思想,提高执行力度,使校长的办学理念更充实、更深入。

高等中医教育科学发展的若干思考

中医药学作为中国传统文化的瑰宝，为中华民族的繁衍生息，为人类的卫生保健做出了巨大的贡献；中医药教育作为中医药学的基石，为中医药的传承发展，为中医药事业的繁荣兴盛做出了不可磨灭的功绩。当前中医药事业的发展正处在十分重要和关键的时期，在深入贯彻落实科学发展观的大好形势下，如何正确地分析形势，科学制定发展策略，促进高等中医药教育又好又快发展是我们必须思考的问题。

一、高等中医教育科学发展，必须以求真务实的态度分析高等中医药的现状

1. 发展成就不容忽视。新中国成立以来，高等中医药教育取得了有目共睹的历史性成就。高等中医药教育经历了从无到有、从小到大、从弱到强的巨大变化，显示出了蓬勃生机。初步实现由传统教育方式向现代教育方式的转变，基本建立了多形式、多层次、多专业的中医药教育体系；初步建立并形成了具有自身特色的学科、课程体系、人才培养模式；为我国的卫生保健和中医药事业发展培养了大批人才。

特别是改革开放以来，高等中医药教育取得跨越式发展，中医药事业与产业焕发蓬勃生机。人才培养质量不断提升，业已形成领导重视教学、制度保障教学、管理服务教学的良好氛围和长效机制；学科专业建设不断完善，逐步形成了以中医、中药类专业为主体，临床医学专业为延伸，公共事业管理、医药经济类专业为补充的专业布局；科技创新成果不断涌现，研究成果积极服务人类健康，为社会经济发展做出了突出贡献；社会服务能力不断增强，中医药在重大和突发公共卫生事件中发挥了重要作用；国际交流领域不断扩展，高等中医药教育对外交流的深度和广度前所未有，深受世界人民的欢迎；中医文化传承方向不断凝聚，中医文化正在成为国家软实力的重要内容。

2. 发展问题不容回避。正如任何事物的发展不可能一帆风顺、一蹴而就一样，高等中医药教育事业在发展中也出现了一些亟待解决的问题：社会对高等中医药教育的认识还不统一、投入还不足，校际之间、各科类之间发展还不平衡；高等中医药教育发展的创新能力还不强，中医药教育水平总体上还不高，办学理念、教育观念亟待变革与创新；定位不准、特色不明、趋同发展、盲目攀升的现象还存在；高等中医药教育对地方经济的贡献偏低，服务地方经济的能力亟待提升；高层次人才培养能力较弱，教育质量问题还不同程度地存在；教师数量、总量不足，学科带头人缺乏，特别是高水平的中医教育家还不多。

以上问题和困难说明中医药教育的发展与人民日益增长的物质文化需要还不完全适应，与经济社会发展的要求还不完全符合，与自身应有的地位和影响还不完全相称。

3. 发展环境不容错过。党的十七大明确提出了"中西医并举"，"扶持中医药和民族医药事业发展"的战略方针。国务院颁布《国务院关于扶持和促进中医药事业发展的若干意见》，提出要"改革中医药院校教育"，"完善中医药师承和继续教育制度"，"加快中医药基层人才和技术骨干的培养"，"完善中医药人才考核评价制度"。这为高等中医药教育的进一步发展指明了方向、增添了无穷动力。

社会对中医药的认可度逐步提高，国内中医药事业的竞相发展，中医药产业的综合效益逐渐凸显；中医药作为中国软实力越来越受到社会认可，群众对中医药"简、便、廉、验"越来越信赖；随着民众灾难意识的增强，中医防大疫的功能将更加凸显，从2003年非典的防控到前不久的手口病的治疗和甲型H1N1流感的防控都说明了这一点。国际上对中医药越来越接受，中医药市场越来越扩大。

我们要看到时代的发展和变化，政府的重视和要求，社会的关注和企盼，百姓的需求和信赖，国外的热心和认同，自身的职能和责任；抓住机遇，振奋精神，奋发图强，勇于变革，勇于创新，不为任何风险所惧，不为任何干扰所惑，大力发展中医药教育，铺好振兴中医药的必由之路。

二、高等中医教育科学发展，必须以改革创新的精神树立科学发展观

1. 全社会树立科学的中医药人才观。人才观是指关于人才的本质及其发展成长规律的基本观点。在进行人才培养、教育、使用、考核、引进等方面工作中，都受到一定的人才观的影响。社会的人才观影响中医药教育观。当前，社会上对中医药人才的需求层次提高，范围扩大。社会对高层次中医药人才存在求全责备的现象，比如认为中医博士、硕士这样的高级人才，就应该手段高超、个个能开方看病、药到病除。岂不知中医药学是一个需要反复实践、反复临床的经验性很强的学科，人才成长有特殊的规律，需要特殊的环境，不可能在院校教育中解决终身精进术业的问题。还有，社会对中医药人才需求范围扩大，中医药毕业生不可能都是进医院、进药厂，也可能进社区、进农村，甚至进美容院、洗脚

城；而且随着中医保健业的发展，中医药技术性人才进入服务产业的比例还会越来越高。"不进政府部门不高贵、不进医院不体面"的观点必须改变。

传统人才观念已不再适应经济社会对中医药人才的需要，观念的更新必须及时推进。这种推进需要政府的宣传，需要社会有识之士的传播，更需要中医药院校去营造氛围。作为全社会一员的中医药院校要增强引领力，特别是中医药人才的培养要积极主动适应人才观的变革，在中医药人才培养模式中贯彻科学的人才观，创新教学内容、教学方法、教学评价标准与管理模式，改革培养层次，增强人才的适应性。

2. 地方政府树立科学的中医药教育观。教育观是指人们对教育这一事物以及它与其他事物关系的看法。具体地说就是人们对教育者、教育对象、教育内容、教育方法等教育要素及其属性和相互关系的认识，还有人们对教育与其他事物相互关系的看法，以及由此派生出的对教育的作用、功能、目的等各方面的看法。党和国家对于教育是高度重视的，制定了"科教兴国"战略和"人才强国"战略，对于中医药教育也进行了大力的扶持和支持。1997年，原国家教委和中医药管理局联合颁布《国家教委国家中医药管理局关于中医药教育改革和发展的若干意见》，强调要"转变政府管理职能，加强对中医药教育的宏观调控"。

但现实中，地方政府对高等中医药教育的重视和投入不尽相同。有的省市将振兴中医药作为强省战略的重要举措，把中医药院校作为重点高校加以建设，在地方政府的大力扶持下，这些中医药院校发展势头强劲，同时又极大促进了当地经济与社会事业的发展。但是，有的省市对高等中医药教育重视程度却没有那么高，总体投入和外部环境的营造上都存在些许问题。

中医药学生的培养对实验仪器与实验室、病种选择、医院条件、带教老师的素质等诸方面均有很高的要求。作为投资主体的地方政府不加大对中医药院校的投入是很难造就高水平中医药大学的。而且在地方整体医学教育中，结构还要合理，医药学各专业领域的人才培养要协调发展，专业设置不能重复。有限资源必须用以提高学术研究和临床医疗水平，否则教学质量无法面对众多优秀考生及其付出不菲费用的家长们的期望和精品教育的要求，培养出来的学生难以胜任救死扶伤的神圣使命。

3. 中医药院校树立科学的中医药教育发展观。中医药教育发展观是一定时期，中医药教育发展的需求在思想观念层面的聚焦和反映，是一个地区、一个学校在中医药教育发展进程中对中医药教育发展及中医药教育怎样发展的总的和系统的看法。制定区域中医药教育发展规划必须有明确的中医药教育发展观，离开一定的发展观而去制定中医药教育发展规划是很难想象的。

首先，树立正确的中医药教育发展目的观。发展目的观主要回答为什么发展中医药教育。中医药教育发展观作为一种价值观，发展观受主体的需求和利益的影响。教育的目的应是坚持以人为本，促进人的全面自由充分和谐发展。如果把中医药院校和中医药教育的发展当作官员或校长的政绩工程，功利目的替代教育发展本然目的，那么，中医药教育发展的长时效性往往会屈从于利益的现时性要求，中医药教育发展的文化性往往臣服于利益的物质性，中医药教育发展的相对独立性往往受制于利益的强制性，从而导致有利益增长没有中医药教育进步甚至具有强大破坏性的教育发展。

其次，树立正确的中医药教育发展阶段观。任何发展都是在一定阶段上的发展。中医药教育发展必须明确中医药产业发展的阶段、中医药事业发展的阶段、中医药国际化的阶段、中医药学理论的发展阶段以及中医院校的实力发展阶段。中医药教育应顺应这些阶段化要求，发挥自身优势，结合院校的传承和现实经济社会发展的需求，继承发扬和创新特色，保持显著性、独有性和差异性。当然，政府也要建立多元评价指标、多元激励机制，对医学院校实行分类指导、分层次管理。

再次，树立正确的中医药教育发展内容观。近些年，在中医药教育发展的内容上，存在见物不见人的现象。许多中医药院校热衷可见的、可量化的物质性教育发展内容，而对创新能力、个性、审美素养等隐性的、不可量化的精神性内容往往漠视甚至排斥。比如，把教师学历水平的提高当作教师专业水平的提高；把教育对经济贡献率的提高当作教育功能的优化；热衷教育规模的扩大，教育质量被忽视；热衷于高层次人才培养，忽视了中医药实用性人才的培养。在教育的内容上中医药教育特殊的人文品格、精神性、长时效性必须给予充分重视。中医药教育既要面向未来、面向世界、面向现代化，与时俱进；又要坚持植根中华传统文化，办出中国特色、中国风格、中国气派。

三、高等中医教育科学发展，必须以与时俱进的状态找准发展的战略

1. 科学定位，保持协调发展。科学定位是学校发展的方向，科学定位的重要意义在于正确地选择自己的发展空间，明确自己的发展目标，在市场竞争中争得主动权，争得广阔的发展空间。一个连自己的定位都说不清楚的高等院校，其发展必定是盲目的，缺乏生命力的。所谓科学定位关键是两点：一是要切合实际，二是要有前瞻性。从总体上看，中医的高等教育经过数十年发展，取得了可喜的成绩。但微观上看，各校发展并不平衡，质量参差不齐，因此在目标定位上，不能一哄而上，盲目求大。从全局上说，全国中医院校的布局上势必有主有次、有重有轻、有先有后，不可能都是研究型中医大学定位，不可能都是教学研究型，也不可能都是大而全、大而强。中医药院校要避免和减少同质化竞争，主

动谋求错位发展和差异发展；要适应新型工业化、城市化的发展趋势，调整优化专业结构，加强重点学科建设，增设一批新兴学科、边缘学科、交叉学科专业；加强针对新农村建设的专业建设，如创办农村需要的中医学专业。

2. 理清思路，推动创新发展。办学实践是办学理念产生的源泉，理性思考是办学理念丰富和提升的必然过程。思路决定出路，中医药院校要善于总结办学过程中的经验得失，把握社会发展形势和政策理论，树立现代教育观，体现时代精神，思考形成怎样的办学理念。要以学校的优良传统为基础，在继承传统的基础上求发展；要借鉴兄弟学校的经验，开拓校长的思路，丰富校长的思想，提高执行力度，使校长的办学理念更充实更深入。我们认为，中医院校的发展中要强化一个中心：人才培养为中心；坚持二个并重：教学与科研并重，继承和创新并重；增强三个适应性：适应地方经济和社会发展的需要，适应中医药事业和产业发展的需要，适应中医药现代化国际化发展的需要；建成四个基地：建成中医药科技创新与产学研合作基地、国家中医药临床研究基地、农村中医药实用型人才与技术培训基地、中医药对外交流与合作基地；发挥五种职能：人才培养、科学研究、社会服务、对外交流、文化传承；实施六大工程：教学质量、人才队伍、科技创新、学生就业、学科建设、内部管理体制。

3. 适度扩张，注重内涵发展。前一阶段中医药院校的发展多表现为量的扩张，而下一阶段中医药教育将凭实力进取显示出质的飞跃，更高层次、更深层面的竞争也将展开，发展也更艰难、更富挑战性。但我们认为高等教育在经历了一段快速发展之后，并不意味着规模扩张的任务已经完成。高等中医药教育发展本来就具有一定的滞后性，确有必要在一个较短的时期内实现较大幅度的扩展，但发展方针必须由以规模拓展为主向以内涵发展为主的转变，变单纯追求外在规模的"做大"为注重形成内在品质的"做强"，毕竟教育教学质量始终是学校一切工作的生命线。下一阶段要以信息技术为手段，以提高高等教育人才培养质量为目的，全面实施高等学校教学质量与教学改革工程。

4. 彰显特色，着重优势发展。办学特色是一所高校在发展历程中形成的比较持久稳定的发展方式和被社会公认的、独特优良的办学特征。办学特色可体现在许多方面，主要有：学科结构特色，人才培养目标和模式特色，社会服务的地域和领域特色，办学传统特色，校园文化特色。高等中医药教育作为中医药事业的重要组成部分，也是我国教育体系的一个重要组成部分，是既传授医学科学知识，又传授民族传统文化知识的专业教育；既具有普通专业教育的共性，又具有自身的特点与规律。

各中医药院校必须科学定位、强化特色、发挥优势，尽快突破当前统一、单一的办学和人才培养模式，从市场的多元需要和自身的实际出发，真正找准自己的发展定位和生存空间,并努力探索与这种发展定位和生存空间相适应的办学模式和运行机制。中医药院校要特别重视自身的历史传统,凝练在长期的办学过程中孕育、成长、积淀、发展起来的办学特色,始终不忘鲜明的办学特色必然建立在深厚的文化底蕴、浓郁的学术氛围、深厚的历史传统之上。

5. 深化改革,突出开放发展。一方面,视野要"宽"。要将高等中医药教育的地方化、民族化与国际化结合起来。将高等中医药教育的发展放到地方经济发展的突出位置去考虑,同时高等中医药教育的改革与发展必须置于世界背景之中,以国际社会的视野确立改革与发展的基本方向乃至采取具体的改革措施;加大与世界各国尤其是发达国家的交流与合作,借鉴先进的教育经验,提高高等中医药教育的质量和水平。另一方面,机制要"活"。要通过深化改革,在宏观层面构建起"开放多元"模式,完善有效的政策和机制,激活多种社会力量投入高等中医药教育的热情,尽快形成高等中医药教育多元主导和参与的格局。

中医药作为中华民族的伟大创造,是对人类健康和世界文明的伟大贡献;中医药作为独具特色的卫生资源,是我国医药卫生事业的重要组成部分;中医药作为我国原创的医药科学,具有极大的自主创新潜力;中医药作为中华优秀传统文化的瑰宝,是我国文化软实力的重要体现。振兴中医药,需要加快教育发展,要以提高质量为主题,以人才培养为中心,以加强内涵建设为重点,以学科建设为龙头,以改革创新为动力,不断提高教学、科研、医疗和国际交流与合作水平,全面推进中医药教育新一轮跨越式发展。

用和谐理念打造文化校园

——安徽中医学院和谐文化校园建设的实践与思考

目前,我校正在承担国家中医药校园文化建设重点研究项目。经过长期的思考与实践,我们的和谐文化校园建设取得了一些成就,主要是营造氛围,培养了创新人才;凝聚共识,推进了学校发展;凝练特色,彰显了学校个性;推陈出新,引领了区域文化。

一、以先进的理念引导和谐文化,创新大学文化建设顶层设计,更新和谐文化校园建设的观念

和谐文化校园建设应是当下大学文化建设的方向。"校园文化"与"文化校园",不是简单的词序颠倒,而是学校理念、精神、文化内涵的根本转变,是校园文化建设由"渐弱"到"渐强"的质变所达到的一个更高的阶段,是一种深层次、全方位的校园文化建设。文化校园更加强调大学文化的系统性与全局性,更加深刻地体现大学的文化功能。文化校园不仅体现为一种外在的文化现象或文化活动,更注重展现其内在的文化机理、厚重的文化积淀、持久的文化传承、深邃的文化理念,使之逐步成为特定区域内、特定人的内在生存方式,并不断影响和改造社会主体文化。和谐文化校园是一种校园文化的成熟形态和理想状态,更加具有包容性、多元性、高雅性、创新性。

1. 在学校功能定位上体现文化传承

大学的本质是文化传承、文化启蒙、文化自觉和文化创新,大学是一种涵养心智和灵魂的特定的文化氛围和环境。针对高等中医药院校而言,中医药是中华传统文化的瑰宝,中医院校应在继承的基础上创新中医药文化,也即中医药文化的传承与创新。所以,我们在界定大学的功能时,将人才培养、科学研究、社会服务、对外交流、文化传承作为大学功能的应有之义,并将文化的传承功能落实在办学理念设计、学科专业规划、人才培养方案、教学质量监控以及文化载体建设中。

2. 在办学理念中体现文化传承

在办学理念中,我们更加重视中医文化、中医特色、中医精神对学生培养的

重要性，确立了坚定中医信念、弘扬中医精神，以人才培养为中心，以加强内涵建设为重点，以学科建设为龙头，以改革创新为动力，走"质量立校、人才兴校、科技强校、特色弘校、文化塑校、和谐融校"之路的办学理念，并以潜移默化的方式把这种理念贯穿到人才培养的全过程。

二、以高尚的精神确立和谐文化，凝练大学校训与大学精神，确立"至精至诚、惟是惟新"的校训

作为大学文化的重要组成部分，校训是办学理念、人才培养要求和精神文化特质的高度概括。凝重而深刻的校训，就像一张文化名片，折射出学校的个性与特色，对学生具有很强的教育意义。安徽中医学院的校训"至精至诚、惟是惟新"不仅是治学之名言，也是立身处世之警句；不仅是人才培养目标之凝练，也是学校发展之方向。至精至诚：学校的育人理念。取意"大医精诚"，培养医术精湛和品德高尚的学生。惟是惟新：学校的发展理念。以改革、创新的精神，思考中医发展规律，谋划学校发展大事。

1. 重视大学形象设计

大学的形象是大学校园文化的重要组成部分，是大学文化的重要显现。大学形象如校园布局、校园风物、学校标识、校徽、校歌、雕塑等，这是大学文化的基础条件。在五十周年校庆中，我们在校园中增添了一批文化设施，特别是重点设计了校徽标志，安徽中医学院的校徽标志以"悬壶济世"典故为切入点，以安徽地域特色的徽派建筑（马头墙）为形，辅以太极、蛇杖、中草药构筑成一个完整的"中"字，表达中医治病救人的仁德。药葫芦代表以中医济世著称的"北华佗"医学精神，徽派建筑则代表"南新安"的新安医学流派，两个医学文化的元素在安徽中医学院交融，得到传承。标志中间部分似手掌形，代表中医的把脉。在徽派建筑（马头墙）框架里，药葫芦内含乾坤太极，又融合了世界常用的蛇杖医学标志，杖也可以理解为针灸之银针，表明在继承和发扬中医传统精华的同时，更有积极开放的胸襟和创新的精神。标志以宝石蓝为主色调，代表安徽中医学院务实、发展和充满希望。

2. 确立"追求卓越、与时俱进"的校园精神

"追求卓越"体现了我校发展历程中广大教职医护员工同心协力、自强不息、追求至善至美的决心和作风。"与时俱进"蕴含着我校在发展中将抓住机遇，推陈出新，与时代发展同步的特点。在此基础上，我们确立了"志存高远、爱校敬业，为人师表、教书育人，严谨治学、求真务实，与时俱进、科学发展"的教风，进一步加强教学氛围、学术环境的营造，坚决克服学术浮躁和教学不安心现象。

三、以鲜明的特色彰显和谐文化，着力培育校园文化品牌，弘扬新安医学文化特色

一是注重弘扬传统中医药文化精髓，其精髓集中体现在中医理论上，我们将中医学理论的教学提高到中国传统文化继承与发展的高度去设计，在全校所有专业开设中医理论和中医哲学的课程。

二是注重挖掘地方中医药文化内涵，这种内涵可以概括为"南新安、北华佗"的地方特色，"南新安"与"北华佗"既有传统中医药的共性，也有其发展流传的个性，我们将这种地方特色充分吸收到我校的文化建设中，在校园布局上，我们将两个校区充分整合，发展成"东医西药"的格局，即东校区以中医类临床专业为主，西校区以药学类专业为主；东区的校园物质文化形态注重新安医学文化特色，西区注重华佗药学特色。

三是凸显新安中医药文化特色。新安医学特色集中体现在继承与创新的有机统一与结合、学派纷呈与和谐融通的有机统一与结合、家族传承与学术传承的有机统一与结合、以儒通医与融合道佛的有机统一与结合、"地理新安"与"医学新安"的有机统一与结合、中医科学与徽学文化的有机统一与结合。我们加强新安医学的研究，整合了一大批国家级课题，出版了一系列丛书。

另外，在新安医学文化的弘扬中，注重构筑多元中医药文化平台、丰富校园中医药文化载体，建设了新安医学文化馆、校史馆、古籍部、新安医学网站等。

1. 创新人才培养理念。提出"学生是最大利益方"的培养理念。大学的根本使命是育人，大学文化传承功能必然主要体现在育人功能上。和谐大学校园文化具有勇于创新、善于创新的特征。大学要通过构建创新机制实现创新人才的培养。我们不断推进教学改革，构建"平台+模块"式、"前期趋同，后期分化"的中医学人才培养新体系，并且优化"传统与现代、医学与人文、基础与临床相结合并富有地方特色"的课程体系；在日常的教育中，注重培养学生的人文素养、经典学习、实践能力、辩证思维和医德修养。

2. 在大学文化建设的方法上体现和谐兼容。一是注重自我生成与嫁接移植结合。一方面，我们利用本科教学水平评估和中医学专业认证，深度挖掘、整合提升，生成具有安徽特色、本校特点的校园文化内涵与文化景观，并不断积累、提炼、完善。另一方面，通过外校专家的指导点拨，我们学习和借鉴其他高校的成功经验，将外校经验本土化。二是注重传承与创新结合。在文化校园建设中，我们积极弘扬和汲取中华民族优秀文化传统和人类医药文化的精髓；正确地扬弃、杜绝落后文化的影响和不良文化的渗透。我们特别注意发挥老专家、老教授在文化校园建设中的作用，在学术上注意继承他们经验，在文化氛围的营造上注意听取他们的意见。比如在我校五十周年的校庆中，校史馆的建设、古籍部的建设就充分发挥了老专家、老教授的建言献策作用,同时在他们意见的基础上整理创新。三是注重互动与对接结合。互动就是将大学文化精神和科技文化产品传输、辐射给社会,影响社会环境;同时请进社会文化,接受熏陶,开阔视野,促进构建。文化对接,就是在社会实践或实习中了解和学习企业的经营管理理念、团队精神、创业精神和创新精神,以尽快适应向社会角色的转换。我校以新安医学发源地黄山和全国中药材集散地亳州作为重点,面向全省开展产学研合作,与区域产业进行文化互动,扩大了影响,产生了良好的经济与社会效益。

四、以良好的声誉促进和谐文化,提高知名度、美誉度,确立了公共关系目标

公共关系是一种塑造组织形象的管理职能活动。其工作的主要内容是信息交流、协调沟通、决策咨询、危机处理等。高校作为一个组织体,和企业一样需要公共关系营造。针对我校的发展状况,我们着力制定了科学合理的中长期公关规划,切实提高学校的知名度、美誉度、信赖度,建立良好的公共关系形象。最终达到内强质量、外塑形象的目的,从而凝聚人心、聚拢人气,使学校的各项工作更能适应形势的发展与环境的要求,并使形势与环境为我所用,促进教育质量和效益的提高。

1. 改进新闻宣传,加强媒体合作

新闻媒体是高校开展对外宣传的重要渠道,它的信息传播快、覆盖面广,对于巩固学校形象、提高学校知名度和美誉度起着重要作用。我们在努力办好校报、校园网、广播站,设计好宣传画册、宣传碟片等的同时,还紧紧围绕学校中心工作和发展目标开展对外宣传,主动与媒体沟通,推动学校与社会形成和谐互动的局面,为学校的建设和发展创造良好的外部环境。

2. 发挥校友会作用

大学文化与特色最终是体现在培养出的人才身上。校友是大学文化的承载者,也是大学文化的传播者、弘扬者、创造者。"校友"与"母校"之间,有着千丝万缕的联系,我们特别重视校友对学校文化发展的重要性,建立了校友会,并在全国各地校友聚集地建立分会,我们从校友的成就中反观大学文化的质量,从校友的建言中反思学校文化建设的得失。我们每年邀请杰出校友返校举行讲座,为在校生树立榜样,以延续校园文化。

(本文作者:王键、杨丙宏)

关于新时期医药卫生体制改革下的中医药人才培养的思考

中医药学作为中国传统文化的瑰宝,为中华民族的繁衍生息,为人类的卫生保健做出了巨大的贡献;中医药教育作为中医药学的基石,为中医药的传承发展,为中医药事业的繁荣兴盛做出了不可磨灭的功绩。"十二五"期间,随着国家医药卫生体制改革的不断深化,中医药事业发展迎来了前所未有的机遇和挑战,也对中医药人才培养提出了更新更高的要求。如何紧紧围绕构建和谐社会和全面建设小康社会的目标,培养高素质中医药人才,促进高等中医药事业又好又快发展是我们必须思考的问题。

一、深化医药卫生体制改革对中医药人才培养方向提出了新要求

全面适应医药卫生体制改革的需要,更好地服务人类健康,是历史赋予医学教育的新任务、新使命,也是中医药人才培养的出发点和落脚点。党中央、国务院关于深化医药卫生体制改革的战略部署,对医学教育更好地服务医药卫生事业发展提出了新的更高要求,也为中医药人才培养提供了强大的推动力。新时期的中医药教育和人才培养,应坚持自己的服务面向,努力适应如下四方面的需要:

1. 适应实现中医药现代化的需要。中医药未来的发展必须走向现代化,即要在认真继承的基础上不断推进中医药理论与实践的创新发展,让中医药能够更好地与现代社会进步相协调、与现代经济发展相适应、与现代科技相结合、与现代文明相辉映,既保持其本质特性,又体现时代特征,从而不断满足人们日益增长的中医药服务需求。提高人才培养质量是实现中医药现代化的必要条件。中医药教育和人才培养要按照中医药现代化建设的需要,既继承传统中医药理论的精华,又不断创新,借鉴现代医学、生物学、信息科学理论和国内外天然药物的研究成果,多学科融合,多种技术结合,着眼于全面提高中医药队伍素质,不断更新、补充、拓展和提高中医药专业人员的知识和能力;要正确处理继承与创新的关系,既要认真继承中医药的特色和优势,又要善于吸收现代科学知识和技术,尤其重视培养造就一批学术造诣较高、具有创新能力的中医药科技精英、学术和技术带头人、新一代的名中医。

2. 适应发展中药产业的需要。中药产业作为我国医药产业的重要组成部分，担负着维护人民健康、提高民族素质的重要责任。发展中药产业，建立符合中药自身发展规律的中药研发、生产体系，开发出安全、高效、优质的中药，提高中药产品在国际国内医药市场的占有率，是实现中医药全面发展的一项重要内容。国际上崇尚天然药物的趋势使得中药产业显现出巨大的潜在优势和强盛的竞争力。中医药人才培养要为发挥和扩大中药产业优势，增强中药产业的竞争力提供服务。要努力为发展中药产业培养科技开发、技术应用、经营管理等方面的适用人才。利用人才和技术优势，积极推进产、学、研、用结合，参与高新技术的研究和开发，直接为社会经济建设服务。

3. 适应基层中医药工作的需要。中医药在我国广大基层社区和农村不仅有深厚的群众基础，还有明显的资源优势。充分发挥中医药在基层卫生工作中的优势和作用，是实现"人人享有基本医疗卫生服务"目标的重要措施之一。目前，基层中医药工作较为薄弱，中医药人才匮乏，亟待加强和充实。中医药教育要为改变这种状况做出贡献，努力提高基层中医药人员素质，积极培养、输送适用的中医药人才，同时把加强社区卫生技术人员和乡村医生的中医药知识技能培训，作为自己的重要职责。

4. 适应中医药走向世界的需要。中医药走向世界，是时代赋予我们这一代中医药工作者的历史使命。中医药学在世界传统医学领域独树一帜，处于领先地位，它对丰富世界医药学宝库和保护人类健康，产生着积极影响。随着国际上对传统医药需求的增强，中医药的特色和优势日益为世界所注目。中医药教育要顺应这种形势，把握机遇，加大开放交流力度，与世界先进水平的教学、科研、医疗机构建立起更加紧密的联系，开展实质性、深层次、紧密型的全方位合作，努力培养一大批具有国际视野、国际交往与发展能力的高素质国际化医学人才，开展更加广泛的高水平科学研究，为中医药更加广泛地走向世界做出新贡献。

二、深化医药卫生体制改革对中医药人才培养质量提出了新任务

中共中央国务院《关于深化医药卫生体制改革的意见》指出，到2020年，基本建立覆盖城乡居民的基本医疗卫生制度。这对中医药人才培养质量提出了新的更高要求。中医学，从其诞生就"具有人文科学和自然科学的双重属性"。因此，中医药人才培养必须从中医的自身特点出发，遵循中医自身发展规律，适应国家医药卫生体制改革和医学模式转变的需要，全面提高质量。

1. 注重思想道德素质的培养。思想道德素质是人的素质的灵魂和核心，是一个人立身处事的根本要求。以德为先，德才兼备，已成为社会选人、用人、评价人的基本尺度。提高大学生思想道德素质，最根本的是要学习和践行社会主义核心价值体系。我们要把社会主义核心价值体系教育融入教育全过程，教育引导

学生树立科学的世界观、人生观、价值观和法制观,培养他们献身于传统中医药事业的理想,塑造他们投身改革、勇于创新、乐于奉献的精神风貌;大力加强以医学生职业道德、职业伦理和职业态度为基本内容的职业素质教育,培养学生高尚的职业道德情操,将预防疾病、解除病痛和维护民众的健康作为自己的神圣使命。

2. 注重人文素养的培养。人文素质是大学生成才的必备素质。大学生如果只具备一定的专业素质,而欠缺人文素质,最终只能成为人们所说的"机器人""工具人""单面人"。因此,加强大学生人文素质教育对大学生成长成才具有重要的意义。以中医文化为底蕴的中医学理论体系、各家学说和诊断技术,无不闪耀着中华民族智慧和东方思维的熠熠光辉。历史上凡是有成就的中医学家,大都有深厚的文化修养和底蕴。中医药人才知识结构在这方面的特殊性,是现代中医中药高等教育人才培养工作中不可忽略的重要问题之一。因此,一方面要充分发挥课堂教学在医学生人文素质教育中主渠道作用,构建健全合理的人文素质教育课程体系,并实施有效的教学,让学生从哲学中获得睿智和慧思,从历史中获得经验和借鉴,从文学中获得意会和表达,从艺术中获得审美与升华,把人文知识融入医学知识体系当中,内化为学生的精神力量;另一方面,要充分发挥优秀校园文化在医学生人文素质教育中的载体作用,组织学生参与突出中医人文特点的校园文化建设,开展人文素质教育相关的社会实践活动,举办具有影响力的中医药文化活动,使学生在浓厚人文氛围中,思想上受到启迪,情操上得到陶冶,素质上得到提高,精神上得到升华,以实现大医精诚、精术显仁、仁术济人的中医人文精神。

3. 注重实践能力的培养。中医药学作为一门应用性较强的学科,既具有较深理论性,又具有较强的实践性。中医理论知识的教学,只有与学生临床实践活动紧密结合,学生的能力才能更快地提高。要改变中医药院校固有的基础课—临床课—毕业实习的传统教学程式,根据课程开展早临床、多临床、反复临床,使理论课与实践课自然融为一体,相得益彰。要以提高学生临床基本功为核心,加强临床实践训练,特别是望闻问切等中医基本诊法和辨证论治思维方式的训练,为培养既具有扎实的医学理论知识,又具有较强的临床能力的中医人才创造更加有利的条件。要加强大学社会实践和创新能力的培养,建立基于企业、社区、乡村的大学生实践基地建设,拓宽学生的校外实践渠道。

4. 注重创新精神的培养。创新是一个民族进步的灵魂,是一个国家兴旺发达的不竭动力。前不久政府提出的"2011计划"明确要求高校大力推动协同创新,充分发挥高等教育作为科技第一生产力和人才第一资源重要结合的独特作用,在国家创新发展中做出更大贡献。中医药学作为最具中国原创精神和自主知识产权的学科之一，中医药院校应该而且必须发挥重要作用：即凭借自己的特色和优势，提供高素质创新型人才支持，在建设国家创新体系中发挥独特作用，在创新文化的建设方面大有作为。另一方面，创新教育也是中医药学自身发展的需求。我们应当明确：继承是创新的前提和基础，没有继承，创新便无从谈起；创新则是对继承的进一步发展，没有创新，继承便失去了生命力。我们应当重申继承与创新教育在中医药人才培养中的重要作用。做到继承发扬传统，不故步自封、夜郎自大；创新不背离根基，不崇洋媚外、肢解中医。创新精神和能力的培养是科技进步的基础和前提之一，具备高创造力是现代人尤其是中医药人才取得成功的重要条件。所以，加强创新精神的培养，将有效地促进中医院校大学生社会适应能力的提高。

三、以人才培养为中心，全面提升教育教学质量

人才培养是高等教育的本质要求和根本使命，是高校生存和发展的基础。要充分发挥中医药高等教育在深化医改中的主要作用，牢固确立人才培养在学校工作中的中心地位，一切工作都要服从和服务学生的成长成才。

1. 创新教育理念。我们要紧紧围绕"办什么样的大学、怎样办好大学"，"培养什么样的人、怎样培养人"这两个重大命题，准确把握我国高等教育所处的阶段性特征，牢固树立科学的教育观、人才观、质量关、发展观，把提高质量作为学校发展的生命线抓紧抓实抓好。要创新办学理念，审视发展定位，明确学校的办学结构和办学层次，创新人才培养模式，努力提高办学治校、服务社会的能力和水平，办人民满意的中医药院校；要进一步树立以人才培养为中心的理念，把人才培养质量作为衡量办学水平的最主要标准；要进一步树立以适应经济社会发展和国家战略需求为检验标准的理念，把社会评价作为衡量人才培养质量的重要指标；要进一步树立以学生为本的理念，把一切为了学生健康成长作为教育工作的首要追求。

2. 调整专业设置。专业是人才培养的基础和着力点。专业既是学生接受医学教育的入口，也是学生服务社会的出口。当前，中医药技术骨干力量不足，人才缺乏矛盾突出，特别是基层卫生服务机构每年急需大量的中医药学专业学生，我们应该根据社会经济发展对中医药人才的需要，紧跟就业导向以满足人才市场需求作为中医药学专业课程建设的出发点，调整和设置宽泛化的学科专业，拓宽专业口径，不断优化学科专业结构，增强专业适应性。要适应农村基本医疗卫生服务需求，着力于面向基层的全科医生培养；要适应国家医学创新和国际竞争需要，稳步发展长学制教育，着力中医药拔尖创新人才培养；要适应医药卫生体制改革总体战略部署和要求，构建、发展"5+3"模式的临床医学人才培养体系，着力高水平执业医师培养，为发展医药卫生事业和提高人民健康水平提供坚实的

人才保证。

3. 深化课程改革。教学内容和课程体系改革是提高教育质量的一项关键性措施，一定要遵循科学发展规律和教育规律，根据中医药学术特点，正确处理好继承与创新的关系、现实需要与保持学科专业特色的关系、传授知识与培养能力的关系。要突出中医药特色教育，充实和更新教学内容，促进教材建设。要优化课程结构，保证基础课、强化主干课、加强实践课、增加选修课、增开新兴课、重视经典课。加强课程的现代化、综合化、人文化、多样化、弹性化、前沿化建设，构筑能够充分反映中医药学特色和当代医学发展，提高学生综合素质和社会适应能力的课程结构和体系。

4. 改进教学方式方法。积极探索分层次教学、案例教学、启发式教学、讨论教学等多样化教学方法，突破传统教学以教师为中心、学生被动学习的教学方式，建立以教师为主导、学生为主体的自主学习方式和互动式教学方式，注重学生独立学习能力的培养。探索在现代院校规模化教育中引入传统师承教育的合理内核，注重教学方式对于特定教学内容和教学目标的适宜性，实现两者的优势互补。我们要制定临床能力培养标准，规范医学生临床能力培养，全面提高医学生临床实践能力。在临床实践中引入导师带习制，由带习导师根据预定的教学内容和目标，针对临床诊治实践中的具体问题对学生进行单独或集体指导，在激发学生专业学习热情的同时也能够提高临床实践教学的效果。

5. 加强教学质量监控。教学是个动态的过程，需要随时对教学过程、教师动态、学生动态等信息加以反馈、督查、控制。要将教学管理部门、教学督导组、学生对教学的评价有机结合，以不断提高教学质量。在考评体系的改进上，应针对中医药人才的培养目标，根据不同的教学内容选用适宜的考核方式，对于中医药的基本知识、理论和中医经典应注重定量考核，对于中医药的基本技能、临床思维和实践能力应注重定性考核。在评价手段上，应在传统笔试的基础上灵活开发应用课堂讨论与发言、论文撰写、情境模拟、技能操作及问卷测试等多种形式，并将考核评价贯穿于课程教学的全过程，构建全方位、多维度、多重化的考核评价体系，以持续提升教学效率和质量。

6. 提高教师队伍素质。教师整体素质和教师队伍的建设是中医药教育的关键。面向21世纪高等教育及其教学改革，迫切要求高校教师适应科学技术的发展及综合化、整体化的趋势，适应人文文化与科技文化在更高层次上相互渗透融合的趋势，适应信息时代的发展趋势。教师要更新教育观念和知识结构，增强掌握现代化教育手段的能力、获取知识和信息的能力及知识创新能力，全面提高素质。要加强校际师资交流，走出去，请进来，相互学习，取长补短；要改变医教分离的格局，丰富教师的临床实践和教学经验，做到教师即是医生，医生也是教师；选派中青年教师和学科骨干到高水平科研院所进修学习，参加国内国际学术交流，不断提高教师理论水平和科研能力；开展经常性的教学观摩及教学评比活动，促使教师之间相互学习，共同提高；鼓励教师接受继续教育和建立终身教育计划，不断提高自身素质，真正建设一支素质优良、富有创新精神、献身中医中药教育事业的高水平的教师队伍。

综上所述，随着医药卫生体制改革的不断深入，无论是适应社会发展需求，还是满足中医药事业自身发展需求，都迫切需要大量的优秀中医药人才。因此，必须注重中医药人才培养模式的改革，全面培养具有坚实的理论基础又具有创造力和实践能力的复合型中医药人才，为中医药事业和社会经济发展做出新的更大贡献。

参考文献：

[1] 刘延东：深化高等教育改革，走以质量为核心的内涵式发展道路 [J]. 中国高等教育，2012.11

[2] 袁贵仁：落实教育规划纲要，服务医药卫生体制改革，开创医学教育发展新局面——在全国医学教育改革工作会议上的讲话，2011.12.6

[3] 袁贵仁：转变观念，真抓实干，开拓进取，努力实现高等教育由大到强的历史新跨越 [J]. 中国高等教育，2012.11

[4] 杜玉波：全面把握《若干意见》主要精神，认真做好贯彻落实工作——在全面提高高等教育质量工作会议上的讲话，2012.3.22

关于安徽中医学院发展定位的思考

——深入学习实践科学发展观活动调研报告

学校的发展定位,是学校发展的顶层设计和根本指针。科学的定位,是学校自身发展的需要,对学校的发展方向、办学理念、建设方略都起着重要的指导作用,是实现学校全面、协调、可持续发展的关键。确立科学的发展定位,也是校长职业成长的需要,可以使校长个体行为更具自觉性和目的性,进而提升校长的执行力。

在此次学习实践活动中,我以"安徽中医学院发展定位研究"为中心课题,通过召开座谈会,结合学校组织的"我为学校发展建一言献一策"活动进行了广泛调研。在建言献策活动中共收到以个人、支部为单位提出的意见和建议1612条,其中涉及提高办学效益的有532条,涉及教学科研建设的有205条,涉及人才培养的有267条,涉及制度建设的有127条,涉及医疗卫生的有319条,其他方面有162条。在认真梳理这些意见和建议的基础上,组织学校办公室、人事处、教务处、科研处、研究生部、有关教学院部负责人和专家、教授、教研室主任等43人进行了座谈调研,与会同志根据拟定的调研提纲,紧紧围绕学校的发展如何科学定位、抢抓机遇,安徽中医学院50年取得的成果及成功的经验,如何凝练和更好地发挥中医的特色,中医和药学两大学科在新一轮发展中的定位、类型、质量和水平上如何确定,如何加强专业建设、学科建设、课程建设和团队建设等畅所欲言,积极为学校的发展献计献策。

在此基础上,我对学校发展的现状及存在的问题进行了认真的分析,对"办什么样的安徽中医学院"和"怎样办好安徽中医学院"作了更深入的思考,在我校发展定位问题上,进一步拓宽了思路,思考更为成熟,认识更为明晰。

一、我校发展的现状及存在的问题

(一)我校发展的现状

作为安徽省唯一一所本科中医药高等院校,50年文化的传承与积淀,使我校各项事业呈现出良好的发展态势。办学规模进一步扩大,现有在校本专科生8604人,硕士生489人,留学生(台湾学生)77人,成教生2000余人;硕士点

18个，博士生联合培养基地4个，本科专业（方向）26个。人才队伍进一步夯实，现有教授等高级职称者139人，副教授等副高职称者313人，讲席教授2人，博士生导师7人，硕士生导师148人，享受政府津贴27人，有来自国内外的30名知名专家学者担任我校客座教授；建立了新安医学省级创新团队，现代中药研发产业创新团队进入省首批"115"产业创新团队。学科建设有了较大发展，有3个国家教育部高等学校特色专业，1个国家中医药管理局重点建设学科，7个省级重点建设学科，9个国家中医药管理局重点建设专科，5个省级重点专科，9个省级重点实验室及工程研究中心，4个省级教改示范专业，3个省级基础课实验教学示范中心，6门省级重点课程，14门省级精品课程。科研工作取得了较大成绩，"十五"以来，学校共承担国家级、省部级、厅局级各类研究课题及横向合作研究课题510项，省校两级教研项目60项，科研经费4404万元，获研究成果150项。对外交流与合作进一步拓宽，先后与美国、加拿大、丹麦、澳大利亚等31个国家和地区的30多个医疗和教育机构建立了友好合作关系，1995年，学校获准招收国外留学生，2001年，开始招收硕士学位国外留学生，2002年起选拔学生赴韩国韩瑞大学留学。特色与优势更加明显，学校秉承安徽"北华佗、南新安"的医学传统，已经形成"弘扬新安医学，培育中医人才"的办学特色，在中医药学科建设、中医药人才培养、中医药对外交流、中医药产业开发与利用等方面形成了自己独特的优势。

（二）我校当前发展面临的主要问题

对照科学发展观的要求，我校还存在一些制约发展的问题，如教育思想观念和管理体制中还有很多地方不适应时代进步和学校事业发展的需要；学校办学空间受限，办学经费投入有限，部分教学资源比较紧张，难以满足办学发展需要；教师队伍在数量和质量两方面都有不足，学术带头人和高水平拔尖人才偏少；人才培养模式创新不够，教学改革有待进一步深化；学科建设整体水平有待提高，缺乏国家级重点学科；科学研究深度不够，科研成果转化工作成效不大，承接的国家级重大项目不多；国际交流和合作有待进一步拓展；办学效益有待进一步提高，教职工待遇还需进一步改善等。

二、确定我校发展定位的出发点和依据

影响学校发展定位的因素很多，主要有：政府的客观战略思路；社会公众对大学的期望；服务领域对学校的基本需求；学校的功能目标；学校的历史与传统；学校可利用的办学资源等。对学校的发展定位，要将这些因素有机地联系起来，进行整体思考与整合设计。

（一）科学的发展定位必须顺应高等中医药教育面临的形势

发展定位的确立来源于对形势的正确分析和把握。党的十七大强调要坚持中

西医并重，扶持中医药和民族医药事业发展，新的一轮医疗改革也将启动，这为中医药的加速发展带来了新的机遇。高等教育必须与国家、社会的发展相适应，学校的发展定位必须放在整个国家、社会发展的背景中去把握。具体来说，我们在发展定位上，应该主动增强三个适应性：

1. 主动适应地方经济和社会发展的需要。大学的产生源于社会的需要，社会的需要推动着大学的变革与发展。我们要为地方服务，培养和输送人才，提供科技成果和咨询服务；为政府决策提供科学依据，为经济社会发展提供科技成果，并促进科技成果转化，推动高新技术产业化；要立足现实，引领未来，不断为社会提供精神支持和道德指引，促进社会更加健康地发展。

2. 主动适应中医药事业和产业发展的需要。中医药事业是我国卫生事业的重要组成部分，中药产业是我国具有原创知识产权的优势民族产业。我们应学习、继承中国优秀的传统文化和中医药经典理论，又要积极吸收现代科技文化的精华，在借鉴融合的基础上创新中医药的理论和文化；应大力培养多层次的人才，满足不同层面的需求；应脚踏实地搞自主创新，创造出拥有自主知识产权、具有国际专利的新技术和新的药物结构。

3. 主动适应中医药国际化发展的需要。随着中国综合国力的增强、国际地位的提升和中医药文化的传播，中医药国际化日趋明显。一方面，中医院校应该面向世界，加强国际教育交流与合作，实现高等教育的资源共享，推动不同文化、不同文明之间的相互理解和融合。另一方面，中医院校在文化和教育体制开放的同时要保持自己的文化传统和历史根基，在促进东西方文化交融的过程中，为人类的和平与发展做出自己的贡献。

（二）科学的发展定位必须满足高等中医药教育应有的功能需求

在众多的层级目标中，大学的功能目标是至关重要的，它在一定程度上反映出学校所能发挥作用的大小。从教育是一种社会现象的本质出发，高等教育具有三大社会职能，即人才培养、科学研究、社会服务。而作为一所中医药院校，则还应包括对外交流和传承文化的职能要求。

1. 人才培养。知识已成为经济和社会发展的基础，而发展知识经济的关键是拥有大批的高素质人才。人才的培养，是大学的根本任务。培养社会所需求的、具有全面综合素质的"中医人"应当是教育活动的中心。

2. 科学研究。学术研究是大学的生命线，推动科学技术的发展是未来大学的历史使命之一。现代大学教学是中心，研究是先导，教学与研究结合已成为现代大学不断向前发展的一种有效机制。

3. 社会服务。随着民众灾难意识的增强，中医防大疫的功能将更加凸显，这一点从2003年的非典的防控到前不久的手足口病的治疗和汶川灾后的防疫都得到了印证。中医院校必须抓住机遇，奋发图强，努力开创中医药事业发展的新局面，以满足社会各方面的需要。

4. 国际交流。积极开拓国际交流渠道，广泛开展大学之间的国际合作，是大学顺利发展的必然趋势。中医院校应该更加自觉地面向世界，加强和支持教学科研人员、管理人员之间的国际往来，实现国际高等教育的资源共享，促进中华文明和人类文明的共同发展。

5. 文化传承和创新。大学的本质是一种文化，是一种涵养心智和灵魂的特定的文化氛围和环境。中医药是中华传统文化的瑰宝，中医院校应在继承的基础上创新中医药文化。

（三）科学的发展定位必须立足学校的办学实际

由于历史、经济、环境等方面的原因，我国各地区之间高校的发展很不平衡，各高校之间存在不少差距，这种不平衡和差距将长期存在，这是高校发展定位所面临的大环境。从全局来看，全国中医院校的布局上有主有次、有重有轻、有先有后，不可能都是研究型中医大学，不可能都是教学研究型，也不可能都是大而全、大而强。创办世界一流大学固然是一个十分诱人的目标，但创世界一流大学并不是国内所有大学的奋斗目标。我校的发展定位要立足于自身的办学实力和现实状况，要从自身的校情出发，坚持实事求是、量力而行，恰如其分地找准自己的位置，设定自己的发展空间。只有这样，我校的发展定位才能与时代同步，与社会需求相契合，也只有这样，我校才能真正实现科学发展。

（四）科学的发展定位必须凸显学校的个性特征

2008年3月15日，胡锦涛总书记在中国人民大学视察时指出，办大学大家不要办成一个样子，要办出特色，办出水平；办出特色和办出水平是统一的，办出特色才能有高水平，办出水平才能有特色。学校办学特色是学校的竞争力，更是学校的生命力。随着改革开放的不断深化和市场经济体制的不断完善，高等院校也进入了市场竞争的行列，并呈现出从社会边缘走向社会中心的趋势。计划经济体制下"千校一面"的状况，必将被市场经济体制的进一步完善所打破。面对社会对高等教育的需求与期待，形成各自的办学特色，是大学在竞争中扩展生存和发展空间的必然选择。我校的发展定位，必须坚持"不求全能，只求特色"的理念，形成"特色就是战斗力，特色就是竞争力"的观念，做到"人无我有、人有我优、人优我精"，通过找出自身的比较优势和劣势，定位自身的个性与特色，以特色来促进学校的发展。

三、我校科学发展定位的主要内涵

当前，我国高等教育逐渐形成了多元、开放和竞争的办学格局，各个高校都在积极研究和制定自身的发展战略。就我校而言，要实现更好更快地发展，就必须以科学的发展观为指导,坚持以人为本的办学理念,树立全面、协调、可持续发展的观念,辩证地认识和处理与发展相联系的各种重大问题,以确立我校发展的科学定位。

(一)我校科学发展的基本定位

基于对政府的客观战略思路、社会公众对我校的期望、服务领域对我校的基本需求以及我校的历史、传统和可利用的办学资源等的整体思考,我校未来的发展可基本定位于高水平特色明显的中医药大学。具体来说,在类型定位上,坚持以教学为中心,教学科研互动,积极向教学研究型院校迈进;在层次定位上,以本科教育为主体,研究生、留学生、成人及职业技术教育协调发展;在学科定位上,以中医药学科为主体,积极推动与中医药相关学科、交叉学科和新兴学科的建设,建成多学科协调发展的学科专业体系;在人才培养目标定位上,培养具有良好的思想道德品质和创新精神,基础扎实、知识面宽、自主创业和实践能力强的中医药高级应用型人才和与医药相关的复合型人才;在特色定位上,秉承安徽"北华佗、南新安"的医学传统,保持"弘扬新安医学,培育中医药人才"的特色;在服务面向定位上,立足安徽,面向全国,为中医药行业服务,为经济建设和社会发展服务。积极面向国际,加快培养外向型人才,为中医药更快地走向世界服务。

(二)我校未来五年的目标定位

明年我校将迎来建校五十周年,今年8月,学校第三次党代会明确了今后五年的主要工作目标,站在两个"5"的交汇点上,为早日建成高水平特色明显的中医药大学,未来五年我校的目标定位是:争取被列入安徽省重点建设院校,突破博士点,取得博士学位授予权,更名为安徽中医药大学;办学规模稳步协调发展,全日制在校生总数达1万人;整合校内外资源,建成安徽省中医药科学院;建成中医药科技创新与产学研合作、国家中医药临床研究、中医药实用型人才与技术培训、中医药对外交流与合作等四大基地;着力提高办学效益,不断改善教职工待遇,为师生员工创造良好的工作、学习、生活条件。

四、实现我校科学发展的建设方略

科学发展观不仅是全面建设小康社会的强大思想武器,更是我国教育改革与发展必须长期坚持的指导思想。深入学习实践科学发展观,是使我校实现全面、协调、可持续发展的必由之路和正确选择。

(一)强化科学发展意识,在践行办学理念上下功夫

思想是行动的先导。要通过深入学习实践科学发展观,进一步统一思想,强化五个意识:一要强化改革创新意识。要敢为人先,敢于突破,大胆创新,将新的理念、新的制度、新的方法、新的手段融入教育教学工作实际中。二要强化市场竞争意识。要正确把握市场规律,加强市场需求的调研分析,抓住市场机遇,最大限度地占有市场空间,全方位、多层次、主动灵活地为经济建设和社会发展服务。三要强化以人为本意识。坚持以学生为本,以育人为中心,一切为了学生,为了学生的一切,各项工作都要着眼于促进学生综合素质提高、身心健康和全面发展。四要强化国际拓展意识,要善于学习国内外高等教育的先进经验,加强对外交流与合作,在更多的领域,呈现更广泛的开放性。五要强化和谐发展意识。要进一步完善公正合理的利益调整机制,充满活力和创造力的激发机制,矛盾和纠纷的消解机制,稳定和平安的维护机制,着力构建人尽其才、利益协调,安定团结、紧张有序,既有统一意志又有个人心情舒畅,充满生机和活力的和谐校园。

(二)坚持质量立校原则,在推进教学改革上下功夫

教育教学质量始终是学校一切工作的生命线。要以信息技术为手段,以提高人才培养质量为目的,进一步探索系、所、学科、学位点一体化的发展模式,全面实施教学质量与教学改革工程。要以创建本科教学工作水平评估优秀为目标,深化教学与教学管理改革,强化教学工作中心地位,形成以科研促进教学,医疗支持教学、后勤保障教学,管理推动教学、产业资助教学、党建思想政治工作和精神文明创建贴近教学的良好氛围;要围绕学校人才培养目标,着眼于学生能力培养,全面推进人才培养模式以及课程体系、教学内容、教学方法的改革,进一步完善以学分制管理为标志的教学管理制度及其质量评估与监控体系,促进人才培养质量的提高;要加大精品课程建设和教学名师建设力度,以精品课程建设促进整体课程建设水平的提高,促进教师教学能力和教学水平的提高,打造一支具有自身特色和较高水平的教学名师队伍;要全面实施素质教育,围绕学生的学习能力、实践能力、创新能力培养,加强实践环节教学,积极引导学生开展科技创新和社会实践活动,增强学生综合素质。

(三)营造人才兴校氛围,在人才队伍建设上下功夫

国以立,政以才治,业以才兴。必须营造"人才兴校"氛围,凝聚人才优势,提升发展动力,突出抓好培养、吸引和用好人才三个环节,建立一支政治坚定、素质优良、数量充足、结构合理、敬业爱校的人力资源队伍。要加大高层次人才引进力度,制定和完善向优秀人才、关键岗位和紧缺学科专业倾斜的政策,采取引进、培养和外聘相结合的措施,提高教师队伍的整体水平;要继续做好省、校两级拔尖人才的选拔培养工作,促进有能力、有水平、有成果的拔尖人才脱颖而出,壮大优秀人才队伍;要紧密结合学科平台建设,加快优秀人才融入学科梯队和学术团队;要进一步完善师德师风建设规章制度,量化师德师风考核标准,提高师德师风建设的自觉性;要深化干部制度改革,加强管理干部的培

养、培训，完善干部使用、考核和监督机制，努力造就一支精干高效，勤政务实，富有执行力和创造力的管理干部队伍。

（四）树立学科品牌意识，在学科建设工程上下功夫

学科水平是学校质量和水平的标志，是学校发展的核心竞争力。要以学科建设为主线，以重点学科建设为核心，以中医药学科为主体，提炼学科方向，汇聚学科队伍，构筑学科基础，积极推动与中医药相关学科、交叉学科和新兴学科的建设，建成多学科协调发展的学科专业体系，加速学科发展上台阶。要进一步确立学校办学层次、学科、专业的结构比例，确定学校基础学科、应用学科、综合性学科的结构体系及其发展比例；要以省级重点学科建设为龙头，进一步加大投入，改善科研条件，提高科技创新和人才培养的水平；要通过发挥国家局级、省级重点学科带头和辐射作用，带动校、院两级重点学科及一般学科协调发展；要在保持和发挥优势学科特色的同时，加强交叉和新兴学科的建设，在学科体系的建设上进一步提升层次，完善功能，增强实力；要认真确定一批学校优先建设和发展的二级学科，或由相关邻近学科组成的学科群，力争通过5年左右的建设，在国内同类院校中形成较大的影响力。

（五）强化科技强校理念，在推进科技创新上下功夫

教学和科研是高等教育的重要职能，产学研结合是中医药的优势。除了培养出社会需要的各层次的人才外，更要发挥我们智力资源的优势，加强科技开发，促进科技成果转化，使教学与科研互动，积极向教学研究型院校迈进。要坚持基础研究与应用研究并重，大力加强开发研究，推动科技创新，紧密围绕高层次人才培养、重点学科建设、博士点申报和创建中医药大学开展科研工作，力争在中医和中西医结合基础理论研究、新安医学研究、中药研究、针灸经络研究、中医和中西医结合临床研究、保健食品和保健医疗器械开发研究、人文社会科学研究等方面取得更多的成果；要重点围绕中药新药开发和提供以中医药内容为主的科技服务来开展科技开发工作，进一步加强与地方政府和企业的联系，积极参加各类"产学研"活动，使我校研发基地布局根据合理、管理根据规范；要利用各种形式展示和宣传我校的科技成就及研究水平，扩大我校对外影响，促进科技成果转化；要继续完善学校科研实验中心建设，认真建好现有省级重点实验室建设，加快建设国家中医药科研三级实验室。

（六）谨守和谐融校情怀，在优化运行机制上下功夫

和谐是一种秩序、一种健康、一种度、一种美，是中医文化"天人合一"思想的表现。构建和谐校园，要着力推进内部管理体制改革，建立健全学校章程，保障学校各项活动在制度化、规范化的轨道上有序运转。要根据事业单位编制管理、岗位设置的相关规定，科学设岗，强化编制管理的约束机制，从严控制党政机关工作人员数量，进一步优化教职工的人员结构；要建立按需设岗、公开招聘、平等竞争、择优聘任、严格考核、合约管理、能上能下的新型用人机制，逐步实行全员聘用合同制、教师聘任制。要完善考核评估体系，制定科学的各类考核实施细则，并将考核结果与个人的聘任、职务升降、分配、奖惩直接挂钩，加强聘后人员管理体制；要合理拉开分配差距，进一步贯彻"分类管理，以岗定薪，多劳多得、优劳优酬"的分配原则，完善和强化激励机制；要在学校整体经济实力持续增强的同时，确保教职工的总体收入水平同步增长，不断改善教职工生活、学习和工作条件，充分调动教职工的积极性、主动性和创造性；要积极推进管理体制改革，扩大二级学院自主权，明确各级领导班子职责、权利和义务，建立起灵活、有效的分级管理体制；要进一步明确教师在学校的主体地位，完善政策措施，使学校各职能部门、服务机构都树立和增强为教学科研工作服务、为教师服务的意识，提供优良的服务保障；要推进教学、科研和行政管理的成本核算制度，通过经济杠杆和各类制约机制，提高资金、设备和人员的利用率，合理调配资源；要积极稳妥地推进后勤社会化改革，建立健全科学的后勤服务质量标准体系，以降低服务成本、提高服务质量为目标，按现代企业制度要求建成自主经营、独立核算、自负盈亏、具有独立法人资格的后勤服务实体。

（七）不断提高社会声誉，在拓展就业渠道上下功夫

学校的存在与发展，最终是要靠其毕业生对科学事业和社会发展所做出的卓越成就与贡献来支撑。我们培养的中医药高级应用型人才和与医药相关的复合型人才，最终要得到社会的承认。要围绕建立毕业生就业工作的长效机制做文章，进一步完善就业工作体系；要以社会需求为导向，注重素质教育、技能培养和社会实践，改革人才培养模式，提高毕业生适应市场和基层需求的能力；要进一步建立责任制，明确目标，落实任务，抓好服务平台建设，及时准确地提供就业信息；要加快转变观念，拓宽就业渠道，鼓励毕业生到基层到民营单位到艰苦地方择业、就业和自主创业。

（八）努力扩大国际影响，在对外交流合作上下功夫

积极拓展国际交流渠道，广泛开展大学之间的国际合作，是大学顺利发展的必然趋势。要进一步加大对外宣传力度，拓展专业，挖掘生源，开创新的办学模式，多渠道扩大对外教育规模，以促进我校研究生、留学生、成人及职业技术教育协调发展，为中医药更快走向世界做好服务；要以加强留学生临床实践能力培养为重点，建立适合留学生教育的临床带教规范，切实提高留学生临床实践能力；要充实国际教育管理队伍，建立起一支素质高、能力强，集管理、教学、翻译于一体的国际教育工作队伍；要以国际人才市场需求为导向，结合学校实际，选择境外高校、学术机构和企业进行多方式、多层次的交流与合作，积极引进海

外优质教育科研资源；要加强涉外服务队伍建设，建立健全涉外服务规程，改善服务条件，扩大服务范围，提高服务质量，为外国留学生和港澳台学生提供良好的生活学习环境。

（九）秉持特色弘校理念，在文化传承创新上下功夫

大学的办学特色不仅是大学的生存战略，更是大学的发展战略。中医药是中华传统文化的瑰宝，中医院校应在继承的基础上创新中医药文化。要进一步强化"弘扬新安医学，培育中医药人才"的办学特色，加强学校新安医学研究中心的建设，积极筹建新安医学博物院，深入研究和发掘新安医家的学术思想和临床经验，编写新安医学系列选修教材，将新安医学研究成果进一步融入专业教学内容，开拓继承弘扬新安医学优良传统的新途径，更好地发挥这一办学特色在教学和育人上的作用。

（十）着力拓展办学空间，在筹措办学经费上下功夫

学校办学空间受限，办学经费投入不足，是制约我校发展最大的瓶颈。要根据事业发展的需要，周密论证，提出切实可行的建设项目，力争进入我省重点建设和重点扶持院校，在解决办学空间的同时，积极为地方经济建设服务，争取更多专项拨款；要积极开展联合办学，创办独立学院，进一步扩大办学规模，拓宽中医药办学空间；要努力使科研工作上层次、上水平、上大项目，加速科研成果转化，开辟新的经济增长点；要进一步深化财务改革，健全财务制度，规范财务管理，强化审计、监督工作，大力倡导厉行节约，加强办学成本核算，杜绝浪费，集中资金，统筹规划，明确重点建设领域，提高资金使用效益，建设节约型学校。

关于在少荃湖建中医药主题集中区项目的建议

为认真贯彻落实党中央、国务院及安徽省扶持中医药事业发展的方针政策，进一步促进中医药事业和产业发展，更好地为人民健康服务，为合肥经济社会发展服务，建议在合肥市新站区少荃湖旁建设合肥市中医药主题集中服务区。具体建议如下：

一、关于项目具体内容及建设模式

建立融中医药教育、科技、医疗、文化、产业、养生于一体的国内一流的中医药综合集中服务区，内设中医药培训中心、中医医疗中心、中医药文化宣传中心、中医药对外交流合作中心、中医药科技产业发展中心、中医药养生保健中心等。项目采取合作共建模式，即由合肥市政府提供项目引导资金和项目用地，安徽中医学院提供人才和科技支撑，利用政策机制吸引国内外企业投资共建。

二、关于项目建设背景及必要性

中医药作为中华民族传统文化的瑰宝，不仅是重要的医疗保健资源，也是我国重要的经济资源和自主创新资源。"十二五"时期，中医药迎来了前所未有的发展战略机遇期。党和政府高度重视中医药工作，党的十七大报告提出要"坚持中西医并重""扶持中医药和民族医药事业发展"，国务院《关于扶持和促进中医药事业发展的若干意见》为建设中国特色医药卫生体制和中医药在新时期新阶段的科学发展指明了方向。《中华人民共和国国民经济和社会发展第十二个五年规划纲要》将"支持中医药事业发展"作为"完善基本医疗卫生制度"的六项重点任务之一，力度前所未有。安徽省委、省政府对中医药事业发展的重视程度和推动力度不断加大，加强了对中医药工作的领导和体制机制建设，加大对中医药的投入，为中医药事业发展营造了良好的环境。随着我国进入全面建设小康社会的新阶段，人民生活水平不断提高，健康意识和理念不断增强，广大人民群众信中医、用中药，对中医药知识和服务的需求日益增长。随着医药卫生体制改革进一步深入，疗效确切和费用低廉的中医药必将发挥更大的作用。随着健康观念的改变和医学模式的转变，中医药整体观、个性化辨证论治以及"治未病"健康保健方法的优势进一步凸显，为中医药提供了更加广阔的发展空间。今天，中医药已发展成集医疗、保健、科研、教育、产业和文化"六位一体"的综合体系，在深化医药卫生体制改革、转变我国卫生发展方式、推动科技自主创新、缓解人民群众"看病难、看病贵"、传承和弘扬中国传统文化等方面都具有极其重要的作用。以中医药养生保健为主题的健康产业在未来经济社会发展中必将呈现美好的发展前景。

三、关于项目的可行性

1. 经过53年的建设与发展，安徽中医学院已经发展成为一所以中医药学科为主，相关学科协调发展，办学层次齐全，中医药特色鲜明的高等院校，学校是国家博士学位授权立项建设单位、国家中医临床研究基地、国家中药现代化科技产业（安徽）基地、国家药品临床研究基地、国家中医药国际合作基地，今年有5个专业列入一本招生，有着较强的办学实力，今年正在争取更名为安徽中医药大学。

2. 少荃湖是安徽名人李鸿章、王亚樵的出生之地，附近建有合肥高教园区，生态环境优美，人文底蕴深厚。作为高教园区的一员，安徽中医学院新校区一期工程将于2013年7月竣工投入使用，届时学校将逐渐实现整体搬迁，学校按"1+5"（在建设安徽中医药大学的同时，同步建设安徽省中医药科学院、中医药文化发展与对外交流中心、中医药养生保健中心、药用植物园和一所附属三级甲等中西医结合医院）的建设规划可以为中医药主题集中服务区的建设提供强有力的人才、学科、技术、文化和平台方面的支持，发挥积极主动的作用。

3. 另悉，少荃湖旅游综合开发项目也正在进行中，中医药主题集中服务区的建设与少荃湖的旅游项目相得益彰，旅游、养生、保健、文化一体化的模式将会带来可观的社会效益和经济效益，改善经济建设与社会发展的宜居环境，提升合肥在中部乃至全国的影响力。

我相信，合肥市中医药主题集中服务区的建设，将在合肥"新跨越、进十强""建设区域性特大城市"战略中大有可为。

专此建言。

地方中医药院校应在错位发展中彰显特色优势

中医药学作为中国传统文化的瑰宝，为中华民族的繁衍生息，为人类的卫生保健事业做出了巨大的贡献。中医药高等教育作为中医药学的基石，为中医药的传承发展，为中医药事业的繁荣兴盛做出了不可磨灭的功绩。当前中医药事业的发展正处在十分重要和关键的时期，如何以科学发展观为指导，如何正确分析形势、科学制定发展策略，促进中医药高等教育又好又快发展，是我们必须思考的问题。广泛用于社会经济发展领域的"错位发展"思想，应在地方中医药院校科学发展过程中认真借鉴并积极付诸实践，以进一步彰显中医药的特色和优势，更好地服务人类健康事业和经济社会发展。

一、地方中医药院校"错位发展"必要性

所谓"错位"，是指竞争主体各寻其位，错落有致，顺利前行。"错位发展"的思想源于家喻户晓的田忌赛马故事，田忌通过上中错位、中下错位、下上错位的策略赢得了比赛胜利。错位发展可以避免竞争中的"撞车"和"挤独木桥"，减少无谓消耗，合理配置资源。地方中医药院校的发展也应充分借鉴"错位发展"理念，扬长避短，办出特色，争创一流。

1. 实行"错位发展"是推进地方中医药院校自身发展的需要。近十年来，全国中医药高等教育取得了可喜的成就，但仍存在发展不平衡问题。具体来说，高等中医药教育事业在发展中出现以下亟待解决的问题：社会对高等中医药教育的认识还不统一、投入还不足，校际之间、各科类之间发展还不平衡；高等中医药教育发展的创新能力还不强，中医药教育水平总体上还不高，办学理念、教育观念亟待变革与创新；定位不准、特色不明、趋同发展、盲目攀升的现象还存在；高等中医药教育对地方经济的贡献偏低，服务地方经济的能力亟待提升；高层次人才培养能力较弱，教育质量问题还不同程度的存在等[1]。解决这些问题的关键在于以科学发展观为指导，结合区域经济社会发展实际，结合省情、校情，寻求自身优势，采取差异化策略，不断提高教育教学质量和办学水平。当前，全国中医药院校都在科学发展观的指引下，积极推进"十二五"发展，着手谋划

"十三五"战略规划。现阶段，生源、就业、科技创新等方面的竞争给地方高校的生存和发展带来极大挑战。迎接挑战、解决问题的最好途径就是实行"错位发展"，形成自己的办学特色，提升人才培养质量和服务社会水平。

2. 实行"错位发展"是服务地方地方经济社会发展的需要。地方高校的主办和投资主体是地方各级政府，所以地方高校不仅要服务国家发展战略，更要积极服务地方区域经济社会发展。毫无疑问，地方中医药院校就是要在中医药医疗、中医药养生、中医药产业等方面服务地方经济社会发展。问题在于如何服务，怎样服务得更好。当前我国的经济社会发展正在积极转型，人们的思想观念、生活方式也在发生深刻变化，在医疗、养老、养生保健方面有着更高的需求。在此大环境下，地方经济社会发展对人才的需求更实用、更专业、更苛刻。安徽属于中部省份，承东启西，区位优势明显。安徽是中医药资源大省，现有中药资源3482种，居华东之首、全国第六。亳州是全国最大的中药材生产基地和交易中心。安徽已被确定为国家中药现代化科技产业基地，现代中药高新技术产业列入安徽省政府"861"行动计划。安徽是中医药文化大省，新安医学、华佗医学影响深远。《安徽省"十二五"规划纲要》提出"支持中医药事业发展，完善中医药服务体系，加强新安医学研究和发掘"[2]；《安徽省"十二五"服务业发展规划》提出"大力推进中医药健康产业发展"[3]。所以，安徽中医药大学必须结合安徽实际，进一步研究新安医学和华佗医学，进一步发展中药产业，培养更多应用型中医药人才，以更好地满足人民群众日益增长的医疗服务需求和区域经济发展需要。

3. 实行"错位发展"是落实党和国家有关政策的需要。截止到2012年底，我国共有普通高等学校和成人高等学校2442所，高等教育总规模达到2563.1万人，高等教育毛入学率达到30%，这表明我国高等教育已从精英教育阶段步入大众化阶段。我国拥有1623所地方高校，在高等教育体系中的地位是举足轻重的，作用也是显而易见的。[4]能否办好地方高校，对于支撑、服务区域经济社会发展和推进科教兴国战略意义重大。《国家中长期教育改革和发展规划纲要》中多次提出促进和鼓励高校办出特色，克服同质化倾向，形成各自的办学理念和风格，在不同层次、不同领域办出特色、争创一流[5]。2012年，教育部颁布的"质量30条"是我国关于高等教育的顶层设计，其中对于地方高校的定位是地方性、应用型，指出要"促进高校合理定位，各展所长，在不同层次、不同领域办出特色、争创一流"[6]。可见，国家对地方高校的定位和办学特色的要求是明确的、具体的。2009年，《国务院关于扶持和促进中医药事业发展的若干意见》指出，要根据经济社会发展和中医药事业需要，规划发展中医药院校教育。[7]地方中医药院校应找准定位，突出特色与优势，实行错位发展，以更好地服务国家战略需要和地方经济社会发展。

二、地方中医药院校"错位发展"的基础条件

所谓基础条件，就是指地方中医药院校在错位发展过程中所需要的主观和客观条件，包括思想观念转变、政策支持、区域环境优化和资源整合等。

1. 观念上探求创新。思想观念是行动的先导，解放思想是发展的动力之源。地方中医药院校实行错位发展，凸显中医药特色与优势，就必须在思想观念上有所创新、有所突破，尤其要突破全国中医药院校"千校一面"的思想。当前，最重要的就是要紧紧围绕科学发展的总要求，找准解放思想与实际工作的结合点，站在全国和世界的角度审视自身，用全球化眼光来谋划发展。同时，要有敢于作为的观念，充分利用地方高校在时间上、空间上和地域上等多方面的独特优势，充分利用地方中医药院校在中医药行业、中医药学科等方面的特色优势，明确目标，扬长避短，整合资源，突出特色，积极作为。

2. 政策上寻求支持。地方高校要错位发展，离不开有关政策的指导与支持。因此，地方中医药院校要积极地深入地学习政策、研究政策、领会政策、争取政策、用好政策。从国家层面而言，《国家中长期教育发展规划纲要》《国务院关于扶持和促进中医药事业发展的若干意见》及教育部《关于全面提高高等教育质量的若干意见》、教育部财政部《关于实施高等学校创新能力提升计划的意见》等，对地方中医药院校实行错位发展都提供了政策依据。在这些政策的引领下，地方政府和教育主管部门都会制定配套的政策和实施意见。因此，地方中医药院校实现错位发展，必须认真领会政策，最大限度用好政策，以推进中医药事业的科学发展。

3. 环境上追求优化。地方高校所在的城市、所在的省份乃至所在的区位等区域环境，对高校的发展影响很大。地方高校与区域环境之间关系，具体表现有三，即地方高校对区域经济社会发展的贡献度、区域经济社会对该高校的认可度和地方党委政府对该高校的支持度。贡献度、认可度和支持度，三者互为条件、相互促进、相辅相成。所以，地方中医药院校应明确方向，找准定位，主动融入地方经济社会发展之中，为地方中医药事业和中医药产业的发展提供有效的人才服务和智力支撑；同时，积极争取政府支持，扩大社会影响，为学校发展营造良好的区域环境。安徽中医药大学积极与合肥、亳州、六安、黄山等市人民政府签订战略合作协议，不断加强产学研用合作，区域环境不断优化，学校的人才培养、科学研究、学科专业等都形成了自身的特色与品牌。

4. 资源上力求整合。地方中医药院校实行错位发展，离不开资源上的全方位整合。资源上进行整合，就为错位发展搭建了发展平台，提供了物质支撑。地方中医药院校应在教学、科研、医疗、产业、学科等方面进行深度、广度整合，

深入开展产学研用合作，着力推进协同创新，以期在人才培养、科学研究、社会服务、文化传承等方面更具特色与优势。2011年，经安徽省人民政府批准组建成立的安徽省中医药科学院就是依托安徽中医药大学的人才、学科、科研优势，整合全省中医药科技资源而设立的省级中医药研究机构。该机构将深入推进与有关高校、科研院所、行业企业、地方政府以及国外科研机构的多形式的产学研合作，开展协同创新，彰显中医药特色与优势。

三、地方中医药院校"错位发展"的路径选择

地方中医药院校实行错位发展，是一项复杂的系统工程，必须在路径设计、目标内容、保障措施方面，结合当地实际，出实招，谋实效。

1. 路径设计上把握错位发展的层次

一是宏观上的错位，避开其他产业的优势，积极发挥中医药自身的特色与优势，大力发展中医药产业、健康养生产业，把解决"看病难看病贵"、治未病及养生保健的文章做特做好；避开西医院校的优势，围绕中医药相关学科，培养中医药及中医药相关专业的专门人才。二是中医药院校之间的错位。全国独立设置的25所中医药院校，应该说各有各的优势，各有各的特色。一所中医药院校的发展要因地制宜，避免办学定位、办学思路、人才模式及学科专业趋同，要突出自身的特色和优势。三是学校内部的错位。一所学校下面一般建有不同的学院或系部，不同的院部之间也要结合自身的实际，做到特色和优势突出，可在人才培养模式、学科建设、专业建设、课程设置等方面做到错位发展。

2. 发展内容上突出错位发展的重点

（1）不断创新人才培养模式。人才培养是高校的核心职能。高等中医药教育培养人才要突出中医药的特色、优势，培养出的中医人才要会用中医的思维、中医的方法解决问题。要积极转变当前统一、单一的中医药人才的培养模式，结合实际，立足社会和区域经济发展需求，大胆创新，可与企业联合培养、可中医药院校间交流培养、可建立基地定点培养、可与国外有关高校和科研机构联合培养等，探索扩大高技能型、应用型、复合型人才培养规模，切实为经济社会发展、为中医药事业的发展提供人才支撑。

（2）进一步凝炼学科方向。加强学科建设是促进高等教育可持续发展的必然选择和首要问题。高校的生机源于学科的活力，学科对于高校的意义，除了从外部获得社会认可外，还表现在学科是高校校际合作与竞争的基础，是高校有效完成自身职能的载体。要用错位发展的思路，进一步凝炼学科方向，确保重点学科和学科群的建设；要进一步优化学科结构，促进学科整体实力的增强；加大投入，逐步建立学科研究基地；根据区域经济社会发展的客观需要，注重学科的交叉融合，培植新的特色学科等。

（3）着力提高师资水平。教师是高校办学的主体。教师队伍建设也不能千篇一律，要有自己的引进方式、培养思路与计划，要着眼于学校的内涵建设与市场需求，不断优化中医药院校自身的人才队伍结构。要通过制度建设和经费倾斜来保障高层次人才"请进来""走出去"，选送优秀的骨干教师到国内外相关大学和科研单位进修或攻读学位，切实提高优势学科和特色学科教师的业务和科研水平，推动学校优势学科专业和特色学科专业建设。

（4）积极打造科研品牌。《中长期教育改革与发展规划纲要》指出，要充分发挥高校在国家创新体系中的重要作用，鼓励高校在知识创新、技术创新、国防科技创新和区域创新中做出贡献。[8]中医药院校间在科研上的竞争十分激烈，要紧密结合区域经济社会发展情况，根据各自高校的学科带头人情况、科研技术骨干队伍状况，凝炼自身的科研方向，搭建合适的科研平台，建立激励的科研机制，努力形成自己的科研品牌，从而在中医药行业间形成独有的特色与优势。

（5）主动服务地方经济社会发展。《中长期教育改革与发展规划纲要》指出，要牢固树立高等学校主动为社会服务的意识，利用高校人才汇聚、学科综合交叉的能力优势，全方位开展服务，要求进一步推进产学研用结合，加快科技成果转化，积极参加文化建设，参与决策咨询，充分发挥智囊团、思想库的作用。[9]中医药院校在地方经济社会发展中要想有位，必须有为。如何推进产学研用结合，不同地区、不同区域、不同高校做法不应相同。要以错位发展的思维找准服务地方经济社会发展的着力点、支撑点，扩大影响，提高声誉。

（6）深入开展对外交流与合作。中医药不仅属于中国，也属于世界。中医药正以自身独特的影响与魅力走向世界，受到世人的广泛关注。对外交流与合作是中医药院校区别于其他类型高校的又一办学职能。走出国门宣传中医药，吸引外国留学生来校学习中医药，都需要拥有"拿得出手"的"绝活"，增强吸引力，扩大影响力。为此，也必须要有错位发展的战略举措，推进中医药院校自身的对外交流与合作。

（7）着力提高临床水平。中医药服务社会，维护人类健康的直接表现就是医疗。医疗诊断水平和中医药疗效是中医药取信于民、用之于民的关键所在。中医药院校要充分发挥自身的特色和优势，大力加强临床学科建设、临床病种科学研究，推出几个有独特疗效的病种，从而在中医药界形成自身的品牌，扩大自身的影响。

3. 目标落实上抓好错位发展的保障

（1）树立错位发展的理念。思路决定出路，理念决定行动。地方院校教职工尤其是领导班子要切实树立起"错位发展"的理念，立足自身，分析现况，比较利弊，更新观念，建好载体，发挥优势，加快发展。各中医药院校必须科学定位、强化特色、发挥优势，尽快突破当前统一、单一的办学和人才培养模式，从市场的多元需要和自身的实际出发，真正找准自己的发展定位和生存空间，并努力探索与这种发展定位和生存空间相适应的办学模式和运行机制。[10]

（2）制定错位发展的规划。当"错位发展"成为一种共识，就需要将其从无形转为有形，就需要谋篇布局，制定相应规划。地方中医药院校应在广泛调研论证的基础上，制定具有错位发展理念的学校发展规划，并在相应的子规划中（如学科建设规划、校园建设规划、人才培养规划等）具体布局相应的项目、措施及落实机制。

（3）搭建错位发展的平台。从当前情况来看，要着重构筑好硬件设施、信息和政策三大平台。一要完善校园教学科研设施，为全方位实施错位发展做好基础性工作；二要把握趋势，加快信息化建设，建设"数字化校园"，构筑好信息平台；三要按照"人无我有、人有我优、人优我新"的要求，完善各种政策，强化激励作用，努力构筑良好的政策平台，营造宽松的校园发展环境。

（4）争取错位发展的项目。重大项目投资建设是中医药院校更好发挥职能的关键因素。重点在学科专业建设、健康产业、养生保健、医疗服务、药用植物栽培与普查等方面争取或设立项目，引导实施错位发展。

（5）创新错位发展的机制。在完善硬件建设的同时，着力优化软环境，努力营造良好的和谐校园氛围。在干部选拔、师资培养、奖金分配等方面制定相应的激励和惩处机制，鼓励各二级单位积极打造自身品牌，积极彰显中医药的特色与优势。

（本文作者：王键、董玉节）

参考文献：

[1] 王键. 高等中医教育科学发展的若干思考 [J]. 中医教育，2010（1）：4-7.

[2] 安徽省国民经济和社会发展第十二个五年规划纲要 [EB/OL]. http://ah.anhuinews.com/system/2011/03/07/003812278_08.shtml，2011-3-7.

[3] 安徽省人民政府关于印发安徽省"十二五"服务业发展规划的通知 [EB/OL]. http://www.110.com/fagui/law_387633.html，2011-11-14.

[4] 王云彪. 抓住关键环节，力促地方高校形成办学特色 [J]. 中国高等教育，2014（6）：55-58.

[5] 国家中长期教育改革和发展规划纲要（2010-2020年）[N]. 光明日报，2010-7-30（6）.

[6] 教育部关于全面提高高等教育质量的若干意见 [J]. 中国高等教育, 2012 (11): 20-24.

[7] 国务院关于扶持和促进中医药事业发展的若干意见 [N]. 中国中医药报, 2009-5-8 (1).

[8] 国家中长期教育改革和发展规划纲要 (2010-2020年) [N]. 光明日报, 2010-7-30 (6).

[9] 国家中长期教育改革和发展规划纲要 (2010-2020年) [N]. 光明日报, 2010-7-30 (6).

[10] 王键. 高等中医教育科学发展的若干思考 [J]. 中医教育, 2010 (1): 4-7.

略论中医药核心价值与社会主义核心价值观的契合性

中医药核心价值精神是中华民族几千年来认识生命、尊重生命、防病治疾和维护健康的思想体系和方法体系，蕴含着丰富的中华传统文化价值观。党的十八大报告分别从国家、社会、个人三个层面概括了社会主义核心价值观：倡导富强、民主、文明、和谐，倡导自由、平等、公正、法治，倡导爱国、敬业、诚信、友善。社会主义核心价值观是在继承发扬马克思主义理论智库，吸收、改造、融合中国传统文化，总结社会主义实践经验基础上综合创新而成。笔者认为，中医药核心价值和社会主义核心价值观都根植于中国传统文化，其在价值诉求方面本质上是契合的，在传承文化方面的使命是契合的，在体系构建方面的路径是契合的。

一、价值诉求：本质契合

中国传统文化博大精深，根植于中国传统文化的中医药文化源远流长。当前，对于中医药文化核心价值的提法较多，讨论较多。国家中医药管理局曾在2009年下发的《中医医院中医药文化建设指南》中指出，中医药文化的核心价值，大家普遍认为，主要体现为以人为本、医乃仁术、天人合一、调和致中、大医精诚等理念，可以用"仁、和、精、诚"四个字来概括。2013年12月，国家中医药管理局正式立项"中医药文化核心价值观凝炼研究"课题，面向社会开展中医药文化核心价值观征集活动。笔者认为，中医药核心价值的精髓主要体现在：以人为本的人文精神、天人合一的哲学思想、致中尚和的价值取向、大医精诚的人格追求等。这些思想与社会主义核心价值观的精神实质、价值诉求有着内在的一致性。

1. 中医药以人为本的人文精神契合了社会主义核心价值观的民本情怀

人文主义精神的核心思想是以人为本，体现了对个体生命和人类命运的专注与关怀。从医学角度而言，人既是医学的出发点，也是医学的归宿。离开了人，无所谓医学。中医学的着眼点始终在人，古代医家每在危急重症时候并不是一味着眼于疾病，多是采取"留人治病"的思路，这就是基于"以人为本"的思想理念。人们常说的"仁爱贵生""医乃仁术"不仅是治病的医术,更是治人的医道,体现了厚重的人文精神。《素问·宝命全形论》开篇指出,"天覆地载,万物悉备,莫贵于人"。孙思邈在《千金要方》中有言:"人命至重,有贵千金"。社会主义核心价值观24字中尽管没有"民本"字眼,但无不体现了"以人为本"理念。可以说,24字既是以人为本的重要内容,更是以人为本的基本要求。作为美好的价值目标,社会主义核心价值观展现着人们为之奋斗的前景与指向,契合了广大人民心灵深处对精神信仰的渴求,激励着人们奋勇前行。培育和践行核心价值观,人民群众是主体。在坚持以人为本中提升价值认同,以核心价值观的弘扬促进人的全面发展,我们所倡导的价值理念就有了最深厚、最长久的生命力。

2. 中医药天人合一的哲学思想契合了社会主义核心价值观的生态智慧

天人合一又称天人合德或天人相应,是中国古代的一种哲学思想和思维方式,也是中国哲学区别于西方哲学的最显著特征。西方人总是企图以高科技来征服自然和掠夺自然,而东方先哲却强调,人类只是天地万物中的一个部分,人与自然是彼此依存、息息相通的一体。将人置于天地之间,也是中医药学理论及思维的基石。人的生命由天地所赋予,其生命活动与生命过程,包括生老病死,无不受到天地的影响。中医言生命、言健康、言疾病、言治病均以天地为法则。《素问·宝命全形论》指出"人生于地,悬命于天,天地合气,命之曰人",又说"人以天地之气生,四时之法成"。[1]可见,中医药文化中的天人合一有着丰富的生态智慧思想。社会主义核心价值观对社会发展具有规范和引领作用,而生态危机是我们党必须面临的崭新课题。从生态视角看,社会主义核心价值观24字,至少有8字为我们提供了解决生态问题的智慧。社会主义核心价值观中的"文明"应体现着人类最新的文明形态——生态文明;社会主义核心价值观中的"和谐"应体现为人与自然、人与社会和人与人的三者和谐;社会主义核心价值观中的"平等"应体现为"人与自然"存在论意义上身份与权利的平等;社会主义核心价值观中的"公正"应体现为生产、消费所占用社会资源和代际间的公正等。

3. 中医药致中尚和的价值取向契合了社会主义核心价值观的和谐思想

中医的"致中和"来源于儒家的中庸思想,"喜怒哀乐之未发,谓之中;发而皆中节,谓之和。中也者,天下之大本也;和也者,天下之达道也。致中和,天地位焉,万物育焉。"[2]《内经》中也多次提到治病和养生都要"以平为期"。《素问·至真要大论》指出"谨察阴阳之所在而调之,以平为期"。《灵枢·刺节真邪》有言:"与天地相应,与四时相副,人参天地。"在防病治病过程中,中医药"致中尚和"强调人要顺天应时,做到精气神和谐平畅,保持阴阳相对平衡。可见，中医药文化基本上就是"和"的文化，与中国传统文化"中庸"、"和谐"思想一脉相承。追求和谐是人类社会发展的重要价值，我国自古就形成了"和而不同""天下为公""天人合一""大同世界"等和谐思想。十八大报告正式将"和谐"作为社会主义核心价值观基本内容。社会和谐是社会主义者的精神追求。构建和谐社会，就是要实现人与人之间、人与社会之间、人与自然之间的和谐。对内，我们要妥善协调各方利益，实现全体人民友爱互助、融洽相处以及人与自然和谐共处；对外，我们要和世界各国一起共同建立一个平等公正、和睦互信、包容开放的世界。

4. 中医药大医精诚的人格追求契合了社会主义核心价值观的诚信要求

唐代医学家孙思邈撰写《大医精诚》以启迪后人。"精"指中医的医道精微，要勤求古训，追求高层次的医术；"诚"是医德修养的一种境界，要求心怀至诚、虚怀若谷，在治学、诊疗、处世等方面要摒除妄言和弄虚作假。《千金要方》有言："故学者必须博极医源，精勤不倦，不得道听途说，而言医道已了，深自误哉。"[3]《医学集成》也指出："医之为道，非精不能明其理，非博不能致其得。"[4] 这就是说，为医者必须心怀至诚，医术精湛，救死扶伤。这种追求至精至诚的精神何其宝贵！十八大报告明确将"诚信"作为社会主义核心价值观的重要内容。的确，诚信是最基本的道德支柱，是人们在一切社会事务活动中应当严格遵守的道德底线。对个人来说，"诚信"是一种修养，一种崇高的"人格力量"；对一个组织来说，它是一种形象、一种信誉；对于政府来说，"诚信"是"公信力"的体现。在社会主义核心价值观中，诚信作为一种基本的道德规范，是个人立身、组织有誉、政府公信、社会和谐的道德凭据。

二、传承文化：使命契合

文化是软实力。当今世界，各国之间综合国力竞争日趋激烈，文化日益成为综合国力竞争的重要因素，日益成为民族凝聚力和创造力的重要源泉。对发展中国家来说，文化是助推生产力发展、维护国家利益和安全的重要精神武器。中医药文化核心价值和社会主义核心价值观都是植根于中国传统文化的沃土中，吸收了中国传统文化的合理成分才形成和发展起来的。中华民族要实现民族复兴，实现伟大的"中国梦"，就必须在大力发展经济的同时，大力加强包括中医药文化在内的文化建设，大力培育和践行社会主义核心价值观，深入弘扬以爱国主义为核心的民族精神和以改革创新为核心的时代精神，努力提升文化自觉，大力增强文化自信、着力实现文化自强。

1. 提升文化自觉

文化自觉是文化自信自强的基础。今天，我们传播和践行中医药核心价值，培育和践行社会主义核心价值观，首先要提升文化自觉。提升中医药文化自觉，就是要对中医药文化的历史地位、价值取向、内在规律及社会使命等，有着深刻认识和准确把握。中医药共同体应有"坚定中医信念，弘扬中医精神"的自觉，"振兴中医、传承文化"的自觉；民众应有信中医、用中医、情系中医的自觉；政府应有支持中医、扶持中医、大力发展中医的自觉。[5]社会主义核心价值观是中国文化的精髓，必须要有培育和践行的自觉。习近平指出，一个国家的文化软实力，从根本上说，取决于其核心价值观的生命力、凝聚力、感召力。培育和弘扬核心价值观，有效整合社会意识，是社会系统得以正常运转、社会秩序得以有效维护的重要途径，也是国家治理体系和治理能力的重要方面。历史和现实都表明，构建具有强大感召力的核心价值观，关系社会和谐稳定，关系国家长治久安。[6]因此，我们对中医药核心价值和社会主义核心价值观不仅要有高度的认同，更要有自觉培育、自觉传播、自觉践行的担当意识和担当精神。

2. 增强文化自信

文化自信是一种信念、信心。在当前传统文化与当代文化深刻纠结、东方文化与西方文化强烈碰撞的背景下，各种形态的文化交流交融交锋远远超过以往，这就要求我们以更加理性、科学的态度认清文化发展的历史、现状和未来趋势，正确看待过去的文化和现在的文化，正确看待自己的文化和别人的文化，树立应有的文化自信。[7]然而，有着5000年历史的中医药文化走到现在却常遭争议，曾被贴上"非科学、伪科学、江湖骗术"等标签。前一段时期，还出现了取消中医、废去中医的言论。这些杂音不但没有削弱中医的影响，反而激发了民众更加关注中医、更加信任中医。我们不仅要坚信中医的疗效，更要坚信中医的文化内涵和价值取向，与时俱进，继承创新。培育和弘扬社会主义核心价值观必须立足中华优秀传统文化，必须自信中华优秀传统文化。习近平指出，博大精深的中华优秀传统文化是我们在世界文化激荡中站稳脚跟的根基。中华文化源远流长，积淀着中华民族最深层的精神追求，代表着中华民族独特的精神标识，为中华民族生生不息、发展壮大提供了丰厚滋养。[6]对此，我们对中医药核心价值和社会主义核心价值观应当始终坚守中华民族文化立场，坚定文化自信，对外来文化包容借鉴，在实践中不断形成中国特色、中国风格、中国气派，使中医药文化深入人心，使社会主义核心价值观内化为人们的精神追求，外化为人们的自觉行动。

3. 实现文化自强

自强是自觉、自信的目的。文化自强，就是要坚持走自己的路，使我们的文化具有强大的生命力、影响力和竞争力。传播和践行中医药核心价值，培育和践行社会主义核心价值观，最终目的是一致的，都是使我们的国家更加富强、更加和谐，我们的人民身心更加健康、生活更加幸福。中医药文化自强，就是坚持中医药的特色与优势，在继承中创新，在实践中完善，不断深化中医药对生命与疾病的认知观念,不断传承中医药所派生的思维模式、道德追求与行为方式等,使我们中医药具有强大的影响力、创造力和竞争力,从而造福人类、造福社会。文化对于民众的凝聚力,很大程度上取决于渗透其中的核心价值观的感召力;文化对于国家的软实力,很大程度上取决于其代表的核心价值观的竞争力。社会主义核心价值观与中国特色社会主义发展要求相契合,与中华优秀传统文化和人类文明优秀成果相承接,是我们党凝聚全党全社会价值共识所作出的重要论断。因此,我们要坚持不懈地用社会主义核心价值观来引领我们的文化建设,全面融入我们的社会生活,以形成强大的文化凝聚力,来展示当代中国形象的文化软实力,从而建设社会主义文化强国。

三、体系构建:路径契合

在世界文化软实力竞争日益激烈的新形势下,不论是中医药核心价值还是社会主义核心价值观,都面临如何传播、如何培育、如何践行的问题,都面临在人民大众中构建培育和践行的体系问题。一种文化,一种价值观念,关键要大众化、普及化,让大家对照去做,变成老百姓的自觉行为,这才是关键。传播和践行中医药核心价值、培育和践行社会主义核心价值观,都离不开宣传、教育、引领、规范、实践等方式,其路径是契合的。

1. 宣传与教育结合

宣传是前提,要让民众知道何谓中医药核心价值,何谓社会主义核心价值观?它们的内容、要求是什么。因此要做好中医药文化、中医药核心价值和社会主义核心价值观的宣传舆论工作,充分利用主流媒体,充分利用网络,充分利用公共场所的宣传媒介,大张旗鼓配合政府的意见,做好宣传、讲解工作。做好宣传的同时,要抓好教育工作。大家知道,青少年代表祖国的未来,青少年脑子里面要把核心价值观融入灵魂,真正落实到行动,我们国家、我们民族的未来才有希望。就中医药文化而言,一方面要对广大民众加强宣传和教育,另一方面要对广大立志中医药事业的青年学子加强教育。面对社会上诸如"中医是庸医,中药是毒药""中医是经验医学,中药是安慰剂"等质疑中医,呼吁取消中医的言论,面对少数人打着中医看病的幌子骗取钱财、草菅人命的行径,面对西医的"强势"来说,我们在抓好基本理论、基本技能教育的同时,要切实加强对他们的中医药核心价值教育,做到医德与医术齐头并进,这样他们方可成为造福人类、造福社会的良医。

2. 继承与创新结合

中医药核心价值和社会主义核心价值观都源于中华优秀传统文化,在培育和践行的过程中,都存在继承与创新问题。就中医药核心价值而言,我们要在继承的基础上,根据人民群众日益增长的健康需要,加以挖掘与创新,着力提高中医药防治重大疑难疾病的临床疗效,提高中医药防治传染性疾病的应对能力,提高中医药诊疗常见病、诊治多发病的水平,开拓中医药治未病的医疗新市场等,不断创造中医药文化的新价值。就社会主义核心价值观而言,也必须继承和创新中华优秀文化,从而更好地涵养核心价值观。习近平总书记指出,中华文化源远流长,积淀着中华民族最深层的精神追求,代表着中华民族独特的精神标识,为中华民族生生不息、发展壮大提供了丰厚滋养。中华优秀传统文化蕴藏着丰富的思想资源,包含着优秀的传统美德,必须坚持客观、科学、礼敬的态度,认真汲取中华优秀传统文化的思想精华和道德精髓,做好创造性转化和创新性发展,激活其生命力,增强其影响力和感召力,为涵养社会主义核心价值观提供重要源泉。[8]

3. 理论与实践结合

实践与理论是相辅相成的,理论源于实践,是对实践经验的概括和总结,更是对实践活动、实践经验和实践成果的规范性矫正和思想性引导;在理论指导下的实践反过来又推动着理论的丰富与发展。中医药核心价值和社会主义核心价值观在培育和践行的过程中,必须做到理论与实践相结合、相互动。对中医药核心价值,我们要深度挖掘其丰富的哲学思想和人文价值以及在诊疗过程中所体现的整体观、系统观、辩证观等。与此同时,我们要将中医药文化的理论精髓和研究成果应用于中医药院校日常教育、师承教育、中医院门诊以及在校园人文环境、医院人文环境的营造等实践工作上,以此形成良性互动。社会主义核心价值观是一个丰富的体系,具有博大的思想性、理论性和时代性,对其进行理论研究具有很强的必要性和现实性。更为重要的是,要在理论指导下将社会主义核心价值观转化为人们日常价值观和生活实践,转化为社会公德、职业道德、家庭美德和个人品德,转化为机关单位的行为准则。同时,在实践中形成的新经验、新做法以及遇到的新问题等,又为社会主义核心价值观的凝炼及其理论研究提供了广阔空间。

4. 组织与制度结合

传播一种文化,践行一种价值观,离不开政府部门的组织领导。国家中医药管理局对中医药文化建设高度重视,制定了《中医药文化建设"十二五"规划》,在有关文件和领导讲话中反复强调中医药文化建设问题。《关于培育和践行社会主义核心价值观的意见》也指出,各级党委和政府要充分认识培育和践行社会主义核心价值观的重要性,把这项任务摆上重要位置,把握方向,制定政策,营造环境,切实负起政治责任和领导责任。[9]同时,传播和践行中医药核心价值,培育和践行社会主义核心价值观,离不开制度建设。它们都需要制度的支撑、涵养,需要制度体系为其传播、弘扬提供强有力的保障。我们要在进一步使中医药核心价值和社会主义核心价值观具体化的同时，要努力将其文化理念和价值精神转化为各种不同层次、不同方面的社会制度，重要的还要转化为法律，建立较为完整的法律制度体系，这样方可加快推进中医药文化的普及，加快社会主义核心价值观及价值体系的构建，从而确保中国主流价值观主流地位的稳定性和持久性。2014年7月24日，饱受争议的《中华人民共和国中医药法（征求意见稿）》向社会公开征求意见，这是传承和践行中医药核心价值的福音，也是践行社会主义核心价值观的福音。

（本文作者：王键、董玉节）

参考文献：

[1] 崔晓丽编译. 文白对照黄帝内经［M］. 中国纺织出版社，2012：93.

[2] 孔丘，孟轲等. 四书·五经［M］. 北京出版社，2006：186.

[3] 北京中医药大学. 中医名家学说［M］. 上海：上海科学技术出版社，2013：224.

[4] 于铁成. 中医药文化选粹［M］. 北京：中国中医药出版社，2009：145.

[5] 张雷平、杨丙红. 略论构筑中医药文化的自觉自信自强［J］. 广西中医学院学报，2012（2）：150-153.

[6] 习近平. 把培育和弘扬社会主义核心价值观作为凝魂聚气强基固本的基础工程［N］. 人民日报，2014-2-26（1）.

[7] 启瑄. 提升文化自觉增强文化自信实现文化自强［J］. 红旗文稿，2012（5）：4-8.

[8] 刘奇葆：在全社会大力培育和践行社会主义核心价值观［N］. 人民日报，2014-3-5（6）.

[9] 中共中央办公厅印发《关于培育和践行社会主义核心价值观的意见》［N］. 人民日报，2013-12-24（1）.

中医学与中国传统文化的互动关系

中医学是在中国传统文化的土壤中萌生、成长并自然地得以普及的传统生命科学，是最贴近民生、最为民生不可或离的、具有东方文化特色的民族医学。由于"医学思想的形成、发展和演变，绝大多数情况下受掣于整个社会的文化生态环境，常是特定的社会文化思潮影响着医学观念和医学理论，而医学家通常只是在某些具体认识上对前者有所充实或补足。阴阳说如此，五行说、运气说、气说何尝不是这样"[1]。所以，"用文化阐释医学，从医学理解文化"成为当前医学文化研究的主旨。中医学作为一门独具特色的生命科学，一方面有其自身的发展规律，另一方面又不断吸收中国传统文化的理念、思维和方法，从中汲取智慧和激情。中医学与古代自然哲学、儒家文化、道家文化、佛家文化、数术文化、民俗文化等多种文化形态发生碰撞，彼此交融渗透，互为影响，最终成为独具特色而又优势突出的传统医学体系。古代哲学对中医学理论的形成起着重要的奠基作用，如阴阳五行学说、辨证施治直接构成了中医理论。中医学还受到代表中国文化三大主流儒道佛等文化思想的影响，高尚圣洁的医学伦理观汲取了儒家文化中的"仁""礼"观念，孕育出了华佗、张仲景、孙思邈、李时珍等光辉典范。《道德经》中创立的辩证法体系在《内经》中就已被接受，道家的养生观及炼丹术对中医药的发展也有不可低估的作用。不同时期的学术精华，如先秦诸子、汉代经学、魏晋玄学、隋唐佛道、宋明理学、清代朴学等也都为中医学理论体系提供过资源和动力。可以说，没有中国传统文化也就没有现有形态的中医理论，传统文化是中医学的源头活水。同时，中医学是最具活力和最具代表性的中国传统文化，中医学的发展和进步反过来又促进了中国传统文化的发展和进步。

在长期的历史发展过程中，中医学与中国传统文化两者呈现出互化、互生的互动关系。因此，将中医学置入传统文化大背景下进行研究，探寻传统文化与中医学的契合点和互动关系，不仅可以丰富和深化传统文化研究的内涵，而且可以更准确地把握中医学自身的发展规律，对促进中医药现代发展具有重要的现实意义和深远的历史意义。

一、中国传统文化对中医学形成和发展的影响和作用

（一）儒道佛对中医学形成和发展的影响和作用

中国传统文化博大精深，历经数千年，已经长成参天大树。儒、道、释三大

流派思想代表了中国传统文化之主流，是中国封建社会三大思想支柱。中国传统文化就是儒、道、释三种流派思想长期融合而来的，三位一体，不可分割。在长期的中国传统文化的历史进程中，儒、道、佛三者鼎足而立，在政治、经济、文化、科技及社会生活、风俗习惯等各个领域，无不打上其深刻的烙印。作为传统文化和科学技术一个重要方面的中医学，也不例外。中医学是人类早年时代思维的结晶，在自然哲学思想和人文道德哲学思想的指导下，古代科学家依据实践经验，采用直观、思辨和猜测的方法研究人体及人与自然的联系和本质，呈现出综合性、整体性和模糊性的特征。道家是相对松散的自然哲学，儒家和佛家则是严密的人文道德哲学，中医学就是在儒、道、佛三家共同指导和作用下形成和发展起来的。从空间上而言，三家思想共同构建了中医基础理论体系。这个空间结构是：道家思想构成中医的认识论、方法论、生命观、本体观等基本问题，儒家思想主要构建了中医理论体系以及解决了话语权问题，释家思想则是中医基础理论的有力补充；从时间上而言，可以分道医、儒医两个阶段。第一阶段是道医阶段，道医阶段以"道"入医。战国至汉初之际，是中医学理论形成和奠基时期，中医学受当时的道家思想学术影响较深，道家哲学成为中医学的指导思想。第二个阶段是儒医阶段，儒医阶段援"儒"入医。至汉武帝时，出于政治需要，提出"罢黜百家，独尊儒术"，直至清代，儒家学说成为中国传统文化的主导思想，儒家哲学自然成为中医学的指导思想。但需注意的是，援"儒"入医的过程即是融摄儒道佛的过程，也是儒、道、佛三教合一的过程。历代著名的大医家，非儒即道（道家、道教），非道即佛，非儒、非道、非佛者几乎没有。从医家的世界观、社会历史观、人生观、价值观，到中医学的生理、病理、病因、病机、药理和防病愈疾的治则、治法无不打上儒、道、佛思想烙印，儒、道、佛是中医学生命力的重要源泉；从重要性上而言，"儒家是官方文化，道家是本土文化，释家是外来文化。中医在道文化的基础上（道学为体），吸收了释的思想（释学为用），在儒家思想的指导下（儒学为魂）建立了中医博大精深的严密体系。"[1] 中医学"以道为体"，主要表现在坚持以道家的世界观、方法论和认识论为指导，突出体现在第一部中医经典《黄帝内经》之中；中医学"以儒为魂"，主要体现在儒家哲学成为中医的指导思想，构建了中医严密的科学体系，成为中医"话语权"的代表；中医学"以释为用"，表现为释家的"医方明"，包括医论、医术、方药、卫生保健、咒禁等对中医学产生过或多或少的影响。但精深的道家哲学、严密的儒家哲学已经奠定了中医形神俱丰的理论体系，其体系之严密、思想之深刻，使得释家学说最终不能纳入中医理论体系，只能是作为一种补充影响着中华医道。

（二）不同时期的传统文化对中医学形成和发展的影响和作用

中医学深深植根于中国传统文化的土壤之中，是一定的、具体的社会历史文化条件的产物，与每一时期的社会历史文化发展状况有着密切的联系，每一时期的历史文化对中医学的产生、孕育和发展产生不同的影响。中医学的出现、存在、发展或衰微，均有客观必然性，其奥秘就隐藏在具体的历史文化背景之中。我们要想真正地认识中医学自身发展规律和真正把握其精髓，必须从具体的历史文化出发，进行考察和比较分析。

1. **春秋秦汉时期出现了我国历史上第一次文化高峰——中医学理论体系的孕育与奠基**

春秋战国时期，中国实质上分裂成众多的诸侯国，社会处于大变革和大动荡时期，这种社会背景为"文化英雄"们提供了施展才华的舞台，各种学说、思想纷纷出现，在思想学术方面呈现空前繁荣的局面。春秋后期已出现颇有社会影响的儒家、道家、阴阳家、法家、墨家等不同学派，而至战国中期，学派纷呈，学说丰富多彩，为中国文化发展奠定了宽广的基础，出现了诸子蜂起、百家争鸣的社会局面。秦汉时期，形成了强盛的秦汉王朝，政治军事上的大统一，必然要求其政治文化思想、礼仪、法规、刑律的趋同，乃至"车同轨，书同文"[3]。于是，综合百家、兼收并蓄成为秦汉文化的一个显著特点。春秋秦汉之际，正处在世界文化"轴心期"时代，春秋战国"诸子百家"产生的历史背景及其学术氛围，包容会通的文化特质，乃至秦汉统一强国的气概，促成了中国历史出现了第一次文化科学高峰，民族文化得到了大融合、大发展，科学认识也有了很大提高，产生出辉煌的文化成果，中国哲学达到了一个震古烁今的高峰，诸子百家的哲学绚丽多彩，出现了富有原创性的学术思想，形成了形态各异的哲学体系。辉煌的文化成果，理想的文化环境，开拓了人们的视野，促进了各个学科的相互渗透，出现了人类文明史上第一次大综合思潮的鼎盛时期。

医学大家们以多学科、大跨度、大综合、开放兼容的大科学姿态和海纳百川的胸襟，不失时机地接受了诸家的先进思想，以中国古代的整体论、有机论自然观为指导，以阴阳五行学说为根本方法论，整合古代文化多学科知识，总结人体生命现象及疾病防治的经验知识，对各个医学观点、学派和研究成果进行综合和统一，构筑了以气血、阴阳、五行学说为纲领建构的藏象、经络、精气血津液神、病因、病机、证候辨证、治疗原则、预防养生等思维模型为基本范畴的核心理论。形成了以《黄帝内经》为标志的中医学基本理论体系。这一体系，我们把它叫作"原创中医学体系"。原创中医学体系的形成，标志着中医学第一次科学革命的完成，是中国医学史上的第一次高峰。

2. **两晋至隋唐时期出现民族文化大融合——中医学分化融合和临床发展**

魏晋南北朝时期的民族大融合，隋唐统一王朝空前强盛的社会环境，我国历史上出现了又一个思想解放的时代。各种学说同时并兴，带来了社会思想和学术文化的相对自由及多元化。玄学的兴起，佛教的兴盛，道教的风行成为这一时期学术文化的显著特点。

玄学的兴起，给两汉以来僵化的儒学以新的解释，从而推动了中国古代思辨哲学的发展，提高了中医抽象思维的水平，为中医学学科分化和临床各科迅速发展提供了理论思维的支撑。佛教的兴盛，佛教自东汉时从印度传入中国，南北朝时达到极盛。到了唐代，统治阶级出于需要，又大力加以提倡，于是到处建佛寺、塑佛像、译佛经、传佛道，因此反映到文学艺术、哲学思想等上层建筑的各个方面，无不蒙上了浓厚的佛教色彩。佛教的盛行与传播，对中医学产生深远的影响，一方面，佛学作为精神现象学，从根本上深化了中医学，另一方面，佛教作为外来文化，在传入中国的过程中，将国外的文明带到中国，尤其是来自西域的文明，是在那个时代中外医学交流过程中的一支重要力量，中医学融合了来自印度等国外医药学的基本理论、药物、眼科技术以及符与咒禁等医药知识，成为当时世界医学中心。它们为丰富隋唐时期的医药文化做出了贡献，并对这一阶段及唐以后的中医学发展，产生了深远的影响；道家思想在这一时期也很有势力，当时很多名医也都热衷于养生、炼丹、采药、求仙，所以该时期出现了大批养生、炼丹、服食甚至"房中术"这类的著作。

3. 宋元明清时期出现理学思想争鸣——中医学学术流派蜂起

《四库全书总目提要》有云："儒之门户分于宋，医之门户分于金元"，这句话蕴含着理学与医学之间的内在联系。"儒之门户分于宋"，是指"儒学至西汉武帝时与阴阳学合流形成新儒学，至北宋儒学又与释道合流或称三教合一，生成更新的儒学"[4]。更新的儒学即为理学，理学不但在理论上较孔孟学说精致系统，而且在探讨问题的广度和深度上都超过了前人的水平。理学成为一个博大精深的思想体系，受到统治者们的极力提倡和维护，宋代理学是我国文化思想史上继战国诸子百家之后的又一高峰，这一高峰一直持续到元明清之际。这一时期，由于理学家们对当时哲学界争论的理、气、性、命、心、情、道、器等根本问题，提出了不同解答，形成了理学的不同学派。理学思想的争鸣，打破了汉代"独尊儒术"以来对儒学述而不作的局面，开启了学术讨论的风气，客观上起到了解放思想、活跃学术的作用。哲学是社会思想的主导，哲学上的思想解放往往是科学技术领域思想解放的先声，儒争于前，医争于后，符合这种规律。"医之门户分于金元"，这句话的完整意义应是从金元时期肇始，至清代西学东渐前，医家普遍接受的理学思想的指导，援引理学思想作为各自学说的哲学论据，医学出现了百花齐放、百家争鸣的局面。理学对中医学的渗透，促进了中医学术思想的活跃、学派间的争鸣，促使中医理论上的突破性进展，从医学理论到医疗实践达到了鼎盛时期。从金元至明清，医学领域诸家蜂起，金元时期，形成了以刘完素为代表的河间学派，以张元素为代表的易水学派，以李杲为代表的补土派，以张从正为代表的攻邪派，以朱震亨为代表的滋阴派等学术流派，刘完素、张元素、张从正、李杲被誉为金元四大家。金元医家的创新，丰富了中医学理论，使医学发展出现了新局面和新形势。直至明清时期，这种学术争鸣的风气仍然延续不衰。继金元各派之后，明代又出现了温补派、新安医学派等。

（三）中国传统哲学对中医学形成和发展的影响和作用

恩格斯说"不管自然科学家采取什么态度，他们还是得受哲学的支配。"[5]中医学是一门古老的自然科学，属于自然科学的范畴，它的产生和发展也同样受到当时最前沿的哲学思想的影响和支配。中医作为一项技术性很强的实践活动，如果没有哲学的指导，医疗实践积累的经验只能是一大堆零散的素材。

中国传统哲学是中华民族精神的集中表现，是中华文化的灵魂。中国传统哲学是中医学理论体系的根本指导思想，是贯穿完整的中医学理论体系的主线，是中医学进一步完善、丰富、发展和创新的基础。无论从中医理论构建，还是从中医理论发展上看，中国古代哲学对中医学的影响，不仅仅局限于为中医理论提供世界观、认识论和方法论指导，为中医学的创立和发展提供了直接的理论指导和智慧启迪，也不仅仅作为一种说理的工具，更重要的是它已经渗透到中医理论体系之中，成为中医理论体系不可或缺的重要组成部分。在中医理论形成之初，古代医家直接将古代哲学气、阴阳、五行范畴移植到中医理论之中，阐释和说明人体生命、健康与疾病防治等一系列医学问题，它们在中医理论中不但直接起着思维方式、方法的作用，为中医理论的构建提供理论框架和逻辑方式，而且还是中医理论中的基础概念，起着直接规范其它中医概念和整个中医理论的作用，直接成为中医思辨的理论基础和治则。"元气论"作为一种自然观和生命观，奠定了中医理论体系的本体论基石；阴阳学说和五行学说作为一种方法论，为中医理论体系的构建提供了基本方法。不仅如此，随着中医学的发展，"气—阴阳—五行"还成为了中医学的最基本的思维模式。"元气论"是中国古代宇宙论整体观，阐明了宇宙和人体的同构性和全息性，但是，"气"具有弥漫性、连续性、恒动性等特征。气分阴阳，阴阳演化为五行，五行构成万物。"气—阴阳—五行"这一思维模式注重考察事物的整体功能、动态结构、相互关系，即把事物、世界看作有机的整体进行宏观把握，一般不必细究内在的微观实体和结构。受这种整体观思维模式的影响，中医以研究自然整体状态的人的生命现象为旨归，在对生命与疾病的认知过程中，完全遵循自然整体的认识论原则，这也是中医作为自然整体医学的基本特征之一。离开了中国传统哲学思想的指导，中医学理论体系的完整性就被破坏，就失去了中医的根本和精髓，中医就不成为中医，而只是一堆松散的原始经验。"一引其纲，万目皆张"。[6]中国传统哲学思想就是中医学的纲,只有在这个纲的统领下,中医学的实践才组成了完整的体系;中医理论上的每一次重大突破和临床疗效的每一次重大进展都离不开中国传统哲学的指导。

二、中医学对中国传统文化的影响和作用

文化与具体科学门类之间的互动和相互促进是科学发展的基本轨迹。中国传统文化与中医学之间也不例外。中医学既受到中国传统文化的影响,同样也对中国传统文化产生反作用。

(一)中医学是中国传统文化最杰出的代表,是中国传统文化传承与发展的载体

中医学深深地根植于中国传统文化的土壤之中,在萌生、形成和发展的过程中,不断汲取当时的哲学、文学、数学、历史、地理、天文、军事学等多种自然和人文学科的知识,成为传统文化不可分割的一个重要组成部分和载体,集中体现了中国传统科学文化和人文文化、科学精神和人文精神。中医学从多角度、多层面、多形式地承载着中华民族的认识方法、思维模式、价值取向、伦理观念等,中华民族对宇宙结构、自然现象、生命形成、人生价值的认识,以及在天文、地理、历法、音乐、绘画、语言文字等方面的成果都在中医中得到体现。中医学的特色就是中华传统文化的特色,中医学的思维方式就是中华传统文化的思维方式。中医学是最具代表性的中国传统文化,是中国传统文化最杰出的代表,体现了中华优秀文化的核心内涵,凝聚了中国传统文化精华,是中国传统文化的结晶。所以,中医学不单纯是一门专门医学,它博大精深,广涉旁通,"上极天文,下穷地纪,中悉人事,大而阴阳变化,小而草木昆虫、音律象数之肇端,脏腑经络之曲折"[7],三教九流,无所不包,可谓是中国传统文化的一个缩影。如今,古代天文历法、算术、水利技术等,现在已基本不用,大都消失在人们日常生活的视野之外,在很多学科领域,甚至包括文学、哲学、历史学,我们的思维都西化了,再也不是传统的思维模式了,唯有中医对这种思维模式保留得比较完整,它是中国传统文化中在应用科技层面上唯一保存至今并仍在发挥重要作用的活化石。古代天文、历法中很多失传的东西,有赖于中医学保存了下来。从这个意义上讲,说中医是中国优秀传统文化的代表,实不为过。中医学在它的千年之旅中是变而不变的,变的是形态与数量,不变的是民族文化的内涵与精神,她凝聚着中国人独有的自然观念和人文情感,蕴涵着中国人一直持守的思维模式与生命哲学,是中华民族原创的、土生的、独有的,是不可以被其他民族或国家复制或嫁接的,是中华民族的文化符号。所以,国务院出台的《关于扶持和促进中医药事业发展的若干意见》明确指出:"中医药作为中华民族的瑰宝,蕴含着丰富的哲学思想和人文精神,是我国文化软实力的重要体现。"2010年6月20日,习近平出席皇家墨尔本理工大学中医孔子学院授牌仪式,说:"中医学凝聚着深

邃的哲学智慧和中华民族几千年健康养生理念和实践经验，是中国古代科学的瑰宝，也是打开中华文明宝库的钥匙。"[8]中医是"以术载道"的国学，此"道"包括道家之"道"，儒家之"道"，释家之"道"，乃至诸子百家之"道"，是中华文化之道。与儒、释、道三教相比，有"以术布道"的相对优势。中医药现已传向五洲四海，它走向世界是中国传统文化复兴和发展的标志。

（二）中医学为中华传统文化提供了可靠的实践基础

哲学是时代的精华，是思想理论的结晶。中国传统哲学在形成之初，不断地从各种社会实践活动中汲取营养，将实践活动中产生的经验上升到理论的高度，进而结晶成为哲学理论。中医学是发生较早的人类实践活动，可以说有了人类就有了医学实践活动。中医学作为人类初期的自然科学实践活动，不断为古代哲学提供总结概括的材料，成为古代哲学发展的重要实践基础。中医学是最具活力的传统医疗实践活动，在其长期历史发展过程中，为中国古代哲学提供了最可靠的实践空间，如："阴阳在《周易》中只是空洞的代名词，中医学的阴阳学说则赋予其最可靠的实践基础；中医高尚的医德为传播和践行传统伦理、道德观念做出了表率；中医学关于养性、养心、保健的思想观念为儒、道、佛等宗教哲学思想的形成和发展提供了客观依据；中医学浩如烟海的文献极大丰富了中华文库，许多医疗记录成为古代经、史、子、集的重要资料，或成为古代文学的丰富素材；中医学的理论和实践还为民俗文化提供可靠的理论依据；广大中医在认识和解决医学问题的思维实践中，为传承传统思维模式做出了贡献；"[9]中医学理论实践不自觉地播撒了儒家伦理道德、价值取向、调解功能等思想，起到了推行圣人之道的重要作用。

（三）中医学理论和实践的发展推动了中国传统文化的发展

中医学既是一种生命科学，也是文化宝库，中医学的发展同样也促进了中国传统文化发展，主要表现在两个方面：一是中医学理论和实践的发展深化了中国传统文化思想。中医学在形成和发展的过程中，不断地借助于中国古代哲学的气、阴阳、五行等基本范畴和概念来构筑自己的概念体系和理论体系。但运用于中医理论体系的概念范畴已经有别于中国传统哲学概念范畴，是经过医家创造性地改造和发挥，赋予了医学自身的特有内容，是对中国传统哲学概念范畴的进一步充实、丰富和创造性的发展。如："气"不再是表示由"道"或"太极""理"产生的无形之物，而是借以说明人体生命的本质、动力；"五行"已经不再是五种物质资料，而是作为一种思想方法的符号了。"阴阳"也不再仅仅表示天地、阴晴、寒暑、水火、男女、君臣、夫妇的概念了，而是相互对立、互根、消长、转化的矛盾两方面了。董仲舒用阴阳五行构建了社会伦理的秩序，《黄帝内经》用阴阳五行搭建了人体生理的联系。他们在以阴阳五行作为方法论以构建各自思想的同时互相推动了阴阳五行学说的发展和完善。二是中医学理论和实践的发展为中国传统文化提供理论上的启迪。中国传统文化在长期的历史进程中,曾对中医学产生巨大而深远的影响。同时亦从中医学中汲取了丰富的思想营养,并获得有益启示。作为中国传统文化三大流派的儒、道、佛均在不同意义和程度上借鉴或采纳了中医学。历代大儒及其编定、注疏、撰著的典籍,或多或少地论及医药。但他们谈论医药的目的往往不是研究医药本身,而是借以阐扬、论证儒理。历代儒者引医论儒,多似此类。同样,道士之引医乃为论道,僧人之引医乃为论佛。例如两晋之际的道教金丹派理论家葛洪,在其《抱朴子·内篇》中,屡引医药以论证长生成仙的可能。而葛洪确是沿用医药学的思路和方法,以求解决人的长生不死问题的。由印度传入中国的佛教,也从中医学的理论和方法及其局限性中获得启发,并不失时机地进行吸纳和利用,以期充实、完善、宣扬自身。

(本文作者:王键、周亚东)

参考文献:

[1] 何裕民,张晔. 走出巫术丛林的中医 [M]. 上海:文汇出版社,1994:332.

[2] 程雅君. 从"三教合一"到"三流合一"——中医哲学发展史观 [J]. 云南社会科学,2010 (1).

[3] 戴圣. 礼记·中庸.

[4] 冯友兰. 中国哲学简史 [M]. 北京:新世界出版社,2004:253.

[5] 马克思,恩格斯. 马克思恩格斯选集(第3卷)[M]. 北京:人民出版社,1995:531.

[6] 吕氏春秋·用民篇.

[7] 张介宾. 类经·序.

[8] 据新华社墨尔本2010年6月20日电.

[9] 王庆宪. 中医学是中华传统文化的优秀代表 [N]. 中国中医药报,2006.12 (22).

提高核心竞争力　赢得发展主动权

——关于"十二五"时期高等中医药教育改革与发展的若干思考

中医药学作为中国传统文化的瑰宝，为中华民族的繁衍生息，为人类的卫生保健做出了巨大的贡献。振兴中医药，关键靠人才，基础在教育。面向未来，如何进一步推进高等中医药教育改革与发展，是中医药界普遍关注的热点。通过深入的调查和思考，我认为，"十二五"时期高等中医药教育改革与发展，必须着力于"提高核心竞争力，赢得发展主动权"。

一、提高核心竞争力、赢得发展主动权，必须深入分析高等中医药教育改革与发展面临的形势

古人云："形者，情之著也，胜败之兆也。"高等中医药教育改革与发展，是建立在正确的形势分析基础上。分析形势正是为了要从中捕捉到胜利之兆，预见到胜利之势，获取到胜利之法。"十二五"时期，高等中医药教育面临的发展机遇前所未有，存在的挑战十分严峻。

（一）发展机遇前所未有

1. 党和国家建设人力资源强国的力度前所未有。国家发布了《国家中长期人才发展规划纲要（2010—2020年）》《国家中长期教育改革和发展规划纲要（2010—2020年）》《国家中长期科技发展规划纲要（2006—2020年）》《中西部教育振兴计划》，对更好地实施人才强国战略、加快建设人才强国做出了全面部署。深化医药卫生体制改革对医药卫生人才的培养有了进一步的拓展空间，这些都为高等中医药教育提供难得的发展机遇，创造了广阔的空间和舞台。

2. 中医药发展创新的良好环境前所未有。党和政府高度重视中医药事业发展，制定了一系列促进中医药发展的法律法规和方针政策。国务院出台《关于扶持和促进中医药事业发展的若干意见》，进一步明确了中医药事业发展的指导思想、基本原则、主要任务、政策措施，给中医药事业发展提供了大好机遇。

3. 经济社会转型发展为学校提供的发展机遇前所未有。"十二五"时期，我国经济社会"转型发展"的是大势所趋，这种转型对社会各个领域影响深远，中医药事业也将受其影响。提高全民族健康素质，应对人口老龄化，解决看病难、看病贵，加快产业结构的优化升级，推进文化的大繁荣大发展，都需要中医药教育有积极作为。

4. 加快高等中医药教育改革与发展的内在动力前所未有。历经半个世纪的厚积薄发，特别是"十一五"期间不懈努力，各中医药院校的办学思路更加明确、学科体系基本完善、教学质量稳步提升、科研实力逐渐增强、办学特色日趋彰显，中医药共同体自信心在增强，期盼发展、奋力崛起的浓厚氛围正在形成，为高等中医药教育加快发展创造了良好的内部条件。

（二）面临挑战日益严峻

1. 高等中医药教育市场化倾向令人关注。高等中医药教育正在愈来愈多地以市场——学生市场、研究市场、医疗服务市场为取向。然而，市场导向很难解决中医教育的人文性和中医学生的道德品行培养问题。高等中医药教育"非市场"（non-market）的功能，如培养毕业生的社会责任感、提高学生的文化兴趣与能力、营造支持学者潜心学术的氛围等，必须加以重视，否则，"市场买卖式"的中医药教育发展方式，必然会导致中医药内涵变异，影响中医药教育健康发展。

2. 高等中医药教育评价体系功利化倾向令人关注。目前，我国对高校的评价体系基本上是"根据精英教育、研究型大学的标准来设定，着重学术评价。在评价体系中，最重要的衡量参数是学校规模、层次和学位点数量。"[1]评价体系与资源的配置密切相连，结果是诱导中医药院校盲目追求大而全、大而强，而对于教育真正的内涵建设、教师治学能力提升的关注较少。

3. 高等中医药教育定位同质化倾向令人关注。高等中医药教育在发展定位上受高等教育评价指标和自身利益的驱动，各中医药院校往往追求能够提高自身知名度和大学排名的规模、学科、博点、科研项目等量化层面的东西，而较少关注社会事业发展对教育内涵的建设与专业学科结构调整优化的新要求，这样一方面使得中医药院校的特色性难以彰显，另一方面，培养的人才难以满足市场多样化的需求。目前，中医药国际化、标准化和产业化的潮流不可阻挡，中医药的人才培养模式也须有所突破，同质化的局面应该打破。

4. 高等中医药教育资源短缺的危机令人关注。面向未来，高等中医药教育的资源竞争将更加激烈。首先是生源，特别是优质生源的竞争，国外知名高校、我国港澳台地区高校、国内知名院校对优质生源的争夺早已公开化，随着我国人口结构的变化，中医药教育优质生源的短缺将悄然来临。其次，生物资源短缺，由于生态环境破坏、掠夺式采收、长期投入不足等影响，我国中药资源面临生物多样性危机、中医将面临无药可用的尴尬局面。这样也造成中医经典所授与实际用药冲突，学生无法适从，信心弱化。再次，资源配置项目化操作，财政分配秩序不规范。资源配置上存在城市中心、效率优先、重点扶持、轻视和歧视实力弱小学校等特点，也滋长了权力寻租和学术不正之风。另外，项目化的竞争性投入机制，造成科研短期化、功利化，长期研究项目难以受到重视，而中医技能的传承却是需要反复揣摩、长期实践才能领悟和出成果。

二、提高核心竞争力、赢得发展主动权，必须从战略的高度把握高等中医教育改革的方向

"世异则事异，事异则备变"。改革是高等中医药教育发展的动力。早在1997年，《国家教委、国家中医药管理局关于中医药教育改革和发展的若干意见》（教高〔1997〕14号）就提出高等中医药教育的改革问题。面向"十二五"及更长一个时期，高等中医药教育改革的压力依然存在。

（一）高等中医药教育理念的革新

教育是与人关系最密切的学科，以人为本，促进人的全面发展是高等教育的根本任务和基本功能。所以爱因斯坦说："学校的目标始终应当是：学生离开学校时是一个和谐的人，而不是一个专家。"[2] 然而一个时期以来，在高等中医药教育中，专注"办学"的理念占了上风，对于学校的发展、学科的建设关注较多，对于人的成长、中医精神的塑造关注较少。现在，特别需要返璞归真，着力实现从"办学"到"育人"的转变，真正把以人为本理念贯彻到教育改革发展始终。

（二）高等中医药教育定位的拓展

准确定位是高等中医教育改革与发展的基本前提。高等中医药教育的定位应该多维度思考。首先，在整个高等教育中，高等中医药教育的行业性、特色性必须凸显，因此追求大而全，将导致自身的特色"稀释"。其次，在整个中医药教育中，高等中医药教育的统摄性、支撑性必须凸显，因此应该坚持多层次性办学，即有研究型、学术性的大学作为龙头，也有应用型院校作为中坚培育应用型人才，还有高职院校作为平台培养技能型人才，更有继续教育、社会培训、文化科普等作为重要土壤。再次，在整个中医药振兴中，高等中医药教育的基础性、引领性必须凸显，因此要改变传统的"中医药事业、产业需要什么我就做什么"的观念，以"什么样规模、什么样水平的中医药教育才能更好推动中医药振兴"的视角超前科学规划中医药教育事业。

（三）高等中医药教育评价的创新

评价通常针对一个事物的成败、优劣而进行。高等中医药教育评估、专业认证等都是为了保证中医药教育的成功与质量。因此，我们认为，中医药教育的评价体系要多元化，核心指标要有针对性。一方面，要充分考虑社会人才需求的多样性和人才成长的个性化特征，建立多层次的评估体系，鼓励特色发展、错位发展，避免"千校一面"。另一方面，中医药学是一个以实践性为基础的学科，其

成功与否关键看"疗效"。规模发展、质量工程、学科建设、升格大学等都要以提高教育质量,增强中医"疗效"为中心。

(四)高等中医药教育投入的改进

高等中医药教育资源短缺与投入机制不无关系,因此要进一步完善投入机制。首先,投入主体要拓宽。政府是教育投入的主要承担者,中医药企业要切实履行社会责任,在中医药资源的基础性投入上要做出贡献,这有利于中医药振兴,也有利于企业永续发展。其次,投入方式要改进。增加高校经常性科研、学科拨款,合理配置竞争性拨款,保障中医学者治学的长期性,促进中医药院校发展的稳定性。再次,投入重点要转移。师承教育是千百年来中医药人才培养的重要途径,也是传承中医药学术思想、经验和技术专长的有效方式。中医师承传统,教师作用突出。在前一时期大规模投入教育的硬件基础上,要改变"见物不见人"的倾向,要多关注对教师个人的投入,建立扶持基金,引导教师长期安心治学,"修德以范众、正身以格人、博学以导师",这样真正的中医大师吸引优质的生源和人才坚定从业,中医才能后继有人。

三、提高核心竞争力、赢得发展主动权,必须科学确定高等中医教育发展的重点

任何发展都是在一定阶段上的发展。每个阶段都应有不同的发展侧重点,依据"十二五"的形势,此阶段高等中医药教育应将质量、特色、文化作为发展重点。

(一)提高质量是高等中医教育改革与发展的核心

"不断提高质量,是高等教育的生命线,必须始终贯穿高等学校人才培养、科学研究、社会服务、文化传承创新各项工作之中。"[3]高等中医药院校必须牢固确立人才培养在学校工作中的中心地位,从培养造就高素质专门人才和拔尖创新人才出发,深化教学改革,严格教学管理,改进高校教学评估,健全教学质量保障体系。高等中医药院校在专业的整体设计上必须将中医药的课程开足开好。在教材的语言、体例上,要强调中医药的特色语言与独特思维,要特别保持经典原著的原汁原味。在教学方式上,重视中医早临床、多临床、反复临床的特点,增加学生临床实践的机会。在科研方法上,深入对中医药的系统性、整体性研究,在研究的方法、思维方式上更加注重中国传统哲学的指导。

(二)彰显特色是高等中医教育改革与发展的关键

2008年3月15日,胡锦涛总书记在中国人民大学视察时指出,办大学大家不要办成一个样子,要办出特色,办出水平;办出特色和办出水平是统一的,办出特色才能有高水平,办出水平才能有特色。各中医药院校必须科学定位、强化特色、发挥优势,转变当前统一、单一的办学和人才培养模式,从市场的多元需

要和自身的实际出发，真正找准自己的发展定位和生存空间，并努力探索与这种发展定位和生存空间相适应办学模式和运行机制。中医药院校要特别重视自身的历史传统，凝练在长期的办学过程中孕育、成长、积淀、发展起来的办学特色，始终不忘鲜明的办学特色必然建立在深厚的文化底蕴、浓郁的学术氛围、深厚的历史传统之上。也即是特色要以深厚的传统作支撑，以创新的作为作支撑，以优势的学科作支撑，以卓越的贡献作支撑。

（三）传承文化是高等中医教育改革与发展的灵魂

中医药文化是中华民族优秀传统文化的重要组成部分，是中医药学的内在精神和思想基础。中医药教育事业发展和学术进步，根在文化、魂在文化、情在文化。未来10到20年内，将迎来文化建设的高潮期，中医药文化的传承传播普及对于推进我国文化大发展大繁荣的价值不可低估，可以说，加强中医药文化传承任重道远。中医药文化传承的目标主要是增强中医药文化底蕴，营造中医药文化氛围，彰显中医药文化特色，繁荣中医药学术研究，扩大中医药社会影响，构建中医药精神家园。中医药文化传承的途径主要是以高尚的精神确立中医药文化，以鲜明的特色彰显中医药文化，以良好的声誉促进中医药文化，以卓越的大师引导中医药文化，以杰出的校友传播中医药文化。

四、提高核心竞争力、赢得发展主动权，必须完善高等中医教育改革与发展的保障措施

要实现改革与发展目标，必须制定科学、合理和可操作性强的管理政策与措施。只有体制机制的不断创新、发展和完善，才能保障高等中医药教育的改革发展，推动各项事业又好又快发展。

（一）加强外引内育，积聚人才力量

发展离不开人才，人才决定发展。只有用好人才资源，才能促进各项事业全面、协调、可持续发展。一要勤于选人。采取超常规的勇气、超常规的措施，加大优秀人才引进和培养的力度，加快培养和造就学科带头人。二要正确用人。用人之长，不断激励，促进成长。要综合运用物质激励、精神激励、职务晋升、校外培训、特殊津贴等众多激励手段激励士气，激发潜能，提高全员的凝聚力，提高人才的忠诚度。三要精心育人。得到人才，永远只是用人的第一步。关键是要培育人才，使人才为我所用。教以学问，养以礼法，取以贤能，任以专职，这样才能发挥人才的最大效用。四要用心留人。培育人才而留不住人才，是用人的最大损失。留人是一项系统工程，留人的关键是要用心留人，留住人心。事业留人是根本、待遇留人是保证、感情留人是动力。只有三者兼顾，才能人尽其才，吸引、留住人才。

（二）科学规划未来，确定适宜发展策略

要实现学校科学发展，还需要采用科学合理的发展策略，有效调配发展的各种因素，把学校各方面的积极因素调动好、组织好和维护好。要制定一个既坚持准确定位又坚持合理定量的要求，既有极强的操作性又富有前瞻性的规划，增强发展的科学性、可控性。这就要均衡协调好学校中心工作与全面工作、重点任务与非重点任务、现阶段发展与未来发展、外延扩张与内涵建设、做大做强事业平台与改善教职工待遇、师资队伍建设与管理队伍建设、办学内部环境建设与外部环境建设以及事业发展的可能性与现实性等方面的关系。而且，规划立足点不仅是 5 年，要展望到 10 年甚至 20 年，以长期的目标来引导短期的渐进变化。

（三）提高治校能力，推进发展目标实现

大学管理的技巧和深度不仅影响办学质量，也影响学校的全面协调可持续发展，低水平学校和世界一流高校的差距往往体现在管理上。为保证治校的科学性、有效性与教育质量，应该做到：一要完善决策体系。保证决策的合理性、科学性、及时性、果断性，同时保证决策的广泛认同感和支持率。除了提高领导班子的决策能力，还需要建立健全决策的信息系统、智囊系统、执行反馈系统等。二是强化教学管理。完善教学指挥体系，校内部门之间形成合力，完善教学监督检查体系，强化对教学质量的监控，特别是课堂质量的监控；完善教学服务体系，重点可放在教学正常秩序的维护，教学故障的排除。三是加大管理措施的落实力度。措施落实要树立"敢于碰硬"的执行决心，不能碍于情面就对措施打折扣；还要建立明晰晓畅的传达系统，加强学校内部的公共关系，形成"上下同欲"的认同感，以此促进管理的高效优质。

（四）扩大办学自主权，保持良好发展心态

《高等教育法》明确规定了高等院校可拥有七个方面的办学自主权：制定招生方案、设置和调整学科专业、制订教学计划、开展科学研究等。2010 年 12 月，国务院发布了《关于开展国家教育体制改革试点的通知》，提出要落实高校的办学自主权。可以预见，未来一个时期，专家治学、教育家办学将成为中国高等教育改革的重点，"去行政化"的高校治理格局将是大势所趋。虽然这一过程艰难而痛苦，任重而道远，但历史的车轮不可阻挡。对此，中医药院校的领导者要积极应对，以和谐的观念、科学的思维，冷静思考，提高本领，树立科学发展观和正确政绩观，构筑平和的内心世界。对自己的政绩坚持道德的评价和历史的评价相结合的方法：道德的评价即我今天的行为和决策是否是"善"的，个人的发展思路是否有利学校的声誉、教师的福祉、学生的成长；历史的评价即前瞻的看，我当下思考的发展问题是否是真命题，发展决策是否是"美"的，是否能禁得起历史的考验。这样才能以和谐自然的心态面对学校发展中的成败得失。

总之，国医振兴，系于教育。"十二五"时期，高等中医药教育要以提高质量为主题，以增强"疗效"为根本，以人才建设为重点，以改革创新为动力，不断提高教学、科研、医疗、文化传承和国际交流与合作水平，全面推进高等中医药教育新一轮跨越式发展。

参考文献：

［1］潘懋元．大学不应该只比"大"不比"学"［N］．人民日报，2011-7-13（12）．

［2］爱因斯坦．爱因斯坦文集［M］．许良英译．北京：商务印书馆，1979：180．

［3］胡锦涛．在庆祝清华大学建校100周年大会上的讲话［M］．北京：人民出版社，2011：2．

走内涵式发展道路，全面提高中医药人才培养质量

高等教育质量关乎国家发展，关乎民族未来。人才培养水平是衡量高等教育质量的首要标准，既是一所高校生存和发展的基础，又是国家需求和时代赋予的使命。目前我国正从高等教育大国向高等教育强国迈进，从"以量谋大"的外延式发展向"以质图强"内涵式发展转型，随着国家层面一系列教育工作会议的召开以及相继出台的一系列相关文件，转变高等教育发展方式，提高高等教育质量的大气候已经形成，中医药事业发展迎来了前所未有的机遇和挑战，也对中医药人才培养提出了更新更高的要求。面对新形势，如何进一步提高人才培养对社会需求的符合度及经济社会发展的贡献度，提高人才培养各环节和各要素与办学定位的吻合度，提高教学资源和教学能力对人才培养的保障度，提高用人单位、政府和社会对人才培养质量的满意度，全面提高中医药高等教育质量，是值得探讨的问题。

一、树立全面质量观，走内涵式发展道路

质量是学校的生命线。十八大报告提出"推动高等教育内涵式发展"，内涵式发展就是要树立全面的质量观。胡锦涛同志在清华大学百年校庆上发表了重要讲话，指出高等教育作为科技第一生产力和人才第一资源的重要结合点，在国家发展中具有十分重要的地位和作用。不断提高高等教育质量，是高等教育的生命线，必须始终贯穿高等学校人才培养、科学研究、社会服务、文化传承创新各项工作之中。

1. 走内涵式发展道路，必须注重实效。高校办学定位与社会需求的契合度，就是看我们人才培养和办学定位能否坚持以社会需求为导向，只有紧紧围绕服务地方经济建设和社会发展需要，围绕地方重大发展战略、中医药产业升级的需要，高质量地培养创新型、复合型、应用型人才，学校的发展才能立于不败之地。

2. 走内涵式发展道路，必须要树立正确的政绩观。教学建设多数是隐性的，不像路宽了、灯亮了、标志性建筑有了等"硬"政绩，是看不见摸不着的，是

"软"政绩。人才培养更是长时间的系统工程,"十年树木、百年树人"。要树立正确的政绩观,不搞形式主义,不搞面子工程,以学校发展目标和总体规划为依据,创造稳定、良好的人才培养环境,真正把人才培养工作落到实处,这才是学校发展的长久大计。

3. 走内涵式发展道路,必须要不断深化教学改革。要培养适应社会需要的毕业生,就必须针对制约我们实现人才培养目标的各个方面不断地进行深入细致的改革。同时,对每一项改革方案的实施都要求进行认真的论证。坚持实事求是的态度,不搞追风,不搞形式。为什么要改?不改革会有哪些问题?改革能够解决什么问题?又会带来哪些负面影响?改革方案是否违背教育规律?是否具有可操作性?是否具备了实施的条件?胡适先生说过:"大胆假设,小心求证",一旦经过可行性论证,就应大胆去实践。要本着办出让社会满意、让政府满意、让人民满意的高等中医药教育这样一种态度,在专业建设、课程建设、人才培养模式、学制改革、教学方法、实践教学、考核评价等方面进行大胆的改革,切实提高教育教学质量。真正做到从知识课堂向能力课堂转变,从灌输课堂向对话课堂转变,从封闭课堂向开放课堂转变,从重知轻行向知行合一转变,从重学轻思向学思结合转变,从重理轻文向文理兼能转变,从重研轻教向研教融合转变,从重共性轻个性向因材施教转变,从终结性评价向发展评价转变,在深化教学改革、提高人才培养质量上实实在在地取得进步和成效。

4. 走内涵式发展道路,必须加强师资队伍建设。教学质量的提高,说到底还是教师,包括教师的态度和水平,尤其是态度。只要具有高度的责任感和爱心,具有高度的积极性和热情,真正把精力投入到教学方面,潜心研究教学内容和教学方法,教学水平就一定会不断提高。要鼓励教师静心教书、潜心育人。学校一方面要加大高层次人才的引进力度,另一方面要进一步加大对校内现有人才的选拔、培养力度。同时,更加关注广大青年教师的职业发展,成立教师教学发展中心,积极开展教师培训、教学改革、研究交流、质量评估、咨询服务等工作,提高青年教师教学能力。强化师德建设,改革人事聘任考核制度,创新教师薪酬激励机制,不断改善教师待遇和生活条件,创造一切条件让教师爱教乐教,引导广大教师自觉地履行教书育人的神圣职责。

二、人才培养水平是衡量中医药高等教育质量的首要指标

综观世界高等教育史,大学的功能因为不同时代的要求而有所拓展,但是其核心功能——人才培养始终没有变。作为一个社会机构,大学是因为培养人才而存在的。大学对于社会的最大贡献,不在于它能拉动 GDP 几个百分点,也不在于它能生产多少篇 SCI 文章,而是在于人才的培养,为社会源源不断地培养能够推动社会进步的人才。因此,高等教育质量的核心是人才培养质量。我们要提高

中医药高等教育质量,就要花极大的力气提高中医药人才培养质量。

1. 提高人才培养水平,关键在于要切实转变教育观念。促进学生健康成长是各项工作的出发点和落脚点,促进人的全面发展和适应经济社会发展需要是衡量人才培养水平的根本标准。在高等教育进入大众化后,越来越多的年轻人走进大学,他们渴望在今后人生的道路上,在经济社会发展的大潮中充分发挥自己的才能,他们需要生存,谋求发展,渴望创业。可以说,满足经济社会发展需求,是当今提高人才培养质量的核心,也是提高人才培养质量的原动力。人才培养质量高不高,关键是看毕业生在经济社会发展中的竞争力和适应力,看毕业生对经济社会发展的贡献度。

2. 提高人才培养水平,心中一定要有学生。一所大学,校长心中有学生,这所大学就有希望;教师心中有学生,这所大学才能办好。高校既要促进每个学生全面发展,更要关注整个学生群体的全面发展;既要促进优秀拔尖学生脱颖而出,更要关注普通平凡学生的健康成长。因此我们要树立全面发展观念、人人成才观念、多样化人才观念、终身学习观念和系统培养观念,要实现从"以学科为本"向"以学生为本",从"以教为主"向"以学为主、教学相长",从"要我上课"到"我要上课"的转变。

3. 提高人才培养水平,核心在于要切实尊重人才培养规律。学生是受教育者,不是被动的机器。人才培养要着眼于为学生提供一个有利于他们生动活泼的发展与成才的环境,最大限度地调动他们的内在积极性。逐步改革束缚人才培养质量提升的惯性思维和机制体制,不断创新人才培养模式。根据学校办学定位和人才培养目标,不断优化学科专业和人才培养结构,深化课程体系、教学内容和教学方法改革。探索试行学分制、弹性学制、主辅修制、学生转专业制等改革。中医药人才培养方案要体现"厚基础、宽口径、强能力、高素质"的理念,高度重视实践教学、启发式教学,注重培养学生的批判性思维和跨学科思维以及解决实际问题的能力。积极营造鼓励独立思考、自由探索、勇于创新的良好环境,扩大对外交流,开门办学,培育学生的开阔视野和尊重多元文化的博大胸怀。注重学思结合,探索在科学研究中培养人才、在社会实践中培养人才的多样化人才培养模式。同时,要在育人环节中不断创新,完善促进学生综合素质提高和个性发展的评价方式,形成有利于学生自主学习、主动学习的科学机制和良好的成才环境。

4. 提高人才培养水平,重要保证在于教风学风建设。教风、学风和考风建设是学校重要的基本建设,它体现着一个学校的办学风格,是学校最重要的无形资产。树立良好的教风、学风和考风,藉以促进良好校风的形成,对确保本科教育和中医药人才培养的高质量具有十分重要的意义。"大学,在明明德,在止于至善。"大学是君子培养君子的地方，作为培养人才的主要力量，广大教师首先要具备君子风范，坚持从自身做起。教师的道德素养、人文修养、学术素养的高低决定了大学素养的高低，决定了大学人才培养质量的水平。一门课对于不同的任课教师，学生的学习兴趣大相径庭，这与教师的教学水平和自身品格有着密切的关系。要加强教学过程规范管理，加大教学质量监控力度，完善教学考核评价体系。加强学风建设，前提是准确把握学生特点，关键是努力端正学生的学习观，要切实加强思想政治工作、引导大学生树立正确的人生态度、切实加强专业教育和学习目的教育、引导大学生提高自信心。抓好考风建设，是高校教育管理的重要内容和提高教育质量的重要保证。考风的好坏，直接关系到学校的教风、学风建设，关系到能否培养出适应社会发展需要的高素质人才。要加强大学生的诚信教育和思想道德教育，培养大学生的诚信素质，这是树立优良考风的根本。要进一步深化考试方法和考试内容改革，真正发挥考试的评价、诊断、导向功能，不断促进教育教学质量提高。

三、医教研协同创新是提高中医药高等教育质量的突破口

大学承担着人才培养、科学研究、服务社会、文化传承创新四大职能，四者是一个有机整体。提高教育质量，提升人才培养水平，必须推进人才培养与科研、社会服务、文化传承创新协同发展。事实上，中医药院校很多老师既要给学生上课，又要为患者看病，同时还在从事科学研究、服务社会、传承中医药文化等方面的工作。因此，医教研协同创新提高人才培养质量在中医药院校既具有宏观层面的政策导向性，也具有微观层面的可操作性。我们要以协同创新作为提高高等教育质量的突破口，以提升服务地方经济社会发展的能力为目标，以提高人才培养质量和科技创新能力为核心，以继承弘扬中医药文化为手段，改革传统的教育理念和办学模式，有效整合学校以及社会各方面的创新力量和资源，构建多学科交叉的协同培养模式，打造产学研合作创新平台，为人才培养和实践创新提供条件，实现人才培养与科学研究、社会服务和文化传承创新相互融合、协调发展。

1. 医教研协同创新，是提高人才培养质量的必然要求。高质量的教育是高水平教学和高水平科研的和谐统一。对中医药高等院校来说，教学、科研、临床三者的紧密结合、相互促进是提高中医药人才培养质量的关键所在。教学过程本身是一个师生互动和教学相长的过程，同时也是一个知识发现过程。教师将临床、科研成果写进教材、融入课堂，渗透到专业建设、课程建设中，丰富了教学内容，提高了教师的教学水平；学生在教师的指导下，参与临床、科研，从接受知识到主动学习，经历发现问题、分析问题、解决问题的全过程，培养了学生的创新精神和实践动手能力。因此，以教学带科研、临床，以临床助教学，以科研

促教学，不断深化教育教学改革，提高中医药高等教育质量，是培养高水平创新型中医药人才的必然要求和重要途径。

2. 医教研协同创新，要以高水平的科学研究，支撑人才培养质量提高。科学研究和人才培养是高校办学质量提升的两翼，互依互存，相互促进，共同支撑高校办学质量。高校的科学研究，首先强调的是服务经济社会发展需求，这样的科学研究才有生命力。同时，与科研院所和企业最大的不同是，高校的科学研究必须强调科教融合，切实体现高校人才培养的本质属性。因此，通过协同创新，将科研优势转化为人才培养优势，将学生的培养纳入科研环节，将需求导向纳入协同培养体系，通过科研培养人才，通过实践锻造人才，促进多层次、复合型和拔尖创新人才成长，实现科学研究和人才培养的紧密结合。

3. 医教研协同创新，要以高水平的医疗服务，支撑人才培养质量提高。高等医学教育和医疗卫生行业关系十分密切。医疗卫生行业需要高等医学教育提供高水平的人才支撑，通过开放优质医疗卫生资源服务于高水平医学人才培养的需要；高等中医药教育要通过深化改革，全面提高人才培养质量，更好地服务于医药卫生事业发展的需要，服务于人民群众健康水平提高的需要。因此中医药院校要积极探索，主动联系，以中医药临床研究基地、临床重点专科建设和名老中医工作室、中医学术流派传承工作室建设为纽带，注重校院协同创新和校院医教研协作机制体制改革，不断提升高等中医药学教育质量和医疗卫生服务水平。

4. 医教研协同创新，要构建协同培养模式，推动人才培养质量提高。这个协同培养模式，包含三个方面的含义：一是学科之间的交叉，即中医药学科为主体、其他学科齐头并进的办学局面。二是校际之间的交流培养，包括与高校互派学生、高校合作办学等。三是校企之间的合作，与公司企业联合培养医药类人才。当前世界已进入到创新空前活跃、合作成为趋势的大科学时代，培养适应时代需求之人才，迫切需要学科之间、学校和科研院所之间、学校和企业等社会组织之间建立更加广泛、紧密的联系。通过协同创新，实现高校人才培养目标与社会需求的无缝对接，既满足企事业单位对高素质人才的方向性需求，又实现人才培养的有的放矢。使学生置身于教学与科研融合、理论与实践结合的氛围中，推动人才培养质量的提升。

5. 医教研协同创新，要以教师育人能力提升，促进人才培养质量提高。高校教师是教学、科研、社会服务的主导者和实施者，是提高高校人才培养和科学研究质量的关键。协同创新为教师提供了跨学科、跨团队、跨系统的高水平科学研究，通过团队式的交叉协作，教师间的交互合作，打破创新要素自由流动的壁垒，最大限度地形成了创新合力，提升了教师的学术和研究创新能力，促进了教师教学水平的提高。同时，将教师在协同创新中取得的最新科研成果编入教材、带进课堂，可以使学生及时了解前沿科研动态，也有利于培养学生科学的思维和研究方法。学生早期参加科学研究是培养创新人才的重要途径，依托协同创新，教师吸纳优秀学生参与重大攻关项目科学研究过程，有利于提高学生的实践能力和创新能力，以及协同配合、联合攻关的团队精神和协作精神。要根据学科发展、技术进步和文化理论的创新，修订人才培养方案，要鼓励在课程设置和授课过程中引入相关学科研究的最新成果。

综上所述，提高人才培养质量是大学建设永恒的主题，同时也是一项十分艰巨的系统工程，中医药高等院校必须始终坚持办学层次上的本科教育、办学专业上的中医药教育两个主体地位不动摇，以人才培养为根本统揽学校工作的全局；必须始终坚持教学质量是学校发展的生命线不动摇，以质量为核心统筹规模、结构和效益的协调发展，为不断提教育教学质量，办人民满意的中医药高等教育做出更大贡献。

（本文作者：王键、秦瑜）

厚植发展优势，彰显办学特色

——关于谋定中医药院校"十三五"发展规划的思考

党的十八届五中全会通过的《中共中央关于制定国民经济和社会发展第十三个五年规划的建议》，是指导我国各项事业改革发展的纲领性文件。高等教育作为中国特色社会主义事业的重要组成部分，改革开放以来经历了历史性的跨越式发展，高等教育的大众化水平持续稳步提升。当前，各高校都在认真总结"十二五"工作，积极谋划"十三五"发展规划。在谋划"十三五"规划的过程中，中医药院校应以"全面建成小康社会、全面深化改革、全面依法治国、全面从严治党"战略布局为统领，牢固树立并切实贯彻创新、协调、绿色、开放、共享的发展理念，深入分析高等教育自身发展的新阶段、新特征、新常态，厚植发展优势，彰显办学特色，合理布局，科学规划，推动发展。

一、以"四个全面"战略布局统领规划编制

（一）从"全面建成小康社会"的布局中确定发展目标

在"四个全面"战略布局中，全面建成小康社会是居于引领地位的战略目标，是所有工作的立足点和出发点。党的十八届五中全会明确提出，到2020年全面建成小康社会，是我们党确定的"两个一百年"奋斗目标的第一个百年奋斗目标。"十三五"时期是全面建成小康社会决胜阶段，"十三五"规划必须紧紧围绕实现这个奋斗目标来制定。"十三五"期间，高等教育应适应国家改革发展大局，确立"办人民满意的高等教育"的发展总目标，在人才培养、科学研究、社会服务、文化传承等方面为转型升级、为全面建成小康社会提供支撑。

（二）从"全面深化改革"的布局中寻求发展动力

我国发展走到今天，发展和改革高度融合，发展前进一步就需要改革前进一步，改革不断前进也能为发展提供强劲动力。在全面贯彻党的十八届五中全会精神过程中，要发挥改革的突破性和先导性作用，增强改革创新精神，提高改革行动能力，着力推进高校治理体系和治理能力现代化，依靠改革为学校科学发展提供持续动力。国家教育体制改革领导小组办公室于2014年7月颁布的《关于进一步落实和扩大高校办学自主权完善高校内部治理结构的意见》，对于加快完善

中国特色现代大学制度，加快推进高等教育治理体系和治理能力现代化，促进高校办出特色、争创一流具有重要的指导意义。因此学校应以此为指导，结合"十三五"规划的制订，对改革内容进行系统化、整体化的设计与配套，统一谋划，分步实施，谋求实效。具体来说，要坚持和完善党委领导下的校长负责制，明确大学治理结构的基本指向；落实教职工代表大会的民主参与机制、理事会（董事会）的社会联系和合作机制，促进民主管理；探索教授治学，坚守学术自由，捍卫大学精神，建立和完善以学术委员会为核心的学术权力体系，营造大学治理结构的良好环境；坚持依法治校，建立健全以大学章程为统领的大学制度，构建大学治理结构的科学民主的保障机制。

（三）从"全面依法治国"的布局中遵循发展规则

法治是现代国家治理的基本方式。党的十八届四中全会通过了《中共中央关于全面推进依法治国若干重大问题的决定》，提出建设中国特色社会主义法治体系，建设社会主义法治国家的命题。高校要不断加快依法治校的步伐，这也是全面推进依法治国方略在高校的具体实践。近年来，随着公民维权意识觉醒、社会心理失衡加剧、舆论监督日益增强、社会矛盾增多、利益诉求表达渠道不畅等因素的兴起，高校传统的管理模式不断受到挑战，日益增多的涉讼案件不但使学校蒙受了经济损失，同时也严重影响了学校的声誉和形象。因此，高校办学必须讲规则、讲依据、讲理性、讲程序、讲责任、讲诚信。在谋划"十三五"规划的过程中，强调依照法律和大学章程治理学校，强调制度建设，重视遵守规则，坚持正当程序，彰显公平理念。同时，要把法治文化建设作为校园文化建设的重要内容，全方位进行法治宣传、教育、引导。

（四）从"全面从严治党"的布局中落实发展保障

全面从严治党是全面建成小康社会、实现中华民族伟大复兴中国梦的根本保证。要深刻认识高校党的工作的重要性，准确把握党的工作与学校改革发展中心工作的关系，进一步加强高校党的建设工作。习近平总书记指出，高校肩负着学习研究宣传马克思主义、培养中国特色社会主义事业建设者和接班人的重大任务。加强党对高校的领导，加强和改进高校党的建设，是办好中国特色社会主义大学的根本保证。为此，"十三五"期间，必须通过加强党的建设，来保障"十三五"规划的谋划、制定和落实；必须通过加强党的建设，为综合改革发挥政治领导和政治保障作用；必须通过加强党的建设，更好地发挥高校党组织对于形成共识、凝聚合力和科学决策、民主决策的重要作用。

二、以"五大发展理念"贯穿规划编制

（一）坚持创新发展，着力提高办学质量与效益

1. 全面提高人才培养质量。高校作为高层次人才培养的摇篮，作为知识传

播与创新的主力军，作为服务社会发展的助推器，在全面建成小康社会的进程中应该主动作为。主动作为的关键就是要努力培育高素质人才，积极服务小康社会的建设，把学校自身发展需求与国家需求统一起来，把对外开展创新合作与对内深化体制机制改革统一起来，把科研创新与人才培养统一起来。所以，在"十三五"时期，中医药院校要紧紧围绕人才培养这一职能，坚持立德树人，创新教育理念，深化培养模式改革，科学确定目标，制定可行措施，全面加强教育教学。在规划制定中，要突出以生为本理念，按照"突出核心课程、加强通识教育、强化实践创新、固化教改成果、鼓励个性发展"的思路，以促进学生的全面发展和适应岗位需求为目标，以培养学习能力、实践能力和创新精神为核心，坚持知识、能力、素质协调发展，体现科学性和前瞻性，强调应用性和实践性，创新人才培养模式。

2. 积极服务国家创新驱动发展战略。适应经济社会发展需要，服务国家战略需求，是中国特色社会主义大学的价值体现，也是实施创新驱动发展战略，推动经济转型升级的一项紧迫任务。为经济转型升级提供高质量人才和高水平科研的支撑，是当前高等教育最重要的历史使命和战略任务。为此，中医药院校在谋划"十三五"发展规划过程中，要积极参与构建以企业为主体、市场为导向、产学研相结合的技术创新体系，面向和服务经济建设主战场，加强基础研究、前沿技术研究及社会公益技术研究，提高科学研究水平，积极推进科技创新和成果转化。

（二）坚持协调发展，着力形成均衡发展结构

1. 办学层次协调发展。合理的层次定位是高校正常发展的内在要求，高校合理定位能充分利用学校各种资源，有利于形成学校的办学特色，调动办学积极性。因此在"十三五"规划制定中，高校的层次定位是需要优先考虑的问题。研究生教育总体规模应保持稳定，以培养高层次创新型人才为重点，坚持学术学位与专业学位研究生教育协调发展。本科教育的定位是要培养适量的基础性、学术性人才，更重要的是要对接国家战略和区域需求，加大力度培养多规格、多样化的应用型、复合型人才。继续教育应着力面向基层，适应医药卫生体制改革部署和要求，提高基层基本医疗卫生服务能力。

2. 学科专业结构协调发展。对学校现有学科专业布局，要有宏观把握和科学设计，既不能一成不变，也不能因人而设随意变，关键要集中建设好与本校办学定位和办学特色相匹配的学科专业群。中医药院校要主动瞄准中医药发展前沿，紧密联系经济建设和社会发展实际，根据自己独特优势，整合资源、集中力量发展传统特色优势学科，并率先在特色优势学科领域为社会发展做出显著成绩；充分发挥优势学科的辐射、示范、带头作用，带动一般学科快速发展；建设

与省支柱产业、新兴产业及与社会建设和民生发展相关的学科专业，促进学科交叉、融合，促进新兴学科的培育与成长。

3. 学校附院协调发展。医疗卫生行业需要医学教育提供高水平的人才支撑，医学教育需要依托优质医疗卫生资源开展实践教学、临床教学。因此，医学教育要通过深化改革，全面提高人才培养质量，更好地服务于医药卫生事业发展和人民群众健康水平提高。而高等医学院校与附属医院正是承载这一关系的统一体。"十三五"期间，中医药院校应加强对附属医院的规划指导，着力抓好临床教学和院系合一教学改革，深入推进学校与医院资源共享、联动发展。附属医院要加强重点学科及重点专科专病建设，提升临床科研及临床教学水平，与学校同频共振，形成合力。

（三）坚持绿色发展，着力改善生态环境

1. 着力改善自然生态环境。中医药源于自然，资源消耗低，环境污染少，是典型的绿色产业、生态产业、节约型产业。中医药资源保护与利用，有助于保护生物多样性，保护自然生态环境；推动中药材规范化种植，有助于生态修复；发展中药产业，有助于推进低碳发展、绿色发展。因此，在谋划"十三五"规划中，要着重发挥和扩大中药产业优势，为发展中药产业培养科技开发、技术应用、经营管理等方面的适用人才。利用人才和技术优势，积极推进产、学、研、用结合，参与高新技术的研究和开发，直接为社会经济建设服务。

2. 着力改善校园生态环境。大学文化是一所大学赖以生存的精神支柱，凝聚着学校的办学理念和办学特色，体现着学校的学术传统和精神内涵，是大学精神与品牌的体现。因此，在谋划"十三五"发展规划时，要紧紧围绕育人这个根本任务，坚持以文化为引领，遵循以大学物质文化为基础、以大学精神文化为核心、以大学制度文化为保障、以大学活动文化为载体的基本思路，使精神文化上台阶，物质文化出精品，制度文化有特色，活动文化出成果，全面优化育人环境，促进学校、教师、学生全面和谐发展。同时，学校要着力通过内部管理体制机制改革激发学校内生动力和活力，以推进目标管理为抓手，建立全面、系统的考核、评价、督办和奖惩机制，通过提高管理水平、完善管理机制来提高管理效能和工作效率。通过制定有效措施，优化资源配置，提高资源使用效益。开源节流，倡导低碳生活，深入推进节约型、环保型校园建设。

（四）坚持开放发展，着力实现合作共赢

1. 加强国际交流与合作。高水平大学要把教育国际化程度作为自身学术实力的重要体现，把国际影响力作为衡量办学水平的重要标志。随着中医药越来越受到世界人民的关注和欢迎，中医药的资源优势、疗效优势和预防保健优势，越来越受到国际认可，中医药高等院校应积极利用渠道和平台，加强与国外高校和医疗机构的学术交流，建立教育、医疗、科研等合作关系，着力提高教师队伍、学科专业、课程建设、基地建设的国际化水平。学校应有选择地引进外资与"外智"，举办多种类、多形式、多层次的中外合作办学，努力培养适应经济全球化、具有国际意识、国际交往和国际竞争能力的高水平、高层次人才。

2. 开展协同创新合作。高校科学研究必须与经济社会发展大局协同，要重点围绕国家急需的战略性问题、科技尖端领域的前瞻性问题、涉及国计民生的重大公益性问题和区域经济社会发展的关键性问题开展科研和服务。"十三五"期间，学校应主动融入"三个强省""一带一路"等重大战略规划，积极探索校校、校院、校企之间的开放合作，着力提高学校科研资源的开放度，提高承接关键技术服务的能力，以互利共赢方式开展协同创新，不断促进科研成果转化。

（五）坚持共享发展，着力提高社会满意度

1. 提高广大师生满意度。党的十八届五中全会提出，坚持共享发展，必须坚持发展为了人民、发展依靠人民、发展成果由人民共享。因此，中医药院校在"十三五"规划制定过程中，必须坚持以人为本，让广大师生共享学校改革建设发展的成果，尽最大可能地持续改善师生的学习、生活、工作条件。要注意统筹教学科研队伍、管理队伍、辅导员队伍、教辅队伍、医疗队伍和服务保障队伍的协调发展，努力营造"人人皆可成才，人人尽展其才"的氛围。进一步加快学校人事分配制度改革步伐，坚持绩效优先，在提高教职工福利待遇的同时注重公平和谐，充分发挥绩效工资的激励导向作用，调动全校教职工的工作积极性。要关心关爱学生，多渠道健全学生成长成才帮扶体系，积极帮助学生解决学习和生活上的困难。贯彻落实《关于深化高等学校创新创业教育改革的实施意见》，做好毕业生就业指导和服务工作。强化服务意识，维护好学生合法权益。不断完善关怀帮扶机制，构建宽松和谐的人际关系环境，增强广大师生对学校的认同感、责任感和家园感。

2. 提高广大群众满意度。党的十八届五中全会提出"推进健康中国建设"，不仅对中医药发展提出更高的要求，也为中医药特色优势发挥创造了有利条件。发展中医药事业，有助于提高医疗卫生服务可及性，维护和增进人民健康水平，实现人人享有基本医疗卫生服务。因此，在"十三五"规划编制中，作为医学院校附属医院，要积极发挥医院整体优势，突出中医药特色，提高医疗质量，更好地履行中医医疗公共服务的职责，不断满足人民群众日益增长的多层次、多样化中医医疗保健服务需求，努力实现中医药发展的成果由人民群众共享。

（本文作者：王键、秦瑜、董玉节）

参考文献：

[1] 胡锦涛. 坚定不移沿着中国特色社会主义道路前进 为全面建成小康社会而奋斗 [N]. 人民日报, 2012-11-18 (01).

[2] 中共中央 国务院关于深化体制机制改革加快实施创新驱动发展战略的若干意见 [N]. 光明日报, 2015-3-24 (01).

[3] 杜玉波. 把握新常态下的高教发展 [N]. 光明日报, 2015-3-2 (02).

[4] 习近平就高校党建工作作出重要指示强调：坚持立德树人思想引领 加强改进高校党建工作 [N]. 光明日报, 2014-12-30 (01).

审时度势　主动作为

——关于新时期中医药高等教育发展的若干思考

中医药学作为中国传统文化的瑰宝，为中华民族的繁衍生息，为人类的卫生保健做出了巨大的贡献；中医药高等教育作为中医药学的基石，为中医药的传承发展，为中医药事业的繁荣兴盛做出了不可磨灭的功绩。随着社会经济、文化的发展，中华文化以更大的步伐迈向世界，中医药为更多国家的人所认识与接受，中医药学及中医药高等教育正面临千载难逢的机遇和挑战，如何适应时代发展趋势，如何紧紧围绕构建和谐社会和全面建设小康社会的目标，培养高素质中医药人才，促进高等中医药事业又好又快发展是摆在中医药教育工作者面前的重大课题。

一、新时期中医药高等教育发展面临之任务

全面适应中医药现代化、国际化的需要，更好地服务人类健康，是历史赋予中医药高等教育的新任务、新使命。党中央、国务院关于扶持和促进中医药事业发展的战略部署，给中医药高等教育事业发展带来了前所未有的战略机遇，也对中医药高等教育提出了新的更高要求。新时期的中医药高等教育，应坚持自己的服务面向，努力适应以下方面的新需要：

1. 适应中医药现代化的新需要。中医药未来的发展必须走向现代化，即要在真继承的基础上不断推进中医药理论与实践的创新发展，让中医药能够更好地与现代社会进步相协调、与现代经济发展相适应、与现代科技相结合、与现代文明相辉映，既保持其本质特性，又体现时代特征，从而不断满足人们日益增长的中医药服务需求。提高中医药高等教育人才培养质量是实现中医药现代化的必要条件。中医药高等教育要按照中医药现代化建设的需要，既继承传统中医药理论的精华，又不断创新，借鉴现代医学、生物学、信息科学理论和国内外天然药物的研究成果，多学科融合，多技术结合，着眼于全面提高中医药队伍素质，不断更新、补充、拓展和提高中医药专业人员的知识和能力，尤其重视培养造就一批学术造诣较高、具有创新能力的中医药科技精英、学术和技术带头人、新一代的名中医。

2. 适应中医药产业化的新需要。中医药健康产业作为我国医药产业的重要

组成部分，担负着维护人民健康、提高民族素质的重要责任。国际上崇尚天然药物的趋势也使得中医药产业显现出巨大的潜在优势和旺盛的竞争力。发展中医药产业，建立符合中医药自身发展规律的中药研发、生产体系，开发出安全、高效、优质的中药，提高中医药产品在国内外医药市场的占有率，是实现中医药全面发展的一项重要内容。随着中医药健康产业的蓬勃发展，中药人才在中药产业中需求广泛，各环节存在不同程度的缺口；而中医产业同样面临预防、养生、保健、康复领域存在的人才紧缺的局面。因此，中医药高等教育应找到各方共同的需求点，根据企业、科研院所反馈的信息，以市场为导向，培养服务健康产业的优秀中医药人才，充分发挥中医药特色优势，充分发挥高等中医药院校的社会职能，满足人民群众健康服务的新需求，为社会经济建设服务。

3. 适应中医药国际化的新需要。中医药走向世界，是时代赋予我们这一代中医药工作者的历史使命。中医药学在世界传统医学领域独树一帜，对丰富世界医药学宝库和保护人类健康，产生着积极影响。目前，中医药越来越受到世界人民的关注和欢迎，特别是对于某些现代医学治疗难题，中医药往往能够另辟蹊径，且疗效显著。中药的资源优势、疗效优势和预防保健优势，越来越受到国际认可。中医药高等院校要顺应这种形势，把握机遇，加大开放交流力度，积极学习，与世界先进水平的教学、科研、医疗机构建立起更加紧密的联系，不断提高中医药高等教育现代化、标准化、规范化、科学化水平，努力培养一大批具有国际视野、国际交往与发展能力的高素质国际化医学人才，为中医药更加广泛地走向世界做出新贡献。

4. 适应医药卫生体制改革的新需要。国家医药卫生体制改革将"建立健全覆盖城乡居民的基本医疗卫生制度，为群众提供安全、有效、方便、价廉的医疗卫生服务"作为改革的总目标。中医药在我国广大基层社区和农村不仅有深厚的群众基础，还有明显的资源优势。充分发挥中医药在基层卫生工作中的优势和作用，是实现"人人享有基本医疗卫生服务"目标的重要措施之一。目前，基层中医药工作较为薄弱，中医药人才匮乏，亟待加强和充实。中医药高等教育要为改变这种状况做出贡献，努力提高基层中医药人员素质，积极培养、输送适用的中医药人才，同时把加强社区卫生技术人员和乡村医生的中医药知识技能培训，作为自己的重要职责。

5. 适应国家高等教育改革的新需要。目前我国正从高等教育大国向高等教育强国迈进，从"以量谋大"的外延式发展向"以质图强"的内涵式发展转型，随着国家层面一系列教育工作会议的召开以及相继出台的一系列相关文件，转变高等教育发展方式，提高高等教育质量的大气候已经形成。在教育部《关于全面提高高等教育质量的若干意见》中，提出的"坚持内涵式发展，牢固树立人才培养的中心地位，树立科学的高等教育发展观，坚持稳定规模、优化结构、强化特色、注重创新，走以质量提升为核心的内涵式发展道路"的总体发展战略和30项具体要求，为中医药高等教育发展指明了方向，明确了目标。中医药高等教育应在规模逐渐稳定的基础上，将教育教学质量放在一个更加突出的位置，深化教育教学改革，积极探索人才培养模式，努力提高教学质量。

二、新时期高等中医药教育发展之路向

中医药高等教育必须从中医的自身特点出发，遵循中医自身发展规律，适应经济社会发展和医学模式转变的需要，培养符合人自身发展需求和社会发展需求的高素质中医药人才。

1. 推进继承与创新。继承是创新的前提和基础，没有继承，创新便无从谈起；创新则是对继承的进一步发展，没有创新，继承便失去了生命力。中医药学数千年的发展历史，既是其学术和技术不断得以继承的历史，更是一个不断创新的历史。正是有了历代医家的创新，中医药学才能历几千年而不衰。传承与创新并重是时代对中医药高等教育的要求，也是对新时期中医药人才培养的要求。在继承方面，要认真继承中医药核心理论和科学内涵，认真继承历代医家在长期医疗实践中积累创造出来的学术思想和丰富经验，认真继承古往今来在中医药人才培养、科学研究、医疗保健等方面一切行之有效的独具特色的方法，加以运用。在创新方面，要在继承历代中医药优秀成果的基础上，积极吸收应用当代科学技术与方法，开阔思路，促进中医药理论与实践的创新。通过继承与创新的结合，加强中医药学科建设，推进教育教学改革，推进卓越中医药教育，不断丰富中医药教育内涵。许多中医药院校在本科生导师制、长学制、教改班等方面的积极探索，正是在传统师承教育与现代院校教育之间寻得的契合点，也是中医药教育继承与创新的体现。另一方面，中医药高等教育必须把培养学生创新精神和创造能力摆在突出位置，要在强化继承、强化基础教育的前提下从重视知识灌输、知识传递转向重视学习能力的培养和创造能力的培养，造就一批高素质、创新型中医药人才。

2. 突出特色与优势。坚持中医药特色是一切中医药机构存在的基础。培养社会所需的中医药人才，这是中医药院校最重要的特点和优势。坚持个性，重视办学特色，同时拓宽视野，积极吸取其他科类高等教育改革中一切有益的经验，为我所用，已经产生而且还将继续对中医药院校的改革、发展产生重要的影响。它使得中医药高等教育在对共性和个性辩证统一的认识和处理中，得到更好的发展与提高。我们要更新办学理念，明确办学定位。定位决定中医药高等院校的发展目标、发展战略和发展格局，是高校制定规划、配置资源的重要前提。我们的办学要充分考虑学校自身的特点，科学分析社会需求和自身实力，主动适应外部

环境，优化结构，进而形成一个独特的具有中医药鲜明特色的学科专业结构和人才培养模式，使资源配置更加合理，这样才能扬长避短，不断发展自身的优势。我国中医药高等教育正处在全面转向内涵式发展的重要阶段，对于高等中医药教育来说，需要进一步树立以人才培养为中心的理念，把人才培养质量作为衡量办学水平的最主要标准，树立以适应经济社会发展和国家战略需求为检验标准的理念，把社会评价作为衡量人才培养质量的重要指标，遵循中医药教育的特殊规律，培养适应性、学习性、特色性的人才，办人民满意的中医药院校。

3. 强化理论与实践。中医药学作为一门应用性较强的学科，既具有较深的理论性，又具有较强的实践性。理论水平高、实践能力强，是中医药高质量人才的标志。中医药高等教育应坚持注重基础、崇尚经典、强调实践的教育教学观。中医基础理论与经典著作教育，是培养中医药人才的依据和根本。学校要通过中医药理论课的针对性教学，让学生研读经典，精通专业理论，从而奠定扎实的基础知识，树立中医思维。另一方面，中医理论知识的教学，只有与临床实践活动紧密结合，才能真正为学生所用，学生的能力才能更快地提高。要改变中医药院校固有的基础课—临床课—毕业实习的传统教学方式，根据课程开展早临床、多临床、反复临床，使理论课与实践课自然融为一体，相得益彰。要以提高学生临床基本功为核心，加强临床实践训练，特别是望闻问切等中医基本诊法和辨证论治思维方式的训练，为培养既具有扎实的医学理论知识，又具有较强的临床能力的中医人才创造更加有利的条件。要加强大学社会实践和创新能力的培养，建立基于企业、社区、乡村的大学生实践基地建设，拓宽学生的校外实践渠道。

4. 融会医学与人文。中医药学具有丰富的人文内涵和科学内涵，我国现存最早的医学巨著《黄帝内经》就提出了"天人合一"的整体观念。事实上，中医药学的发展过程就是一个不断吸收哲学、人文社会科学和自然科学新成果的过程。历史上不同时期的中医药学无不反映了同时代哲学、人文社会科学和自然科学的发展水平。没有我国古代的哲学思想的滋养，中医药学就失去了理论根基；同时，没有人文社会科学和自然科学的支撑，中医药学的发展也成了空谈。综观我国历代名医大师，无不既精通医术，又具有广博深厚的自然、人文社会科学知识。历代名医大师的成才规律同样适用于今天的高等中医药教育。现代社会，科学技术的发展更快，社会竞争更加剧烈，对大学生的知识结构、能力结构和素质结构提出了更高的要求，良好的人文素质和科学素质是大学生成才的必要条件，加强人文素质和科学素质的培养是高等中医药教育的当务之急。一方面要充分发挥课堂教学在医学生人文素质教育中的主渠道作用，构建健全合理的人文素质教育课程体系，并实施有效的教学，让学生从哲学中获得睿智和慧思，从历史中获得经验和借鉴，从文学中获得意会和表达，从艺术中获得审美与升华，把人文知识融入医学知识体系当中，内化为学生的精神力量；另一方面，要充分发挥优秀校园文化在医学生人文素质教育中的载体作用，组织学生参与突出中医人文特点的校园文化建设，开展人文素质教育相关的社会实践活动，举办具有影响力的中医药文化活动，使学生在浓厚的人文氛围中，思想上受到启迪，情操上得到陶冶，素质上得到提高，精神上得到升华，以实现大医精诚、仁术济人的中医人文精神。

5. 实施交流与合作。随着中医药国际影响的不断扩大，中医药教育的社会需求日益增加。近10年来，国际上的中医院校和培训机构逐步成立、不同规模的中医药教育在世界各地相继开展，主流教育界也开始正视中医药教育，不少国家的正规大学已开办各种类型的中医药本科教育，越来越多的国际高校与中国中医药高校合作办学，实现了高等中医药教育走出去请进来。但另一方面，国际学术交流少、对外教育师资薄弱、中医标准化进程缓慢、文化差异等存在，仍是困扰中医药高等教育国际化的难题。中医药高等教育要积极地参与国际化的潮流之中，在动态过程中争取公平的对话与交流，承担起中医药在世界范围内高水平传播服务的责任，让世界认识中医药和中医药高等教育，让高等中医药教育界认识世界。中医药高等院校应积极利用渠道和平台，加强与国外高校和医疗机构的学术交流，建立教育、医疗、科研等合作关系。中医药高校应加强教师交流，有计划地选派优秀教师到国外进修、访问、讲学、合作研究，学习和借鉴国外现代医学的最新知识，亲身接触当代最新的实验及科研设备，努力提高中国中医药高等教育的现代化水平。同时聘请外国专家和教师到中国来讲学、参加学术讨论和参与教学，让更多的学生能不出国门的获得国外先进教育资源。在学生交流上，要有效地大量吸收外国留学生到本校学习、派出本国学生到国外去留学，这种教育国际化的形式是一种新的教育改革创新的模式，必将带给学校教学新的活力和人才培养的动力，从而推动高等中医药教育的纵深发展。合作办学是教育国际化重要形式之一，中医药高等院校应有选择地引进外资与"外智"，举办多种类、多形式、多层次的中外合作办学，努力培养适应经济全球化、具有国际意识、国际交往和国际竞争能力的高水平、高层次人才。通过一系列的有效工作，最终在世界高等中医药教育中取得主导地位、发挥更大作用。

综上所述，随着社会经济、文化迅猛发展，高等中医药教育必须紧密把握时代趋向，遵循自身发展规律，充分发挥特色与优势，及时抓住机遇，寻求发展空间，创新发展道路，不断提升中医药人才培养水平，为加快我国医疗卫生改革发展和全面建成小康社会做出新的更大贡献。

弘扬新安医学特色　培养卓越中医人才

近年来，中医药事业发展迎来了前所未有的机遇和挑战，也对中医药人才培养提出了更新、更高的要求。作为一所地方中医药院校，既要在全国中医药院校中立有一席之地，又要跻身于地方特色高水平大学建设，二者如何协调统一、选择什么样的路径，是值得探讨的问题。

人才培养水平是衡量高等教育质量的首要标准，既是高校生存和发展的基础，也是国家需求和时代赋予的使命。进一步提高人才培养对中医药事业需求的符合度及对地方经济社会发展的贡献度，提高人才培养各环节和各要素与办学定位的吻合度，提高教学资源和教学能力对人才培养的保障度，提高用人单位、政府和社会对人才培养质量的满意度，全面提高中医药高等教育质量，是地方中医药院校发展的必然选择。

高等中医药院校教育为中医药人才培养发挥了重要作用，实现了中医人才培养的规模化、标准化和教育管理的规范化、制度化，建立了层次完整的中医药高等教育体系，培养了适应经济社会发展需求的大量中医药人才。但院校教育也暴露一些问题，表现为人才培养缺乏顶层设计、培养模式单一趋同、缺乏特色，学生中医经典功底不够深厚，中医辩证思维能力薄弱等。另一方面，地方特色高水平大学的本质内涵体现在三个方面，即：立足地方、凝练特色、提升内涵。建设地方特色高水平大学，其灵魂在于"特色"，其关键在于顶层设计。

安徽中医药大学在近六十年的办学历程中，不断思考、研究、探索和实践，秉承"至精至诚、惟是惟新"的优良传统，始终将"弘扬新安医学，培育中医人才"作为重要的办学特色，贯穿人才培养全过程。并渗透于科学研究、医疗服务、文化传承的各个方面，走出了一条地方中医药高等院校的办学之路。

一、彰显新安医学的办学特色

安徽徽州区域传统上称为新安，中医药界将这一地区经悠久的历史积淀而形成的医学总称为新安医学。新安医学始于宋，鼎盛于明清而流传至今，上下800余年间，见于资料记载的医家800余人，医著传世800余部。名医名著，名派名说，名药名方，博大精深。新安医家以穷理明道为本务，不迷信、不盲从，实事求是、理性探索，阐发医学新知，努力把握人体生理病理和疾病诊治的规律，提出了一系列富有科学价值的新观点、新学说，充实和丰富了中医药学的科学内涵，为中医药学理论体系的构建和完善做出了不可磨灭的贡献，是我国中医药学独具特色的重要组成部分。生于斯、长于斯，安徽中医药大学理当肩负起弘扬新安医学、发展中医药事业、培养卓越中医人才的历史责任和时代使命。

1. *薪火相传，强化师资建设*

在学校的中医师资队伍建设中，始终注重保持着新安医家的"血脉"和"种子"。1959年建校之初，学校中医师资中有三分之一来源于新安医家。新安儿科世家杨以阶、王氏内科传人王乐匋、郑氏喉科传人郑景岐等一大批老一辈专家教授，发挥了学科带头人的作用。他们言传身教，对中医教学的风格和特色的形成发挥了潜移默化的作用，为学校在教育中继承新安医学优良传统奠定了基础。1979年，学校又从省内外选拔调入了一批新安名医。在培养本科学生的同时，又培养了一批学术继承人。逐步形成了一支素质优良、结构合理的新安医学教学、研究人才梯队。

2. *教化育人，聚力人才培养*

在中医学人才培养过程中，学校将学习新安医家治学精神、弘扬新安医家医德医风、传授新安医家学术思想、汲取新安医家临床经验等，贯穿到教学工作的全过程。改革培养模式，创立新安医学人才培养模式创新实验区，开办"新安医学教改试验班"，实施"双导师制"；修订培养方案，将"熟悉新安医学学术特色及新安医家的临床经验"作为重要的培养目标；构建特色课程体系，编写新安医学系列教材，形成新安医学特色课程群；更新教学内容，开设"新安医学传统教育""新安医家医德医风""新安医家临床经验"讲座，创立"新安医学大学生论坛"。

3. *继承创新，挖掘科学内涵*

学校坚持将新安医学学术研究作为中医药学科研究重点方向。依托新安医学教育部重点实验室、新安医学研究中心、新安医学古籍部等学术平台，系统梳理新安医学的源流与发展、新安医家的学术特点、学术思想、学术成就，深入挖掘新安医学有关临床疑难疾病治疗经验，探讨新安医学的特色理论科学内涵，总结其临床诊治规律，研发特色方药，提炼出新安医学十大学术思想，揭示了新安医学中风病"气虚血瘀"、消渴病"阴虚燥热"、肺胀"肺失治节"、痹病"脾虚湿盛"等病机理论的科学内涵，制订了有关病种富有新安医学特色的中医诊疗规范及综合疗效评价体系，开发出多种中药新药和中药保健品，取得了良好的社会效益和经济效益。

4. *传衍推广，突出临床优势*

新安医学世代相传，形成众多的"家族链"，如"黄氏妇科""王氏医学"

"郑氏喉科""吴山铺伤科"等延续至今。在安徽中医药大学及其附属医院,新安医家的益气活血、养阴活血、温补培元、健脾化湿通络等学术思想在临床得到继承和发扬,在治疗中风(缺血性脑血管疾病)、消渴(糖尿病)、肺胀(慢性阻塞性肺疾病)、痹病(类风湿关节炎)等多种中医疑难疾病,疗效显著,医院还据此研制出脑络欣通胶囊、复方丹蛭降糖胶囊、化痰降气胶囊、新风胶囊、消瘀接骨散、芙蓉膏等系列院内制剂10余种。

5. 凝练传承,弘扬中医文化

新安医学是安徽省非物质文化遗产。长期以来,学校不断组织专家深入民间,通过收购、代管等方式,开展古籍抢救修复。以收藏新安医籍为主的学校图书馆古籍部,是全国文物重点保护单位。馆藏《赤水玄珠》等新安医籍入选国家珍贵古籍名录。学校创立的"新安医学网站",设置徽文化与新安医学、新安医林佳话、新安名医、新安医学名方、新安医学名著等多个栏目,系统介绍新安医学。1999年,学校创建了"新安医学文化馆",着重展示新安名医名著、学术流派、新安药业、新安医学教育、新安医学域外影响、新安医学研究现状等,已成为大学生中医药文化素质教育基地和安徽省中医药文化宣传教育基地。学校校史馆、文化墙等校园景观文化建设,校徽、校训、校歌等文化标识,彰显新安医学特色。

学校现建有教育部新安医学重点实验室、国家中医药学术流派传承工作室,"新安医学传承与发展研究"列入2012年国家科技支撑计划,新安医学文化学科成为国家中医药重点学科,获批为教育部首批高等学校医学人文素质教育基地。相关教学成果获得国家教学成果二等奖、安徽省教学成果特等奖。新安医学研究团队为省级科技创新团队,承担新安医学研究课题100余项,出版了学术专著40余部,发表论文700余篇,申报和取得国家发明专利15项,获得省部级以上科学技术奖励近20项。

二、培养品学卓越的中医人才

我校中医学专业在长期建设过程中,进行了一系列的建设与改革,逐步形成了以下人才培养模式:以新安医学为特色,院校教育与师承教育相结合,重经典、强实践、改评价、有保障,培养卓越中医人才。

1. 强化新安医学特色

一是把新安医学教育作为本科生教学计划重要组成部分。一方面,将新安医学辉煌的发展历史、新安医学大家突出的学术成就、一批著名的新安医学文献均进行专题教学;另一方面,自编新安医学系列教材,在课程体系中专门设立新安医学课程模块,包括前期导入性课程、新安医学理论类课程、新安医学临床课程等13本新安医学特色教材,系统的教学使学生对新安医学的全貌有更全面的了解。

二是把新安故地、新安医学文化馆作为人才培养的重要基地。徽州地区的新安医学研究所、徽州文化博物馆、新安名医故居均为中医专业学生实践教育基地,新安班学生每年定期到徽州地区实践教育基地参观、考察、学习,了解新安医学传统、接受新安文化熏陶、感受新安医学魅力。校内新安医学文化馆共设新安医家医籍的一般概况、新安儒医群体、新安医家供职御医情况、临床各科概况、主要学术流派、医学教育与普及、新安医学域外影响、新安医家的医德医风、新安医学现代研究概况等9个部分,突出新安医学史上具有重要影响的人物及事件,如张杲、程充、陈嘉谟、汪机、江瓘、吴良、方有执、程应旄、孙一奎、吴谦、王琠、程国彭、汪昂、郑梅涧、王仲奇等古代及近现代一大批新安医家的成就和影响都有详尽的介绍,同时也展示了自20世纪80年代以来我校弘扬新安医学和研究、开发的成果等。

三是把新安医学传统文化、医德医风教育作为新生入学教育的重要内容。新安医家不仅医技高超、医疗经验丰富,而且更有高尚的医德医风。为使学生受到良好的医德医风、治学精神和学术风气教育,多年来,中医学专业新生入学教育中都安排了以"新安医学"为主题的专题讲座,引导学生从一进校门就树立牢固的中医专业思想,树立学习、继承和发扬新安医学、振兴安徽中医药事业的信心和远大理想。同时,学生组织了"新安医学学社"大学生社团组织,开展了内容丰富、形式多样的社团活动。如邀请专家讲座、组织学习和讨论、组织参观和考察,参与辅导教师研究工作、撰写论文与专著编写等活动。社团的同学还在院刊上发表学习新安医学的相关文章,或撰写新安医学相关学术论文,在学校每年一届的"大学生新安论坛"学术研讨会上交流。"大学生新安论坛"至今已成功举办七届,已成为学校学生社团活动的"名牌产品"。创建了"新安医学网站",让学生参与网站建设,并随时随地上网了解新安医学研究的最新进展。

2. 院校教育与师承教育相结合

一是创设"双导师制"中医人才培养方式。建立院校教育师承教育相结合的教育教学模式,在中医学专业学生中创立了师承"双导师制"。即每一名中医专业学生入学第二年配备理论课程导师和临床课程导师各一名,理论课程导师负责指导学生对中医理论和新安医学理论的学习、答疑解难,传授新安医家学术思想和诊疗经验,评阅学生读书笔记、指导相关论文、报告的撰写;临床课程导师指导学生临床见习、实习,传授新安医家的诊疗方法和临证思维,学生课余时间跟师门诊,导师评阅跟师笔记,指导临床论文、报告的撰写。"双导师制"既注重夯实基础理论,又强化临床实践,同时又注重新安医学学术思想和新安医家临证经验的传承。

二是重经典，强化中医思维训练。将中医四大经典设为专业主干课，树立中医四大经典课程的核心地位，合理安排中医四大经典课程的学时并通过"前期导入、强调诵读、注重提高"三段式教学方式，提高经典课程的教学效果。积极开展中医经典案例式教学，以贯通基础与临床课程，使分散的知识更加结合，提高经典的运用能力和证病结合的实战能力。在基础学习中，强化学生对经典条文的背诵，在临床实践中强化对经典内涵的理解。在传统文化素质的培养中为中医思维的形成打下基础，在经典强化中构建中医临证思维方式，在师承中提高中医临证思维水平，在反复临床中强化中医思维训练。

三是强实践，注重实践能力培养。构建"以临床实践教学为中心、以实验实训教学为基础、以社会实践为补充"的立体化实践教学体系。在"双导师"制的基础上，以临床实践能力提高为主线，多临床、反复临床，强化临床实践效果。调整和优化实习基地的布局，加强内涵建设。实施旨在提高临床带教质量的"临床教学示范工程"，提高教学管理质量和水平，规范临床教学各环节，完善实践考核评价制度和临床能力考核方案。以省级示范实验实训中心"中医临床技能实验（实训）中心"为依托，完善中医内、外、妇、儿、骨伤、急症、护理等方面临床技能的训练。建立多区段渐进式、分散与集中相结合、课内与课外相结合的中医思维与专业素养训练体系。一年级暑期进家庭、进社区宣讲中医文化，服务周围人群，传播中医；二年级暑期进地方中医院或社区医院，跟导师，看临床，感受中医；高年级学生利用课余时间进国医堂、名医工作室、流派工作室、中医研究所等具有中医特色的临床基地，跟导师，上临床，感悟中医。完善富有中医特色的社会实践基地建设，结合大学生"三下乡"活动，调查农村中医药基本现状，服务基层群众，巩固专业思想。

四是改评价，构建培养质量保障体系。首先，构建"客观结构化考核"临床技能考核模式，注重对学生临床能力的评价。学校建设了将中医和西医理论和临床技能考核有机结合、具有中医特色的拥有12个站点的客观结构化考试中心，分别为：内科标准化病人（内科长SP）站、外科长SP站、妇科短SP站、儿科短SP站、外科技能操作、内科技能操作、中医技能操作、舌诊、中医辨证思维、医学检索等。通过客观结构化临床考核，可全面评价医学生中西医临床技能和证思维能力，实现了国际OSCE本土化和中医化。建立了形成性评价和终结性评价相结合的成绩评定体系。要求根据不同的课程类型，制定个性化考核方案。在课程过程考核中将平时作业、测验（背诵、默写等）、课堂讨论、实验操作、实验报告、PBL评价成绩、学生见习报告、病例讨论、期中考试等与课程结束的终结性考核结合起来，临床实习考核将床边考核、操作技能考核、临床大病历书写考核与出科考核相结合，毕业综合考核将理论综合考核、临床实习考核和客观结构化临床考核相结合。其次,建立"6543"教学质量监控体系。即"六查"(教学检查,实践教学基地建设检查,年度考核检查,职称晋升教学质量考评检查,领导干部听课检查,教学督导员教学工作抽查)、"五比"(教案、讲稿评比,试卷归档评比,多媒体课件评比,青年教师教学基本功竞赛,教学名师及教坛新秀评选)、"四评"(专业建设评估,课程建设评估,实验室建设评估,教师教学质量评估)、"三关"(理论知识考核关,实验实践考核关,毕业综合考核关),全过程监控教学质量。注重社会对教学质量监控和评价,引入第三方评价,建立用人单位、教师、学生共同参与质量保障与评价机制。最后,加强师资队伍建设,为人才培养提供智力保障。遴选中医功底深厚、临床经验丰富的名老中医为青年教师导师,举行拜师仪式,实施"以老带新"的青年教师培养方案,促进青年教师的快速成长。定期举行青年教师基本功竞赛,选拔教坛新秀予以表彰奖励;举办青年教师高级研修班,组织学术专题讲座、教学方法研讨等活动,选派教师以国内访问学者或短期进修的形式赴国内外大学或研究机构学习、交流等。

"弘扬新安医学、培养中医人才",我校中医学人才培养取得了一定的成效,得到了社会各方面认可,为我校水平评估、中医学专业认证、大学更名、国家新增博士学位授权单位授权学科工作提供了坚实支撑。2010年"弘扬新安医学特色,培养高素质应用型中医学人才"获安徽省教学成果特等奖,2014年"院校—师承—地域医学教育相结合,培养新安医学特色的中医学人才研究与实践"获国家教学成果二等奖。中医学专业继2007年获批为教育部特色专业建设点后,2013年中医学专业又获批为国家教育部专业综合改革试点项目。中医学专业建有国家级精品资源共享课1门、国家级教学团队1个。中医学学科作为一级学科成为安徽省A类(重中之重)学科。中医学专业青年教师在教育部教指委和安徽省教育厅举办的教学竞赛中屡获头名。近三年来,中医学专业毕业生就业率保持在90%以上,毕业生执业医师通过率在全国中医院校中名列前茅,学生综合素质不断提高,获得一系列省级以上奖励或表彰。通过毕业生跟踪调查,用人单位对学校毕业生的工作表现、业务能力和职业素质都给予较高的评价,普遍反映中医学专业学生工作态度认真,有良好的职业操守和纪律观念,有较扎实的理论知识,具有较好的新安医学优良传统和学术素养,较强的适应能力、实践能力。

打好新安牌、培养中医人,安徽中医药大学将进一步走内涵式发展道路,坚定中医信念,弘扬中医精神,努力建成富有特色、卓有贡献、高水平有影响的地方中医药大学,为服务地方经济社会发展、服务人民群众健康做出更大贡献。

(本文作者:王键、许钒)

参考文献:

1. 王键,秦瑜.走内涵式发展道路全面提高中医药人才培养质量[J].中医教育,2014,(33):6-9.
2. 刘丰.地方院校建设高水平特色大学的实现路径探析[J].上海教育评估研究,2014,(2):58-66.

多维度视野下的中医科学解读

中医学是中华民族的瑰宝，是一门博大精深、具有鲜活生命力的科学。在实现中华民族伟大复兴中国梦的关键时期，中医科学事业承载的责任远远超出了医疗卫生领域的范畴，我们必须以高度的历史使命感，抢抓机遇，奋发有力，在新的历史起点上推进中医科学事业加速发展，为服务人民群众健康、构建社会主义和谐社会、实现中华民族伟大复兴做出更大贡献。要想做好上述工作，必须抓住中医发展的主要素，准确把握中医科学的几个维度，将其作为基本依据和标准，这是新时期传承弘扬中医事业的前提和基础，具有重要的现实意义。

一、系统整体——中医科学的研究维度

"科学"一语自20世纪初传入我国后，广为各界所接受。胡适在《科学与人生观》中说："近几十年来，有一个名词在国内几乎做到了无上尊严的地位，无论懂或不懂的人，无论守旧和维新的人，都不敢公然对他表示轻视或戏侮的态度，那名词就是科学。"科学即规律之学，是一种相对稳定的理论知识体系，其活动永无止境。科学受文化背景的影响最重，有民族性和地域性之分，如对比中西方科学，无论天文、数学、医学、建筑等，皆有分野。实践证明，科学研究的视角和形态可以是多元的，判定一门学问是否科学的标准只在于活动本身的内容和性质，而与研究对象和方法无关。医学是探讨生命、疾病、健康存在和发展规律的科学，至少有东西方两种源流和形态，西医学不是唯一的医学科学，西方科学体系也不是唯一的科学体系，它们都不是检验中医是否科学的适宜标准。1977年，恩格尔曾指出："今天统治西方医学的疾病模式，是生物医学模式。它认为疾病是一切行为的现象，都必须用物理和化学的原理来解释，这是还原论的办法。它认为任何不能作如此解释的都必须从疾病的范畴中清除出去，这是排外主义的方法。"中医学以系统观、恒动观、辨证观为特征，注重系统综合，注重事物本身和事物间的有机性、联系性，形成了不同于其他民族的科学传统，与西医科学迥然不同，中医以其系统视角的科学维度开展的研究与实践，绝大多数是西医科学未做过的。中医的科学精神、科学方法和科学成就，集中体现了中华民族宏观把握世界的高度智慧。

二、以人为本——中医科学的价值追求

医学不单是生命科学,还是人对自身认识、开发和管理的科学。中医是"治人之道","人"是中医认识和服务的主体。中医科学的核心问题不是物质论的认识学,而是实践论的智慧学,具体指向人的生命科学和健康科学。相对而言,西医科学的研究重点在"疾病之理",中医科学的研究重点在"生生之道"。中医认为人的行为和状态均是机体为适应内外环境变化而发生的应激反应。中医的任务就是努力发掘、驱动和调整人的"生生之道",进而获得实际的防病、抗病和健康效果。中医追求的目标是"天人合德",主张"万物并育不相害,沉浮于生长之门",把自然环境中的一切因素转化为有利于"生"的因素,以掌握人"生生之道"的"恒理"与"变术"。中医主张"识生之本"和"知常达变",以求能在机体发生变化之前做好准备,以变治变或以不变应万变。中医科学的核心价值就在于最大程度上尊重了人的生机和尊严,全面体现"以人为本"的科学理念,追求人与自然、人与社会、人体自我的和谐统一,重视人体自主健康能力的开发、调动和培育,促进生命过程的自我实现、自我发展和自我完善。中医医人包括人的心态、稳态和生态,不是简单地进行病因对抗和病理干预,而是帮助机体创造一个适应环境改变和发挥自身抗病能力的条件,使机体有更多恢复再生的机会和更强维持生命的能力,从而获得更为持久稳定的疗效,最终实现以"天人合德"健康生态为目标的"生生之效"。因此,相较其他医学科学来说,中医科学更契合当代由以疾病为中心的生物医学模式向以健康为中心的生态医学模式的转变。

三、执中致和——中医科学的实践法则

《中庸》中说:"中也者,天下之大本也;和也者,天下之达道也。致中和,天地位焉,万物育焉。"中国人认为"中和"是世间万物存在的理想状态,通过各种方法达到这一理想状态就是"致中和"。"中和"是中医科学继承中华优秀文化基因,从时间、空间、条件、关系等方面,全方位分析问题、解决问题的思维方式和实践法度。寒者热之,热者寒之,去其偏胜,以平为期,以和为贵,极致中和,是中医的最高境界,体现了中医崇尚和谐的价值取向,体现在人与自然上是天人合一的整体观,体现在人体自身是阴阳平和的健康观,体现在病理上是失和为患的疾病观,体现在治疗上是调和致中的诊疗观,体现在人与人的关系上是仁义谦和的伦理观。在中医的思维方法中,系统思维、辨证思维、恒动思维、中和思维、实证思维、取象思维、顺势思维,无一不有,但层次最高者莫过于中和思维。中医认识论中的"天人合一"、治疗原则上的"执中致和"、药物应用上的"补偏救弊"等,无一不是中和思维的具体应用。因此,"执中致和"是中医学的核心理念。"适中"的内外环境和二者的统一,是人生存的前提;求"适

中"是人与自然斗争、人与疾病斗争和人改造自身的积极措施。"适中"能保持身体健康,"失中"会导致疾病发生,那么治病的手段当然应当是调"失中"为"适中",即求得机体的相对平衡,中医把这种基本方法称为"执中"。"执中"是体现人的能动因素促使矛盾转化的作用过程,实质上就是中医倡导的整体观念下的辨证论治思想。中医强调天人和、形神和、气血和、脏腑和,强调健康就是一种和谐的状态,疾病则是上述关系的失和状态,治疗疾病的基本法度就是要"谨察阴阳所在而调之,以平为期";养生的基本法度就是要"处天地之和,从八风之理";饮食的基本法度就是要"谨和五味";劳作的基本法度就是要"动而中节",如此诸般,莫不体现和谐之精神。医学的终极目标是维护人体健康,而健康必须保持人与自然的和谐、人与社会的和谐以及人体自身的和谐,这是中医科学带给我们的深刻启迪。

四、去伪存真——中医科学的基本态度

托马斯·库恩在《科学革命的结构》中指出:"不同科学体系之间是不可通约的,评价它们的只能是它们在各自体系内的解释和实践能力。"中医发展的好坏,取决于中医本身,不可能是外在的力量。"物竞天择,适者生存,不适者必被淘汰",这是自然的法则。正如前述所谈,在医学科学体系中,中医科学和西医科学是两种迥异的科学形态,二者研究视角不同、价值取向有别、实践方法各异,因此,西医科学不应该也不可能成为医学真理唯一的"标准答案",更不是检验中医是否科学的金标准。实践证明,在中医科学中已被解释了的问题,一旦纳入西医科学中去,就会变得难以理解。因此,当前和今后的中医科学研究要进一步追求目标纯度,更加坚定自身的理论自信,运用本体思想做自己科学体系该做的事,进一步充实自我,发扬光大,不去做西医科学的"文化补丁"。同时,我们也要看到中医科学的缺陷和不足,只有不断反思,纠正错误,才能更好地前进。科学认知具有相对的绝对性和绝对的相对性,这是一个不容忽视的事实。中医在历史上取得了众多世人皆知的伟大成就,造就了丰富多彩的经验和理论,但是,较之生命科学的深邃真理,中医科学目前的成就仍属沧海一粟,仍然面临着大量生命问题和科学困惑。无论是西医的还原论还是中医的系统论,均有其优势和局限性,整体层次的规律有其特殊的优越性和相对独立性,但是如果没有对局部形体构造、物质成分等的深入了解作支撑,也难以从更高层次把握、认识和升华。中医科学有认识盲区,西医科学也有认识盲区,但均不能据此否定其科学性。科学的发展和作用来源于社会实践,服务于社会实践,同时也受到社会条件限制,不断接受实践的检验。中医科学从根本上说是相对的,是一个历史的范畴和演变的过程,有自己发生和发展的历史,它在不同的历史阶段有着不同的内涵、形态和水准。新世纪的中医科学应以中国优秀传统文化为基石,以现代疾病

谱系的变化为导向,以提高临床疗效为目标,遵循其特有的认知和发展规律,在自我完善中不断创新发展。

五、引领未来——中医科学的发展前景

当前,新一轮的医学科学理念转化为中医科学的发展提供了难得的历史机遇。世界卫生组织在关于《迎接21世纪的挑战》中指出:"21世纪的医学,不应该继续以疾病为主要研究领域,应当以人类的健康作为医学的主要研究方向。"按照世界卫生组织的观点,中医的生命观、疾病观和健康观今天看来不但不落后,而且还是先进医学理论的典型代表,与人类医学目的和未来医学模式完全吻合。中医学以整体观念为指导,追求人和自然和谐共生,从整体上系统把握人体健康,重视个体差异和疾病的动态演变,这些特点完全符合医学发展的方向。特别是随着疾病谱的改变和医学模式的转变,中医科学越来越显示出独特优势。实践是检验真理的唯一标准,中医科学是有活力的,是极具前途的,决定中医科学这一地位优势的关键不是别的,就是其千百年来卓有成效的医疗实践,是其与其他医学科学并行不悖、相互补充的开放包容,再就是古今中外越来越广泛的人民群众基础。当今时代,中医科学有责任恢复人类对生命与自然的系统整体观认识,并引领未来人类健康医学的发展。广大中医人要认清中医科学属性,坚守中医科学理念,开展主体科学实践,高举中医科学大旗,推动中医科学事业复兴发展。中医科学从远古走来,春华秋实,长盛不衰,而今它要奔向未来,展示全新形象和风采。这一事业与每一位中医人的态度、责任与付出息息相关。世纪潮流,艰难顿挫;缘木求鱼,可鉴者多;迎接未来,弘毅在我!

(本文作者:王键、王鹏)

中医学与中华传统文化

中医学是中华传统文化的重要组成部分,作为一门传统的养生保健和防治疾病的学问,千百年来,为中华民族的生存繁衍和社会发展做出了卓越的历史性贡献,也对世界文明进步产生了积极影响,时至今日,它仍在人类的医疗卫生保健事业中发挥着积极有效的作用。

作为我国所特有的原创性医学,中医学在形成发展过程中,以中华文化为母体,直接应用了阴阳、五行、气、道等哲学研究成果,大量吸收了比较成熟的人文概念、学说和理论,紧密融合了儒释道以及诸子百家学说的精华,经过千百年实践运用的磨合改造,中华文化的核心思想如"天人合一""气一元论""阴阳五行""仁者爱人"等理论和观念,早已深入中医学体系的骨髓,成为中医学理论中具有根本性的、主导性的核心思想。孕育于中华文化的摇篮里,根植于中华文明的沃土中,中医学无论是哲学观念、理论体系,还是临床处方、操作方法,都已深深地打上了中华传统文化的烙印。可以说,中华传统哲学是中医学体系的核心和灵魂,中华传统文化是中医学形成和发展的土壤和源泉,中医学理论的原创性就体现在中华传统文化的原创性上,中医学的价值就体现在中华文化的软实力上。

中医之道,根在中华传统文化。脱离中华传统文化,中医学将成为无源之水、无本之木。学习中医理论,必须从中华传统文化的源头开始。

第一节 中华传统文化

中华传统文化是指以汉族为主体的、包括各少数民族在内的中华民族,在漫长的历史时期创造并传承下来的文化,主要指新文化运动以前的文化形态,包括传统的儒、道诸子百家文化,也包括已融入中国的佛教文化等外来文化。中华传统文化历史之悠久，内容之丰富，特质之独具，可以用"气势恢宏"四字概括其物质成果，以"博大精深"四字涵盖其精神成果。她以惊人的生命力和灿烂的文化奇观，傲立于世界之林，照亮了世界的东方，推动了世界文明的进程，在世界文化史上占有极其重要的地位。五千年文明的中华传统文化，是中华民族共有的精神归宿和心灵家园，是中华民族生存和发展的灵魂和血脉，是中华民族繁衍昌盛、生生不息的不竭动力。

一、中华传统文化的形成与发展

在茫茫无际的宇宙时空，直到现今为止，地球依然是我们人类生存的唯一家园。追溯时光，经过数以万年、数以十万年乃至数以百万年漫长的进化，人类才从蛮荒逐步走向文明。从"盘古开天辟地""女娲炼石补天"到"三皇五帝"，这些神话传说清楚地表明，地处欧亚大陆东部的中国，是人类文明的最早发源地之一，是中华民族栖息的家园。在这片神奇的版图上，早在人类文明驻足之前，就已经形成了封闭型的地理环境——东边是浩瀚的太平洋，有绵延18000多公里的海岸线；南边有纵贯边陲的横断山脉和大江大河以及瘴疠盛行的热带丛林；西南则耸立着"世界屋脊"青藏高原；西北为天山、昆仑山等交汇而成的帕米尔高原，万里黄沙与绵延起伏的高山雪峰相间；北边是漫漫戈壁、草原和亚寒带原始针叶林。在古代，这些天然险阻几乎隔绝了域内华夏各民族与外部世界的交流与联系，中华文化在基本独立的情况下酝酿产生，自成体系，并从相对独立的地理环境中获得了比较完备的隔离机制，避免了异族入侵而导致自身文化的中断。在这片封闭式大陆的内部，地理环境辽阔恢宏，地貌形态复杂多样，腹里纵深，回旋开阔，以致于我国古代先哲都以"天下"的眼光审视一切，"世界大同""天下太平"是中国古人理想中的人类社会。"天下"两字包容广大，不同民族和平共处，各地文化融合为一，自然人文相互调适，诸多内涵尽含其中。中华文化从一开始就是在这样一个"太平天下"的局面中展开。在这个诸侯分治的广大区域内，华夏各民族相互交融，逐步产生了多元统一、丰富多样的文化形态，形成了海纳百川的恢宏气度。相对封闭而复杂广阔的地域地貌，为中华特质文化的形成和发展奠定了地理基础。

中国大部分地区处在中温带、暖温带和亚热带，季风气候较发达，温暖湿润、四季分明，且土壤肥沃疏松，特别适宜于农业生产。宜农的气候土壤和自然地貌，为农业文明的形成提供了自然条件，孕育了中华民族以农耕为主体的经济形态。"神农亲耕"的神话、"周王籍田"的记载，表明重农尚农已上升为国家意识。农耕经济以农为本，对自然条件有很强的依赖性，故中国古人把天地自然视为人类赖以生存的根本条件，始终深怀崇敬和虔诚，追求天人之间的和谐统一，进而由仰赖自然的生存意识发展为"天人合一"的思想。男耕女织，自给自足，过着乐天知命、人际和谐的生活；四时四季，周而复始，则产生了循环往复、阴阳轮回的思维；以农为本，眷恋故土，则形成了本位优越的文化、凝聚向心的精神。"仓廪实则知礼节，衣食足则知荣辱"（《管子·牧民》），以农为本、自给自足的生产生活方式，为中华传统文化的形成和发展奠定了经济基础。

从史前时期到古代文明，当历史的车轮行驶到公元前800年—公元前200年这个时期，在地球的东西方几个完全隔离的区域，几乎同时出现了异常杰出的思想家群体，出现了社会文明精神的重大突破，呈现出一幅多姿多彩的繁盛景象。如古希腊有苏格拉底、柏拉图、亚里士多德，印度有释迦牟尼，中国有老子、庄子、孔子、孟子、墨子、管仲、邹衍等，他们所创建的哲学思想和方法论至今仍是人类文化的基础。德国哲学家亚斯贝尔斯把这一人类各大文明的原始积累期称之为"轴心时代"。这个"轴心时代"，相当于中国历史分期中的先秦时代。

先秦有文字记载的历史从夏商周三朝开始。自夏朝"世袭制"取代"禅让制"以后，我国就形成了家国同构的政治体制，家国天下一体，历朝历代均延续和保持了家天下的传统。西周封邦建国，"制礼作乐"，以血缘亲疏确定尊卑等级，强调尊祖敬宗。"礼"为后世儒家继承发展，并以强劲的力量规范着中国人的生活行为、心理情操和是非善恶观念。春秋战国，"礼崩乐坏"，诸子蜂起，百家争鸣。其中儒、道、墨、法、阴阳五家，对中华文化的形成影响较大。儒家创始人孔子和孟子，创立了以"礼""仁"为核心、以"仁者爱人，克己复礼，忠恕之道，中庸之道"等为主要内容的思想体系。学术上，周代圣贤从实际出发，通过观察和取类比象而作八卦、著《周易》。"古之包牺氏之王天下也，仰则观象于天，俯则观象于地，观鸟兽之文与地之宜，近取诸身，远取诸物，于是始作八卦，以通神明之德，以类万物之情。"（《易传·系辞传·下》）留下了先人理性探索的足迹，其矛盾双方对立与相互转化的观点、运动变化的观点，处处闪烁着先人智慧的光芒。孔子独具慧眼而注解《易经》，与后继的儒家一起共同对《易经》作了创造性的发挥，形成了《易传》这部先秦典籍中思想最深刻的哲学著作，提出了"一阴一阳之谓道""刚柔相推而生变化""易与天地准""君子见机而作"等哲学思想，成为中华文化的源头活水；而"天行健，君子以自强不息""地势坤，君子以厚德载物"（《易传·乾卦·象辞》），更成为几千年来仁人志士奋发图强的座右铭。

道家以老子、庄子为代表，他们以"道"为中心观念，道生万物，道法自然。"道生一,一生二,二生三,三生万物。""人法地、地法天、天法道、道法自然。"(《道德经》),认为道是世界万物的本原,同时也是宇宙运行的总规律。与之相适应,道家的社会政治和人生态度是"无为"。道家的出世与儒家的入世,共同构成了中国式的人生态度,士大夫进可入世而治国平天下,退可出世而归隐林泉。儒道互补,构成中国文化的基本框架,丰富了中国人的精神生活。以墨子为代表的墨家,提倡人与人"兼相爱,交相利",切近民事劳作,其知识论注重实证,其"墨辩"开辟了中国逻辑史之先河,与希腊式逻辑、印度因明学并称世界古典逻辑的三大流派。以邹衍为代表的阴阳家,其学术特长是"深观阴阳消息"(《史记·孟子荀卿列传》),提出阴盛则阳衰,阳盛则阴衰,矛盾双方互为消长,一生一灭。而运用阴阳消长模式来论证社会人事,是阴阳家的一大发明。在此基础上,邹衍又把阴阳与五行结合起来,创造了"五德终始说",认为阴阳消长体现为五行相胜、循环运转、往复无穷。阴阳家运用阴阳五行学说去观照天、地、人,从宇宙总体上、从时空流转变化上,去把握世界、分析事物,形成一种熔天、地、人于一炉的宏观思维方式,构成中华文化的鲜明特色。

诸子百家在相互辩难中相互吸收、渗透、融合,"百家争鸣"孕育了中华文化"有容乃大"、"和而不同"的包容品格和博大精神。争鸣中形成的一批中国元典性的文化著作,如《诗经》《尚书》《易经》《春秋》《周礼》,以及记载诸子言论、思想活动的《管子》《论语》《老子》《墨子》《庄子》《孟子》《荀子》《商君书》《易传》《吕氏春秋》《韩非子》等,所形成的对宇宙、社会、人生等各个领域的思想认识,构成了中华民族的大传统,塑造了中国的社会结构与形态,为整个文化提供了规范性的要素与价值内核,从而形成了中华思想文化上的第一座高峰。从此,2000多年后的中国,一直行进在她的巨影中。

西汉初期推行道家"黄老"政治,中期汉武帝采纳了"汉代孔子"董仲舒的建议,"罢黜百家,独尊儒术",确立了儒家在思想文化领域的统治地位。董仲舒曾三次应诏上书"天人三策",他在《春秋繁露》中,淋漓尽致地阐述了"天人感应""阴阳五行"和"三统"(黑统、白统、赤统)循环学说,从而构建起天人一统模式,对中国传统思想文化产生了至为重要的影响。其后2000年间,虽然道、佛诸家也曾与儒学分庭抗礼,如魏晋南北朝时期玄学盛行,援道入儒,儒玄双修,开辟了一个新的思辨时代,但儒学始终处于正宗及主导地位。

佛教于汉代就开始传入中国,隋唐进入繁荣时期。作为一种异质文化,佛教表现出了惊人的调适性。为求得生存与发展,佛教积极依附和融入本土文化,主动适应中华文化的生态环境,逐渐与传统的儒道文化相融合,在汉化中改变了自身伦理纲常等方面的面貌，最终融入中华文化之中，其中禅宗已成为中国人自己的宗教。初唐三教并立，道教风行、佛教兴旺、儒学昌明，中唐以后"三教归儒"，韩愈提出有别佛老而薪火传承之"道"，北宋开始儒学复兴运动。

宋明时期，儒学又从佛道中汲取大量营养，儒道释三教的融合为宋明理学的形成奠定了思想基础。北宋张载探讨了"天"（宇宙）、"人"（伦理）合一的关系，南宋"集诸儒之大成"之朱熹，正式提出儒道传承谱系的"道统"概念，即尧舜禹汤、周公孔孟相传，承先启后、继往开来，"盖自古圣神，继天立极，而道统之传，有自来矣。"（《四书章句集注·中庸章句序》）王阳明立足于心本体论，提出"心外无理""知行合一""致良知"等命题。理学将宇宙论与伦理学沟通，浸入骨髓的心性化，提高了儒学的理论价值和社会效果，确立了儒学在思想上的统治地位，成为元明清三代的官方意识形态，影响中国思想文化600年。一方面，宋明理学孜孜讲求"立志正心修身""涵养德性，变化气质"，强化了重气节、重道德、重社会责任与历史使命的文化性格，以达到"内圣"的人格要求。"为天地立心，为生民立命，为往圣继绝学，为万世开太平"（《张子语录》），张载提出的这一理学根本精神，已成为中华民族精神文化的脊梁。另一方面，宋明理学更强调"心怀天下，放眼宇宙"，强化了"齐家、治国、平天下"的理想和抱负，以实现"外王"的人生价值。从宋代范仲淹提出"先天下之忧而忧"，到明清之际顾炎武提出"天下兴亡，匹夫有责"，士大夫强烈的使命感、责任意识和担当精神一脉相承。

明末清初"天崩地裂"，经历"亡国之痛"的思想家们，以经世致用为宗旨，考经证史为方法，反省理学之空谈义理，汉学考据由此复兴。清代汉学至乾嘉时期大兴，形成乾嘉考据学派，惠栋、戴震、阮元为其代表。清代汉学朴实考据，倡导"格物致知""实事求是"的精神，对中国古典文献进行了一次大整理、大集成，为中华传统文化的传承和推进做出了重大贡献。

晚清民国时期，西学东渐，在"船坚炮利"的威慑下，中华传统文化开始了"中学为体，西学为用"的对外接纳；20世纪初兴起的新文化运动，崇尚西方文明，推行西方文化，是我国历史上一次空前的思想解放运动。从鸦片战争到新文化运动，中华文化大体完成了从传统向近现代的转型。

目前比较公认的具有世界影响的古代文化，除中华传统文化外，还有古巴比伦文化、古埃及文化、希伯来文化、古印度文化、古希腊文化、阿拉伯文化和中世纪基督教文化，其中巴比伦、埃及、印度与中国一起是世界四大文明发祥地。她们都沿着中断—重建的轨道跳跃式地演进成现代文明，唯有中华文化虽数度江山易主，历经内忧外患，却以其独特的发展模式而屡仆屡起，古今绵延数千年而从未中断。先秦诸子、两汉经学、魏晋玄学、隋唐佛学、宋明理学、清代朴学，学术思想上代有高峰，这种悠久、有序、完整的文化发展现象，在世界文化发展史上是绝无仅有的奇迹。

二、中华传统文化的基本哲学思想

中华传统哲学是中华传统文化的脊梁，是中华民族博大精神的集中体现。其历史源远流长，内涵繁复，学派纷呈，观点各异。本着求同存异、兼容互补的传统精神，结合中医学内容的实际需要，特选择学术界公认共识的基本哲学思想作如下阐释。

1. "天人合一"理念

"天人合一"理念是中华传统哲学的核心思想，是中华传统文化的基本信念和主要基调，是中华民族传统的世界观和人生观。这一理念认为，人体小宇宙，宇宙大人生，小宇宙中藏大宇宙。"人与天地相参，与日月相应也"（《灵枢·岁露》），人类作为天地万物中的一个部分，与天地万物息息相通、同体同构；人与天地和谐统一，主观与客观浑然一体。著名学者钱穆先生指出，"天"就是"天命"（不以人的意志为转移的客观必然性），"人"就是"人生"，一切天命表露在人生上，一切人生尽显天命，天命与人生和合为一。著名学者季羡林先生则把"天"简化为大自然，"人"就是芸芸众生，把"天人合一"理解为人与自然的和谐统一。

"天人合一"观念的产生，首先是人类生存的客观环境和条件所决定的。一方面，"民受天地之中以生"（《左传·成公十三年》），大自然为人类提供了一切生活所需，而人类经过数百万年的进化，自身也已形成了比较完好的，能与时空环境相协调、相和谐的生存能力，与大自然融为一体、和谐相处是人类必然的选择；另一方面，斗转星移、四季变更、洪涝干旱、冰雪地震，在瞬息万变的大自然面前，人类显得渺小无力，自然也会产生敬畏和依赖的心理。其次，"天人合一"观念更是我国数千年农业文明的产物。农耕经济仰赖天时地利，"靠天吃饭"，风调雨顺则五谷丰登，洪涝干旱则颗粒无收，"夫稼，为之者人也，生之者地也，养之者天也。"（《吕氏春秋·审时》）顺天时、因地利、靠人和，中国古代先民别无选择。

北宋思想家邵雍曰"学不际天人，不足以谓之学"（《观物外篇》），中国古代哲人极其关注人与天地自然的关系。远古伏羲画八卦，"仰观天象、俯察地理、近取诸身、远取诸物"，就已经对人和天地的关系作了思考。《周易·系辞》指出："天地氤氲，万物化醇。男女构精，万物化生。"人和万物一样秉受天地之大德而生，天人本质一致，故应当做到"与天地合其德，与日月合其明，与四时合其序，与鬼神合其吉凶，先天而天弗违，后天而奉天时"（《周易·乾卦·文言》）。既然人与天地同根、与万物一体，就应当遵循"不违天"的天人和谐原则，与自然界相互适应、相互协调，从天而动，达到人生的最高理想境界，"与天地相似，故不违；知周乎万物而道济天下，故不过；旁行而不流，乐天知命，故不忧；安土敦乎仁，故能爱；范围天地之化而不过，曲成万物而不遗，通乎昼夜之道而知。"（《易传》）人们通过自觉修养，就可以如同天地一样造福于人类和自然，达到与自然同呼吸、共命运、物我同一的境界，"能尽人之性，则能尽物之性；能尽物之性，则可以赞天地之化育，则可以与天地参矣。"（《中庸》）孟子继承了《中庸》衣钵，进一步提出了"性天相通"观点，认为"上下与天地同流"，"万物皆备于我"，世界上万事万物之理已由"天"赋予"我"，人们只要能尽心养性，就能够认识天，"尽其心者，知其性也；知其性则知天矣。"（《孟子·尽心上》）

与儒家相比，道家更为明确地提出了"天人合一"的理念，主张"顺应天道"，"无为而治"。老子曰："人法地，地法天，天法道，道法自然。"（《道德经》）天就是道，是自然规律，是宇宙意志，是天地宇宙万物生化之机的总和。要求人们从"天道"出发，顺应自然。庄子是提出和阐述"天人合一"思想和概念的第一人，《庄子·齐物论》曰："人与天，一也。"并指出："天地与我并生，而万物与我为一。"天之所生谓之物，人生亦为万物之一，而人生之所以异于万物者，在于能独近于天命，能与天命最相合一。

天人合一，儒道互补，两家对于天人关系的一致观点，构成中国传统文化的主导。除了以庄子为代表的"顺天"说、以《易传》为代表的"天人调谐"说外，先秦时期还有邹衍运用"五行生克"说推衍五德终始，墨子以"兼爱非攻"说推崇"天志"，子产以"天经地义"说推倡周礼等，均含"天人合一"之意。当然，亦有荀子的"制天"说，强调改造自然、人定胜天，而与"天人合一"相反相成。

西汉大儒董仲舒继承了"天人相通"理论，明确强调"天人之际，合而为一"，并创造性地提出了"天副人数"和"天人感应"说。天有四时，地有四方，人有四肢，他在《春秋繁露·人副天数》中还说："人有三百六十节，偶天之数也；形体骨肉，偶地之数也；上有耳目聪明，日月之象也；体有空窍理脉，谷川之象也。"在《春秋繁露·阴阳义》中又说："天亦有喜怒之气，哀乐之心，与人相副，以类合之，天人一也。"认为天和人同类相通，相互感应，天能干预人事，人亦能感应上天。无论孟子的"尽心知性"，还是董仲舒的"天人感应"，都强调天地万物本与人一体。

明确提出"天人合一"四字成语的是宋代理学家张载。宋代理学昌盛,张载、二程(程颢、程颐)发展了孟子学说,扬弃了董仲舒的粗陋形式,达到了新的理论水平。程颐说:"天、地、人,只一道也。","道与性一也。","道未始有天人之别。"认为天道、人性是同一的,人性即是天道,天道即是天理,仁义礼智等道德原则和自然规律是一致的。张载说:"理不在人皆在物,人但物中之一物耳。""天称父,地称母,予兹藐焉,乃浑然中处。故天地之塞,吾其体;天地之帅,吾其性。民吾同胞,物吾与也。"(《西铭》)明确肯定人类是天地的产物,是自然的一部分,人的生命由天地所赋予,天地之体即人之身体,天地之性即人之本性;认为天下同胞情同手足,明确提出爱人、爱物、爱自然的生命关怀思想,把天人合一、天人协调、实现天理和人性的统一,看作是人生所追求的最高境界。从张载的"立心立命",到范仲淹的"先天下之忧而忧",在这种"内圣外王"的人生选择和设计中,充满了"民胞物与"的情怀,浸透着"天人合一"的和谐境界。

梵学泰斗季羡林先生认为,"天人合一"是"东方文化普遍而又基本的表露"。印度古代有一句名言"tat tvam asi",其真正含义是"你就是宇宙","你"与"宇宙"合一。印度佛学称"天"为"梵"(brahman),称人为"我"(Atman),有"梵我一如"(brahma-a^tma-aikyam)的命题,为奥义书(梵 Upaniṣ ad)所代表印度正统婆罗门系统世界观之根本思想。"梵我一如"认为,一切万物依一定顺序发生,人类乃至一切生物之灵魂从其业力而有各种形式之轮回。"天人合一"与"梵我一如"虽其哲学内涵不尽相同,但在天人关系上则持基本相同的观点,都强调主客观之间的内在统一性。正因为有这样的共同基础,印度佛教自两汉传入中国后,表现出极强的适应能力,逐渐与传统的儒道文化(尤其老庄哲学、魏晋玄学)相融合,至隋唐时期已完全扎根中国,成为中华传统文化的一个重要组成部分。产生于"梵我如一"的环境中,成长于"天人合一"的氛围里,中国禅宗的天人观不言自明。宋明时期,儒道佛相摩相荡完全合流,汇入宋明理学体系之中。发端于先秦,定型于西汉的"天人合一"学说,最终由融儒释道于一体的宋明理学总结并明确提出。

由仰赖自然的生存意识发展而来的天人合一思想,追求天人之间的和谐统一,阐发了天地万物一体的宇宙观和社会观,内涵非常丰富,影响极其深远。中国历代思想家的学术思想都能从中找到根源,孔子的"仁",老子的"道",孟子的"义",周敦颐的"诚",张载的"气",程朱的"敬"……无不深契天人之意,"天人合一"成为绵恒中国古代数千年的主导文化。

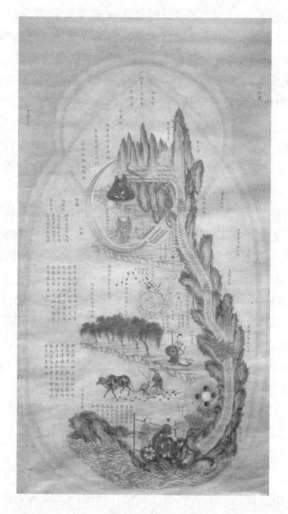

图1：内经图

注解：《内经图》出自清初皇宫如意馆道家画师之手，其创意源于明代气功学家尹真人佚名弟子于万历年间（1573—1619）所撰之《性命圭旨》。《内经图》将人体设计成为一个小天地，整个人体完全隐于一幅"山水风景"之中，男耕女织、自给自足的桃花源生活，人与自然和谐统一的太平天下，生动形象地营造了一个"天人合一"的诗情画意的氛围。图中题有七律诗一首：

> 铁牛耕地种金钱，刻石儿童把贯穿。
> 一粒粟中藏世界，半升铛内煮山川。
> 白头老子眉垂地，碧眼胡僧手托天。
> 若问此玄玄会得，此玄玄外更无玄。

2. 气一元论

气一元论又称元气论、气本原论，是以"气"来探求宇宙本原、阐释宇宙变化的世界观和方法论，也是以"气"解释世界一切事物发生、发展和变化规律的理论学说。气一元论认为，"有形生于无形，有形化为无形"（《列子》），而"气"或称"精气"就是宇宙中运行不息、无形可见的最基本的微细原始物质，是构成天地万物包括人类生命的物质本原和终极本体，也是推动宇宙万事万物发生、发展和变化的原始动力，还是宇宙万物相互感应的中介和信息传递的载体。

气的本始意义是指自然界的云气、风气或大气。古人观察风云雨雾之流动变化，体悟人身之呼吸吐纳，把自然界日月四时、地震星坠和人间男女孕育、人生时运等等联系起来，进而产生质的飞跃，认识到人与自然之间存在着内在的统一性、相关性和感应性，借用"气"字来概括其存在和作用。"天人合一"合于气，古代诸子百家一致认同，"天地未生，浑沌一气"，"其大无外，其小无内"，无边无际，弥漫宇宙；氤蕴和合，生成天地，化生万物，十分活跃。气运动不息，变化不止。气的运动称为气机，主要有升降出入聚散等形式。气稀疏离散而成虚空，聚集凝结而形成有形物体，聚则生物，散则物消；天气居上亲下而降，地气在下亲上而升，"天气下降，气流于地；地气上升，气腾于天。高下相召，升降相因而变作矣。"（《素问·六微旨大论》）。一气分阴阳，天地阴阳二气氤氲交感，相错相荡，产生了有形和无形构成的世界。在这个纷繁芜杂的世界里，有形万物之间充塞着运动不息的无形之气，无形之气则渗透于有形物体之中，与已构成有形物体的气进行各种形式的交换。气不仅是宇宙万物的本原和构成，而且还是宇宙万物相互联系、相互作用的中介和信息传递的载体。

气的运动产生的各种变化称为气化。阴阳二气相互作用是气化的终极原因，任何事物都是无形之阴阳二气交感聚合而化生，所谓"阴阳二气感应，万物化生"（《易经·系辞上传》）。气从混沌中化生万物的气化过程，可以描述为这样一条基本路线：气—阴阳—五行—万物。宇宙开始只是一团混沌的元气，元气运动使阴阳二气相离而形成天地，天地阴阳交感而化生"五行"，阴阳二气升降交感、氤氲合和，五行之气运动换和，阴阳五行之间相互摩荡、相互杂糅，生成万物。气化有不同的表现形式，有同气相求，有异气相感，无形之气之间、有形之物之间、无形之气与有形实体之间都可相互转化。"物生谓之化，物极谓之变"（《素问·天元纪大论》），通过气的升降出入聚散等运动，新事物不断孕育发生，旧事物不断衰败或消亡，自然界新陈代谢，整个宇宙充满生机。气的运动一旦止息，宇宙即失去生生之机，整个世界就会毁灭，生命就会消亡。

气一元论源自先秦时期道家之"精气学说"。春秋《老子》曰："万物负阴而抱阳，冲气以为和。"《四十二章》以气论道释阴阳，并说"其中有精，其精

理念篇

甚真"。战国《管子》指出:"精也者,气之精者也。""凡物之精,此则为生。下生五谷,上为列星。流于天地之间,谓之鬼神;藏于胸中,谓之圣人。是故此气,杲乎如登于天,杳乎如入于渊,淖乎如在于海,卒乎如在于己。"(《内业篇》)明确称精为"气",精气运行于天地之间,无孔不入,流行不止,聚合而生万物。但《老子》认为气由道生,故云"天下万物生于有,有生于无"(《四十章》),提出"道→气→物"的宇宙发生模式。《管子·内业》也说:"万物以生,万物以成,命之曰道。"《庄子》《淮南子》等也都认为宇宙的最初本原或本体是"道",精气只是"道生万物"的中间环节,构成天地人的直接物质材料。《列子·天瑞》则说:"夫有形者生于无形,则天地安从生?故曰有太易,有太初,有太始,有太素。太易者,未见气也;太初者,气之始也;太始者,形之始也;太素者,质之始也。气,形质具而未相离,故曰浑沌。"认为气生于太易,气是"太易"化生万物的中间环节,创立了"太易—太初—太始—太素—万物"的宇宙发生模式。

宇宙之精气构成人类形体并藏寓于人体之中,又成为人的精神世界。人若善养精气则能与天地共存,成为至善至美之人。《管子·内业篇》认为,精(气)藏胸中,浩然和平,则为圣人;《孟子》则将气规定为充塞于天地之间和人体内的"浩然之气","至大至刚,以直养而无害,则塞于天地之间",从而纳入其心性学说之中,强调"我善养吾浩然之气",人的意志坚定,正气存在于体内,则能成为"威武不能屈,富贵不能淫,贫贱不能移"的大丈夫。气成了涵盖自然、社会、人生并为诸子各家共用的哲学范畴,既是客观实在又是主观精神。

"元气说"则始于西汉。董仲舒在《春秋繁露》说,"元者,始也","元者,为万物之本",并产生于"天地之前"。东汉元气思想广为传播,思想家王充指出,"天地,含气之自然也""天地合气,万物自生"(《论衡·自然》),气为万物之本原故称"元气",是构成天地万物的唯一本原,也是人类形体、智慧与道德精神的唯一本原,其上没有"道"或"太易"等,天地元气生万物是"自然""自生"的(所谓"自然"就是"本来如此"),从而提出了比较完整而系统的"元气自然论",确立了"元气本原论"。至此,滥觞于先秦时期的精气说及冲气、天地之气、阴阳之气、五行之气、自然六气、浩然之气等不同概念,最终被两汉时期盛行的"元气说"所同化,嬗变汇流为"元气一元论"。然而,主张"浑天说"的科学家张衡,也对世界的物质本原作了探讨,他在《灵宪浑天仪》中云:"夫覆载之根,莫先于元气;灵曜之本,分气成元象。"认为天地万物由元气产生,但又认为元气由"玄"产生,"玄"是万物的最初本原,包含天地最大的道德,故又称"道"。唐初成玄英《庄子集释》认为,"气为生物之元"但由道生,无疑是继承了先秦道家之"道本原论"。

王充之后，唐代柳宗元和刘禹锡、北宋张君房和张载等也都继承和发展了"元气自然论"。张君房辑成《云笈七签》，提出"元气本一，化生有万""元气无号，化生有名"的"元气本体说"以及"道即元气也"的"道气合一说"，发展了"元气本原论"。张载则进一步提出"太虚即气"的观点，以气的聚散来统一无形的太虚与有形的万物，他在《正蒙太和》中指出："太虚无形，气之本体，其聚其散，变化之客形尔。""太虚不能无气，气不能不聚而为万物，万物不能不散而为太虚。"认为太虚是气散而未聚的本体状态，而万物则是气之不同的凝聚状态，气凝聚而成为有形的万物，万物散为气又复归于无形的太虚。二程（程颢、程颐）持"理本气化"之说，认为"万物之始，皆气化"（《二程遗书·卷五》），但却纳入"理本体论"体系，认为"理本气末"。朱熹又进而明确提出理为宇宙之本体，认为"理先气后、理能生气"。明末清初思想家王夫之继承和发展了张载的基本观点，指出"阴阳二气充满太虚，此外更无他物，亦无间隙。天之象、地之形皆其所范围也。"并针对二程、朱熹的主张，提出了"气先理后、理在气中、气为本体、气即实有"等观点。明末清初学者方以智，把气的性质定义为"充一切虚，贯一切实"。清代思想家戴震提出了由气、道、理逻辑地构成的元气实体思想，认为"道，即阴阳气化"，"阴阳五行，道之实体也"，"谓之气者，指其实体之名；谓之道者，指其流行之名"，明确指出"气"与"阴阳五行"是"实体"，而"道"是实体的功用。由张载、王夫之、戴震构筑的"气本体论"，是以气为宇宙本体的哲学逻辑结构，由此以气为最高哲学范畴的"气一元论"发展到了最高峰。

3. 阴阳五行学说

阴阳五行学说是中华传统文化的核心学术理论体系，它既是归纳和概括天地万物及其属性与人类实践知识的总体纲领，又是全面统一地阐释万事万物变化规律的认识论，还是指导人们进行自然社会实践活动的方法论。阴阳五行学说是阴阳学说和五行学说的合称，阴阳说必兼五行，五行说必合阴阳，两者相辅相成。

所谓阴阳，一说本意指阳光之向背；一说本是指事物的部位而言，阳在外而阴在内；一说盘古开天辟地，一分为二，天为阳、地为阴。《周易·经传·系辞》曰"一阴一阳之谓道"，《道德经》曰"万物负阴而抱阳"，任何事物都可以一分为二，都有阴阳二重性态。作为哲学范畴的"阴阳"概念，是对自然界及人体内相互关联的事物和现象及其属性的对立双方的高度概括。就其基本性质来说，天为阳、地为阴，日为阳、月为阴，暑为阳、寒为阴，昼为阳、夜为阴，刚为阳、柔为阴，健为阳、顺为阴，明为阳、幽为阴，进为阳、退为阴，外为阳、内为阴，辟为阳、阖为阴，伸为阳、屈为阴，男为阳、女为阴，君子为阳、小人为阴……古人根据生产生活实践和对大自然的长期观察，逐步提要钩玄，凡向上的、运动的、积极的、肯定的、善意的、热情的属性归为阳,凡下沉的、静止的、消极的、否定的、恶意的、冷淡的属性归为阴,故《素问·阴阳离合论》曰:"阴阳者,数之可十,推之可百;数之可千,推之可万。万之大,不可胜数,然其要一也。"必须指出,阴阳属性既是绝对的又是相对的,绝对性是指上述阴阳属性具有不可变性,水属阴、火属阳,水火阴阳不可反称;但阴阳可因比较对象(同一层次)的改变而改变,可在一定条件下相互转化,而且阴中有阳、阳中有阴,阴阳之中还可再分阴阳,所以阴阳又是相对的。

阴阳对立统一的运动是一切事物的普遍规律,阴阳相随,相互排斥,相互吸引,对立制约;阴阳互根,相互依存,互源互用,相反相成;阴阳互涵,阴中藏阳,阳中寓阴,负阴抱阳;阴阳消长,此消彼长,皆消皆长,互生互动;阴阳转化,重阴必阳,重阳必阴,物极必反;阴阳自和,自持自复,阴平阳秘,协调平衡;阴阳交感,相摩相荡,氤氲合和,化生万物。作为阴阳对立双方的关系形式或运动形式,阴阳排斥、吸引、互根、互涵、交感、消长、转化、自和、平衡之间是相互关联、不可分割的,如阴阳交感是事物发生发展变化的根源;阴阳互根互涵是阴阳交感的动力,是阴阳消长转化的内在根据;阴阳消长转化维系了阴阳的动态平衡;阴阳动态平衡是阴阳双方对立统一运动的结果。阴阳的对立统一是宇宙万物运动变化和协调发展的基础,阴阳的运动变化表达了自然界四时万物之勃勃生机和生命活动的稳定有序。其阴阳不测的玄妙变化谓之"神",混沌神妙变化反映于人谓之"意"。故《素问·阴阳应象大论》曰:"阴阳者,天地之道也,万物之纲纪,变化之父母,生杀之本始,神明之府也。"阴阳鱼图如图2所示。

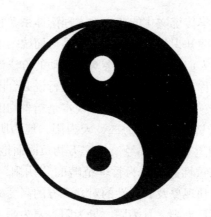

图2:阴阳鱼图

注解:"阴阳鱼图"又称"太极图"或"天地自然之图",是概括阴阳易理和反映世界发生、发展变化规律的图式。太极之道,一阴一阳,有无相生,一动一静,旋转不已。其图外圆象征太极，内以反S曲线分黑白环弧形，白为阳、黑为阴，象征阴阳互根；其中黑中之白眼、白中之黑眼，代表着阴中有阳、阳中有阴，隐喻阴阳之中具有无限可分性；环弧形如两鱼交游状，以示阴阳变化循环不已。阴阳鱼图是宇宙的基本形式，呈现出太极独特的辐射美，既有放射功能又有回收功能，既可一而生万，又可万归于一，内涵天地万物形成、发展、衰老、死亡的变化规律。

"阴阳是气，五行是质"，"五行说"滥觞于殷商时期"五方"观念，与阴阳学说相伴而生。同样作为构成世间万物的基础，"五行"春秋时期称作"五材"（《左传》），又有五星说，后经衍化抽象为木、火、土、水、金五种基本物质元素，进一步升华为五种属性和态势的抽象概念，以五为基数来阐释事物之间的相互关系。《尚书·周书·洪范》曰："水曰润下，火曰炎上，木曰曲直，金曰从革，土爰稼穑。"木有生长、升发、条达、舒畅之性；金有沉降、肃杀、收敛、变革之性；水有滋润、下行、寒凉、闭藏之性；土有生化、承载、受纳、存实之性质；火有温热、向上等性质。五行在天对应金木水火土五星，在地对应金木水火土五种物质，在人对应仁义礼智信五种德性，世间没有任何事物可以"跳出三界外，不在五行中"。以五行特性为依据，运用取象比类的方法，将自然界千变万化、千姿百态的事物和现象分归于五大类，五行结构模型可以说是最简约的表达方式。诸事物五行对应关系举例如表1所示。

表1：诸事物五行对应关系举例

五行	木	火	土	金	水
五化	生	长	化	收	藏
五色	青	赤	黄	白	黑
五方	东	南	中	西	北
五季	春	夏	长夏	秋	冬
五时	平旦	日中	日西	日入	夜半
五星	木星	火星	土星	金星	水星
五声	呼	笑	歌	哭	呻
五音	角	徵	宫	商	羽
五气	风	热	湿	燥	寒
五脏	肝	心	脾	肺	肾
五志	怒	喜	思	悲	恐

(续表)

五官	目	舌	口	鼻	耳
五味	酸	苦	甘	辛	咸
五臭	膻	焦	香	腥	朽
五畜	犬	羊	牛	鸡	猪
五谷	麦	黍	禾	米	豆
五果	李	杏	枣	桃	栗
五菜	韭	薤	葵	葱	藿
五金	铁	铜	金	银	锡
五常	仁	礼	信	义	智
五政	宽	明	恭	力	静

"一气分阴阳，阴变阳和，化生五行"，论阴阳必联系五行，言五行必及阴阳。汉代董仲舒指出："天地之气，合而为一，分为阴阳，判为四时，列为五行。"(《春秋繁露》)宋代朱熹指出："阳变阴合，而生水火木金土，阴阳气也，生此五行之质。"(《朱子语类》)与阴阳学说同源的五行生克学说，是阴阳相互作用化生的产物。如木、火和金、水分列于土地上下，前两者属阳，后两者属阴，火比木更活跃属至阳，水比金位置更下，属至阴，土处中间属于中性。五种元素相互变化、相互影响，根据春夏秋冬四时气候及物候运转规律，依次推衍而构成木生火、火生土、土生金、金生水、水生木的五行循环，称为"五行相生"。而"相克"指的是事物的相互克制、制约或抑制的关系，也属天地之性，《素问·宝命全形论》曰："木得金而伐，火得水而灭，土得木而达，金得火而缺，水得土而绝。"由此推衍出木克土、土克水、水克火、火克金、金克木，称为"五行相克"五行相生与相克结合，循环往复，自我调节，并形成"五行胜复"的反馈机制：若有一行过于亢盛，按相克次序依次制约，必然"有胜则复"(《素问·至真要大论》)，引起其所不胜行（即复气）的旺盛，以制约其偏盛，使之复归于平衡，从而使整个五行系统复归于协调和稳定。由于五行合于阴阳，五行关系可达20种、200种关系变量，形成一个多元、多维、动态的结构性"五行框架"，足可网络天地万物变化的各种可能。以五行生克关系，运用推演络绎的方法，阐明一切事物相互资生、相互制约的运动变化，五行功能模式可以说是最简约的说理工具。五行生克关系图如图3所示。

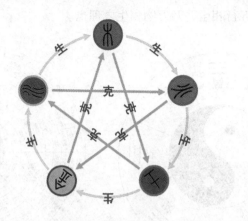

图3：五行生克关系图

注解：五行相生：金生水，水生木，木生火，火生土，土生金；
　　　五行相克：火克金，金克木，木克土，土克水，水克火。

从数学角度分析，阴阳是"阳奇阴偶"的数字抽象，五行是以五为基数来涵括和解释世间万事万物及其运动变化的数字抽象，阴阳五行学说也可以说是以"数"来概括和阐释一切事物及其运动变化的说理工具。

阴阳二分法源于《周易》，《易传·系辞上》曰："易有太极，是生两仪，两仪生四象，四象生八卦。"阴阳之中再分阴阳，而生四象八卦。《易经》将"—"解释为阳、将"--"解释为阴。阴爻（--）和阳爻（—）是《周易》的基本单位，卦符就是阴阳观念的集中体现。远古鸿蒙初判，我们的祖先仰观天文识其象，日月星辰，一明一暗，阴阳也；俯察地理合其序，寒来暑往，四时更替，阴阳也。伏羲画先天八卦，仅以简单的点（·）和圈（○）表示奇、偶，用抽象的阴（--）和阳（—）符号来破译宇宙万象，尚无文字表述，所谓"圣人立象以尽其意"。"象为主，数为用"，《易经》以"—、--"两个符号的不同组合，首先形成冬、春、夏、秋四时和天（乾）、地（坤）、雷（震）、风（巽）、水（坎）、火（离）、山（艮）、泽（兑）八卦，而后至六十四卦，以此来概括和解释自然界和人类社会的各种现象，"是故刚柔相摩，八卦相荡，鼓之以雷霆，润之以风雨，日月运行，一寒一暑。乾道成男，坤道成女。"（《周易·系辞上》）四时更替，八卦相错，构成了运动着的物质世界。可见，阴阳五行之数是我们人类心中有数的"数"，是有生命的"数"，八卦被赋予了生命的含义。太极八卦图如图4所示。

一般认为，八卦乃据河图洛书推演出来，《周易·系辞上》曰："河出图，洛出书，圣人则之。"以河洛之图来解释八卦的来源。河图洛书以图示数，表示阴阳、五行之间的多元时空关系。其具体所指后世理解不一。又有指称五行生成图为河图。河图五行相生,乃万物相生之理也。

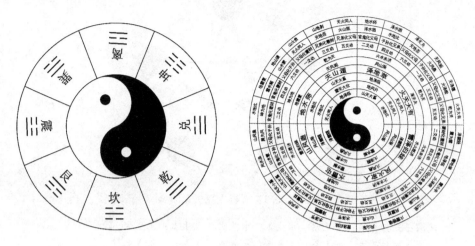

图4:太极八卦图

注解:八卦中每卦含三爻,六十四卦是由八卦重叠组合而成,因此每卦含六爻。《周易》以卦、爻、象为框架,构建起具有六十四卦象、三百八十四爻象的相互联结的系统,这个系统内的爻、卦、象是万物的象征,是能够归纳世间万物,包罗天、地、人的整体结构。《易传》作者用阴阳学说作为解释易的纲领,把阴阳范畴与易的卦象结合起来,形成了系统性的学说。

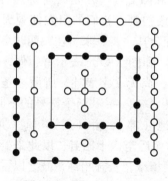

图5:河图(一说洛书)

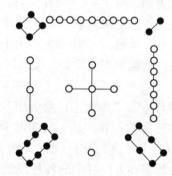

图6:洛书(一说河图)即九宫图

注解:河图与洛书是中国古代流传下来的两幅神秘图案,"方之形""圆之象",整个人类世界就包容在这"天圆地方"之中。其中之九宫图9个数各不相同,但横、竖、斜排列之和均为15之固定数。其结构奇妙、变化无穷,开幻方世界之先河,成为组合数学的鼻祖。中外数学家均为之折服,华罗庚就非常推崇,称"洛书可能作为我们和另一星球交流的媒介",有"宇宙魔方"之誉。河图洛书是中华文化阴阳五行术数之源,历来被认为是河洛文化的滥觞,中华文明的源头。

人类在实践中不断积累知识，随着知识的越来越多，如何有效地记忆、传授和运用这些知识，就需要一个理论工具来沟通、串联和把握。阴阳五行理论作为纲领和核心，有效地将中华几千年的实践经验提纲挈领，组织成一个有机的整体，在内部能够自成体系、自圆其说，在外部能够与实践紧密关联，利用阴阳五行的能动性把握未知、预测未来，能动地进行阐释推衍和活化活用。每一节点知识经验的有效性，保证了整体的有效性，整体的有效性又保证了理论体系的权威性。如果抽去"阴阳五行"这一内核，中华数千年的知识经验立刻变成一盘散沙，甚至灰飞烟灭。我们应珍惜和保护中华文明的人文生态环境，以免"水土流失"而最终失去自己特有的知识体系和精神家园。

4. 人本人伦思想

人本人伦思想是中华传统的政治伦理哲学，是中华传统文化的基本精神和根本特征，其中人伦思想还是中国古代社会的道德规范和行为准则。"天人合一"合于人，人与天相提并论，"天人合一"命题本身就隐含"以人为本"之义。中华传统认为，天是人之天，人是天之人，两者统一于人而不是统一于天、统一于万物，强调"天地万物，唯人为贵"，人在一切事物中居于最重要的地位。在政治上"人"与"民"同义，人本即民本，即儒家所谓德治仁政、以民为本。所谓人伦，顾名思义是指人与人关系中的次序与道理，调节人际关系应该遵循的规则。儒家文化要求人们要做到"五伦"，即"父子有亲，君臣有义，夫妇有别，长幼有序，朋友有信"，遵循"孝""悌""礼""义"等规范准则，统治者通过诗书礼乐等文明的方式教化人民，由此建立起一个和谐、有序、文明的理想社会。

以人为本的思想最早可以追溯到周代。中华民族最早的精神文化形态是巫文化，巫文化认为万物有灵，经过人格化又形成了神灵观念，出现了图腾崇拜。新石器中期（传说中的颛帝之后），神通过"绝地通天"的改造，在人们心中形成了天命神本观念。刚走出蛮荒状态的殷商时代，天命神学占统治地位，人们笃信鬼神，一切听从"天命"。殷王朝覆灭、政权更替后，周人对天命鬼神观产生了动摇，感觉到"天命靡常""天不可信"，敬天不如"敬德"（《尚书·周书》），周以后人们的观念开始由神本向人本转变。

第一个发现"人"并真正把"人"从天命神学桎梏中解放出来的人是孔子。孔子不把"天"视作有意志的人格神，对天命观作了重大修改，在强调"畏天命"的同时更强调"知天命"，他所说的"天命"是一种不以人的意志为转移的客观必然性。他提出"天地人三才"说，把人和天、地并列为"三才"，认为人是"五行之秀气""天地之心"（《礼记·礼运》），"惟天地万物之母，惟人万物之灵"（《尚书·泰誓》），突出人在天地间的地位。人是天地之精华，宇宙之主宰，万物之中心。孟子也不认为天是神，指出"万物皆备于我矣"（《孟子·尽心上》），人们只要能尽心养性，就能够认识天。后世儒家继其衣钵，西汉董仲舒在《春秋繁露》中指出："（人）超然万物之上而最为天下贵。"（《实性》）"天地人，万物之本也。"（《立元神》）东汉班固说"天地之性人为贵"（《白虎通义》），北宋周敦颐说"唯人也，得其秀而最灵"（《太极图说》），北宋欧阳修云"人者万物之最灵也"（《秋声赋》）。正因为如此，人可以"与天地合其德"，可以"赞天地之化育"，可以"下长万物，上参天地"（《春秋繁露·天地阴阳》）。中医认为，"天覆地载，万物悉备，莫贵于人。"（《素问·宝命全形论》）道家也认为，"人生之所以异于万物者，即在其能独近于天命，能与天命最相合一。"（《庄子·齐物论》）即使是佛家，中国禅宗也提出了人性即佛性之说，提倡"顿悟成佛"。一个来于自然又高于自然的人活跃于天地之间，最终成就了一个大写的"人"。

"仁者爱人"是孔孟提出的仁本主义"人学"，而最先提出"以人为本"四字的是战国时期《管子》一书。《管子·霸言》曰："夫霸王之所始也，以人为本；本理则国固，本乱则国危。"相对于统治者而言，"人"与"民"同义。同时代的荀子表达了相似的看法："天生民而立君，以为民也。"（《荀子·大略》）即使是主张无为而治的道教，也极力奉劝君主要以民为本，"圣人无常心，以百姓心为心。"（《老子·第四十九章》）"故治国之道，乃以民为本。无民，君与臣无可治，无可理也。是故古者大圣贤共治事，但旦夕专以民为大急，忧其民也。"（东汉《太平经》）儒家始终认为，天道、天理、天意只能通过民心、民意来表达，天意就是民意，"民之所欲，天必从之"（《尚书·泰誓》），作为君王则必须服从天意，顺从民心。《孟子·尽心章句上·第十四章》更说出了"民为贵，社稷次之，君为轻"的豪言壮语，勾画出一幅天与民共同制约君主的理想政治图景。

仁本主义"人学"以仁为核心，以礼为外在表现，其主要内容是为人之道、人伦之道，"仁者爱人"实质上是伦理道德观。孔子在《论语·学而》中说："君子务本，本立而道生。孝悌也者，仁之本与。"指出圣贤做人要抓根本，懂得了根本就懂得了做人的道理，这个根本就是对父母要"孝"（尽心奉养顺从），对兄弟姐妹亲属要"悌"（亲情和睦）。《中庸·哀公问政》中说："天下之达道五，所一行之者三。曰君臣也，父子也，夫妇也，昆弟也，朋友之交也，五者天下之达道也。知、仁、勇三者，天下之大德也。所以行之者一也。"治理天下必须遵循古今经纬之"五道"，以"孝、弟、忠、信、顺"处理好君臣、父子、夫妇、弟兄、朋友这五大关系，才能营造亲亲有序、和谐发达的理想社会。

在调整和确定人伦关系的原则上，据《史记》记载，舜帝就针对氏族家族不亲、五品不和的情况，推行"父义、母慈、兄友、弟恭、子孝"五教，以形成各族人民和睦相安的局面。西周宗法制度建立，人伦之道的建设越来越重要。孟子首先明确提出人之所以异于禽兽者在于有"人伦"，把远古时期的人伦五教发展为五伦："人之有道也，饱食暖衣，逸居而无教，则近于禽兽。圣人有忧之，使契为司徒，教以人伦：父子有亲，君臣有义，夫妇有别，长幼有序，朋友有信。"（《孟子·滕文公上》）后世以长幼近于父子，朋友近于君臣，而删五伦为三纲，班固《白虎通·三纲六纪》曰："三纲者，何谓也？谓君臣、父子、夫妇也。"

西汉董仲舒则把道德与政治密切结合起来，提出"三纲五常"等伦理规范，三纲指君为臣纲、父为子纲、夫为妻纲，五常指仁、义、礼、智、信。三纲把伦理变成了臣忠、子孝、妇随的片面义务，确定了上下尊卑主从的人伦关系秩序，并加以神圣化。宋明理学注重"心性之学"，重人伦而轻自然，张载、二程和朱熹均认为天道、人性、人道是同一的，其内容也就是仁义礼智信等道德原则。

以儒为主干的中华传统文化是伦理本位的文化，亲亲为本、以孝为先是儒家道德选择的基本取向，重人伦血缘是儒家崇尚的首要伦理，"仁、义、礼、智、信"是儒家一以贯之的根本准则，以孝、忠为核心的礼义纲常观念构成了宗法社会的心理主导。以人为核心、以人伦道德为本位，人本人伦思想成为数千年中华传统文化相当稳定的价值认同和道德认知。

中华传统文化孕育的中国，从"究天人之际"到"通古今之变"，从"原天地之美"到"达万物之理"，无论是哲学家、科学家，还是文人墨客，都在以时间为主导的时空统一观念引导下，探索人与大自然的沟通联系，践行人与自然的亲近，构建人与社会的和谐，以求达到人生的天长地久、社会的长治久安。

三、中华传统文化的载体和基因

语言文字是人类交流、传播和传承文化最主要的信息载体。中华传统文化的语言载体有汉语、藏语、苗语等，以汉语为主体。汉语是世界上使用人数最多、最发达、最丰富的语言之一，被列为联合国法定的五种通用语言之一。汉语以字为本，虽方言众多，古今有别，但都以汉字作为统一的书面语表现方式，字本位有力地维护了中华民族的统一和整合。

自从上古"仓颉造字"开始，汉字经历了象形文字—甲骨文—钟鼎文—大篆—小篆—隶书—楷书几个阶段，已在中华大地上延续了四五千年，印证了我国历史的全部发展过程，作为表意兼表象的文字，已是世界上硕果仅存了。在承载文化的漫长历史长河中，汉字以形表意、灵动机变，本身就蓄涵着极其丰厚的文化内核，生动反映了中华传统文化的丰厚底蕴，是中华文化生成和发展的原始动因。从汉字中几乎可以找到所有古代哲学思想的原始影像，也几乎可以找到所有古代文化体系和形式的因素。可以说，汉字就是中华传统文化的基因。

1. 汉字本身的文化内涵

上古结绳以治,伏羲始作八卦,依类象形,产生文字。如"观象于天"有日、月、星、云,"观法于地"有水、火、山、石,"观鸟兽之文"有牛、羊、鱼、鸟,"观地之宜"有竹、木、草、禾,近取诸身有耳、目、手、足,远取诸物有车、舟、戈、网,见其形而知其义。翻开字典可以发现,最基本、最简单尤其作部首的汉字几乎都是象形字。象形字并非镜子映物般地机械描摹,而是包含着极其丰富的创造性思维活动,蕴藏有深厚的思想内涵。以""(水)字为例,现实中的水形态不可胜数,丰富多彩,有江河湖海之汪洋,有沟溪塘池之恬静,有大浪淘沙之雄奇,但古人没有被这些表象所迷惑,而是舍弃许多外在的感性经验,抓住了水的流动性这一根本特征,画龙点睛,犹如神来之笔,造型上还有对称美和曲线美。见形知义,形象生动,充分地体现出古人传统的直觉形象思维能力与抽象思维能力。

汉字结构起于象形,但不局限于象形。东汉许慎撰《说文解字》,按照"六书"理论分析字形、说解字意。六书之象形、指事、会意、形声、转注、假借(转注、假借当属用字而非造字),由具象向意指发展。作为表意文字,汉字记载着古人的造字方法和心理,体现了"以意赋形、以形写意"的造字规律。每一个汉字都蕴涵有丰富的思想文化信息,今人也可以由此而推知古代的社会文化形态。如指事字"一"字,《说文解字》曰:"惟初太极,道立于一,造分天地,化成万物。"《老子》曰:"一生二,二生三,三生万物。"《淮南子·诠言》曰:"一也者,万物之本也。"古人崇尚"一",认为一个人掌握了"一"就无所不通,这样"一"字就有了哲学意味、有了灵性,体现了古人对万物产生和变化的看法,体现了中华传统文化的世界观。"一生万物"的思维体现在造字上,就是形声字造字方法的发明。形声字是在象形字基础上,以象形字为形符(即"一"),加声符组配,由"一"不断孳生出字来,形成一个个庞大的字族大家庭。形声组合具有强大的衍生造字能力,逐渐成为汉字造字的基本规律和方法,现今汉字90%以上是形声字。形声字这种类分属性,明显地打上了传统文化"一通百通"的整体思维的烙印。

史前时期,大自然既可以给人类带来吉祥福乐,也能给人类造成灾害祸殃。面对变幻莫测的大自然,先人充满了畏惧和崇拜,把许多自然现象的变化看成是神支配,由此而崇信神灵。会意字"示",甲骨文本作"丅",象祭台形,表示迎接天神从天而降,以求得福祉。故以"示"作为部首的字,其义多与祭祀、礼仪有关,如祭(向神献肉)、祐(神灵保护)、社(土地神)、福(向神祈求幸福)等。"丅"字后来在横上又加一横,表示在天上方,下边的竖也加了两条,三竖代表日月星,"示"字明确表示日月星三神。《说文解字》曰:"古文三垂,日月星也。观乎天文以察时变，示神事也。""天垂象见吉凶，所以示人也。"而形声字"神"，声旁"申"是闪电的象形，古人认为闪电威力无边，神秘莫测，是上天的代表、万物的主宰，对它顶礼膜拜，奉为神灵。几千年来，神成了中国人心目中一个信仰和制度的概念。由此延伸，道家讲的"精气神"之神，是人体生命活动现象的总称，中医之"神"则是指生命活动的总规律。

农耕经济是中国数千年传统社会的经济形态，而人类早期生活处境艰难，为求得生存，就产生了凡能维持生活的东西都是美好的的意识，反映在语言文字上，与粮食作物相关的字，如"穀、良、郎、娘、穆、淑"都含有"美善"之义。会意字"美"，甲骨文是人戴着羊头跳舞，与原始的巫术礼仪祭祀活动相关；金文从羊从大，本义羊大味美，肥壮的羊味很美；进而延伸衍义出哲学、美学等正面价值意义的广泛概念。其他"善美吉福"之义的字，如"畜、善、义、鲜、祥"等，均与古人对畜牧业的认识有关。

家族宗法制度、家国天下一体是我国传统社会的政治结构，而父慈子孝对于巩固基层社会秩序、增强民族凝聚力具有极其重要的作用。会意字"孝"，从老从子，是"子"搀扶着老人的形象，本义是尽心奉养和顺从父母。反映在医疗要求上，就是"为人子者不可不知医"，故金代医家张从正医著取名《儒门事亲》，宋代医家陈直著有《奉亲养老书》。由孝推而广之，又有"老吾老以及人之老，幼吾幼以及人之幼"之训，医著又有《老老恒言》《幼幼集成》之类。几千年来，人们把忠、孝视为天性，视为天经地义的最高准则，成为中华民族的两大基本传统道德行为准则。

医药学在古代备受重视，3000多年前的殷商甲骨文中，我国已经有关于医疗卫生以及十多种疾病的记载；《说文解字》中收载直接相关医药的字近1300字，实际占全书将近1/6，其释义明显打上了中医阴阳五行理论的烙印。如形声字"病"字，由疒和丙组成。"疒"是一个单独的象形古字，《说文解字》解为："倚也，人有疾病象倚箸之形。"《集韵》曰："疒，疾也。"即今之疾病之义。"丙"在十天干中位于南方，五行属火，《说文解字》释云："丙位南方，万物成炳然。阴气初起，阳气将亏，从一入门，一者阳也。"炳然就是很茂盛，治病"开方"就是利用药物模拟出不同的时空之"方"，"方以类聚"，把人从不健康的疾病时空状态转换到健康的时空状态；"丙"五行中又属心，心为君主之官，主神明，"病"与神明、与精神相关，上古时指重病，是生理与心理上不正常的状态，其内涵与今世界教科文组织的身心健康概念有不谋而合的重合。

汉字中还有很多这种具有哲学意味和灵动之性的字，如哲学中的天、地、乾、坤、有、无、阴、阳、道、理、器、元、真、否、泰……伦理中的仁、义、德、道、礼、和、合、诚、信、廉、耻、勇……这些文字、概念、命题，不但有表述意义、价值意义、哲学意义，还有终极信仰的意义与审美意义，中华传统文化中最根本的概念多半是字本位的。就方块汉字本身来说，古人认为地上的一切人工建筑都要建成方形，汉字是作为地上人们使用的工具，应该与大大小小的方形建筑一致。横平竖直的方块汉字反映了"天圆地方"的观念，代表了中国人端端正正做人的态度。

汉字喻意深、含义广，其表意性超越了语音的羁绊和时空的局限，成为可以直接视读的"活化石"，只不过"日用而不知"而已。

2. 汉字运用上的文化内涵

素称方块字的汉字，其方块之内饶有深意，方块之外更是乾坤无限。

汉字在构词上渗透着传统文化方方面面的内容。汉语中出现许多天与人相比附、黏合的词汇，如周易指乾为天、为君，君王被称为天子，反映了"君权神授"的观念；人世间重大事宜，非人力所能为者，古人皆视为天命、天意、天数、天定、天机、天运、天时、天灾、天谴；在人的性情才能方面，凡先天具备的均冠以天，如天才、天性、天赋、天资、天分、天真、天良、天年等。人们崇奉天道、天理，希求天佑、天助，感怀天泽、天恩，欣赏天趣、天然。由天组构并富有哲理的成语更是难以计数，如天经地义、天造地设、得天独厚、天从人愿等等。所有这些用"天"构成的词语，把天与人的属性融合在一起，处处留下"天人合一"哲学观的印迹。

人本思想是中国传统哲学的一大特点，汉字中"人"字构词能力排在第五位，由"人"字组成的形声字，超过全部形声字的5%。如"○"（化）字特有韵味，甲骨文从二人，象二人相倒背之形，一正一反，以示变化，其意境可谓出神入化，妙不可言。除了表现在尊人上，人本思想还表现在重视人心、人性、人伦、人事上。汉语中亲属称谓十分复杂丰富，体现了古代宗族社会复杂的人伦关系。"心"字构字排在形声字的第八位，凡涉及精神、思维、意识、情感的字大多都有心字，如意志、思想、情怀、思念、慈悲、怜悯、惋惜、惦念、愤怒、惊恐、惧怕、惭愧、怀想、懊恼、恋慕等等。"心"字构词有心理、心灵、心态、心境、心声、心眼、心悟、身心、仁心、人心、真心等，成语有心想事成、心地善良、心领神会、心中有数、语重心长等。汉代人班固《白虎通义》云："心之为言任也，任于思也。"意即心为承担思维的工具、任人神游的脏器，这与中医"心为君主之官、主神明"的理论是一致的，《灵枢·本神》曰："所以任物者谓之心，心有所忆谓之意。"可见，汉字"心"的含义与现代西医所言心脏（heart）概念截然不同。西学传入中国，翻译之中必然要大量借助中华传统的名词概念，强势之下又反客为主，以至今日其本义反倒不明朗了。

在传统医药术语名词中，更有着深厚的文化内涵，其所反映的不只是一个简单的医学概念，还有其错综复杂的文化背景。以"藏象"一词为例，汉代班固著《白虎通义》曰："人有五藏六府，何法？法五行六合也。""五藏六府"并非纯粹实指人体内脏，现代西医并无"五脏""六腑"的区分，把"五藏六府"与阴阳五行相结合，是古代先民在哲学上、医学上探索的结果。"五藏六府"概念本身就蕴藏了阴阳五行学说的内涵，体现了天人合一的宇宙观。所谓藏象就是藏体象用，即脏腑本体与功能现象。他如"十二官""五官"的定名，药物上、中、下三品分类，中药组方"君臣佐使"之配伍，还借助了封建社会行政职能来解说功用。汉字以自己的方式生动地演示着藏象学说等中医理论，成为中医学不可或缺的奠基的砖石。甚至医书方药的取名，也有丰富的文化背景，如元代著名医家朱震亨著《格致余论》，清代新安医家朱本中著《格物须知》，即格物致知之省语。《礼记·大学》有"物格而后知""致知在格物"的命题，朱熹注解"格物"为穷至事物之理。所以本草学家往往有言相告："本草立名，各有意寓，能通药名，思过半矣。"明白了这些命名的来由，领会中医学基本概念的内涵及其精髓，就能体味到中华文化天人合一、阴阳五行、援物比类等思想和方法。看似深奥难懂的理论，一旦放入传统文化中就很好理解了。

汉字具有超越具象的意象性和灵动性，汉语是一种诗性的语言，具有很大的思维空间。譬如人们常说的"良药苦口利于病"，并非单纯指用药治病之苦，而更侧重于"忠言逆耳利于行"之义；他如病入膏肓、治病救人、灵丹妙药、如法炮制等等医疗用语，早已渗透入我们的社会生活之中，分别有了无法挽回、惩前毖后、有效方法、照样仿做等喻义。这种超越对于自然科学、法学的发展也许不太有利，新文化运动就曾提出汉字拼音化的改革主张。但是，汉字的灵感灵性是汉语拼音难以表达的，譬如唐诗"白日依山尽，黄河入海流"，简短丰富，读起来就有视觉的享受，引起想象，如果用汉语拼音来表达——"bai ri yi shan jin, huang he ru hai liu"——就没有感觉了。医学是科学与文学的完美结合，医学救死扶伤、治病救人，文学陶冶情操、净化心灵，都有调节身心和谐健康的共同作用和目的。在中华传统文学中，无论是诗文札记、歌赋小说，还是历史典籍、名物训诂，往往都包含有不少中医的理论或临床知识；而历代中医典籍都有其独特的哲理色彩和文学特色，中医学家在文学修养上往往也有较深的造诣。伏羲制九针、神农尝百草，杏林春暖、橘井流香，中医情结跃然纸上，广为国人津津乐道；中医医案、医话、医论文辞古雅，行文简练，讲究声律修辞，"汤头歌诀"更是琅琅上口；经典著作如《黄帝内经》《伤寒论》文字精炼整齐，医学、哲学、文学融为一体，尽收科学抽象的神会之笔；张仲景《伤寒卒病论原序》、孙思邈《千金翼方序》更是文采飞扬，对仗、排比、比喻运用娴熟，句式固定，长短错落，前后照应，层次分明，富有节奏，有如无韵之诗，堪称是医学与文学有机结合的经典之作。尤其孙思邈《大医精诚》更是德育美育的名篇，描绘得生动形象，表达得情意真切，时隔千年，至今读起来依然和蔼可亲，充满哲理。文以载道、诗以言志、乐以扬善，中华文学作品特别重视美和善的结合，以伦理为中心，注重发挥文化的社会教化功能，体现了中华文化的人本人伦精神。

第二节 中医学的文化属性

文化按其属性可分为科技文化和人文文化两大类。在长期的医疗实践中总结和发展起来的中医学，其研究的对象是人，探讨的是脏腑、经络、气血等变化的生命规律、养生和预防诊治疾病的思路方法，注重理论的实际效用价值，当属科技文化范畴。但由于中医学是在中华传统文化背景下孕育、形成和发展起来的，直接引用了传统哲学的人文概念和理论，采用了人文的形式和方法来表达和反映人体生理和疾病规律的内容，带有浓厚的思辨色彩和传统文化烙印，一直没有从自然哲学母体中分化和独立出来。因此，中医学既具有科技文化的内核，又有人文文化的特征，具有科技文化与人文文化的双重属性。

一、中医学的科技文化内核

在中国古代，科学文化知识并没有明确的分科，甚至自然科学与社会科学两大类的区分也不存在，中医学就参与了哲学的形成，天人合一、阴阳五行学说等核心哲学，也可以说是儒、道、佛、医等各家共同完成的。天人合一之"合于人生"，气一元论之"浩然正气"，阴阳五行之"五德终始"，中华传统哲学对包括生命在内的客观世界的研究考察，始终是与人生、社会乃至人的精神世界统一融合在一起的；而中医学的介入，对哲学抽象进行了实用理性的推衍、改造和创新，为哲学提供了最可靠的实践基础和实际证明，并不断地充入了科技文化的精华内容，天人关系、气、阴阳概念也逐渐脱离了纯哲学含义，赋予了生命科学的内涵和生命力。在长期为哲学充入实用价值的过程中，中医学逐渐完成了自己的理论建构，形成了具有丰富科技文化内核的独特学术体系。

1. 传统哲学中的生命议题与中医学的赋质充值

生命也是哲学思考的中心问题，哲学必然要思考到医学问题。战国时期，中国古代先哲多以"气"来解释人的生死，认为人体生命是由气化生的，生命的存在就是气的存在，气在则命在，气去则命去。如《庄子·知北游》曰："人之生，气之聚也。聚则为生，散则为死。"《管子·枢言》曰："有气则生，无气则死，生者以其气。"《素问·宝命全形论》曰："人以天地之气生"，"天地合气，命之曰人"。《论衡·论死》曰："气之生人，犹水之为冰也。水凝为冰，气凝为人。"又云："人生于天地之间，其犹冰也。阴阳之气，凝而为人；年终寿尽，死还为气。"三国时《五运历年记》还这样描述盘古化身的过程："元气濛鸿，萌芽滋始，遂分天地，肇立乾坤。启阴感阳，分布元气，乃孕中和，是为人矣。"人类之所以"至精至贵"，乃由"精气"即宇宙之气的精华所化生，《淮南子·精神训》曰："烦气为虫，精气为人。"《论衡·论死》曰："人之所以生者，精气也。"

　　古代哲学的生命本原说，源于古人对自然现象和人体生命现象的观察和体悟。万物土中生，而水为地之经脉，故古人萌生了水与土同为生命之源，进而并列为宇宙万物之生成本原的认识。《管子·水地》说："地者，万物之本原，诸生之根菀也。""水者，何也？万物之本原也，诸生之宗室也。"不仅在中国，古希腊也认为水是宇宙万物生成的共同本原。古希腊哲学创始人泰利士说"大地浮于水上"，提出水是万物始基的观点。自然界的水为土地中之精华，是万物赖以生长发育之根源，因而在"水地说"的基础上引申出"精"的概念。人类自身的繁衍，本是男女生殖之精相结合而成，也可说成是水凝聚而成，故《管子·水地》曰："人，水也。男女精气合，而水流形。"还说："水集于玉而九德出焉，凝塞而为人而九窍五虑出焉，此乃其精也。"水之精凝停相合而为人，由此"水地生万物"说嬗变为"精生万物"说。

　　生命本原说虽源于"水地说"，但水为有形之物，人体内的精也属有形之物，并不符合当时占主导地位的"有形生于无形，无形化为有形"的原则，并没有得到进一步发展。在气学理论的引导下，古代先哲开始把精的概念抽象为无形可见而运动不息的极细微物质，《管子·心术下》曰："气者，身之充也……一气能变曰精。"精即能够运动变化的气，无形无状，并且"下生五谷，上为列星，流行于天地之间"（《管子·内业》）。《列子·天瑞》曰："轻清者上为天，重浊者下为地，冲和气者为人。故天地含精，万物化生。"精被直接称为"气"，精即是气，并构成万物。《黄帝内经》也认为，精气是充塞于"太虚"之中的极细微物质，《素问·五运行大论》曰："虚者，所以列应天之精气也。"《素问·天元纪大论》曰："太虚寥廓，肇基化元，万物资始。"精或精气被规定为存在于宇宙之中的无形可见而运动不息的客观实在，是宇宙万物的共同构成本原，从而与气的概念汇流合一，发展为"气一元论"。

　　中医学对精的认识，在生命本原说的形成过程中起到十分重要的启发作用，也是精气学说产生的重要途径。古人通过对整个生殖繁衍过程的观察与体验，首先认识到精为生命之源，是构成胚胎的原始物质。如马王堆汉墓出土的竹简《天下至道谈》有"精赢必舍"的记载，《灵枢·经脉》曰"人始生，先成精"，《灵枢·本神》曰："两神相搏，合而成形，常先身生，是谓精。"既然精是由父母阴阳生殖之精相合而生，自然就包含有了阴阳两种成分。正是阴阳的交合才有生命的产生，故《素问·上古天真论》曰："二八……精气溢泻，阴阳和，故能有子。"古代先哲认为生命和宇宙存在内在的统一性，故而由男女阴阳生殖之精相结合孕育出新生命，引申推导出阴阳二气交感合和而化生万物的普遍规律，《周易·系辞下》曰："天地氤氲，万物化醇。男女构精，万物化生。"《荀子·礼论》曰："天地合而万物生，阴阳接而变化起。"具体的生殖之精抽象为无形可见、运行不已的天地阴阳精气，并成为宇宙万物的生成之原。人作为宇宙万物之一，自然也由天地阴阳二气相互交感合和而化生，天地精气也是构成人的本原，《管子·内业》曰："凡人之生也，天出其精，地出其形，合此以为人。"

在古代哲学中，不仅宇宙万物和人是由天地精气所化生，而且人的性情智慧也是由精气集聚而生成，如《吕氏春秋·尽数》曰："精气之集也，必有入也。集于羽鸟，与为飞扬；集于走兽，与为流行；集于珠玉，与为精朗；集于树木，与为茂长；集于圣人，与为夐明。"更有《孟子》倡心性之说，将气规定为"浩然之气"。东汉王充也认为，阴阳之气平和，则耳目聪明、道德纯正，而为圣人，《论衡·气寿》曰："圣人禀和气，故年命得正数。"人体生命的维持尤其是精神修养，必须与自然环境保持协调关系。由于把天地自然与人类社会乃至精神世界联系在一起，而且更侧重于社会运动发展规律和精神生活领域的探索，传统哲学同时具有了科技文化和人文文化的双重内核。

在人类早期，医学与宗教、哲学融为一体。我国到了先秦两汉时期，各家思想、各科技艺之间相互渗透影响，并没有明确的分野。就中医学与哲学而言，两者同体同构，不仅哲学探讨了生命议题，中医学也参与了当时哲学领域一系列重大问题的探讨。中医坟典《黄帝内经》，在阴阳、五行、气、天人关系、形神关系等方面都有精辟的阐述，既对整个宇宙万物之象作了分析研究，更对人体藏象、脉象、舌象、证象等生命现象和健康、疾病等一系列医学问题作了推演探讨，奠定了中医学2000多年以来的宏观走向。学术界一致认为，《黄帝内经》作为"至道之宗，奉生之始"（《素问》王冰序），从医学角度丰富和提高了哲学理论，不仅仅是医学典籍，更是一部哲学著作。在传统哲学指导下，中医学不断探索生命现象，深入研究生理病理和疾病防治的规律，形成了独特的理论体系和生命健康观念。譬如中医藏象学说，虽以古代解剖方法为始基，但又不以解剖形态学为指归，天人相应、阴阳五行等学说和由表知里、以外揣内等方法参与了理论建构，五脏六腑从实体性脏器演化为功能态藏象，已不再仅仅指解剖意义上的组织器官，而是关于人的生命运动方式的分类，是人体五藏、五官、五体、五神、五志、阴阳气血等，与四时五方等自然界协调协同的生命系统，阴平阳秘、形神合一、气机升降出入、五行生克乘侮等，都是作为整体功能显现出来的。因此，中医不以形质结构及其物量变化作为衡量疾病与健康的单一标准，而是更强调整体机能的紊乱与失常,认为疾病是生命活动有序、和谐统一的破坏,诸凡饮食起居、劳作情志等一切身心活动反生理之常者均可致病;对于疾病变化的机理,则着眼于宏观、动态地分析其整体机能失调的方式、状态和过程;疾病的预防以增强体质为核心,与健康长寿的理念相结合,提出了外以适应自然变化、内以促进机体抗病能力和协调能力的养生原则。

在中医理论的奠基时期,人们防治疾病的经验已经极其丰富,实践活动开始由盲目性、自发性向自觉性、目的性迈进,并已经作了系统的整理。早在西周,《周礼·医师章》已提出四时发病及五药治病理论;春秋时代,秦医和提出六气致病的学说。先秦四时、五气(六气)、五节、五味、五谷、五药、五声、五色等概念,反映了天人相应、元气说、阴阳五行等观点。《黄帝内经》的医学内容更为丰盛,包括藏象、经络、病机、诊法、辨证、治则及针灸和汤液治疗等;马王堆汉墓帛书载有经脉名、疾病名和药名药方等医药知识;《伤寒论》更从实践中总结归纳出来六经疾病的发生传变规律及其诊疗套路和方法。在实践基础上,中医学把百家争鸣的学术成就吸纳进来,完成了哲学、自然科学、防病治病经验等在生命科学领域的融合,通过理性地整理、归纳、提炼和选择,使杂乱的经验和知识在医学这一交汇点上实现了完美的结合。与哲学比较而言,中医学从形成之初,就侧重于生命保健和疾病预防诊治的客观规律的研究探索,内容上更多地表现为科技文化的内核。

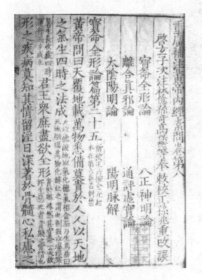
黄帝内经素问(中研院)

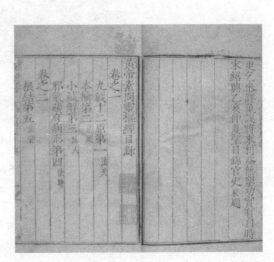
灵枢(中研院)

图7:黄帝内经

注解:《黄帝内经》是中医四大经典著作之一,成书于春秋战国至西汉时期,是我国现存最早的一部医学典籍。该书在我国古代哲学的基础上,建立了中医学的阴阳五行学说、脉象学说、藏象学说、经络学说、病因学说、病机学说、病症、诊法、论治及养生学、运气学等理论学说,反映了天人合一等哲学思想。

具有丰富科技文化内涵的中医学,在运用哲学概念理论创新发明的同时,也在不断地为传统哲学赋值充质,充入具有实用价值的内容。以宋明时期中医学术发展为例。宋代有三大发明,是我国古代科技发展的高峰期,天文数学、医药农艺、雕版印刷、冶金制造等领域均超越前代、领先世界。如北宋王惟一铸铜人,标注十二经脉穴位图,"内分脏腑,旁注溪谷,井荥所会,孔穴所安,窍而达中,刻题于侧……使观者烂然而有第,疑者涣然而冰释。"(北宋·夏竦《新铸铜人腧穴针灸图经·序》)标志着经络腧穴学、针灸学的重大进步。

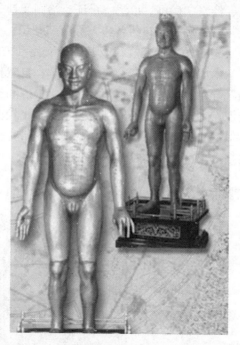

图8:天圣铜人

注解:北宋天圣年间,殿中省尚药奉御王惟一奉敕编撰《新铸铜人腧穴针灸图经》3卷,因"以古经训诂至精,学者封执多失,传心岂如会目,著辞不若案形",故其后宋仁宗"复令创铸铜人为式"。因于天圣年间制成,故称为"天圣铜人",是已知最早的针灸模型,宋以后各代均视为国宝。

宋代理学昌盛,对易理和气论尤有创新,自此医学受其影响而多有发明。医者易也,《易经》是《内经》的活水源头,宋代哲学家邵雍等从《易经》中阐发先天、后天之说，元明医家受其启发，认为人身之气也有先后天之分，并且提出肾为先天根本和脾为后天根本的论说；《难经》有"左肾右命门"的命题，宋代陈抟以易创"无极图"、周敦颐论宇宙发生而立"太极图说"，受此启发，明代以孙一奎、赵献可、张景岳为代表的医学家，把《周易》、太极阴阳理论引入中医命门水火阴阳学说中，创立了命门动气说和太极命门理论，张景岳由此还建立了以义理象数为基础的医易学。中医学以易学取象比类的思维方法和太极象数的思维模型为基础，建立了脏象经络的生理学模式，阴阳失调、邪正盛衰的病理学模式，八纲辨证、六经辨证的诊断学模式，调和阴阳的治疗学模式，君臣佐使的方药配伍模式，构建起中医理论体系的基本框架。从生理病理到临床辨证论治，中医理论的形成和发展可以说是在易理指导下进行并完成的。"易肇医之端，医蕴易之秘"，宋明易理已渗透到中医理论及临床的方方面面，反过来中医理论和实践也不断丰富和充实了易理的内容。

《内经》论天地之气有"高下相召，升降相因"等论断，宋代哲学家张载发挥了"元气"学说，强调气之"浮沉升降与动静相感"（《正蒙》），此后中医理论中"气"的学说也随之成长，医家张元素论药物气味有升降浮沉之性；医家李东垣提出了脾胃之气为一身之"元气"的论点，而尤重阳气的升发，他还以《易》卦中"乾""坤"二卦的变化，来说明人身元气的升降浮沉。宋金医家的气机气化学说，比气一元论更具体、更细致，更符合自然科学的认识，从医学的角度和层面在充实和探讨了气机理论，赋予了不同于纯哲学的新内容。

唐代医学家王冰为《素问》补充《天元纪大论》等七篇大论，系统阐述自然变化与人体发病的关系。在此基础上，宋代医家刘温舒有《素问入式运气论奥》问世，《本草衍义》《圣济总录》随之加以推崇；金元医家刘河间除论述自然界五运六气与人体的关系之外，还提出"六气病机学说"，以运气阐明脏腑病机，认为"寒、暑、燥、风、火六气，应于十二经络"，"脏腑经络，不必本气兴衰而能为其病，六气互相干而病也。"并对"亢则害，承乃制"作了新的阐释，认为"所谓五行之理，过极则胜己反来制之，故火热过极则反兼于水化"，以"胜己之化"来解说某些病理假象；金元医家张元素则提出"脏腑病机学说"，将五运六气之理熔于制方遣药之中，其论方则以六气而分，言药则以五运以别，如"风升生""热浮长""湿化成""燥降收""寒沉藏"等，对李东垣及后世医家立方用药有深刻影响；如金元医家刘河间的火热病机理论，朱丹溪的"相火论"和"阳有余阴不足论"，都在不同程度上受到运气学说的启迪。宋元医家的医学理论与实践，大大丰富和提高了运气学说的学术价值。

中医理论来源广泛，除哲学外，既有解剖及生物学基础，又有生产生活中认识和处治疾病的实践经验；既包含有天文、地理知识，又包含有数理学科知识，还包括有社会学、心理学的知识。就中华传统哲学而言，中医学的融入既为之提供了最可靠的实践空间，也不断地为其注入了科技文化的内涵、活力和生机；反过来说，中医学则借助哲学人文形式反映了科技文化的内涵，因此将中医学定位为"理论形式的人文哲学性质和实践内容的自然科学性质"是不无道理的。但中医学研究对象是人，人除了具有自然属性外，还具有社会属性，还有丰富的精神文化生活，事实上天人合一、气一元论、阴阳五行等核心哲学已深深植入中医学中，在养生保健和疾病诊疗中，中医非常重视社会环境及心理因素，中医学不仅在形式上，即使在内容上也就无法彻底摆脱人文文化内核的浸润与渗透。恰恰印证了亚里士多德的话："哲学应从医学开始，医学最终要归于哲学。"

2. "天人合一"理念在中医学中的体现与运用

中医学虽然以人为研究对象，但不是孤立地研究人体的生命活动规律，而是把人置于天地自然的动态时空中加以考察，放在自然环境和社会环境的大背景下进行研究，天地自然的变化决定了农作物的生长化收成，同样也决定了人体生理机能的变化。《黄帝内经》一开始就将生存环境纳入考察研究的视野，认为人是大自然运动变化的产物，是宇宙时空的有机组成部分，人与天地万物是一个统一的不可分割的整体。《素问·宝命全形论》曰："夫人生于地，悬命于天，天地合气，命之曰人"。"天覆地载，万物悉备，莫过于人。人以天地之气生，四时之法成。"《素问·生气通天论》曰："天地之间，六合之内，其气九州九窍、五脏、十二节，皆通乎天气。"人处于天地"气交"之中，是天地自然界发展变化的产物，人的形态结构、生理功能是长期适应自然界环境的结果，在正常情况下，人体具有较好的自然抗病能力、自我调节能力和康复能力。

大自然不仅孕育了人类，而且为人类提供了赖以生存的基本条件。自然界的大气通过呼吸与人体内之气进行交换，人类赖此以维持生命。自然界还是人类的衣食父母，丰富的物产为人类提供了充足的食物来源。《素问·脏气法时论》曰："五谷为养，五果为助，五畜为益，五菜为充。"各种食物性质各异，人体消化吸收后各有所归。《素问·六节藏象论》曰："天食人以五气，地食人以五味。"五气即臊、焦、香、腥、腐，臊入肝，焦入心，香入脾，腥入肺，腐入肾；五味即酸、苦、甘、辛、咸，酸入肝，苦入心，甘入脾，辛入肺，咸入肾。五气五味进入人体，通过化生后其中精微物质输送到全身以养五脏，从而保证了生理机能的正常发挥和生命过程的正常运行。

作为大自然的产物，中医认为人与自然界又有共同的规律，共同受阴阳五行法则的制约。"天副人数"，中医脏腑、经络的数目与阴阳五行、八卦、十天干、十二地支的数目分毫不差，而且其功能性质与这些数目所标示的天地之气直接联网对应，如五脏与五行联网，奇经八脉与八卦联网，五脏六腑与十天干联网，十二正经与十二地支联网。在阴阳二气运动机理上，人与自然也存在多种相互通应的关系。如天气阳中藏阴而下降，地气阴中寓阳而上升，人身之气也相类同，阴升阳降以协调共济，天人一理也。《素问·阴阳应象大论》又云："故清阳为天，浊阴为地；地气上为云，天气下为雨；清阳发腠理，浊阴走五脏；清阳实四支，浊阴归六腑。"清阳之气在上为天，浊阴之气在下为地，与自然界云雨升降的运动规律相同，人的物质代谢也有类似的过程。人与万物同生于天地阴阳之中，万物从之则生长化收藏，人从之则生长壮老已。故《素问·举痛论》曰："善言天者，必有验于人。"

传统哲学还提出了生命是时间函数的命题，认为生命存在的基本形式是时间和空间。中医学认为，"天人相应，生气通天"，人体生理机能与天地四时息息相通。其一，受四时气候春暖、夏热、秋凉、冬寒变化的影响，人体之气随之发生规律性的变化。如春夏阳气发泄，气血容易趋向于体表；秋冬阳气收藏，气血容易趋向于里，故《灵枢·五癃津液别》曰："天暑衣厚则腠理开，故汗出……天寒则腠理闭，气湿不行，水下留于膀胱，则为溺与气。"机体受四时更替的影响，在气血方面作出适应性的调节，反映在脉象上就有浮沉等变化，《素问·脉要精微论》曰："春日浮，如鱼之游在波；夏日在肤，泛泛乎万物有余；秋日下肤，蛰虫将去；冬日在骨，蛰虫周密。"人体气血的运行也与气候变化的风雨晦明有关，《素问·八正神明论》曰："天温日明，则人血淖液而卫气浮，故血易泻，气易行；天寒日阴，则人血凝泣而卫气沉。"其二，与四时"春生、夏长、秋收、冬藏"的变化规律相适应，人体脏腑经络气血也相应地阴阳消长、起承转合。《灵枢·一日分为四时》："春生夏长，秋收冬藏，是气之常也。人也应之。"《素问·六节藏象论》说："心者生之本、神之变也，通于夏气；肺者气之本，通于秋气；肾者主蛰、封藏之本，通于冬气；肝者罢极之本，通于春气；脾胃仓廪之本，通于土气。"《素问·四时刺逆从论篇》有曰："是故春气在经脉，夏气在孙络，长夏气在肌肉，秋气在皮肤，冬气在骨髓。"此外，地理环境也不同程度地影响着人体的机能，《素问·金匮真言论》就提出了一个以五脏为中心，与四时五方相统一的生理体系，即东方—肝木—春—生发，南方—心火—夏—生长，中央—脾土—长夏—主化，西方—肺金—秋—收敛，北方—肾水—冬—收藏。

不仅四季变化对人的生理功能有影响，一天之内昼夜晨昏的变化也有一定影响，人体内之阳气也会随一日之内温热寒凉的变化而有规律地盛衰变化。故《素问·生气通天论》曰："阳气者，一日而主外。平旦人气生，日中阳气隆，日西而阳气已虚，气门乃闭。"白天人体阳气行于外，推动着人的各种机能活动，故人的劳动多在白昼；夜间阳气内敛，人们也由动入静，通过休息而恢复精力和体力。从五脏之气与四时之气相通应，到人体阳气与一日之气相通应，《内经》"四气调神大论"开篇起始，着重讲述的都是时间与人体生命的关系问题，所建构的人体内在结构其实是一个"其应四时"的五脏系统，故近代名医恽铁樵明确指出："古人《内经》之五脏非血肉之五脏，乃四时的五脏。"

中医学四时阴阳与五脏的关系，属于阴阳二分法。春为阳气初生，故为阳中之少阳；夏为阳气旺盛，而为阳中之太阳；秋为阴气生、阳气衰，故为阴中之少阴；冬为阴气最盛，故为阴中之太阴。五脏与之相应，心为阳中之太阳而应夏，肝为阳中之少阳而应春，肾为阴中之太阴而应冬，肺为阴中之少阴而应秋。为了进一步说明日月运行规律与人体五脏六腑、十二经脉的联系，中医学又根据《老子》"三生万物"和《史记》"数成于三"之说，以阴阳三分法建立新的解释模型：依人体经络阴气阳气的多少而各分为三阴三阳，一阴分为三阴即太阴、厥阴、少阴，一阳化为三阳即阳明、少阳、太阳，十二经脉分为手足三阳经和三阴经，三阴经三阳经各有不同的功能，并隶属于脏或腑。"数成于三"，故有天有三宝"日月星"、地有三宝"水火风"、人有三宝"精气神"之比附；甚至于说人有360节（《春秋繁露·人副天数》），药有365味（《神农本草经》），以应周天之数。中医学"天人相应"承袭了"天人合一"理念，更有进一步的变通推衍和发挥。

中医学认为，人生活在天地之间，自然环境的变化必定会影响到人体的健康，人的疾病与天地之气密切相关。其一，自然界的天气（即空气）、地气（即人类生活的物质原料）、四时六气（风、寒、暑、湿、燥、火或热），正常情况下是人类生存、生长发育和生命活动的外部条件，异常情况下就成为致病邪气。《素问·阴阳应象大论》曰："天之邪气，感则害人五脏；水谷之寒热，感则害人六腑；地之湿气，感则害皮肉筋脉。"《灵枢·顺气一日分为四时》曰："百病之所生者，必起于燥湿寒暑风雨，阴阳喜怒，饮食居处。"而四时六气分为四时，序为五节，过则为灾。违背四时之气的变化规律，或六气变化过于剧烈变为"六淫"邪气，感之则百病丛生。更有一种疫疠毒气，"五疫之至，皆相染易，无问大小，病状相似。"（《素问·遗篇·刺法论》）甚至"人感乖戾之气而生病，则病气转相染易，乃至灭门。"（《诸病源候论·卷十》）对此，《内经》联系人体的健康和疾病，根据四时六气分属三阴三阳的时空方位，归纳出自然气候变化的周期性规律即"五运六气"学说。"五运六气"有常也有变，"当其时则正，非其时则邪"，"非其时而有其气"就是疫气、疠气、杂气、毒气，明代张景岳指出："疫气遍行，以众人而患同病……运气使然也。"其二，人体病情病理过程也深受自然界的影响。《灵枢·四时气》指出"四时之气，各不同形。百病之起，皆有所生。"如季节发病各有不同的特点，春天多温病，夏天多痢疾、泄泻，秋天多疟疾，冬天多咳嗽、哮喘、痰饮等病，《素问·金匮真言论》曰："春善病鼽衄，仲夏善病胸胁，长夏善病洞泄寒中，秋善病风疟，冬善病痹厥。"

除与四时相通应外，昼夜的变化对疾病也有一定的影响。《灵枢·顺气一日分为四时》曰："夫百病者，多以旦慧昼安，夕加夜甚。朝则人气始生，病气衰，故旦慧；日中人气长，长则胜邪，故安；夕则人气始衰，邪气始生，故加；夜半人气入脏，邪气独居于身，故甚也。"疾病的发生还因地而异，《素问·异法方宜论》说：东方之人易患痈疡，西方之人其病生于内，北方之人脏寒生满病，南方之人易病挛痹，中央之人易病痿厥寒热。外出之人往往有"水土不服"的经历，也就是致病因素和人的体质因地而异的缘故。至于地方病则更与地理环境有密切关系。所以，中医学将人的健康和疾病放在自然与社会的大环境去考察，重视疾病与外部环境特别是气候变化的关系，认为疾病是泛指人与其生存环境的非和谐状态，《内经》甚至将疾病作为受制于天（生存环境）的产物。

对于疾病的治疗，中医学主要着眼于人与生态环境、时节气候的协调，着力于调整人体内外的失衡状态，着重保护或恢复人体的自然抗病能力和自我康复能力。其调整平衡人与自然、社会状态的思路，贯穿于疾病的病因检查、诊断治疗、保健预防的各个环节中。治疗上，中医运用草、木、虫、石等天然药物来调整，或针灸、推拿、吐纳、导引等非药物疗法来调节，"必先岁气，无伐天和"（《素问·五常政大论》），"因天时而调气血""必候日月星辰，四时八正之气，气定乃刺之"（《素问·八正神明论》）。"法天则地，随应而动"（《素问·宝命全形论》），因势利导，"顺天之时，而病可与期"（《灵枢·顺气一日分为四时》）；若"治不法天之纪，不用地之理，则灾害至矣。"（《素问·阴阳应象大论》）随着时空的变迁，人类生存环境、生活方式的不断改变，疾病谱相应地发生着变化，所以金元医家张元素又指出："运气不齐，古今异轨，古方今病不相能也。"治疗上要因时制宜、通权达变，切忌"执死方以医活人"。

在疾病预防上，中医学认为，人类必须遵循天地阴阳的运动变化规律来调摄养生。《素问·生气通天论》曰："夫自古通天者，生之本，本于阴阳……苍天之气，清净则志意治，顺之则阳气固，虽有贼邪，弗之能害，此因时之序。"《素问·四气调神大论》曰："故阴阳四时者，万物之终始也，死生之本也，逆之则灾害生，从之则苛疾不起，是谓得道。""所以圣人春夏养阳，秋冬养阴，以从其根，故与万物沉浮于生长之门。逆其根则伐其本，坏其真矣。"人在起居生活之中要充分发挥自己的能动作用，《素问·移精变气论》曰："动作以避寒，阴居以避暑。"《备急千金要方》曰："凡人居住之室，必须固密，勿令有细隙，有风雨得人。"《寿亲养老新书》曰:"栖息之室,必常洁雅,夏则虚敞,冬则温密。"《养生类纂》曰:"积水沉之可生病,沟渠通浚,屋宇清洁无秽气,不生瘟疫病。"在养生保健上,要"法于阴阳""合于四时",重视季节、昼夜、地理环境等对人体的影响,顺应四时寒暑变迁而起居饮食,《灵枢·本神第八》曰:"故智者之养生也,必顺四时而适寒暑,和喜怒而安居处,节阴阳而调刚柔。如是,则僻邪不至,长生久视。"要保持人的生命生生不息,就必须顺应四时,养生调神,调摄保全生气。

天人一体、天人相通、天人同理,人体生理活动、病理变化与自然界日月运行、季节转换、气象变化等息息相关,中医的生命观、健康观、疾病观,中医的病因学、病理学、诊疗学、药物学和养生康复学中,处处体现着"天人合一"的思想和方法。"天人合一"思想早已渗透入阴阳五行、藏象经络等中医理论的骨髓之中。

3. 气一元论对中医气学理论的启发和影响

中医学在形成之初,即接受了"气"或称"精气"是构成天地万物本原的哲学观点,认为人类作为宇宙的一部分也是由天地之气构成,天地之气也是生命的本原和动力,"人以天地之气生","天地合气,命之曰人",天地人三者是一气分布到不同领域的结果。《素问·微旨大论》还提出"气交"的命题:"言天者求之本,言地者求之位,言人者求之气交。曰:何谓气交?曰:上下之位,气交之中,人之居也。""天枢之上,天气主之;天枢之下,地气主之;气交之分,人气从之,万物由之。"这与哲学上的生命本原说一脉相承。但必须指出,中医学生命理论与哲学生命学说又有所区别,它并没有停留于哲学上的抽象思考,而是沿着自身的方向丰富和发展。中医之气是相对具体的,主要是指人体内存在的气。人体的一身之气乃由三气合化为一而成,三气即先天之精所化生之元气、水谷之精所化生之谷气和吸入的自然界清气。中医学认为,生命的本原是"精"而非"气",中医学中"精"或"精气"主要指人体内一切有用的液态精华物质,既包括禀受于父母的先天之精,又包括从水谷中获得的后天之精。先天之精在后天之精的充养下合化为生殖之精,是形成胚胎、繁衍生命的根源。后天之精在先天之精所化之原动力的激发下,化气生神以推动和调控机体的生命活动。生命来源于父母生殖之精的结合,生命过程的维系有赖于精所化生之气的推动气化。中医在说明生命本原中,对"气"作了推陈出新的科学改造。

精为生命之本原,气为生命之维系,中医学生命学说虽有别于"天人合气生人"的哲学抽象,但也还是在"元气一元论"思维的启发和影响下形成的。古代哲学认为,天地之气或精气是宇宙万物的共同本原,中医学类比于人体之中,认为体内各种气也有共同的化生之源,即一身之气由精化生,并与吸入的自然界之清气相结合而形成。精化气，为有形化为无形；气生精，为无形化为有形。但气生精不是说气凝聚在一起变生为精，而是指气的运动促进精的化生，能量的消耗换得了营养物质的产生，气是这一过程的推动力和调控力，人体内的各种气都是一身之气的分化。一身之气因其来源、所在部位和功能不同，又可分为元气（真气）、宗气、营气、卫气，这是人气的第二层次；再分为脏气、腑气、经气、脉气、骨气、筋气等，为人气的第三层次。其中，先天之精所化之元气是人体自身生成的原初动力，所谓"气本一气"。"气一元论"在说明人的生理机制中，被中医学赋予了全新的内涵。

中医学认为，人气与天地之气一样，存在于体内，极为精微，运行不息、无形可见。可见，中医气学理论的产生，既源于对呼吸之气和人体内散发的"热气"等生命现象的观察和推理，也源于自然界云气、风气的启迪。古代先哲认为，气是推动宇宙万物发生、发展和变化的动力，《管子·枢言》曰"有气则生，无气则死，生者以其气"，这一思想渗透到中医学中，就产生了气是人体生命的体现，是维持人体生命活动之根本的认识。气是推动和调控人体生命活动的动力，气在则人在，气的运动停止，则标志着人体生命活动的终止；人要长寿，则必须珍惜、保养运行于人体内的气。

人体之气周而复始地运行周身，这一认识可能来源于古人在"导引""气功"锻炼中对自身之气上下运行的体悟和体验，但古代哲学中气别阴阳、以成天地，天地之气升降交感、阴阳上下合和而生养万物的观点，对中医学关于人气分阴阳、阴阳之气升降出入以协调维持生命进程的理论，也产生了积极的影响。古代医家运用类比思维方法，将人体比作一个小天地，认为人体内之气与宇宙中的天地之气一样，也可根据其运动趋势和作用分出阴阳（如一身之气分布到五脏而各分阴阳），阴气主滋养、宁静、抑制、肃降，阳气主温煦、推动、兴奋、升发，阴阳二气也在人体内不断地升降出入，以维持机体的动态平衡和生命活动。天地之气的运动规律，是天气下降、地气上升，交感合和，协调有序。人气虽有自身特殊的运动方式，但升降出入、阖辟往来的基本形式是与天地万物相同、相通的——在下之气升，居上之气降，阴升阳降以协调共济，畅达有序。如心火下降，肺气肃降，犹天气下降；肾水上济，肝气升发，犹地气上升，以维持心肾水火协调共济，肺肝二气运行有度。脾气主升，胃气主降，斡旋诸气于人体之中，是人体气机升降之枢。人体之气的运行协调有序，称为"气机调畅"，标志着人体的生命活动稳定有序。至于居上者为何能降，在下者为何能升，古代先哲认为，上下阴阳之气的升降机理存在于阴阳二气本身，阴中寓阳故能亲上而升，阳中藏阴故能亲下而降。天人一理，中医学也由此推论，心肺居上属阳，其气中含有阴性成分，故心火、肺阳能在其心阴、肺阴的作用下下行，以温肾或制约肝气之升；

肾肝在下属阴，其气中寓有阳性成分，故肾水、肝阴能在其肾阳、肝阳的鼓动下上升，以济心阴或制约肺气之降。脾属阴而以阳为事，喜燥恶湿；胃属阳而以阴为用，喜润恶燥，脾升胃降而为一身气机升降之枢纽。在中医气机理论上，可以说是哲学上宇宙阴阳二气升降出入运动理论的具体复制和翻版。

中医气化说认为，人体之气的升降出入运动及其变化，不仅推动和调控着各脏腑的功能活动，而且激发和调控着精、气、血、津液的新陈代谢及其与能量的相互转化，推动和调控着人体生长壮老已的生命过程。人身之气虽由精化生，但气的运动促进精的化生，生命本身就产生于气化，气化就是阴阳互交、刚柔相济、男女交媾而化生，"生生之气"是生命的原动力，因而也是各脏腑组织器官以及精血津液化生的原动力。脏腑气化功能正常，则五味水谷之气不断转化为人体所需的物质之气，以充实形体和满足生命活动的需要，《素问·阴阳应象大论》曰："味归形，形归气，气归精，精归化，精食气，形食味，化生精，气生形。味伤形，气伤精，精化为气，气伤于味。"人体内物质与能量的新陈代谢，也是气的升降出入运动所推动的气化过程，如膀胱的排尿功能就需要肾气的推动，《素问·灵兰秘典论》曰："膀胱者，州都之官，津液藏焉，气化则能出矣。"正是由于人体之气的气机气化运动，产生了维持脏腑功能活动的动力，维系了人体正常的生命进程，故《素问·六微旨大论》曰："出入废则神机化灭，升降息则气立孤危。故非出入，则无以生长壮老已；非升降，则无以生长化收藏。是以升降出入，无器不有。"因此，中医气化学说也可以说是"有形生于无形，有形化为无形"哲学思想的另一种形式的体现，但比哲学更具体、更细致、更符合自然科学的认识。

中医学还认为，人体之气既是气化过程的推动力和调控力，又是气化过程的中间产物，是生命活动的载体。人体内各种生命信息，各脏腑经络、组织器官之间的密切联系，皆可通过人体升降出入之气相互感应和传递。气为精化、色随气华，脏气的盛衰、功能的强弱，内在脏腑的各种信息，都可通过运行之气的介导而反映于面部、舌部等体表部位，如"心气通于舌""肝气通于目""脾气通于口""肺气通于鼻""肾气通于耳"。脏腑之间的各种生命信息，还可以无形之气为载体，以经脉或三焦为通道相互传导，以维护脏腑之间的功能协调。外部体表感受到的各种信息和刺激，也可由气的负载向内在的脏腑传导。如针刺、艾灸和按摩等刺激，就是通过运行于经络之中经气的负载，以传导于内脏而发挥整体调节作用的。中医人体之气负载传递生命信息的理论，无疑是受宇宙万物以气为载体和中介相互联系感应的哲学思想的影响。

人体之气贯穿于生命的全过程，生长、病、衰老的生理病理过程都离不开气，故中医有"百病皆生于气"之说。发病之气分两类，即外感病邪之气、内伤失常之气，内外邪气还可合而发病。其一，外感病邪，即天气、地气、四时六气异常。六气太过、超过人体适应能力，就成为致病之"六淫"邪气。《内经》又载有疫疠之气，吴又可在《温疫论》中指出，温疫病原"非风非寒非暑非湿，乃天地间别有一种异气所成"，显然已经逼近现代致病微生物的认识。其二，体内之气运行失常，气机气化失宜致病。其表现有四：一为物质不足，气化失常；二为气机失常，如情志异常；三为气滞，即气行不畅，进而可导致血瘀；四为气逆，即气不下行而上逆，或气不顺达而横逆。另一方面，中医提出"正气存内，邪不可干"（《素问遗篇·刺法论》）、"邪之所凑，其气必虚"的观点，所谓正气是相对于邪气而言的，是指由精所化并与吸入的自然界清气相结合而生成的一种极细微物质，在体内运行不息，发挥抗御病邪和促使机体康复的作用。如果正气充沛，就能抗御邪气，病愈也系正气战胜邪气；邪气过盛，正不胜邪，就会发生疾病，邪盛正衰则病情加重。可以说，《内经》"百病皆生于气"的病因学说，是对"气有常也有变"哲学思想的丰富和发展。

人体之气运行异常会在不同部位有所反映，所以中医学认为，通过望闻问切四诊能察明人体之气盛衰和运行的状况，并在治疗上注重气机的调理。如观察面部色泽，可以了解人体内脏的盛衰、气血的虚实、邪气的深浅；通过听呼吸之声，可以判断气之虚实。《灵枢·口问》还说："上气不足，脑为之不满，耳为之苦鸣，头为之苦倾，目为之眩。中气不足，溲便为之变，肠为之苦鸣。下气不足，则乃为痿厥心悗。"根据"百病皆生于气"的理论，诊断上就要"审察病机，无失气宜"，辨清邪气在表在里、伤经伤络、伤脏伤腑。气病辨证可分为九个方面：①外感六淫之邪气；②内伤七情之气；③气滞；④气郁；⑤气逆；⑥气闭；⑦气虚；⑧气脱；⑨气陷。在治疗上，"必审五脏之病形，以知其气之虚实，谨而调之。"采用方药调气、针刺得气、气功调气和太极拳运气等多种路径和方法，对失衡的人体内外阴阳二气进行动态的有针对性的调控，以温补阳气、保存阴气。气虚者宜补气，如补脾益气、补益肺气等；气逆者宜降气，如和胃降逆、降气平喘等；气陷者宜升提，如益气升陷等；气滞者宜行气，如通腑顺气等。中医并不采用对抗性治疗，而是用药物等增强体内的正气，调整人体的自组织能力，通过机体正气营造出一个抗御并战胜邪气的环境。

"气"一词在《内经》中被2956次提到，各种"气"名则有二三百种。其气学理论宏博多采，决非"精气神""气血津液"和"五运六气"等所能赅括。可见，气一元论对中医学生理、病理、诊断、治疗各个方面，都产生了广泛而深刻的影响。

4. 中医学在创新运用中构建中医阴阳五行学说

"医学之要，阴阳而已"（张介宾《医易义》），中医在阴阳学说运用上更有独创发展。首先,"生之本,本于阴阳"(《素问·生气通天论》),人体生命与宇宙万物一样,都是在阴阳离合的轨道上运行。人之生成离不开阴阳,《灵枢·决气》曰:"两神相搏,合而成形……阴阳合,故能有子。"人之生理离不开阴阳,《素问·生气通天论》曰:"阴平阳秘,精神乃治;阴阳离决,精气乃绝。"人体阴气平和、阳气固秘,阴阳有序谐和则生理功能正常,形体康健、精神充实;阴阳二气分离而不相交就会失去生化之机,精气就会衰败甚至于竭绝。人的生命是由阴阳动态平衡来维持的,人生从生到死就是一个阴阳动态平衡的运动过程。"无阴则阳无以生,无阳则阴无以化",《内经》对脏腑经络、营卫气血的阐述,也都反映了人之生命运动不离阴阳的理性认识。张仲景则在《伤寒论》中,首次以阴阳自和理论解释人体疾病自愈的机制。人类生活应顺应自然界的变化而起居饮食、调养生息,保持人类社会生活的阴阳和谐;应充分调动机体自身的修复、调节、自和功能,使阴阳二气自动趋向协调平衡,所谓"和于阴阳,调于四时""提挈天地,把握阴阳"。

其次,"人生有形,不离阴阳"(《素问·宝命全形论》),人体各部位组织虽形态各异、功能复杂,但都可以根据其特性分为阴阳。"夫言人之阴阳,则外为阳,内为阴。言人身之阴阳,则背为阳,腹为阴。言人身之脏腑中阴阳,则脏者为阴,腑者为阳。肝、心、脾、肺、肾五脏皆为阴,胆、胃、大肠、小肠、膀胱、三焦六腑皆为阳。"(《素问·金匮真言论》)有形实体分阴阳,无形之气也可分阴阳,如人体一身之气分为阴气阳气,阴上阳降、协调平衡;"阳化气,阴成形",有形实体与无形之气之间又可分为阴阳,以精与气、血与气而言,精有形、气无形,精生气而气化生精;气为血之帅,能够生血、运血和统血,血为气之母,能够载气、养气,精与气、血与气就存在着阴阳相互资生又相互促进的关系。阴阳之中可再分阴阳,"是故内有阴阳,外亦有阴阳。在内者,五脏为阴,六腑为阳;在外者,筋骨为阴,皮肤为阳。"(《寿夭刚柔》)五脏之中,心与肺属阳脏,肝、脾、肾属阴脏;再具体到每一脏腑还可分阴阳,如心有心阴、心阳,肝有肝阴、肝阳,肾有肾阴、肾阳等。哲学阴阳概念与中医学特定名词相融合后,产生了一些内涵相对独立的具体概念,不再是"有名而无形""所指无定在"了。如上述肾阴肾阳等是最具体、最低层次的概念,已不再具备阴阳的抽象性。阴阳概念由抽象到具体,是阴阳学说在中医学中的具体运用与深化,也是中医学显著不同于哲学的独特之处。

其三,"阴阳反常,疾病乃生",疾病的发生及其病理过程都是阴阳失去动态平衡所致。临床常见的寒热病症其病理就是阴阳偏胜偏衰,"阴胜则阳病,阳胜则阴病。阳胜则热,阴胜则寒。"(《素问·阴阳应象大论》)"阳虚则阴盛、阴虚则阳亢""阳虚则外寒,阴虚则内热"(《素问·调经论》)。若阴阳互根互源和互化互用遭到破坏，阴精不足不能化生阳气可致阳气亦虚，阳气虚衰不能激发阴精化生可致阴精也不足，可导致阳损及阴、阴损及阳和阴阳俱损的病理变化。"孤阴不生，独阳不长"，若阴阳对立排斥，生生之机遭到压制和破坏，则会导致阴阳格拒，出现真寒假热、阴盛格阳，真热假寒、阳盛格阴等病理变化。机体阴阳还可以在一定条件下相互转化，阳热证在其阳热盛极时可转化为阴寒证，阴寒证在其阴寒盛极时可转化为阳热证，出现所谓"寒极生热，热极生寒""重寒则热，重热则寒，重阴必阳，重阳必阴"（《素问·阴阳应象大论》）的病理变化。若阴阳互藏失常、阴阳反作，则出现阴阳升降失常、上下不交不制等病理变化，如心肾不交，水火不济，上热下寒；肝肺左升太过、右降不及，肝气化火上逆、升发太过；中气失调，升降反作，脾气不得上升，"清气在下则生飧泄"，胃气不得下降，"浊气在上则生䐜胀"。若阴阳脱失，阳随阴脱临床常见有气随血脱、气随津脱、气随精脱等，阴因阳脱临床常见有自汗不止、二便失禁、精液漏泄、妇人血崩等，最终阴竭阳脱、阴阳离决而死亡。伤寒病分三阴三阳、温病辨分卫气营血，也是阴阳学说在说明疾病传变规律和辨证论治方面的具体应用。阴阳失调可概括说明脏腑、经络、精气、气血、营卫等多方面病理变化。《内经》还首次将病因分为阴阳两类，《素问·调经论》曰"夫邪之生也，或生于阴，或生于阳。其生于阳者，得之风雨寒暑；其生于阴者，得之饮食居处，阴阳喜怒。"阴阳对立制约、互根互藏、平衡转化等理论，在中医病理学说中得到了进一步的深化。

其四，诊疗上应"谨察阴阳所在而调之，以平为期"（《素问·至真要大论》），即辨别阴阳表里寒热虚实，调整人体的气血阴阳，恢复阴阳的协调平衡。"善诊者，察色、按脉，先别阴阳。"（《素问·阴阳应象大论》）无论望、闻、问、切都应以分别阴阳为首务。而"治病必求于本"，这个本就是阴阳之本，所谓"调气之方，必别阴阳"（《素问·至真要大论篇》），治疗的基本原则就是调整阴阳。阴阳偏胜偏衰，则补其不足、损其有余，热者寒之、寒者热之，恢复阴阳的动态平衡；治法更有诸多灵活变通之用，"诸寒之而热者取之阴"，阳虚不能制阴而致阴盛虚寒者用扶阳益火之法，"益火之源，以消阴翳"；"诸热之而寒者取之阳"，阴虚不能制阳而致虚热者用滋阴壮水之法，"壮水之主，以制阳光"。阴阳互损则阴阳双补，"阴中求阳，阳中求阴"。同理，"善用针者，从阴引阳，从阳引阴"（《素问·阴阳应象大论》）。正如明代医学家张景岳所指出的那样，"善补阳者，必于阴中求阳，则阳得阴助而生化无穷；善补阴者，必于阳中求阴，则阴得阳升而泉源不竭。"（《景岳全书·新方八阵·补略》）阴阳格拒则施以"反治"，真寒假热治当"热因热用"，真热假寒治当"寒因寒用"。阴阳反作，心肾不交、上热下寒，则温补肾阳、祛下寒以"引火归元"，引心火下行；左升太过、右降不及则"佐金平木";中枢不转而致腹胀飧泄,则温补脾阳以升陷,滋胃阴以泻胃火。阴阳脱失则以补阳固阳为首要,阳随阴脱之阳脱证,有形之精血津液难以速生,故无形之气所当急固;阴因阳脱之阴脱证也当以补阳为主,养阴为次。阴阳互根互藏、对立统一理论,为中医调整阴阳失常病症提供了新的思路和方法;反过来说,中医治疗学内容则把阴阳对立统一的辩证法思想发挥到了极致。

其五,归纳药物的性能,指导组方配伍用药。药物分寒热温凉四气,辛甘酸苦咸五味。四气分阴阳,即温热为阳,寒凉为阴;五味分阴阳,即"辛甘发散为阳,酸苦涌泄为阴,咸味涌泄为阴,淡味渗泄为阳。"(《素问·至真要大论》)而中医组方之妙,妙在阴阳辩证法思想的运用,如散与收、攻与补、温与清、升与降、动与静。凡补阴之剂并非一派滋腻,而是补泻结合;凡补阳之剂并非一派辛热,而是阴中求阳;凡理气并非一派香燥,而多佐以血分药物;凡治血分之剂总加用气分药,活而不滞。又有去性取用的组方配伍,在大堆或寒或热药中少佐性能相反的寒热之品。其组方看似矛盾,却都是阴阳对立统一规律的具体运用和体现。

明代医家张景岳归纳指出:"医道虽繁,而可以一言蔽之者,曰阴阳而已。故证有阴阳,脉有阴阳,药有阴阳……设能明彻阴阳,则医理虽玄,思过半矣。"(《景岳全书·传忠录》)中医学运用阴阳学说,用以解释丰富的临床实践知识,用以解释人们对生命活动的感性认识,尤其是凭解剖直视而无法解释的生命活动规律,用以指导对疾病的诊察判断和理性分析以及治疗用药和养生防病,阴阳与医学知识融为一体,虽有哲学烙印,但已脱离纯哲学的色彩,具有了丰富的医药学知识和自然学科特征,赋予阴阳以新的生命力。

言阴阳必言五行,中医学在运用阴阳学说的同时,也结合运用五行的相互联系、相互作用,来阐释人体的形态结构、生理功能、病理变化,阐释疾病的发生发展和变化规律,并指导疾病的诊断和防治。在生理方面,中医引入五行学说而建立了藏象学说,以五脏配属五行,通过五行归属与自然界五运、六气、五方、五季、五化、五气、五味、五色、五音等相外应,并通过表里经络关系与各自所属的五体、五官、五液、五志、九窍等相内应,同一行中诸事物和现象之间"同气相求"、相互感应,形成以五脏为中心、外与自然环境相统一、内则各部分有机结合的生理体系。以肝为例,"东方生风,风生木,木生酸,酸生肝,肝生筋……肝主目。"(《素问·阴阳应象大论》),肝与胆为表里,在体合筋,开窍于目,其华在爪,在液为泪,在志为怒,自然界的东方、春季、风、酸等,通过五行之木与人体肝、筋、目联系起来。同时,运用五行生克规律,阐释五脏之间的相互资生、相互制约关系,如肝生筋、筋生心、心生血、血生脾、脾生肉、肉生肺，肺生皮毛、皮毛生肾，肾生骨髓、髓生肝；肾为心之主，心为肺之主，肺为肝之主，肝为脾之主，脾为肾之主。肝、心、脾、肺、肾五个系统之间及其内外相应之间生克制化，共同协调地完成人的生命活动。按"同气相求"原则，同一行的药物色味与某脏存在着一种特殊的"亲和"关系，即青色、酸味入肝，赤色、苦味入心，黄色、甘味入脾，白色、辛味入肺，黑色、咸味入肾，这为"药物归经"提供了理论依据。中医学所构建的人体内外环境相联系的五行功能模型，确立了人体自身的整体性及人与自然环境相统一的整体观念，扩充五行的内涵，丰富和发展了五行的方法论。

在病理方面，中医学创造性地提出了五行生克乘侮理论，较好地解释了五脏病理传变这一复杂的医学问题。五行相生相克，子复母仇，胜复反馈，相互资生、相互制约、自我调节。"亢则害，承乃制，制则生化"（《素问·六微旨大论》），五行制化要保持其协调稳定和均衡有序，相生相克都要维持"中和"的界限，不可太过又不可不及；否则，"气有余，则制己所胜而侮所不胜；其不及，则己所不胜，侮而乘之，己所胜，轻而侮之。"（《素问·五运行大论》）五脏间疾病的传变，根据相生关系可分为"母病及子"和"子病犯母"两个方面，根据相克关系分为相乘和相侮两个方面。其中"相乘"就是相克太过，次序与相克一致，比如木气偏亢，太过的木便去乘土，使土气虚弱；"相侮"又叫反克，即本来是自己可以克胜的一方，却反而被对方所克胜，次序正好与相克相反，比如正常木土是木克土，然而木气偏亢，土就会反过来侮木。五脏之中的一脏失常，均可以相生或乘侮方式累及其他四脏发病。以肝为例，肝病影响到心，为母病及子；影响到肾，为子病及母；影响到脾，为"肝气乘脾"或称"肝木克土"，如剧烈情志变化引起的脾胃功能失调，慢性胃病因情绪变化而发作；影响到肺，为"木亢侮金"（或称"木火刑金"），如"左升太过，右降不及"之肝火犯肺证，慢性肺病因情绪剧烈变化而加重或发作。比如心肾不交、水火未济，按五行说为"水克火"，均反映了五行生克乘侮之病理、病变和病机。五行制化机制失常在人体则表现为疾病状态，在自然界表现五运六气周期性节律变化的异常，"非时之邪"即为疫疠。中医五脏疾病乘侮传变学说，完善、充实和发展了五行学说。

在诊断方面，由于五脏、五色、五音、五味等都归属于五行，可以综合望、闻、问、切四诊所得，根据其五行之归属、性质和生克乘侮关系来诊断疾病，并推断病情的变化和预后。《难经·六十一难》曰："望而知之者，望见其五色，以知其病。闻而知之者，闻其五音，以别其病。问而知之者，问其所欲五味，以知其病所起所在也。切脉而知之者，诊其寸口，视其虚实，以知其病，病在何脏腑也。"

在治疗方面,根据五脏疾病的传变规律,采取"先安未受邪之地"的方法以控制传变。《难经》《金匮要略》均不约而同地提出了"见肝之病,知肝传脾,当先实脾"的命题,通过五行学说体现出"既病防变"的治未病思想。根据相生传变规律确定的治则是"虚则补其母,实则泻其子"(《难经·六十九难》),临床常用的治法有滋水涵木法(滋补肝肾)、益火补土法(温肾健脾)、培土生金法(补养脾肺)、金水相生法(补肺滋肾)、泻火清木法、宣金澄土法、泻土清火法等;根据相乘相侮规律确定的治则是抑强和扶弱,"东方实,西方虚,泻南方,补北方"(《难经·六十九难》),临床常用的治法有抑木扶土法(疏肝健脾)、培土制水法(健脾利水)、佐金平木法(泻肝清肺)、泻南补北法(泻心火滋肾水)、补南泻北法(通阳利水)、补火暖金法、泻火润金法(清心滋肺)等。五行学说还可用于指导针灸治疗,如五输穴的配伍等。治疗情志疾病也可根据五行相克原理,以情胜情,以情志制约进行治疗。如怒为肝志、属木,思为脾志、属土,木能克土,所以怒胜思。根据情志五行规律,《素问·阴阳应象大论》确立了"怒伤肝,悲胜怒……喜伤心,恐胜喜……思伤脾,怒胜思……忧伤肺,喜胜忧……恐伤肾,思胜恐"的治疗方法。

中医学运用五行学说及其思维方式,阐释了人与自然界的关系,人体自身的整体性和系统性、各系统之间的相互联系,并指导临床诊断、病理分析、治疗用药、针灸取穴,更有效地解释了医学领域的复杂问题。五行已经成为中医学的术语,被赋予了中医学的特定含义,与纯哲学概念大不相同。但五行学说在阐明人的生理病理及其疾病转归方面还存在一定的局限性,不能机械套用。譬如"火不生土",按五行生克解释为"心火不生脾土"并无临床价值,中医命门学说兴起以后就作了修正,多指命门之火(肾阳)不能温煦脾土的脾肾阳虚证,"益火补土"则是指温肾阳而补脾阳的治法。在阐释五脏母子相及、乘侮传变时,还应将阴阳五行学说、精气理论结合起来全面分析。如"水不涵木",以肾阴虚不能滋养肝木也无临床意义,结合阴阳学说,肾属水内涵真阴、真阳,肝属木内寓肝阴、肝阳,肾阴不足致肾本身的阴阳失调,不能滋养肝阴,肝阴虚不能制约阳气,阳气浮越而肝阳上亢、虚风内动,治当"滋水涵木",即滋肾阴、养肝阴,以制约亢逆之肝阳。我们在具体运用五行学说中,还必须从实际出发,灵活变通,不断修正完善。

从数学角度分析,阴阳五行学说还是中医以"数"来概括和分析人体生理病理变化、诊断治疗的理论工具。"法于阴阳,和于术数"是中医养生的原则;《内经》以五行模型表述脏腑关系和特征,是以五为基数建立的五行脏象论;六经是以六为基数来概括时序和热病关系,《伤寒论》以六经模型阐述了热病按病序演变的六种类型,创立了六经辨证;在《灵枢·九宫八风》篇中,还有八卦数学模型的八卦脏象等。河图、洛书上的定位规定了脏腑的生理特征，如肾之天一生水、地六成之，在北方则主冬，生数一、成数六则有补无泻。《内经》虽然没有河图之说，但时空观念与河图方位是一致的。明代医学家李中梓在《医宗必读》中还概括了"现九会五"的规律，用生成数解说五脏补泻用药法则。故中医学也可用图示数，以阐述人体五脏和四时、四方的关系。中医辨证论治讲究"套路"，分步骤、按套路逐步解决复杂难治之病，如东汉张仲景在《金匮要略》中，对于"咳逆倚息不得卧"的支饮，就是一个分六步的套路，先后使用小青龙汤、茯苓桂枝五味甘草汤、苓甘五味姜辛汤，再用半夏、再加杏仁、再加大黄等，分别解决不得卧、冲气、喘满、眩冒、水肿和面热如醉的戴阳证。

中医学以阴阳五行学说为纲领，对已有充分积累的医疗经验进行分门别类的归纳，以解释人与自然之间的关系，阐释人体生理现象、病理变化、病因病机及其相互之间的关系，并利用其能动性活化活用、指导实践；反过来，相对虚空的阴阳五行框架，经中医学填充补入富有实用价值的内容，其内涵逐渐丰盛，理论体系进一步完善，学术价值得以提高。作为认识论和方法论，中医学充分发挥了阴阳五行思维模式和理论框架的作用，并全面参与阴阳五行学说的成熟完善和提高发展，其本身也成为中医基础理论的核心内容，成为独特的中医学术语。

天人相应、形神合一以养生，阴阳平衡、辨证论治以治病，中医学从天人合一整体观念出发，以气为本体，以阴阳五行为结构模型，建立起了独特的生理、病理模型，并提出相应的诊治原则。正是中华传统哲学的全面渗透，使得中医学走向上一条从宏观关系来说明人体生理病理变化的发展道路；而中医学之所以历经沧桑而经久不衰，也正是把握住了人与外在环境密切相联的规律，从生理、心理、社会、环境多因素出发，整体、全面地揭示了人的生命规律。

二、中医学的人文文化特征

在中华传统文化的背景下，以人的生命为研究对象的中医学，把人放在天地自然之间来考察，把人的社会属性和生物属性结合起来看待，要求医生"上知天文，下知地理，中知人事"，并把人伦观念融入生理病理、诊断治疗中，自然与伦常并融于医学体系之内，其人文特征十分显著。

1. "仁心仁术"的人文精神

中医学的基本价值定位是"医乃仁术"。所谓"仁"，就是与生俱来的恻隐之心，就是将恻隐之心推而广之。"仁者爱人"，生命至上，作为"生生之具，活人之术"，作为治病救命的学问，医学是推行"仁"道的最佳途径。中医强调对待所有病人都要充满慈爱之心，要像父母对待子女一样满怀爱意。中医的魅力就在于人文内涵已融入省病问疾之中，融入日常生活之中。中医医家与病家的关系，与其说是职业上的医患关系，倒不如说是一种奠基于生活之中的伦理共生关系。中医不仅是一门知识、一门技术，更是一种生活，其医理与伦理本质相通，中医"仁心仁术"集中地体现了传统伦理的仁爱、仁慈和仁义观，成为古今医家普遍遵奉的职业伦理道德原则。"医乃仁术，无德不立"，儒家的仁善伦理经过千百年的积淀，嵌入了医家的文化心理结构之中，内化为"发大慈恻隐之心""普救含灵之苦"的从医动机，"大医慈悲心""医者父母心"成为行医的基本素养和要求。

"医乃仁术"不仅体现在"仁爱救人"的道德修养境界上，还体现在"悬壶济世"的道德理想信念上。在中国古代，掌握医术被看作是封建士大夫阶层应尽的义务和责任，所以医圣张仲景在《伤寒论序》中说："怪当今居世之士，曾不留神医药，精究方术。"晋代医家皇甫谧指出："夫受先人之体，有八尺之躯，而不知医事，此所谓游魂耳。若不精于医道，虽有忠孝之心，仁慈之性，君父危困，赤子涂地，无以济之。"明代医药学家李时珍在《本草纲目》中明确指出："医之为道，若子用之以卫生，而推之以济世，故称仁术。"在中医学看来，治病、救人和济世三位一体，不可分割。正是基于这一点，张仲景潜心于医学，"勤求古训，博采众方"，写出了不朽的《伤寒杂病论》，实现了他"上以疗君亲之疾，下以救贫贱之厄，中以保身长全，以养其生"的愿望。医学是经世致用的最佳介质之一，从治生救命到经国济民，良相和良医都是济世利天下，其本质是一致的，自古治病治国、良相良医等量齐观，故而宋代政治家范仲淹有"不为良相当为良医"之名言，治病救人、悬壶济世历来被认为是经国济民的重要途径。

"上医医国，中医医人，下医医病"（《千金方·论诊候》），唐代医药学家孙思邈进一步提出了泛医学思想，将社会事务也纳入医学的视野。治病如治国，"治"字本义就是治理国家，治病就是要像治国用兵那样进行调理平衡、运筹帷幄；反过来，治国亦如治病，无非也是消除不正常状态，恢复正常运转机制。"论病以及国，原诊以知政"，中医之道不仅是治病养生的法则，也是治国安邦的方略。清代医家徐大椿又有"医道通治道论"，从病因、病理、治则、治法中如何掌握攻补施治的尺度，与儒家礼乐兵刑的治国方略环环相扣，紧密联系，详论治国之术与治病之道相通之处。"学而优则仕，学而仁则医"，受关注现实、关注民生、积极入世思想的传统影响，"不为良相，即为良医"成为古代知识分子实现人生理想和抱负的一种变通的选择。

孙思邈把心怀仁爱、济世救人的传统医德概括为"大医精诚"。所谓精，即医学贵精，要求医术精湛，须"博及医源，精勤不倦"，潜心医道，此乃仁爱救人的前提；所谓诚，要求感同身受，言行诚谨，治学诊疗诚笃端方，"不衔虚名，惟期普济"。（《医箴》）"人命至重，有贵千金"，人的生命是医学的出发点和归宿，为医者要有高度的同情心和责任感，不论贵贱贫富，一视同仁；不计名利得失,一心赴救。"儒治世,道治身,佛治心",医学上的这种人道主义精神,正是儒家"恻隐之心"、道家"无欲无求"、墨家"兼爱"、佛家"慈悲为怀"等人文观念的具体体现。"医乃仁术"仁为先,"大医精诚"诚为重,"悬壶济民"济天下,"苍生大医"大在德,中医学的医德观集中地体现了中华传统的人本人伦精神,"仁心仁术"构成了中医学最基本的人文精神。

从病家自身的角度来说,中医认为"七情"也是疾病发生的主要内因之一,"喜、怒、忧、思、悲、恐、惊"的情绪变化过大,也会引起疾病,预防的最好方法莫过于自身的道德修养。对病家的养生忠告与对行医者的医德要求是有内在联系的,两者是相一致、相统一的。

医学是人的医学,是一种德性的知识,是一种人生智慧的学问,将医学放在整个人类生活之中,特别从道德生活领域去认识和解决人的健康和疾病问题,更能体现医学作为人学的真谛。在西医领域,《希波克拉底誓言》中同样表达了以德为先的行医准则。现如今,中医"医乃仁术""大医精诚"理念已广为医学界所接受,"儿女性情,英雄肝胆,神仙手眼,菩萨心肠"已成为当今医学界公认共知的从医要求。

2. "和合兼容"的人文特质

作为中华传统文化的重要组成部分,中医学的养生理论、经络学说、五脏六腑、气血津液、病因病机、防治原则等,无一不体现出传统文化的内涵和底蕴。天人合一、阴阳五行、精气学说融会贯通,儒释道诸子百家熔于一炉,天文、地理、物候、气象汇聚一身,医理、哲理、易理、文理融贯一体,中医理论可谓是气吞寰宇,包容性极大,全方位地涵括了中华传统文化方方面面的内容。

中华传统文化儒释道并存,诸子百家争鸣,理念主张各异,但都能和谐融洽地统一于中医学体系之中。其一,医儒相通,医理即易理。阴阳和合、取象运数对中医学体系的形成产生了深刻的影响,阴阳本系《周易》最基本范畴和理论精髓,象数取用本是《周易》的基本思维模型,《黄帝内经》将其运用于养生保健、诊断治疗的医学实践中。"是以《易》之为书,一言一字皆藏医学之指南"(明代张介宾《类经图翼·医易义》),唐代医家孙思邈更指出"不知易,不足以言大医"。医儒相通还表现在,医与儒互为表里,儒学不仅奠定了中医"医乃仁术"的人文精神,还形成了独特的高素质、高修养的"儒医"群体,文化根基深厚的儒医,重经典、重传承、重流派、重积累,编纂、整理和保留了大量医学文献,对中医学的发展和价值取向产生了重要影响。

其二,"医乃道之绪余",《黄帝内经》的基本内涵即以"道"为主。《素问·上古天真论》曰:"恬淡虚无,真气从之,精神内守,病安从来。"道家之"清静无欲",恬淡虚无,顺应自然,颐养天年,构成了中医养生学的内核,其养生术和笃求成仙的炼丹实践，为养生理论和古代制药工艺指引了方向。儒家突出乾阳刚健、自强不息，偏于阳；道家强调阴柔归藏、致虚守静，偏于阴。中医学则注重阴阳和合、阴阳并重，强调阴平阳秘、精神乃治，兼蓄儒道两家之精髓，老庄的出世和孔孟的入世和谐统一于中医学之中。

其三，中医学曾以海纳百川的胸襟，同化和吸收了佛学的文明成果，注入了佛学文明的新鲜空气。印度医学地、水、火、风四大不调之说，就曾在隋唐中医典籍中留下过足迹，如孙思邈《千金方》就将四大学说与阴阳五行交相并列。印度医学"万物无一物而非药"的思想，也早已被消化吸收为中医的内容。唐《新修本草》吸收有波斯的安息香、婆律国的龙脑香、西戎的底野痂、西番的阿魏、大秦国的郁金等药；唐末五代李珣还专门著有《海药本草》，其所载龙脑出律国，没药出波斯国，金屑出大食国，降真香出大秦国，肉豆蔻出昆仑国，偏桃人出卑占国，艾纳香出瓢国，延胡出奚国，缩砂蜜生西戎国等；宋代芳香药物的大量输入，则为后世"芳香开窍"法作出了良好的开端；而今西洋参等大量外来药早已成为中药的组成部分。从《本经》365种到《本草纲目》1892种再到《中华本草》1万余种，"万物皆药"思想对中药种类数量的增加产生了重要的促进作用。明清之际，佛家《易筋经》第一次对中医导引经验进行了系统总结，丰富和发展了中医经筋理论，初步构建了中医特色的导引学术体系。佛教的禅定对中医养生学也产生了一定的影响，其参禅要求清净调神，通过气功以祛病强身，延年益寿，为中医所吸纳而形成养性修身理论。"医者意也"，中医强调"心悟""心法"等直觉体验功夫，认为"医理无穷，脉学难晓，会心人一旦豁然，全凭禅悟"，这种"直观领悟，内向反思"的思维特质，接纳和综合了道家"清静无为"、禅宗"明心见性"等的思维方式。中医学所强调的经验，与其说是技术，不如说是中华文化所强调的工夫与修持。儒释道兼容互补，中医学集"顺应天道""尽人事以听天命""多行善事"于一体，紧密融合了儒释道诸子百家学说的精华。

自然百科知识在中医学中也有充分的体现和运用。《黄帝内经》之所以被历代医家奉为圭臬墨绳，除了它的哲学内涵外，还在于它综合了当时的天文、地理、历史、军事、数学、人类学、社会学等多学科的成就，可以说是一部以生命科学为主体的包容广大的百科全书；而在历代的《本草》典籍中，我国古代天文学、哲学、气象学、地理学、物候学、生物学、矿物学、数学以及冶金、酿造等知识、技术均有所反映，《本草》著作往往被当作综合性百科全书或"博物之志"来看待。正因为吸纳了百科知识，才有了针灸、按摩、导引、药物、手术等多种诊疗手段。"天文地理"各科知识，促进了中医药学的形成和发展，构筑了一个包罗万象、以医为纲的理论体系。

中医学以开放包容的心态不断吸收接纳新文化，而汇聚于中医学领域的百家百科，也在不断地磨合中擦出了智慧的火花，历史上就涌现出许多杰出的医药学家，产生了各自不同的医学理论和观点，形成了观点各异的学术流派，但各派都能和谐共融于中医体系之中。就《内经》本身而言，它不仅是诸子百家学说和自然科学知识结合的产物，也是对先秦时期各医家多种学说的荟萃，具有丰富的医疗实践基础。如《素问》一书曾采用古医经20多种，其学术见解不一致之处时有所见。汉代有张仲景医经派与华佗方士派之分。"医之门户，分于金元"，至金元以后中医学术争鸣异常活跃，各家学说异彩纷呈。历史上主要的医学流派就有伤寒学派、河间学派、攻邪学派、丹溪学派、易水学派、温补学派、温病学派，而且各大学派还有细支分派，如伤寒从晋迄宋最有成就者约有八大家，明清伤寒影响较大者有错简重订派、维护旧论派、辨证论治派三大派；温病学派在其形成发展过程中又分为温疫学派、温热学派二个派系。再从地域上说，明清时期还形成了新安医学、吴中医学、孟河医学、钱塘学派、永嘉医学、旴江医学、岭南医学、庆阳医学等地域性医学流派。各学派、流派之间学术观点不一，各陈己见，如"金元四大家"分说立论，刘完素主火热病机理论、张子和主攻邪理论、李东垣主脾胃内伤学说、朱丹溪主养阴学说；甚至还有"针锋相对"截然相反的观点，如朱丹溪提出"阳常有余，阴常不足"，张景岳则认为"阳常不足，阴本无余"。虽各家师承有别，观点各异，甚至相互对立，但都是在《内经》《伤寒论》理论的基础上不断发展、演化而成的，均以《内经》《伤寒论》为依据。"流派千家，不离其宗"，各学派"和而不同"，长期共存，兼容并蓄，呈现出一派和谐统一、交相辉映的学术繁荣景象。不仅如此，秉承了兼收并蓄传统的中医学，还进一步以和为进，对各家学说进行整合创新。近代中西医相遇，中医学继续又其整合创新能力，不断吸收西医学的科学精神，如张锡纯等中西医汇通派就提出"衷中参西"的观点，中医为体，西医为用。中西医"对立互补"、相互配合、和谐共荣，共同维护人类的健康，已经成为共识。

中华文化具有强大的中和性、兼容性、融汇性和渗透性，海纳百川，兼收并蓄，尚中贵和，融会贯通。如果要用四个字来概括其人文特质的话，那就是"和合兼容"。"阴阳贵和"，阴阳合和则为冲和之气，"阴阳和，则万物生矣"（《淮南子·泰族训》），《淮南子·本经训》补充说："阴阳者，承天地之和，形万物之殊。"阴阳二气合和则化生缤纷多彩的万物万象。可见，"和合兼容"的人文特质是中华传统哲学的内在本质所决定的，是与天人合一、合和一气、阴阳平衡、"仁者爱人"等理念相统一、相一致的，也是与中医天人相应之整体观、阴阳平和之健康观、调和致中之治疗观、仁心仁术之医德观相通的。中医学作为中华传统文化的缩影，历来强调"阴阳合和"，并重视人与自然、与社会的和谐，而其"上极天文，下穷地纪，中悉人事，大而阴阳变化，小而草木昆虫，间律象数之肇端，脏腑经验之曲折"（明代张介宾《类经》序），更是汇和了"和合兼容"之精髓。所以说，"和合兼容"是中华传统文化内在的本质要求和特色属性，当然也是中医学内在的人文特质。

中医学基础深厚、理论精微、内涵丰富、知识多元、形式多样、特色突出，她以其独特的发展方式逐渐构建起完整独特的理论体系，其天人合一、整体自然、阴阳平衡、和合兼容、仁心仁术等理论观念、思维方式、价值取向，无不渗透到男女老少各个阶层，贯穿于生老病死各个阶段，影响到衣食住行各个方面。有学者用"金字塔"模型来说明中医学与中华传统文化的关系，塔基是中华传统文化，包括易学、儒学、道学、天人观、阴阳五行等等人文内容和天文、地理、本草等自然百科知识，这两大部分共同构成了中医学庞大的文化背景和理论基础；中间是中医基础学科，如中医基础、中医诊断、中药、方剂；塔尖是中医临床各科。没有传统文化作塔基，中医学就会变成空中楼阁，飘摇不定。

三、中医学的传统特色和优势

特色和优势是任何一门学科生存和发展的灵魂和根本。所谓特色优势是相比较而言的，中医学作为五大传统医学体系中硕果仅存的代表，其特色优势是相对于现代西医学而言的。特是指你无我有，优是指你有我长，特中有长更为优。特长相伴，特色与优势往往难以截然区分。中医学的相对特色优势主要体现在以下几个方面。

1. 独特的人文内容和文化根基

作为中华传统文化中具有代表性的学科，中医学不仅具有自然学科属性，而且带有明显的人文色彩，这种人文色彩不仅仅在于以人文的形式反映科学的内容，而且在于理论本身也包含有人文内容。中医学的名词术语、理论方药往往都带有明显的人文性质，譬如藏象学说中五脏六腑乃四时五方之脏腑，辨证论治之证候是人的体质或疾病某一阶段具有人文特征的概括，方药中四气五味之药性和君臣佐使之配伍等理论，既是客观实在又带有一定的主观精神，体现了人文与科学的统一。中医学强调形气神的统一，从自然生理、心理、社会和环境等多个层面，动态综合地认识和把握人体的生命活动和疾病现象，在自然条件下和人文环境中综合研究人体生理病理的整体变化状态。中医学有"七情"致病之说，重视疾病与其精神状态、生活状态以及外部环境的关系，强调心理因素在疾病发生、发展、转归和养生防病中的作用，治疗上把社会文化的养生、道德情操的调养及信仰疗法放在重要地位，注重文化心理的调适作用。中医学还是一门生活化的医术，不仅有丰富的"医食同源""药食同用"等养生保健文化，而且重视人伦社群的沟通，强调医家与病家伦理共生，其人文内涵已融入省病问疾之中，融入人性化的因人制宜的诊疗之中,融入人们的日常生活之中。中医学之所以能够发展延续至今,正是综合了自然、社会、生理、病理多方面因素,整体全面地揭示了人的生命规律和病理变化,其天人相应、形神统一的观念,人性化、生活化的养生治病实践,因人因地因时制宜的要求,契合了生物—心理—社会—环境医学模式的转变,合乎现代科学发展的总趋势。

中医学植根于中华文化的土壤和环境之中,与中华文化水乳交融,几千年来一直维护着中华民族的健康繁衍。在中国这样一个有着数千年文化传统的国度里,中医学广为国民所接受和认同,至今仍有着广泛的群众基础。不仅在国内深入人心,而且在国外的华人文化圈内,中医药也有着广泛的市场。底蕴深厚的中医学,已经成为中华文化软实力的具体体现。文化认同是最根本的优势,随着中华民族的崛起,中华文化影响力的不断扩大,中医药必将会为世界上越来越多的人所认识和接受,也必将为世界人民的医疗卫生保健发挥出越来越大的作用。

2. 独特的思维观念和理论体系

"天人相应,生气通天",作为天地自然的产物、自然界整体的一部分,人类与自然环境息息相应。在传统天人观指导下,中医学注重从天地自然的整体动态时空中去研究人的生命,认为人体是一个与时空自然协调协同的生命系统,人类与"万物并育而不相害,与万物浮沉于生长之门",人的生理病理与自然界昼夜寒暑运转、气象物候变化等生态环境密切相关。其生命学说强调生发和激活人的生机活力、把握"生生之机",认为"方技者,皆生生之具"(《汉书·艺文志》),医学研究的对象是人而不是"病",医学的目标任务是运用生生之术,把周围环境中的因素转化为有利于"生"的因素,以"赞天地之化育","与天地合其德"。其病理学说也非常重视疾病与外部环境特别是气候变化的关系,认为疾病就是指与自然界时空不相适应的状态,是人体在内外因素作用下一定时间的失衡,疾病的发生发展是机体与外界环境对立统一被破坏的结果,治疗上主要着眼于人与生态环境、时节气候的协调,着力于调整人体内外的失衡,力图把人从疾病的时空状态转换到健康的时空状态。其"生生之机"的观点和思路,明显不同于生物医学模式的抑制、阻断和对抗病原病灶的观点,杀灭或切除致病因素的"抗生"思路。名老中医之所以能够药到病除,原因往往正在于抓住"生生之机"的窍门,产生了"蝴蝶效应"的放大疗效,这是中医学思维特色和优势之所在。中医学为人类健康、发展、进化服务的观点,协调平衡人与自然关系的"卫生"思路,贯穿于生理、病理等学说的各个方面,贯穿于疾病的病因检查、诊断治疗、保健预防各个环节中,全面奠定了中医学大生态、大生命、大综合的医学模式。尽管西医也开始汲取中医学的长处,开始了医学模式的转变。

不仅人与自然相统一,人体内部更是一个统一的有机整体。中医学把人体看作一个由以脏腑经络等组织器官、气血津液等基本物质构成的整体，各组分之间通过内在联系和相互作用形成一个统一完整的开放系统，并以五脏为中心、经络为纽带，运用阴阳五行学说将人体内环境及其与自然外环境联系在一起，形成一个自动调节反馈、平衡协调的系统。衡量健康与疾病则强调从整体机能的紊乱失常与否进行判断，把各脏腑、经络、气血、津液等紧密联系在一起进行考察，重脏腑而兼及精气神，强调十二正经而兼及奇经八脉；疾病辨证上不是简单孤立地看待局部病变，而是把"病人"看作是一个整体，重视脏腑之间病变的传变和影响，并对患者体质、当时反应状态及所处的自然环境进行综合分析；治病求本，治疗上不是"头疼医头，脚疼医脚"，而是从调整机体整体功能出发，采用一体化的治疗方法和措施，全面恢复人体的健康。

人的生命过程还是在多种内外环境因素相互作用下的动态运动过程，是整体与动态的统一。中医学把人体放在自然界整体运动的广阔动态平衡中进行研究，始终以动态的观点看待健康和疾病的变化，认为健康就是人体内外动态变化的相对平衡状态，这种动态平衡又包含阴阳相对平衡于其中，即"阴平阳秘"状态；动态平衡失调就会导致器质性或功能性的疾病状态，所谓疾病就是生命有序活动过程的破坏，人体内部及其与自然环境之间的动态失衡，应从动态过程去分析考察其整体机能失调的方式和状态；治疗上应以调治求衡为原则，通过调整调和机体状态恢复人体的动态平衡。

有必要特别提出的是，中医学中还有很多现代西医尚未认识、尚未涉足的内容。如在生理状态下，中医学对人体不同体质类型的认识，自《内经》中的阴阳二十五人到历代医家所说的"素有寒者""素有热者""阳旺之躯""阴寒之体"，再到现代学者将人体分为六种体质类型等，虽然在体质分类上还存在诸多不一致的观点，但中医体质学说有着坚实的理论基础和大量临床证据的支持，这一点则是毋庸置疑的。病理状态下中医对许多疾病规律的认识，诸如气火失调、阴虚火旺、阳虚火浮、寒热真假以及一些虚损病机认识，药物学上对中药寒热药性的认识等，都从不同的角度和层面揭示了健康和疾病的规律，作为重要的理论依据指导着中医的临床实践。

中医学在天人合一、阴阳五行等理论的指导下，把生理、病理、诊断、用药、治疗、预防等有机地结合在一起，形成以藏象经络、气血津液为基础的生理病理学，以望、闻、问、切四诊诊断，阴阳、表里、虚实、寒热八纲辨证的诊疗学，以寒热温凉四气和酸甘苦辛咸五味概括药物性能的药物学，以君臣佐使、七情和合进行药物配伍的方剂学，以经络、腧穴学说为主要内容的针灸学等，从而构成完整独特的中医学理论体系。其外以适应自然、内以协调平衡的天人生命观，其贯穿于生理、病理、诊断、防治各个方面的整体恒动观，其辩证法、系统论的科学思维方式,其对生命现象和疾病规律的独特把握和认识,其阴阳五行、藏象经络、病因病机、四诊八纲、辨证论治、治则治法等理论方法,都是中医学的精髓和灵魂所在,充分体现了中医学理论的特色和优势。

3. 独特的养生之术和"治未病"思想

养生又称摄生,是中医学所独有的概念,是指通过适当的方法保持身体健康并延年益寿。中医学不仅是治疗疾病的医学,更是保持生命生机活力的"生生之学",其本质在于改善人的生存状态,在于改善人与环境相互影响和依存的关系,养生正是这一本质要求的具体体现。天人相应思想指导下的中医学,其养生之道表现在以下四个方面:一是顺时养生,把顺应自然作为养生的根本原则,认为"四时阴阳者万物之根本",强调"顺四时而适寒温","服天气而通神明",并提出"春夏养阳,秋冬养阴"的具体原则,遵循天地阴阳的运动变化规律,"逆之则灾害生,从之则苛疾不起"。二是养心养神,把调摄精神作为养生的重要措施,要求"恬淡虚无","积精全神","精神内守",从而使"形体不蔽,精神不散"。《管子·内业篇》确定了内心修养的标准,其"内"字就是心,"业"字就是术,内业者养心之术也;而在《黄帝内经·素问》中专门辟出"四气调神大论"专篇,讨论四时气候变化对人体精神活动的影响。三是重视保养正气,认为"正气存内,邪不可干",各种养生方法都应保持强壮正气,以达到"僻邪不至,长生久视"的目的。四是养生方法众多,诸如运动养生、食疗养生、药物养生、情志养生等。运动养生中,早在汉代马王堆出土的《养生图》中,已经出现了吐纳、导引等方法;名医华佗就根据虎、鹿、熊、猿、鸟五种动物的习性,创编了积极有效的养生之术——五禽戏;行之有效的运动养生术还有太极拳、太极剑、八段锦、各种健身气功等;根据"药食同源"理论,将药物与食品合理搭配服食,可收到延缓衰老、调节免疫、抗疲劳等多种功效。中医药在养生保健、延年益寿方面的优势,蕴藏着广阔的市场前景。

中医养生体现了"未病先防"的思想,也属于"治未病"的范畴。与西医"有病治病"的理念不同,《黄帝内经》早在2000多年前提出了防患于未然的治未病思想,认为医学的最高境界是"圣人不治已病治未病,不治已乱治未乱"(《素问·四气调神大论》)。未病之前,重视形体和精神的调养,"顺四时而适寒暑,和喜怒而安居处,节阴阳而调刚柔"(《灵枢·本神篇》),以提高正气即机体的抗病能力。《素问·八正神明论》又拓宽了治未病概念,提出"上工救其萌芽"的防微杜渐思想。《难经》进一步拓展了治未病概念,提出了"见肝之病,当传之于脾"的命题,《金匮要略》更明确地指出其"当先实脾"的既病防变思想。到了唐代,孙思邈提出"上医医未病之病,中医医欲病之病,下医医已病之病"(《千金要方·卷二十七》),将疾病分为"未病""欲病""已病"三个层次，认为上医是维护健康的养生医学，中医是早期干预的预防医学，下医是针对疾病的治疗医学；加上针对疾病初愈后防止复发的调摄，治未病包括了未病先防、防微杜渐、既病防变和瘥后防复四个方面，四个方面贯穿于无病、疾病隐而未显、发而未传、瘥后康复的全过程。此后历代医家多有强调和补充发挥，如既病防变又有"有病早治""先安未病之脏""病后止遗"三道防线。

中医治未病思想源自于中华文化中的忧患意识。《周易·系辞下》曰："安不忘危，存不忘亡。"注重矛盾转化的辩证哲学是中华文化的精髓所在，同理未雨绸缪的治未病思想则是中医学的精髓所在。历经几千年的实践积累，中医学重养生、治未病的观念不仅形成了系统的理论，也积累了一套行之有效的方法，收到了"小方防大病"的实效。珍惜生命、保护健康、追求延年益寿，充分发挥防重于治的核心价值观的作用，总结推广治未病的特色优势，中医学养生、治未病有着广阔的发展前景。

东汉班固在《汉书》提出"有病不治，常得中（zhong 音众）医"的命题，是指发挥人体自身的自我康复作用，不加治疗而调养痊愈。这里我们不妨赋予其另一层含义：人不可能返老还童、长生不死，生长壮老已是人的生命历程和客观规律，当生命走向终点时，与其消耗资源、过度医疗，加重病情、增加痛苦，不如调养生息而顺其自然，倒真正体现了中医的最高境界。譬如自然状态下人可与肿瘤可以和平共处，即使在肿瘤恶性度比较高的情况下，治疗的理念也应转变为在"赶尽杀绝"与"带瘤生存"中寻求平衡。这种与治未病相反相成的辩证法思想，同样体现了中医治未病的特色优势。

4. 独特的诊疗方法和临床疗效

中医学诊疗上最显著的特点就是辨证论治。中医学把人体看作一个自动调节反馈的整体动态系统，"有诸内必形诸外"（《孟子·告子上》），不打开其黑箱，综合四诊信息，以整体动态的分析方法，把疾病与患者机体状态联系起来，并充分注意人的个体差异性，辨其证求其本，不受某一局部生理、病理的局限，因时因地因人制宜，不仅仅有见症施治、对症治疗，更强调针对生命整体动态之"证候"进行调节治疗，表现出同病异治、异病同治的特点。这种从生命整体上运用发展变化的观点认识和处理疾病的方法，在临床上表现出了明显的特色和优势。

以辨证为特点的中医诊断，注重望、闻、问、切四诊合参。在人的自然生存状态下省病问疾，望其神、色、形、态、舌象；闻其声音、嗅其气味，于人性化、生活化的交流沟通之中"察言观色"，有效地拉近了病家与医家的距离，非常有利于病情的掌握和判断。中医四诊重在生命的整体把握，虽存在非实体化的倾向，也许对具体病变的诊断不易具体化、明确化，但其技艺之精则能在更根源的生存论意义上把握病情。扁鹊望齐桓侯之色而知其生死，已达到神乎其技的极高境界。经言"望而知之谓之神，闻而知之谓之圣，问而知之谓之工，切脉而知之谓之巧"（《难经》），实乃熟中生巧、巧中益精、胸中有数也，治疗自然也就犹如庖丁解牛、轮扁斫轮。作为获取人体生理、病理综合信息的有效手段，切实易行的望、闻、问、切四诊，在临床中显示出了她独有的魅力，其中脉诊更是中医所独有。现代运用生物力学、医学工程学、生理学、计算机技术，对脉象形态、生理变化、时间节律、临床意义进行了多样化的综合研究，本身就是对脉诊特色优势的充分肯定。从客观检测到脉象信息的处理分析，从脉象力学模型的建立到血流动力学特征参数的测算，从脉象形成机理的实验到脉图检测方法在临床中的应用，名老中医脉诊经验的科学化研究成果令人瞩目。当然，医家个体性的诊疗经验还包含了慧观悟性的成分，是不能完全技术化处理的。

用药治疗上，中医采用以草为本的天然性中药，以其四气五味药性为根据，以理、法、方、药为思维方法，以君臣佐使、七情和合为原则，配伍组方用药。中药方剂成分复杂，可以通过多环节、多层次、多靶点发挥整合调节作用，与人体多样性和病变复杂性相适应，具有疗效好、毒副作用相对较低的特点。中药剂型多种多样，用药途径广泛，传统就有汤剂、丸散膏丹等剂型和内服、外用等形式，其中饮片、汤剂是传统中医最主要的用药形式，便于药物的辨证加减、灵活运用，与辨证论治的整体动态观察相适应。除采用草、木、虫、石等天然药物来治病外，中医还运用针灸、推拿等非药物疗法来调节。针灸、推拿疗法是以经络学说为理论根据，通过对人体体表穴位的刺激，对病人进行整体调节，其方法简便易行，经济实用，适应证广，副作用极少，推拿疗法无创伤、作用可靠，针灸疗效比较迅速和显著，具有良好的兴奋身体机能，提高抗病能力和镇静、镇痛等作用，均可协同其他疗法进行综合治疗，深受患者欢迎。针灸是中医独创性的一种治疗方法，目前已经在世界100多个国家使用。除汤药、针灸、推拿外，还有食疗、药膳、刮痧、拔罐、穴位埋线、理疗、正骨、熏蒸熏洗、贴敷、导引、气功、太极拳、心理疗法等多种多样、简便易行的适宜技术。当今世界，人类将自身托付给高科技，而人体自身素质、自然生存能力却下降了。反观传统的适宜技术，不需要改变病人的自然生存状态，不需要进入修理站式的高科技"杀灭"的冰冷环境，在生活状态下就可以进行整体调理，体现了中医治疗手段的生态特色和优势。天然性的用药取向，多路径的治疗方法，多样化的干预手段，实用性的适宜技术，成为中医出奇制胜的法宝。

中医学十分重视实际效用，其疗效评价更关注根源性的人类生存状态，既有人文特征的生活质量"软"指标，又结合了长期观察的生命结果"硬"指标，注重巩固而持续的疗效。中医学采用"生生之术"进行整体动态调节，或四两拨千斤，或重剂起沉疴，或单方除顽症，或针灸显神功，或辨证出奇效，呈现出作用时间持久、远后效应和综合效应较好的特点。在疑难病、慢性病、非实体性疾病及常见病、多发病上，在妇科、针灸科、骨伤科、皮肤科等专科领域，都具有十分明显的特色和优势。譬如急慢性肝炎西医少有办法，中医却能有较好的疗效；再如骨科疾病，中医不仅注意局部的手法整复处理，而且强调适当的活动和功能锻炼，同时配合活血化瘀和调理脏腑功能的药物，综合疗效显著；又如虚损性疾病，中医补法可改善系统低下的功能，逆转或明显改善生存状态，而现代补充替代疗法必须依赖药物长期使用、不能停药。中医采用非手术疗法治疗急腹症疗效明显，仅用中药而不用激素治疗皮炎、红斑狼疮也有较好的效果。当抗生素毒副作用及病菌病毒抗药性越来越大的时候，当人们为滥用抗生素、滥用激素、滥施手术问题所困绕的时候，中医学却一再显示出灵验、简便、价廉、安全的比较优势。西医手术在术前、术中、术后配合中医疗法，往往可以提高临床疗效，降低致残率、死亡率。许多疾病在西医治疗的基础上配合中医治疗，可起到了减毒增效、减停激素、提高生存质量的作用。近年来，在非典、艾滋病、H1N1 等重大疫情的防治中，中医药所发挥的积极有效作用令世人刮目相看，认知度和信任度不断提升。临床疗效确切、用药相对安全、服务方式灵活、费用比较低廉，中医学特色优势十分突出。

5. 独特的经验、技术和文献资源

中医学知识是在长期医疗实践概括和归纳出来的，数千年积累延续下来的独特诊疗经验和技术，数千种药物的性味归经，数以万计的临床方剂，纵横全身的经络路线，遍布人体的数百个穴位，还有深藏民间的验方秘方、土方偏方、绝招绝技等，诸多方面的潜在优势尚待进一步研究、开发和利用。中医药典籍浩如烟海，医经、医案、本草、方药、临床各科数不胜数，是体现中医学术发展特色内容，更是现代中医研究取之不尽、用之不竭的资源。毛泽东同志曾经指出："中国医药学是一个伟大的宝库，应当努力发掘，加以提高。"中医学具有丰富的资源特色和优势，创新潜力巨大，发展空间广阔。

世界五大传统医学体系的形成，都以其背后五个文明古国的灿烂文化深厚背景为依托。在这些传统医学中，古希腊罗马医药学、印度医药学、埃及医药学、亚述与巴比伦医药学渐次退出历史舞台，唯有中医学根深叶茂，经受住了时间考验，延续至今。在当今世界，中医学是唯一拥有 5000 年连续历史的医学，是保存最完整、影响力最大、使用人数最多的传统医学体系。她以传统文化的人文精神、完整独特的理论体系、确实可靠的防治效果呈现在世人面前，显示出了巨大的生命力。目前，已有中医生命与疾病认知方法、中医诊法、中医正骨疗法、中医养生等近 20 项中医学内容，被列入国家级非物质文化遗产名录。

近代西学东渐，在西方科技的冲击下，百余年来我国中医阵地逐步萎缩、诊治病种逐渐减少，近二三十年，中医在广大农村、社区更是严重缺位甚或放弃，中医学的一些优势和特色也正在丧失，已从主流医学降为辅助附属地位了，可谓"韶华已逝，风流不再"。当代中青年从小接受现代科学教育，缺乏中华传统文化的熏陶，文化根基开始动摇，民众对中医学认知度不高，文化认同的优势正渐渐减退，也影响了临床优势和特色的发挥。典型的例子如骨科传统的手法整复技术，虽效果好，但却因其费用低廉，加之法律上医疗责任界定问题，使得中医骨科医生热衷于手术治疗而逐渐丢弃传统手法，这一优势在逐渐失去。如果不进行理论创新、实践创新和制度创新，中医学还会有继续丧失特色优势的危险。从现代科学角度来看，中医学还存在很多劣势，主要表现在中医理论与现代科学语言不相兼容，对疾病病理变化的认识模糊、不确定，预后判断难以把握，汤药制备使用不方便等，制约了中医药优势的发挥。犹如骑自行车的原理一样，只有不断创新、加快发展，才能更好地保持和发挥中医学的传统特色和优势。

第三节 中医学的科技内涵与科学精神

20世纪是一个崇尚科学的时代，自1915年新文化运动高举"赛先生"（science）和"德先生"（democracy）两面大旗以来，"科学"（science）被推上了"无上尊严的地位"（胡适语），成为最高的和唯一的价值标准。从这个标准出发，中医学虽能治好病但却"说不清楚"，所以"不科学"，由于"不科学"而备受质疑。自1929年余云岫提出"废止旧医案"，近一个世纪"取缔、废止、改造、告别、退出"的声音阴霾不散、时隐时现。数千年辉煌历史，近百年沧桑变迁，中医学遭遇了"三千年未遇之变局"，出现了严重的信仰危机，经历了炼狱般坎坷和艰辛。作为中华优秀传统文化组成部分的中医到底是否科学？要回答这个问题，首先要从文化与科学内涵及其相互关系谈起。

一、文化与科学

文化与科学是一个家喻户晓、人人皆知的名词，但什么是文化、什么是科学，学术界见仁见智、莫衷一是。文化的概念据统计现已达200余种之多，同样科学至今还没有一个为世人公认的定义。《辞海》1999年版认为，广义的文化是指人类在社会历史实践过程中所创造的物质财富和精神财富的总和，科学是指运用范畴、定理、定律等思维形式反映现实世界各种现象的本质和规律的知识体系。广义的科学包括自然科学、社会科学和人文科学。无论是人类财富的总和还是人类的知识体系，都包括了文明、知识、思维、方法等方方面面的内容，文化与科学两者从各自的角度出发，广义推衍后似乎都可以包涵对方。作为人类社会的历史现象,两者在不同的历史发展阶段都有着不同的内涵、性质和特点。但没有公认的定义并不等于就没有公认的判断和辨别,文化与科学虽同源于实践、同源于人的意识思维,同是真相世界派生出的影子世界,但同中有异。文化具有民族性、包含价值观,偏重于人文精神,追求完美圆满,在古汉语中就是以伦理道德教导世人的"文治和教化"(西方则偏于宗教文化);而科学本身无国界、无功利性,偏重于理性思考,要求实事求是,通常情况下指的是逻辑加实证的现代科学。人文方法讲究体验,以形象思维、直觉、灵感、顿悟等为思维方式,其人文成果可与科技成果兼容并存、融会贯通;现代科学则以逻辑推理、数学描述和实验检验作为基本的研究方法,其科学原理要求逼近真理、尽可能不自相矛盾。由此可见,科学虽说是关于客观事物及规律的知识体系,而且其最原始的形态就是领悟自然、沟通自然的博物学知识,但并不包涵人文精神的内容;文化虽说是物质文明和精神文明的总和,当然也包括科技文明的成果,但文明(或者说人类的财富)需要一定历史时期的厚沉积累和时间的验证,日新月异的现代主流科学还难以涵括其中。其实,文化与科学在人们的行文中一般都是并列使用的,这本身已经说明双方任何一方都难以包涵对方。从形式逻辑上来看,在公众心目中文化与科学是交叉相容关系。为便于理解,我们可以简单地认为,文化可分为科技文化和人文文化,科学也可分为传统科学和现代科学,其中科技文化与传统科学内涵基本等同,是文化与科学两者之间的交叉部分。文化与科学的逻辑关系见图9。

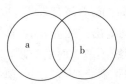

图9:文化与科学的逻辑关系

注解:从形式逻辑分析,文化与科学呈交叉相容关系,科技文化与传统科学就是其中的交叉部分,人们常说的博物学(古代科技)也属于这个部分。博物学即百科全书知识,其倡导对自然的亲和,承认事物的多样性。多样性是一切知识的源泉,也是生活意义的源泉。通过博物学知识这个中间环节,可以缓和人与自然的冲突,科学与人文的冲突,东方与西方的冲突。

文化与科学一体两翼,是你中有我、我中有你的交叉相容关系。科技文化(传统科学)作为文化与科学共有的部分,为当代社会的创新发展提供了极其重要的原创性资源。文化尊重历史、强调传统的传承,科学面向未来、追求领先的发明,两者统一于继承基础上的创新发展;文化是软实力,是"为人之本",引导着科学的方向,科学是硬实力,是"立世之基",奠定了文化的基石,两者统一于造福人类的共同目标。

二、中医学的科技成分

科学是建立在实践基础上,早在1888年,进化论创始人达尔文就明确指出:"科学就是整理事实,从中发现规律,做出结论。"这一定义指出事实与规律是科学的基本内涵。从事实来看,《黄帝内经》早已经认识到了"八尺之士,可以剖而视之"。在形态学方面,《内经》关于人体骨骼、血脉的长度、内脏器官的大小和容量等的记载,基本上是符合实际情况的,如食管与肠的比是1∶35,现代解剖是1∶37,两者非常接近;在血液循环方面,《内经》提出"心主身之血脉"(《素问·痿论》)的观点,认识到血液在脉管内是"流行不止,环周不休"(《素问·举痛论》)的;在组织器官方面,《内经》四时藏象虽非西医所说的同名脏器,却也包含了同类脏器的基本功能,且脏腑间、脏腑与整体以及个体与外部世界呈现的生命关联,都是符合客观实际的。所以,《黄帝内经》不仅被视为哲学著作,而且被看作是中国上古社会的科学巨著。根据《内经》的脏腑学说以及道家的"内景学说",五代末年(936—944年)道士烟萝子绘制了我国已知最早的人体解剖图——《内境》图。《内境图》除承袭了肝胆居膈上、肝左脾右的解剖错误外,其他脏器的形状、位置大体上是吻合的。左肝右脾说,如果仅仅从形体上看当然都不对,但从中医理论的相互关系、功能属性上看,却也是正确的。中医学脏腑身形、气血津液以及寒热虚实等生理、病理变化情况,都是外可度量、内可剖视的结果。

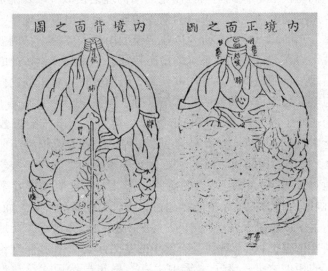

图10:《内境图》

注解: 我国最早的解剖图是五代末年(936—944年)道士烟萝子所绘的《内境》图,其脏器的形状、位置虽然显得粗疏、不够准确，但大部分脏器的位置与实体是大致吻合的。正背两内境图纯为解剖示意图。正面图的咽喉有两孔，表示食管与气管。肺画成四叶，形如倒垂的莲花，即《内经》所云的"华盖"。心脏在肺叶下，居身体正中。心下为胃，贲门在胃左，幽门在胃左下；肝在左上，其下为胆；脾在右上。下腹部为小肠、大肠、魄门、膀胱。背面图中肾的形状较准确，左为肾，右为命门，与后世解剖图一致。

　　从规律性的把握来看，中医学在实践基础上，运用天人相应、阴阳五行学说，从人体的"现象——状态"层面，很好地阐明了生长壮老已的生命运动规律，人体生理病理随四时气候、昼夜晨昏变化的规律，阴阳消长、起承转合的变化规律，五脏生克乘侮的生理变化和病理传变规律，时行疫疠的五运六气规律等。据当今对处于全国不同经纬度的2413例心脑血管疾病患者死亡时间的调查，发现其与月相变化呈正相关性；对2776例肺结核咯血时间的调查，发现咯血高峰时间在"月廓满"之日，因咯血而死亡的时间也以望日前后明显居高；有对沈阳、天津、双辽、北京、杭州、蚌埠、成都、西安、郑州等地几年到几十年的气象资料进行回顾分析，发现其气候变化与五运六气学说推算的结果基本一致，符合率70%左右。天人合一、阴阳五行还得到了量子物理学的初步支持和肯定，量子物理学认为，人体、社会乃至宇宙都可视为非线性动力系统，系统演化不断分形进入混沌状态也是一定的，"天人合一""小宇宙中藏大宇宙"的理念确有其科学性和合理性。而最典型的莫过于 DNA 的双螺旋结构了，DNA、RNA 的螺旋结构及 S 形曲线结构与太极阴阳模型同型同构，"六十四卦卦爻模型"与"基因表达密码"同型。五行模式则与控制论的同构理论相似，可以说是原始而质朴的系统论，生命活动的相生相克可视为信息的输入或输出数的规律，有学者称其为"科学范型"（paradigm）。有研究以数学模型用为人体模型，例如有用群论特征的五行模型作为人与自然五大系统的稳态特征，有用集合论特征的六经模型来概括时序和热病关系的证候。又有研究认为，阴阳五行与量子场论同构，如原子核中的质子与电子数正负电荷的阴阳平衡，分子得失电子会变成离子，这与阴阳模型同构同功；原子内部可能构成稳定能级结构的6个电子能级数与5个能量子，与"五运六气"同构同功；6种夸克、6种轻子的夸克模型与阴爻、阳爻各6个的八卦六爻模型同构同功。18世纪德国哲学家莱布尼茨关于数学二进制的发现，得济于他对《易经》阴阳思想的研究。诺贝尔物理奖获得者李政道就曾说过："太极图画中所包含的抽象概念已超过了物理上的基础理论，而其形态动荡，更深刻地表达了宇宙、星云乃至电子……的一切形成。"盘古开天地的神话虽然没有什么"科学依据"，但与现代宇宙学中的"大爆炸"和膨胀理论对照，两者之间存在惊人的相似之处；老子"无中生有"思想虽然现代科学难以解释，但却符合物质不灭定律，与霍金试图解开宇宙创生机制的黑洞理论又何其相似。古代先哲的猜想闪耀着智慧火花，其对客观世界规律性的宏观整体把握，即使从现代经典科学的角度来分析,也是相当逼近真理的。

天人合一、阴阳五行、辨证论治、神形一体,中医学具有"原生态"的思维和"原创性"的成就,其丰富的临床经验之中蕴含有无尽的科学成分,可以说是我国最具有原创性的学术体系。这个体系并不是经验的简单堆垒,而是从人与自然和人体自身的整体性出发,建立了一整套认识人体生理、病理变化的观察思维方法,形成了系统地对人体疾病的预防、治疗原则、方法和经验技术。包含有丰富科技文化内涵的中医学,虽然不属于逻辑加实证的现代科学范畴,但其科技成分、科学方法和科学价值是显而易见的,具有显著的科学性。其实,医学既有基础理论又有技术因素,还有很多临床经验,从这个角度来说,包括现代西医学在内都不是严格意义上的现代科学。

三、中医学的科学精神

"科学"是一个外来词,我国曾经把 science 翻译成"格知",即"格物致知"。"格物致知"的命题始自《礼记·大学》,就是推究事物的原理以获得知识。诺贝尔物理学奖获得者丁肇中,在其《应有格物致知精神》的演讲中曾呼吁:"希望我们这一代对于格物和致知有新的知识和思考,使得实验精神真正地变成中国文化的一部分。"尽管传统中医学还不具备这种实验精神,但从汉代张仲景"感伤寒之莫救"而创立六经辨证,到清代温病学家叶天士为救治外感热病之变而创立卫气营血辨证,从清代王清任的《医林改错》到近代张锡纯的《医学衷中参西录》,都体现出了勇于探索、敢于创新的实用理性精神。勤思考、不盲从,这种建立在理性怀疑基础上的实用理性精神,实质上是科学精神的核心。正是这种理性创新,不断地推动着中医学的学术进步和发展。

求真务实的科学精神、科学态度也属于人文精神,包括当代的科学发展观也是求实创新的人文文化,至于开启近代科学之门的"文艺复兴",高举科学大旗的"新文化运动",更直接以"文化""文艺"命名。在当代,以科学实验来理解、解释和验证中医的观念,大有取代传统哲学地位的趋势,成为中医学新型人文精神的重要组成部分。

四、中医学现代科学研究的反思

在过去的一二百年内,科学技术取得了突飞猛进的发展。与之相适应,20世纪"中医科学化"思潮登上了历史舞台。近现代的主流科学是从欧洲"文艺复兴"时期诞生的一种科学类型,基于实验实证,重视数学运用,应该称为数理实验科学。以这一数理实验科学理论为准则,采用现代科技与研究方法解释、整理、提高传统中医学,为中西医结合和中医现代化开辟了道路,并取得了一定的成就,构成了现代中医发展的一大主流。中医学物质基础的研究认为,肾上腺和脑垂体可以看成是命门的物质基础,环腺嘌呤核苷酸(cAMP)和环磷酸鸟苷

（cGMP）可能是人体内阴阳的物质基础，人体之"气"可以用电磁效应、生物电场和辐射场等理论解释。五脏实质的研究，有从分子生物学角度探讨心主神明；有从神经系统探讨肝主谋虑、肝藏魂，从血液分析、血液流变学、分子生物学方面探讨肝藏血，从肝细胞功能角度探讨"罢极之本"；有从消化功能、消化系统组织生理病理、自主神经和内分泌对胃肠道功能的调节等方面研究脾主运化，从血清微量元素、大脑皮质活动和免疫学、能量代谢等方面研究脾实质；有从肺功能与肺气虚关系上研究肺主气，通过生理实验研究肺通调水道，运用临床和动物实验研究肺与大肠相表里；有从生殖系统的生理病理实验研究肾主生殖之机理，通过钙磷代谢研究肾主骨之机理，通过抗衰老实验研究肾与衰老的关系，通过肾上腺皮质与甲状腺素水平研究肾阴虚、肾阳虚的机理，通过耳蜗电位的测定等途径研究肾开窍于耳的机理。经络的客观性已通过生物感传特征的记录而得到世界的公认，其实质研究从经络电特性到皮肤温度规律，从应用同位素技术到声发射技术，主要是对其形态学特性的研究，如经络与神经系统、循环系统及其他组织的密切关系，还有从分子细胞学角度的微观研究，从信息论、控制论、系统论和全息论多学科的宏观研究。但随着科学研究的深入，数理实验研究在某种程度上验证了中医学科学性的同时，又在某种程度上证明了中医学的不科学性，陷入了一种极其尴尬的两难境地。五行学说在得到控制论、系统论科学性论证的同时，又由于相生相克的单相性和不可逆性等而又有了"不科学"的证据；诸多的药理实验研究早已证明，总体上中药的疗效确有其物质基础，但与中医药理论之间并没有一一对应的关系，不仅不能证实理论的科学性，反而说明了中医药理论的"荒诞"；经络物质基础的研究，其结论竟是"经络的实质可能是已知结构的已知功能，也有可能是已知结构的未知功能，更有可能是未知结构的未知功能"，一语道尽了中医学物质实质研究的困境、困惑与无奈。甚至有以中医学数理实验研究结果为依据，进而否定中医的科学性，判定中医是"伪科学"，从而提出"废止阴阳五行学说""废医存药""废止中医"等极端主张。中医学现代科学研究何以得这样两种截然相反的结论呢？

其一，包括生命在内的一切自然生态系统，并不是一个可以被完全控制的系统，具有明显的不确定性，不可能完全纳入系统论、实验室实验等数理实验研究的范围内，这是数理实验科学还原论、系统论思维所遇到的极限性难题。就五行生克而言，宇宙间存在着与时间无关的可逆过程，也存在着依赖于时间的不可逆过程，四时气候的更迭、人体的生命活动都是不可逆过程，而五行生克正是这种不可逆过程的反映，所谓"神转不回，回则不转"（《素问·玉机真藏论》）。中华传统哲学重道轻器，按照"道"与"器"的论述来分析，医学数理实验研究主要在"器"的层次进行人体研究，从组织器官解剖到细胞分子水平乃至基因水平，层次越来越深，分化越来越细，但始终未跳出"器"层次的实物实证研究范畴。从人的感观所能感知的物质层次出发，无论向宏观方向还是微观方向，"器"的层次都是无穷无尽的，分子水平、细胞水平、基因水平不可能是终极的规律，且不说微观方向每下一层次或台阶其细末枝节的知识以几何级数字增长。在中医学看来，对"形骸独居"的尸体所进行的任何研究，无论深入到哪一个层次，都无法也不可能反映生命活体的整体本质和特性，因为最基本、最重要的生命活动已不复存在。历史悠久的中医学发生于数理实验科学还没有兴起的时候，反而没有受到还原观、系统论的限制，往往能跳出微观认识的束缚，发现并掌握微观层次所不能把握的生命规律。以动物实验研究中医学，以小白鼠、小白兔"点头"与否作为检验其科学性的标尺，其实就是以"器"层次上的还原论方法和科技手段，去剪裁属于"道"层次上的中医理论，大象钻针眼，其间的错位不难想象。气的实质、证的本质、经络腧穴等问题至今无法用现代科学来解释，命门学说、藏象学说等理论至今无法用实验研究完全证实，因为中医学的精气神、命门、藏象、经络等"道"层次上的概念理论，根本就没有那种一一对应的物质结构。实践是检验真理的唯一标准，中医辨证论治的临床药效是客观存在的，经络腧穴及其循经感传现象是客观存在的，五脏疾病传变规律也是客观存在的，谁也否定不了。如何凝炼中医的科学主题，建立既科学规范又符合中医学规律的科研方法，形成对临床实践产生指导意义的成果，的确是摆在中医学科研工作者面前的难题。简单地以西方重数理分析、重实验实证的思维方式，作为唯一科学的思维方法，来检验中医的科学性，结论显然是不可靠的。对中医理论的把握和阐释，不必完全诉诸现代科学（包括系统论、协同学以及复杂科学），正如中医理论家恽铁樵所指出的："西方科学不是学术唯一途径，东方医术自有其立脚点。"

其二，科学不等于真理，科技是一把双刃剑。其生态破坏、环境污染、依赖高科技所带来的风险等负面影响，已经对人类的生存生活构成危害。在医学领域，现代医学科技装备可谓精良，但却把人当作可"拆分"的机器，把人当作动物来"还原"研究，为任意干预生命过程提供了可能，加深了人们对生命的不解与疑惑。目中无"人"的医生，习惯于把患者看成是某个器官出现毛病的动物，甚至是某个零件出现故障的机械，患者生命的完整性和人格尊严，被冷冰冰的科技化诊疗过程所摒除，医患关系越来越不像是人与人的关系，反倒像是物与物的关系。而一提起生命科学研究，人们就会想到实验室、想到分子生物学、想到与人性相排斥的客观化要求。现代主流科学对待天地自然没有敬畏之心，却培养出了对待自然万物的无情之心。以细菌为主的微生物本是最早的生命，地球上一切高等生物都是由微生物演化而来，绝大多数是人类的朋友，只是在人类共生共处中偶尔会产生冲突而成为病原菌和病毒，但却普遍地被西医学视为致病的"魔鬼"，治病用药就要彻底地进行灭菌杀毒、不留死角。中医学是一门"人文科技"双重主导性的学问，渗透着中华传统哲学的生命智慧，内含价值观和方法论的内容，是高于数理实验科学的，以"科学的名义"来验证改造中医学，必然会导致其人文文化被抛弃，人文精神被消除，科学与文化水乳交融的学术体系被肢解。人类并不是为了科技而生活，医学作为人学更需要人文关怀，现代科学研究并非发展中医学的唯一途径，彻底拒绝科学当然是陈腐的，而全然以科学为指归则是迷途和无根基的。

人文为科学导向，科学为人文奠基，只有科学与文化交融，社会才能和谐发展；科学求"理"，人文讲"情"，只有合"理"顺"情"，人类才能身心健康。当今社会正处在一个科学与人文融合的新时代，在这个新时代，中医药学正是以科学与人文的完美统一与融合，成为中华传统文化科技硬实力最有价值的代表和人文软实力最有活力的体现。

（本文作者：王键、黄辉）

关于华佗医学研究的感知与思考

华佗是祖国医学中的一个标志性人物,华佗医学更是安徽"南新安、北华佗"学术发展战略的两大支点之一。安徽属于我国区划版图的中部地区,襟带长江,形如心脏。在这片神奇的土地上,春秋战国时期产生于淮河流域的老庄道家学派,与儒家学说一起构成我国传统文化的两大支柱;宋代以降,在程朱理学故里的新安江流域诞生和形成的徽州文化,与藏学、敦煌学并称为当代中国的三大地方显学。更多熠熠生辉的例证已经显得太琐碎了,这两点足以证明,安徽这颗不同寻常的心脏,从古至今始终搏动着中华民族文化的人文血脉。而作为中华传统文化最有价值的组成部分的中医药学,与之相对应的也有诞生于淮河流域重镇亳州的华佗医学和发源于黄山脚下古徽州的新安医学,这难道是历史的偶然和巧合吗?

一

东汉末年的华佗(约145—208年),兼通数经,精通各科,足迹遍及中原大地,在内外妇儿各科诊治中曾创造了许多医学奇迹。他"剔骨疗疾,神效良多",发明酒服麻沸散、行剖腹术比欧美各国要早1600多年,是世界上真正实施全身麻醉剖腹手术的第一人,被后世尊之为"外科鼻祖"。他金针度人手法娴熟,宜针宜灸一二处即应手而效,针药并用更是出神入化,其"华佗夹脊穴"是有效的至今仍被推崇和使用的经外奇穴。他"通晓养性之术","又精方药",传授给弟子的漆叶青黏散是延年益寿方剂的早期记载。他还模仿虎、鹿、熊、猿、鸟五种动物的形态、动作和神态,创编了"五禽戏"以保健养生,是我国古代医疗体操的创始人之一。华佗医术精湛全面,而与之相对照的是,在华佗之前诞生的《黄帝内经》,一部哲理性极强的医学经典,虽内容极其丰富,但全书中并没有谈及多少具体治病的方法,真正涉及内服治病的方药更是寥寥无几。与华佗同时代的张仲景,创立六经辨证论治原则,奠定了理、法、方、药的理论基础,并创制了一系列卓有成效的方剂,所谓"学验俱富"。我们认为,中医药学术体系的内容大致可以分为医术、医理、医道三个不同的层次,如果说《黄帝内经》重在"医道"层面、张仲景学说重在"医理"层面的话,那么华佗的神奇医术就主要体现在"医术"层面了。"方技者,生生之具、活人之术也",医术是中医药最基础和最直接的内容，是医理、医道的具体体现和证明，中医学作为中华文化软实力的重要组成部分，归根结底是要通过医术来体现出来的。医道、医理必须要有具体的医术内容来支撑，假设没有张仲景、华佗等历代医家的医疗实践技术作根基，不接地气的中医理论也就成了空中楼阁，失去了存在的价值和意义。两相比较我们不难发现，华佗神奇的医疗实践活动，包括积极的健身学说、精辟的诊断方法、独特的针药疗法和精湛的手术技艺，客观上为《黄帝内经》哲理学说提供了强有力的技术支撑，两者之间呈现出相反相成的辩证关系。

在《黄帝内经》中，养生内容占有很大的篇章，书中一个重要的思想就是"不治已病治未病"，主张养生、摄生、益寿、延年。显然，其天人相应的哲学理念和恬淡虚无的养生思想，都源自于老庄之学，与道家思想是一脉相承的，因此后世也往往"黄老"并称。一方面，两者都是先秦时代文化和思想的精华，可以开启我们人类的智慧之门；另一方面，同《黄帝内经》的医道有后世医术的不断充实丰满一样，老庄之道同样有后来道教的具体化实践活动来支撑。虽然具体化实践中难免走样，一些学者强调要把道家与道教区别开来，尊学而不尊教，但汉代以后的各种道教实践活动，总体上仍然是道家学说的具体尝试。西汉初期推行道家"黄老"政治，中期汉武帝"罢黜百家，独尊儒术"，开始确立儒家在思想文化领域的正统地位，但汉儒含道，两汉隋唐时期是一个儒道双修的时代，道家、佛家与儒学分庭抗礼，在医药领域仍是以道家学说占据了主导地位，老庄之学珍视自然、珍重生命思想得以倡扬，尤其自秦皇汉武以至于曹操、唐太宗，历代帝皇都不断求仙问药、追求长寿，方士投其所好敬献不死仙药，社会名流相聚喜好谈论和传播神仙方术，医家也乐于收集整理养生延年的神仙方药。从神仙学说的兴起到服食养生的风气，汉唐医药本质上是一个明儒暗道的局面。就华佗医术而言，其本身并无所谓儒道之分，然而《三国志》作者西晋的陈寿（233—297年），云其"晓养性之术，时人以为年且百岁而貌有壮容"，《后汉书》作者南朝范晔（398—445年），又补添一言"时人以为仙"，其针石、药物、手术等多种神奇疗法，五禽戏、青黏散等养生方术，其"人体欲得劳动，但不当使极尔""户枢不朽"的重要养生论述，也都是在汉代明儒暗道的医学背景下产生和形成的，因此客观上偏属于道，主要还是道家学说指导下从事医学实践活动的具体结果，所谓"医道通仙道"。老庄故里涡水与华佗故里亳州同属淮河流域，相距咫尺，生于斯、长于斯的华佗，不可能不受到老庄之学的影响，其摄生养生、追求长生的倾向，明显地呈现出道家学说的本色。宋人所著《中藏经》可能存有华佗著述内容，其《论人法于天地》篇曰："人者，上禀天，下委地，阳以辅之，阴以佐之。天地顺则人气泰，天地逆则人气否。……人之动止，本乎天地，知人者有验于天，知天者亦有验于人，天合于人，人法于天，观天地逆从，则知人衰盛。"其《生成论》篇又曰："天地有阴阳五行，人有血脉五脏……从之则吉，逆之则凶。行之要，无始无终，神仙不死矣。"这些观点与老庄学说、《黄帝内经》"天人相应"哲学理念完全相符，似可作为佐证。当然，华佗博学、求实、创新，其漆叶青黏散和五禽戏等养生方术，与炼丹服食成仙的玄虚有所不同，与方士所倡导的得道升天、成仙成神更不相同，这是华佗不同于同时代人的高明之处。

宋代科技高度发达，神仙神秘时代开始终结，医学也进入了一个理性思考的阶段。"儒之门户分于宋，医之门户分于金元"，北宋以儒为统、融合道释，开始儒学复兴运动，南宋朱熹"集诸儒之大成"，由此程朱理学兴起。在程朱理学的影响下，金元以降，历代医家开始对中医学体系进行了实用理性的创新和重构。如哲学家张载发挥"元气"学说，强调气之"浮沉升降与动静相感"，中医"气"之学说也随之成长，张元素论药物气味有"升降浮沉之性"并提出"脏腑病机学说"，李东垣提出脾胃之气为一身之"元气"的论点，刘河间发挥《内经》"病机十九条"而提出"六气化火病机学说"，朱丹溪则提出"相火论"；再如哲学家邵雍等阐发先天、后天之说，元明医家受其启发，提出"肾为先天根本"和"脾为后天根本"的学说；又如理学家陈抟创"无极图"、周敦颐立"太极图说"，明代孙一奎等一批医家由此创立了"命门动气说"和"太极命门"理论，张景岳还建立了"医易学"。尤其到了明清时期，程朱阙里新安医学更是异军崛起，形成了独特的高素质、高修养的新安"儒医"群体，他们重经典、重传承、重临床、重积累、重创新，编纂、整理和保留了大量医学文献，对中医学的发展和价值取向产生了重要影响。中医药学正是在中华儒释道传统文化的大背景下逐渐形成发展起来的，如果把中医学比喻为一棵大树的话，那么老庄之道就是土壤，孔孟儒学就是阳光，而程朱理学则是一缕清新的空气，催生出了金元四大医家学说、明清温病学派等奇葩，包括在今日地域性的新安医学。由此再来反观华佗医学，由于尚未经过宋代革故鼎新的儒学强化，并没有程朱理学的理性思考成分，其神奇技术的成分和色彩浓重些，比较而言更多地保留了道家文化的传统烙印。

新安医学和华佗医学，一南一北，一儒一道，儒道互补，和谐地统一在安徽这片心形的地域之中，构筑起了当今安徽中医学术的基本框架。那么，在两者之间架起一座沟通和对话的桥梁，开展"南新安、北华佗"比较学研究，通过学术上的交流与碰撞，以迸发出思维的火花并产生创新性的成果，从而为当代中医学注入新的生机和活力，就是历史赋予我们安徽中医人的使命和责任。

二

通过理性的整理、归纳、提炼和选择，宋代以来中医学逐渐建立了脏象经络的生理学模式，阴阳失调、邪正盛衰的病理学模式，六经辨证、八纲辨证、卫气营血辨证等诊断学模式，调和阴阳的治疗学模式，君臣佐使的方药配伍模式，构建起了中医理论体系的基本框架。毋庸置疑，程朱理学对于批判神仙怪诞的迷信学说发挥了一定作用，其理性的程式规范对中医学理论框架的构建起到了推动作用，正面影响是肯定的。但也不可否认，程朱理学在扬弃的过程中本身难免会丢失很多好的东西。中医理论模式的理性化、固定化、程式化，使得自华佗以来包括葛洪、陶弘景、孙思邈在内的不少医家，他们对疾病细致入微的观察和所采取的行之有效的方术措施，往往都很难以纳入到辨证论治的体系之中，甚至包括宋代官订推行的效验成方集《太平惠民和剂局方》在内。在实际的临床实践中，往往繁文缛节的程式化地辨证治疗，反倒不如像华佗医术、《太平惠民和剂局方》那样来得直截了当效验。而且程式化也难免僵化，程式化的规矩一旦走过了头就会走向反面，就会遏制学术的百花齐放和百家争鸣，阻碍医学的进步和发展。譬如像扁鹊、华佗那个时代针药并用，到针灸专科化规范化后，针药并用、针灸治病的机会就大大减少了；又如像华佗那样丸散汤液并重的中药应用方式，到逐渐为饮片、汤剂代替，成为中医主要的用药形式，那些原始的多种多样的治疗手段和方法，其中科技文化的内涵、活力和生机的内容，就很有可能被淹没在了浓重的思辨色彩之中。最典型的例子就是晋代葛洪《肘后备急方》中青蒿"绞取汁治疟"的记载，自宋代以后饮片、汤剂逐渐成为主要应用形式后，传统汤方煎煮因高温和酶破坏了青蒿中的抗疟成分而失效乏效，从而在很长历史时期"青蒿治疟"就现实地失传了。华佗一生游历各方，研求技艺，从民间搜集学习各种单方验方、治术手法，其治病手法恒多，针石、药物、手术、急救、自养、锻炼等，或单行或综合，病情到哪一步就随时采用哪一种方法，方简力宏，术精效捷，其疗法达到了出神入化的境地，所以元明之际医家吕复《诸医论》说："华元化医如庖丁解牛，挥刃而肯綮无疑，其造诣自当有神，虽欲师之而不可得。"其精湛的医技实乃熟中生巧、巧中益精、胸中有数是也。深入研究和挖掘华佗医学，复活淹没于历史之中的神奇的华佗医术，显然具有重大的现实意义。

那么华佗医学到底有哪些内容呢？《三国志》《后汉书》等史书记载当然是主要内容，其中《三国志》中16则病案最为可靠，从中提炼出来的华佗医学的本质特征是最有说服力的，也最具有指导意义。这里需要着重强调，华佗五禽戏流传千载而不衰，民众自发地习练健身，显示出了强大的生命力，为我国人民的保健强身做出了不可磨灭的贡献，功莫大矣。作为中华文化的瑰宝，2011年已被入选国家级非物质文化遗产名录。随着时代的变迁，人们的生产生活方式发生了根本性改变，诸如生活节奏加快所带来的对"时间观念"的重视，电脑普及所带来的视力疲劳、颈椎病等新变化。我们应该顺应时代要求和变化，要发扬华佗求实创新精神，重点开展五禽戏术式的创新研究，要针对脑力办公、体力劳作等不同人群的需要，因势利导地推出标准式、简式、繁式等多种术势的版本，满足不同受众群体的健身需求，充分发挥出华佗医术的医疗保健作用和社会文化功能。随着我国社会经济的发展，在可以预见的将来，传统的养生保健项目完全可能纳入到全民的社会福利待遇中去，相信到那时华佗的养生之术更能发挥出巨大的作用。

除此之外，《三国志》还记载华佗有"活人"之书未传，现今流传的华佗遗书医方不少，其中《中藏经》和《内照图》被认为可能性最大，因为最早提出两书是华佗遗书的，是南朝裴松之（372—451 年）为《三国志》注引的《华佗别传》，有一定的可靠性。但现存的《中藏经》经考证乃宋人所作，其中也可能包括一部分当时尚残存的华佗著作的内容；《华佗内照图》经考证约撰成于晋及南北朝时期（约5—6 世纪前后），是我们历史上第一份经络穴位图谱，但是否系华佗及其弟子与传人所撰并无确凿的资料作证；还有署名孙思邈编集的《华佗神医秘传》，更有待考证。虽然这些著作学术界目前倾向于认可，但却没有确凿证据，仍处于是与疑似之间，不可不信也不可全信。毋庸讳言，有确切文献史料记载的华佗医学内容少之又少，难倒华佗医术果真都完全湮没于历史的时空中了吗？

对于华佗医学来说，我们如果用一个字来概括的话，那就是"神"，如果用两个字来概括的话那就是"神医"或"神术"，如果用四个字来概括的话还是"神医华佗"或"华佗神术"。华佗是医学史上的传奇人物，他的绝技秘方被披上了一层神秘的面纱，有很多的神奇传说在民间广为流传，到明代《三国演义》还演义出"华佗为关羽刮骨疗毒"的故事，后人每每以"华佗再世"来赞誉医家医术之高明，"华佗"已成了医术高超的代名词和中医药学成就卓越的象征。可见"神"（医术神奇高超）是华佗医术的本质特征，这可以说是中华民族全民族的一个共识，没有什么异议，从《三国志》16 则病案中也可以证实这一点，还有《华佗别传》补加的 5 则病案以及其他文献中的 5 则病案也可作为旁证。人们对神医华佗的景仰和崇拜，寄托着人们期望战胜病魔、健康长寿的梦想，从本质上来说体现的是对生命神圣性的敬畏。因此，神医华佗在我国人民心目中具有象征意义，华佗在学术上也具有象征意义，把历史上那些托名华佗的出奇制胜的秘方秘诀和绝技绝招，都纳入到华佗医学研究的范围内，又有何妨呢？

在中华文明的进程中产生过许许多多的神话传说，已经成为中华民族全民族性的共同记忆。譬如"盘古开天辟地"，虽然没有什么"科学依据"，但与现代的宇宙大爆炸学说和膨胀理论相对照，两者之间存在惊人的相似之处；又譬如"嫦娥奔月""龙宫探宝"，今天的科技早已把这一梦想变为了现实；再拿"华佗为关羽刮骨疗毒"的故事来说，不也正是建立在华佗发明和实施麻醉手术的事实基础之上吗？如果我们把确凿可证的事实称之为"第一客观"的话，那么就不妨把人类创造的、具有某一民族的全体公认共识的，本质上同样具有客观存在性的神话传说称之"第二客观"，这种"第二客观"同样具有重大的价值和意义。我们比较赞同孙光荣教授的观点："鉴古观今，医籍传世与否，自当首重学术价值。若学伪术伪，则虽非伪托亦终不传，若学真术真，则虽伪托亦不可不传。"显然，"华佗遗书遗方"最大的问题是鱼龙混杂，水分太重，名实不符。最为关键的任务是要甄别出其中疗效的优劣和学术的真伪，这也是摆在我们安徽中医人面前的又一重大研究课题。这种求真求效的甄别功夫，首先需要从各个不同的角度和层面研究并拟定出真学效术的具体客观指标，还需要文献、临床和实验研究的通力合作，更需要在临床上付出长期艰苦的努力和验证，既考验耐心耐力更考验智慧。

华佗有多位有作为的学生，都传承了他的医学遗产，如樊阿继承了针灸之术；李当之整理《本草经》，著《李当之药方》；吴普编集《华佗药方》，著《吴普本草》，他习练"五禽之戏"不辍，年九十余，耳目聪明，齿牙完坚。不仅如此，晋代王叔和、葛洪，南梁陶弘景，唐代孙思邈以至明代李时珍等等，都十分推崇华佗，都收集和记载有华佗医论医方的内容，学术上都存在某种一脉相承的联系，譬如晋代葛洪《肘后备急方》中的屠苏酒，据其记载"此华佗法"，而其后唐代孙思邈为防疫病流行曾张榜公布屠苏酒秘方。其实在汉代，华佗的医术明显有别于医经派和张仲景的经方派，形成了明显的方术学派，从中医学术流派的角度来看，同样可以把他的学生、传人以及葛洪、陶弘景、孙思邈、李时珍等医家中那些方简力宏、疗效神奇的医术内容，纳入到华佗医学的研究范围中，探讨他们的内在联系和规律性，探讨华佗方术学派的学术特征和各种具体指征，以更好地指导临床实践，同时也对各种华佗遗书遗方的研究起到帮助作用，其意义和价值不言而喻。

无论是对华佗遗书遗方的甄别研究还是对华佗学术流派的研究，面对海量的华佗医学相关文献，传统的校勘、注释、训诂等方法越来越显得力不从心。我们要充分借助和利用现代的科技成果，譬如现代已经比较成熟的数据挖掘技术。作为处理海量数据并获取知识的有力工具，其提高工作效率的优越性是明显的。当然，数据技术也不是万能的，我们要注意克服文献研究中常常存在的自发性和盲目性，在熟谙和领会涉及华佗医学的经典著作基础上，运用信息技术进行数据化处理研究，建立包括"华佗遗书遗方"和"华佗学术流派"两条主线内容的华佗医学研究数据库，在此基础上采用数据挖掘技术研究他们之间的相关性，无论结果如何都是有价值和意义的。当然数据挖掘目的还是要从大量数据中提取或挖掘出有用的信息，以期破解其中的密码，有效发现隐藏在大量数据背后的或者现实中已失传的知识，发现人们事先未知、不能靠直觉发现的规律和模式，最终挖掘出华佗高超医术的精髓，其理论意义和实用价值都比较大。

三

华佗生活的时代，三国鼎立，战争连绵，水旱成灾，疫病流行，曹操的诗《蒿里行》"白骨露于野，千里无鸡鸣"，是当时社会人民生活的真实写照。华佗一生以医术行世，"举辟不就"，行医各地，深入民间，勤奋敬业，救治无数。因未服从曹操的征召而被杀害，临死还拿出一卷"活人"之书赠予狱吏。他以一个医生的良知救死扶伤，为民解除疾苦，显然不同于宋代"先天下之忧而忧""不为良相，即为良医"的儒医风范，但同样体现了"医乃仁术"的人文精神。他不畏强权，也不强求于人，以医术兼济天下，以不仕独善其身，体现出了中华传统知识分子那种清高孤傲的本性，这是他的道学术养所决定，无可厚非。华佗没有什么豪言壮语，讷于言而敏于行，但他济世救厄所体现出来的仁慈朴实的品质，他致力于解除黎民之疾所散发出来的人性的光辉，已永远地铭刻在了人民的心中。现代诗人臧克家说："有的人活着，他已经死了；有的人死了，他还活着。"此之谓也。民间对华佗崇拜敬仰之情油然而生，他的神奇传说在街头巷尾广为流传，经过千百年来历史的积淀，华佗逐渐被塑造成一个可亲可敬、医术神奇的神像，成为中华中医药文化的一个象征性符号之一。历史上这种民间神化过程，包括托名"华佗遗书""华佗遗方"，这本身就是奇迹，本身就是值得研究的文化现象。"文化是民族的血脉，是人民的精神家园"，当前我国正在积极推进社会主义文化大发展大繁荣，正在积极复兴源远流长、博大精深的中华优秀文化，而中医药正是建设社会主义核心价值体系、建立中华民族共有精神家园的重要内容。从民俗文化形成的角度，通过搜集整理华佗的史实文献、神话传说等资料，深入研究和分析"华佗遗书遗方"、华佗神医形象和文化象征意义这一文化现象，对于弘扬中医药文化，满足人民群众健康需求和文化需求，同样具有深远的历史意义和现实意义。相信随着华佗文化学研究的深入开展，一定会为我们的思维插上一双灵动的翅膀，为我们认识世界、认识生命打开一扇新的窗口。

华佗医术不仅为我国人民所敬仰，也为西方世界所公认，由于他发明麻醉手术而被中西医公认为"外科鼻祖"，早在1927年美国学者拉瓦尔就称誉他为"中国的希波克拉底"，与西方的医学之父并称。目前华佗五禽戏已经开始远涉重洋，到日本、韩国、德国、法国、荷兰、瑞士等世界各地传播，很受外国友人的欢迎，而全国五禽戏的锻炼群众已有数十万众之多。中医药如何走向国际，如何融入世界医学体系之中，也是摆在中医人面前的一大课题。目前由于中医药理论与现代科技还不相兼容，其科技文化内涵还难以被现代社会普遍理解和接受，中医药学国际化进程还存在很大困难和阻力。而华佗医术由于疗效确切可靠，且没有太多的理论壁垒，也就更具有兼容性和开放性。通过华佗医术这座桥梁，主动与世界卫生组织，各国卫生机构和有识之士联系，建立起有效的国际交流对话的途径、渠道和平台，并逐渐形成长期有效的合作机制，相信会为中医药学走向世界开辟出崭新的局面和前景。

华佗的故里亳州，从明清时期开始就已是我国历史上的四大药都之一，毫无疑问，华佗医学对亳州中药产业形成和发展起到了潜移默化的促进作用。"华佗故里，药材之乡"，新安医学发源地，安徽的中医药文化积淀十分深厚，在这片人杰地灵的心形土地上，历史毫不吝惜给予了丰厚的馈赠。面对这份丰厚的中医药科技文化遗产，我们应当努力继承华佗博学、求实、创新的精神，创新和发展"南新安，北华佗"两大中医学术流派，为促进中医药学术进步、为安徽中医药事业的繁荣发展，开创一番无愧于祖先、无愧于时代的崭新局面。

（本文作者：王键、黄辉）

格物以致知，即理以应事

——关于新安医学文化研究

"一方水土养一方人"，一方水土也培植一方文化，地处皖南新安江流域的古徽州地区（今黄山市及其周边区域），是一片盛产"文明"的沃土，在哲学、经济、文学、艺术、科技、工艺、建筑、医学、雕刻、绘画、戏剧、饮食等各个领域都有突出的成就，名斐杏林的新安医学就是其中一朵璀璨的奇葩。从这片文化土壤中生发出来的新安医学，不仅是中医药学的一个重要组成部分，也是徽文化的重要组成部分。根植于传统徽文化的沃土之中，新安医学更明显地表现为一种文化，一种特定地域环境下的医学文化，这是新安医学特有的文化注脚，也是新安医学形成和发展的动力所在。2001年5月江泽民总书记视察黄山时已明确提出了徽州文化"五要素"的概念，即C（文化）、B（贸易）、M（医学）、E（教育）、A（建筑），同时指出，"如此灿烂的文化，如此博大精深的文化，一定要世世代代传下去，让它永远立于世界文化之林"；2013年9月胡锦涛总书记视察黄山，特别步入屯溪老街同德仁药店参观新安医学展览，听取新安医学汇报。新安医学资源丰富，科学人文内涵深厚，创新发展成就突出，在理论学术、文献资源、临床应用、精神文化等方面都具有重要的研究开发价值；探索、研究新安医学文化，对于揭示徽文化的历史底蕴，传承优秀的中医药文化，指导医疗实践活动和医德医风建设，乃至于社会主义物质文明和精神文明建设，以人为本的社会主义核心价值观的培育，都有着重要的理论价值和现实意义。

发源于新安江流域的新安医学，肇启于晋，萌芽于宋，鼎盛于明清，流传至今而不衰，以历史悠久、医家众多、医著宏富著称于世，是我国传统文化底蕴深厚、徽学特色明显、学术成就突出、历史影响深远的地域性、综合性中医学术流派。800多年历史，800多位医家，800多部医著，医家之众，医籍之多，影响之大，世所罕见，在地域性医学流派中堪称第一。在徽州一府六邑这样一个狭小地域，不能不说是一个奇迹。新安医学的兴起与发展是中医发展历程中的一个典型代表和缩影，在继承与创新、学派纷呈与和谐融通、名医世家与学术传承、以儒通医与融合道佛、"地理新安"与"医学新安"、中医科学与徽学文化等方面的有机结合，为我国中医药理论体系的完善和发展做出了极其重要的贡献，一些学说已成为当代中医理论的重要组成部分。作为一种具有重要影响的医学文化现象，新安医学不仅是徽文化的重要组成部分，也是中医药文化的一个子细胞。可以说，新安医学文化体现了新安医学的认知方式、价值取向和审美情趣，是新安医学学术理论体系和医疗实践活动的基础，是新安医学发展的动力所在。

古徽州在宋代定名徽州前曾称新安，是理学家朱熹的故里，也是理学家程颢、程颐的祖籍地。新安医家秉承新安理学"格物致知"的思维传统，以穷理明道为本务，经世致用、务实求真、严谨求是、理性探索，不断地融会贯通、引申发明、推衍深化、总结归纳，积极探寻和阐发医学新知，致力于前沿知识的拓展创新，努力把握人体生理病理和疾病诊治的规律，并注重知识的系统整理、总结提炼、归纳分类和模式建构，提出了一系列富有科学价值的新概念、新学说，充实和丰富了中医药学的科学内涵，为中医药学理论体系的构建和完善做出了不可磨灭的贡献。格物以致知，随事以观理，即理以应事，程朱理学为新安医学的形成奠定了认识论基础。

大医必本于大儒，新安医家信奉儒学、崇尚传统，医儒互通，援儒入医、以儒解医，将儒理融入医理之中，习医行事也"一以儒理为权衡"，"日出治医，日晡治儒；出门治医，入门治儒；下车治医，上车治儒"，把医学看作为实现儒学的文化行为，行医不仅仅是生存之道，更是文化自觉，是推行儒家思想的途径和行动；同时，徽州集儒、道、佛人文盛景于一地，不仅有紫阳山理学、不疏园朴学，还有黄山白岳（白岳即齐云山，中国四大道教名山之一），又毗邻九华山（九华山是中国四大佛教名山之一），佛教寺院众多，佛道氛围甚浓。生长在这样的人文生态环境中，新安医家得"异人""仙人"神授禁方仙术大有人在，身兼僧、医两重身份者也复不少，故又能融儒、释、道于一体，由儒入医、援佛入医、医道合一，兼蓄儒道佛三家之精髓，兼容互补，"儒学为魂、道学为体、释学为用"，和谐融洽地统一于医药体系之中。所谓"天下名医出在新安"，盖源于新安地区人文盛景的滋养，博大精深的中华传统文化的熏陶。而且，新安医家志存高远，"视天下犹一家"，良医良相情结、家国天下情怀十分浓厚，以拯黎元之疾苦、赞天地之生育为己任，把医学作为实现人生理想和抱负的一条重要途径，突出地体现了儒家这一主流文化和融儒释道于一体的程朱理学的精髓，具有积极向上而入世致用的精神，是地域文化中包含众多文化部类、文化侧面、内容极其丰富的精英文化、精品文化，是中华文化的精华。

新安医家辨章学术，考镜源流，强调追本溯源，侧重从源头活水中去做学问，极力于源头径路上求其清、求其正，在注释、考据、疏证方面做了大量的工作，专著甚丰，见解独到，仅对内经（包括中医理论）、伤寒论的研究著作达177部。宣明往范，昭示来学，可谓出类拔萃。在辨章学术中，新安医家不仅需要博及医源，还需要从诸子百家、经史子集以至民间野史和杂记等文献中去汲取知识、扩充见闻。究天人之秘、通古今之变、达万物之理、尽性命之微、贯阴阳之蕴、彻气化之机，他们在校注经典中综合了天文、地理、历史、军事、数学、人类学、社会学等多学科的知识，并以韵语对仗形式创编本草方书，文字精炼整齐，医学、哲学、文学融为一体，尽收科学抽象的神会之笔，有如无韵之诗。因此，新安本草方书也可当作综合性百科全书或"博物之志"来看待，古代天文学、哲学、气象学、地理学、物候学、生物学、矿物学、数学以及冶金、酿造等知识、技术均有所反映。新安医家的人文素养极高、眼界开阔、博学才艺，术数、星历、地志、乐律、兵家、阴阳、医卜，以至弹琴、弯弓、篆刻、绘事无所不通，诗词歌赋无所不能，工诗善画者大有人在。精深的中国古代艺术修养，对各种不同艺术风格的深层体味，都有助于对中医诊疗特色、用药风格的理解和掌握。不少新安名医毕生爱好书画诗文，造诣很高，如名医王仲奇的"处方笺"，曾被黄宾虹赞谓"笔墨精良，本身就是书法艺术品"。新安医家认为，"不通天地人不可以言医"，"不通经书大义者，则不许悬壶以夭枉民命"，"医之为道，非慈惠之资，渊通之学，不可为也"。明清时期正是由于像新安学子一样的一大批儒家弟子加入医学队伍，才逐步改善了医生的文化素质和知识结构。文化根基深厚的新安儒医，重经典、重传承、重流派、重积累，编纂、整理和保留了大量医学文献，对中医学的发展走向和价值取向产生了重要影响。

"南新安，北华佗"是我校的办学特色，研究新安医学文化是我校教学、科研和医疗工作的重要历史使命和责任。作为省中医药人才培养的重要基地，我校多年来积极探索中医药人才培养模式，开设新安医学教改试验班，成立新安医学学社，编写新安医学教材，开展新安医学文化进专业、进教材、进课堂活动，培养了一批既掌握传统中医学知识又具有创新能力的新安医学的传承者，形成"弘扬新安医学，培育中医人才"的办学特色。学校还注重构筑多元中医药文化平台，设有新安医学文化馆、新安医学研究中心、新安医学古籍部、新安医学特藏图书馆、新安医学网站、黄山新安医学文化社会实践基地等平台，充分展示了徽文化的深厚底蕴与新安医学繁荣鼎盛的历史渊源。同时我校还整合资源与人才优势，创建新安医学研究省高校科技创新团队、教育部新安医学研究重点实验室，申报并承担了包括国家科技支撑计划、国家自然科学基金项目在内的一系列科研项目。近年来我校发表新安医学研究论文800多篇，继《新安医籍丛刊》《新安医籍考》之后，又编撰出版了《新安医学精华系列丛书》和《新安医家名著丛书》，对新安医学的学术特色和优势进行了全面总结归纳。我校在新安医学形成的历史文化因素、新安医学的流派传承与发展、新安医学的人文思想以及新安医学与徽文化的关系等方面取得了一系列研究成果，为进一步深入研究打下了良好的基础。

新安医学文化研究，就是立足于文化视角研究新安医学，主要目标和任务就是，研究新安医学形成的历史文化背景，流派的传承与发展，新安医学与徽文化的关系，新安医学文化的人文思想、哲学思想、文化特征、当代价值等，以满足人民群众的医疗卫生需要和精神文化需求，为社会主义两个文明建设服务，为中医学的发展提供理论基础和精神动力，为在医学领域践行社会主义核心价值观做出应有的贡献。具体目标和任务，一是建立新安医学文化研究队伍，培养一批具有创新能力的有特色的高素质的学科带头人；二是建立新安医学文化图书资料室、资料库，收集购置新安医学未刊本等古籍，为新安医学文化研究提供文献依据和支撑；三是积极申报新安医学文化研究课题，逐年提高科研项目经费，不断提高研究成果水平，并及时将研究成果转换为医疗卫生事业发展的动力；四是对新安医学文献进行全面系统的收集和整理，分析、归纳、提炼出新安医学文化的主要特点，撰写并发表新安医学文化研究学术论文，出版新安医学研究专著和教材，形成一批具有原创性的、有较高学术水平的、在国内外有一定的影响的研究成果，使新安医学文化研究水平处于国内外领先水平；五是积极开展学术交流活动，借助新安讲坛等我校已有的新安医学研究平台，开展新安医学文化的讲学活动，与国内外学术机构开展合作，派出学术带头人、学术骨干参加国内外重要学术会议，主办或承办全国性的新安医学文化会议；六是大力推进新安医学人才培养模式改革，打造有特色的中医学专业和学科，以人才培养质量为生命线，推进新安医学文化教学进课堂、进教材，丰富校园中医药文化生活，以体现我校"南新安，北华佗"的办学特色。

（本文作者：王键、黄辉）

中医药传承的战略思考与框架思路

中医药源远流长，传承千载而不衰，延绵百世而不坠，薪火传承一直是中医药继承发展的主旋律和主基调。把握中医药传承的基本规律，推进中医药传承工作，促进中医药全面健康发展，是当今中医药事业所面临的首要的、最为紧迫的战略任务。

一、中医药传承的目标、目的

中医药是一门传统的养生保健和防治疾病的学问，在我国的医疗卫生保健事业中发挥了不可替代的作用。传承中医药的目标就是要薪火相承，培养合格的中医药接班人，不断造就出新一代名中医，全面提高中医临床队伍的整体水平；其目的就是要提高中医药临床诊疗水平，提高中医药防病治病和养生保健的能力，满足人民群众的健康需求，造福于社会，造福于人民。

二、中医药传承的内容

中医药具有极强的传承性，2006年首批国家级非物质文化遗产名录，就把中医生命与疾病认知方法、中医诊法、中药炮制技术、中医传统制剂方法、针灸、中医正骨疗法等9项列入其中；2008年第二批、2011年第三批国家级中医药非遗项目又增12项，包含中医养生、传统中医药文化、民族医药等方面内容。2005年我国着手中医药打包申报世界非物质文化遗产，2010年11月针灸申报"世遗"成功，同年5月《内经》《本草纲目》入选世界记忆名录。从中医药体系内涵来看，中医药传承的内容包括诊疗养生技术、实用医药知识、理论学说、思想理念、认知思维和价值取向六个方面，六个方面可分为医术、医理、医道三个不同层次。

1. 医术的传承

中医医术是指数千年积累延续下来的独特诊疗养生技术、方法和实用医药知识，其中既包括鲜活的医家诊疗经验、养生保健方法及深藏于民间的验方秘方、土方偏方、绝招绝技，又包括湮没于中医药典籍中、具有博物学性质的医药百科知识，如数千种药物的性味治用，数以万计的临床方剂，纵横全身的经络线路，遍布人体的数百个穴位等知识。医家诊疗经验包括诊疗策略、立法处方用药的思路、自创验方和独创的诊疗技术、工具、方法；其中以诊疗策略最为重要，其辨证论治的思维演绎过程和处理策略，如望闻问切四诊的综合判断、重点关注的症情证候、诊察切入点、治疗着眼点、方证对应点、辨证依据、遣方用药、临床技巧等都是传承的关键。《难经·六十一难》将四诊概括为"望而知之谓之神，闻而知之谓之圣，问而知之谓之工，切脉而知之谓之巧"，其中脉诊、舌诊等为中医所独有，但现实中有真功夫者已渐寥寥，像张仲景所采用的古遍诊脉法现今也仅存于古医籍中了，不少现代中医诊病主要靠西医技术，人们有理由担心未来没有人能号脉望舌看病了。中医起源于民间，经典中记载的方药、技术也都是来源于民间，民间疗法虽未纳入辨证论治体系之中，且良莠不齐，精华与糟粕并存，但不乏出奇制胜的秘方绝技和实用法宝，但身怀绝技的民间医生往往"藏私"，秘而不传，时时有失传之虞。中医药典籍汗牛充栋，医经、医案、本草、方药、针灸、临床各科，是中医药传承研究取之不尽、用之不竭的资源，如晋代葛洪《肘后备急方》中青蒿"绞取汁治疟"的记载，传统汤方煎煮因高温和酶破坏了青蒿中的抗疟成分而失效乏效，从而在很长一段历史时期失传了。"方技者，生生之具、活人之术也"，医术是医理、医道的载体，是中医药传承的基点和最直接的内容，传承就是要从传承一技之长开始。

2. 医理的传承

医理顾名思义就是中医理论。中医医理包括中医基本理论知识与各家学说、医家思想两大方面。中医基本理论知识有以体质学说、藏象经络、气血津液为基础的生理病理学，以外感六淫、内伤七情等为内容的病因学，以望、闻、问、切四诊为手段，脏腑辨证、八纲辨证、卫气营血辨证的诊断学，以寒热温凉四气、酸甘苦辛咸五味和归经引经概括药物性能的药物学，以君臣佐使、七情和合进行药物配伍的方剂学，以经络、腧穴学说为主要内容的针灸学，以辨证论治为特色、理法方药理论为路径的诊疗体系等。其中如根据天赋差别对人体体质进行分类的体质学说，是中医的一大创见，极具学术和应用价值，至今仍是生命科学研究的重大课题；再如以天干地支计时的子午流注学说，认为人身之气血周流出入皆有定时，这在掌握疾病的发生规律和指导临床用药特别是针灸按时取穴上有重要的作用；又如五运六气学说认为时空运变具有周期性节律性，揭示了时行疫疠发生和流行的规律，这在发病学和治疗学上具有重要地位，当今就曾有专家运用这一学说对2003年非典及随后的禽流感疫情做出过较为准确的预测。但院校教材中长期缺失这些内容，甚至对子午流注、五运六气一直以来持基本否定的态度，现在掌握并能灵活运用的人才少之又少，已濒临失传了。至于各家学说和医家思想是历代医家通过临床实践在前人基础上形成的新学说、新观点，中医学术自古流派纷呈，以著名医家为核心，师承授受，代有传人，秉承其鲜明的学术思想，延绵不绝，形成稳定的传承谱系和人才链，有力地保障了中医药的传承和发展。梳理医家的学术思想、学术渊源和发展脉络,传承各家学说和学术流派,切实有效地指导中医临床实践,也是当代中医学人的历史使命和责任。其中名老中医鲜活的学术思想如果不加整理、不带徒传承,往往随着本人的谢世而消失了。医理是医术的理论依据,也是沟通医术与医道的桥梁,是中医药传承的基本内容,传承中医理论就是要求能够真正运用中医药理论来诊断、辨治和预防疾病,指导临床用药和针灸治疗。

3. 医道的传承

"道"是指哲学层面上的世界观和方法论;医道是指在生命观、健康观、疾病观上所持有的基本思想和核心理念,认知生命和诊治疾病的认识论、方法论和思维方式,以及行医道德规范和行为准则所体现的价值定位。中医药的天人相应论、阴阳五行说、养生理论和治未病思想,既是思想理念又是认知思维,与以人为本、仁心仁术、大医精诚的价值取向密切结合在一起,构成中医医道层面的基本内容。

"天人相应,生气通天",中医认为人与万物共生共荣,人是一个与动态时空自然协调协同的生命系统,人体生理活动、病理变化与自然界昼夜寒暑运转、气象物候变化等等生态环境息息相关;医学研究的对象是人而不仅仅局限于病,其目标任务是运用生生之术,把周围环境中的因素转化为有利于"生"的因素;而疾病则是泛指人与自然界时空不相适应、与其生存环境不相和谐的状态,治疗上着眼于人与生态环境、时节气候的协调,着力于调整人体内外的失衡,着重保护或恢复人的自然抗病能力和自我康复能力,治疗的关键在于抓住"生生之机",采用"生生之术",进行整体动态调节,力图把人从疾病的时空状态转换到健康的时空状态。名老中医之所以能够药到病除,其原因往往正在于抓住了"生生之机"的窍门,产生了"蝴蝶效应"式的放大疗效。这种为人类健康、发展、进化服务的观点,协调平衡人与自然关系的"卫生"思路,明显不同于生物医学模式那种军备竞赛式的"抗生"思路。中医学作为"生生之学",其本质在于改善人的生存环境和生存状态,保持生命的生机活力,而养生之道就在于遵循天地阴阳的运动变化规律,顺应四时寒暑变迁而起居饮食,"春夏养阳,秋冬养阴",养心养神、恬淡虚无、精神内守、保养正气,这正是"生生"的本质要求和具体体现。而未病先防、欲病杜渐、已病防变(有病早治、先安未病之脏、病后止遗)和瘥后防复的治未病思想,同样在于把握好"生生之机"。可见,中医的生命观、健康观、疾病观,中医的病因学、病理学、诊疗学、药物学和养生康复学,处处体现着"天人相应"的思路和方法。但长期以来院校教材为回避"封建迷信"的嫌疑而删去了天人相应的内容,很大程度上动摇了中医医道传承的根基。

气化气机学说以气为生命活动的本源和动力，一气分阴阳，人体阴阳二气的升降出入运动有赖气化正常和气机调畅，中医以人身之气说明人的生理病理，治疗上注重气机的调理。

中医阴阳五行学说既是归纳和概括几千年积累起来的医疗实践经验的总纲，又是全面阐释和推衍人体生理现象、病理变化、病因病机及其相互关系的认识论和方法论，历代医家运用这一说理工具，能动地活化活用、把握未知、指导临床。纲举目张，每一知识点的有效性保证了整体的有效性，整体的有效性又保证了理论体系的权威性。如果抽去这一思维模式和理论框架，数千年的中医学知识经验立刻变成一盘散沙，最终会失去自己特有的知识体系。

天人相应应于气，"法于阴阳"、"合于四时"、通于五行。中医学从天人相应整体观念出发，以气为本体，以阴阳五行为结构模型，建立起了独特的生理病理和养生诊治的理论体系，并提出相应的诊治原则，可以说"天人相应"思想早已渗透入气化气机、阴阳五行、藏象经络等学说的骨髓之中，正如近代名医恽铁樵明确指出的："古人《内经》之五脏非血肉之五脏，乃四时的五脏。"可以说天人相应论与阴阳五行等学说之间，是你中有我、我中有你、有机统一的关系，没有天人相应的阴阳五行，是不完整、不圆满的阴阳五行，缺失了天人相应、阴阳五行也会受到质疑，其传承必然会受到很大的影响。

中医的基本价值定位是"医乃仁术"。"仁者爱人"，生命至上。医药为用，性命相托，作为治病救命的学问，医学是推行"仁"道的最佳途径，仁心仁术是中华传统仁爱思想推己及人的最好体现。中医在人的自然生存状态下望、闻、问、切，于人性化、生活化的交流沟通中省病问疾，其技艺之精能在更根源的生存意义上把握病情。唐代医药学家孙思邈把建立在医术精湛基础上心怀仁爱、济世救人的传统医德概括为"大医精诚"。以人为本，仁心仁术，追求和达到大医精诚的理想境界，成为古今医家普遍遵奉的道德准则，并广为中西医学界所接受。

"道无术不行，术无道不远"，学养深厚、学验俱丰的医家精通医术、熟知医理、深谙医道，更关键的是医道已深深地浸入了中医医家的骨髓之中，在其诊断、辨证、处方、操作等具体临床运用时，心中始终装满了天人相应、气化气机、阴阳五行、养生治未病的核心理念与思维方式和仁心仁术、大医精诚的价值取向，看似不经意间的一法一方，往往于细微之处都体现出医道的精神，其指下功夫根本不是在手上，指挥它的是博大精深的医道。医道是医理、医术的根本，是中医药传承的核心内容和最高境界，当今中医药传承最根本的薄弱环节就是医道的萎缩和缺失。

三、中医药的传承模式

中医药的传承方式自古以来就是灵活多样的，家传、师授、自学、以儒通医、学堂授习不一而足。当代中医药的传承模式，归纳起来大致可分为院校制、师承制、组合型和研究型四种。

1. 院校制

我国医学教育由来已久，唐始设太医署，北宋设太医局，明清有太医院，清初还有书院讲学，但规模小、学生少，始终未占据中医传承的主导地位。20世纪上半叶创办有中医学校80余所，新中国成立后各省市相继成立了中医院校，将中医学纳入了现代教育的序列，并逐渐成为现代中医人才培养的主要形式，也是中医药学传承的基本途径和主要渠道。作为最广泛的传承方式，院校教育培养了大批的中医药毕业生，中医药知识得到了共享和广泛传播，为学生打下了较为全面的中医基础。但由于原初的中医进修学校是为中医学习西医开设的，西化倾向由此延续了下来。教材的编写从1958年的中医学概论开始，一版又一版变得越来越"现代化、标准化、客观化"，不少合理乃至是核心的经典理论、思想内容越来越淡化、边缘化，甚至被当作封建糟粕抛弃了，中医学术理论体系的完整性受到一定程度的破坏。课程安排不尽合理，传统中医课程比重削减，主体地位不够突出，教学越来越西化，忽视医理医道的传承弘扬，经典著作学习弱化，古汉语训练缺乏，不少学生读不懂也没有读过《内经》《本草纲目》，传统理论基本训练不足，中医思想理念、价值观念苍白，思维认知方式萎缩，失去了中医学术的真谛和精髓。而且院校教育缺少临床实践和名师指导，学到的是书本上的共性知识和显性知识，临床硬功夫训练不多，鲜活的个性知识和隐性知识无法承传，统一教材、统一课程设置的规范化、模式化教育，并不利于鲜明独特的学术经验的传承，不少院校学生毕业后既不懂望闻问切，也不会开方配药，或者脱离辨证论治的原则以方套病，不会用中医思维方式诊治疾病，令人尴尬。由不知用、不会用到不敢用、不想用，毕业走向岗位后学到的一点中医学术"废用性萎缩"，中医临床呈现滑坡趋势，不仅很难造就出中医大家，而且还培养出不少中医科班出身的三四流的西医。"中医不会用，西医不够用"，长此以往靠谁来为中国人把脉？名老中医一致认为，"中医就是中医，成为自己比什么都重要"，他们担忧中医院校不是在培养接班人，而是在培养中医事业的掘墓人。2010年网络上一位退休中医教授发出的《我负中医，中医负我》的感叹，给整个中医界敲响了警钟。

2. 师承制

师承制是传承医家临床经验、诊疗特点和传统操作技术的重要方法，作为中医药传承最直接、最有效的方式，自古以来就是培养名医的有效途径，始终在中医传承中占有主体地位。"古之学者必有师"，历代医家通过师徒授受和家传，接力棒式地传承着鲜活的中医学术精髓。家传者父子相承，一招一式，口传心授,毫无保留,尽得家传秘术,优势明显。而师徒也犹如父子,学徒跟师抄方,侍诊左右,耳濡目染,耳提面命,在潜移默化之中领悟师傅的辨证思维方式、处方用药方法、操作手法技能;师傅口传心授,言传身教,答疑解惑,相机点拨,润物无声地把自己的临床经验、思辨特点和学术思想传承给学徒。中医强调心悟、心法、灵感、直觉等体验功夫和思维方式,"医理无穷,脉学难晓,会心人一旦豁然,全凭禅悟",医家个体性的诊疗经验更包含慧观悟性的成分和内容,"只可意会,不可言传",只有经过长期的跟师学习体验,直观领悟,内向反思,才能心领神会,体会和感悟到名老中医治疗用药的良苦用心和用意。师长授课,如沐春风,灵犀一点,醍醐灌顶,这是书本学习无法比拟的。从现代知识管理角度来分析,个性化的临床经验和学术思想,其显性知识只是冰山一角,更多的则是更为完善、更有价值的隐性知识,这是中医药传承的关键所在。但隐性知识不能像显性知识那样被直接编码,不易表达,难以传播、沟通和共享,其存续以传承人承载为主,因此传承人要有足够的时间跟师学习,面对面地直接交流,及时互动、随时碰撞,提出疑问、共同切磋,以保证有接触隐性知识的机会,当隐性知识被不自觉地、无意识使用时,传承者还要能进一步地触发调动自己的认知图式,及时捕捉并领悟到隐性知识。

师承符合中医药传承的规律,是我国历代名医的成才之路,是培养中医药传承性人才的主要途径,是中医药薪火相传的主轴,是中医学术代代相传、长盛不衰的宝贵经验,抓住这一关键中医药的传承工作就可以少走弯路。当今名老中医是中医学术造诣最深、临床水平最高的群体,是将中医理论、前人经验与当今临床实践相结合的典范,也是当代各家中医学术流派的核心人物,是中医药的智能资源和宝贵财富,抢救继承名老中医的学术思想和技术经验,是中医药传承工作的重中之重。1990年起国家组织开展了全国老中医药专家学术经验继承工作,20年来已先后分四批为1600多位老中医药专家配备了继承人,改变了一元化的院校传承模式,师承也成为当今传承名老中医专家临床学术经验和中医学术流派的主要模式,成效明显,至今仍有着无可替代的作用。近年来多种形式的传承平台相继建立,如名老中医学术经验继承班,中医传承高级研修班,国医大师、名老中医和学术流派传承工作室等,呈现出一派繁盛的景象。

同时也必须看到,师承经过一段时间的实践,也暴露出不少问题和缺陷。以名老中医专家继承工作为例,一是有"传而未承"之虞,受继承人能力、素质、悟性、能动性、时间和师徒配合是否默契等因素的影响,而且继承人的选择还尚有人情功利等因素,虽然名义上是国家认可的师徒关系,但真正能传承名医内涵和精髓的不多,师徒之间难以有一脉相承的联系,"名传而实未传"的现象比较普遍;二是有"承"而不传的情况,由于利益保障措施的缺失,名老中医专家各承家技，存在知识壁垒，常留一手，秘而不传，传承的内在动力不足，传承信息量偏少，学术经验的传承递减趋势难以避免；三是传承效率偏低，"一对一"师徒传承范围有限，受学者少、成才缓慢，且名老中医专家同样有学识、经历上的局限性，个性真理多而一般性真理有限，感悟内容多而可操作性技术含量有限，其个人言行和思想在很大程度上影响学生的思维方式，对学生的视野还会有负面影响；四是有泛化、神化、简单化的倾向，师徒之间带有很强的随意性、自发性，老师学术思想亲撰的内容少，学生整理的东西多，学生在总结提炼名老中医专家学术经验中，在隐性知识显性化的传承研究中，出现了没有个性的"泛化"、任意拔高的"神化"和抓不住要领的"简单化"的情况。随着名老中医的谢世，其学术经验也会随之销匿，后继乏人的状况仍未能从根本上得到改善，传承名老中医药专家的学术经验仍是当务之急。

3. 组合型

为了弥补和克服当今中医院校教育和师承培养的缺陷和不足，取两者之长，当代中医学界积极探索各种有效的中医药传承模式，院校制与师承制的有机结合应运而生。其实从1981年全国首招中医专业研究生开起，导师与研究生在很大意义上说就是师徒关系，相对而言虽偏重于学术理论研究而疏于临床实践，但此后逐渐把名老中医药专家经验继承工作纳入到中医研究生培养体系之中。可以说，院校的中医学研究生学位教育是中医最早的组合型传承方式。近年推出的中医药学家经验传承博士后工作，更把中医传承推向了更高的平台。与此同时，现在很多院校关口前移，都在探索师承班、教革班、岐黄班和乡村社区中医培训班教育，不少中医院校本科生读书时就主动要求拜师学艺了。而面向在校学生和临床医生，聘请学验俱丰的名医开讲、开设学术讲座的形式，也如火如荼地开展起来了，各地各级各类名医讲坛、岐黄论坛、学术沙龙、开放式讲座等传承教育形式方兴未艾。建立一定的组织形式，打造中医品牌学术活动，其目的都是在创造一个传承交流的平台，以提高中医师承的覆盖面和效率，也是中医药传承有益的补充。

4. 研究型

无论院校教育还是师承培养，一个共同的特点是都有老师传道授业解惑。除这类直接的师授传承外，还有间接通过自学经典文献、私淑先代医家而成才者，这种通过攻读和私淑的研究型传承古已有之。"学而优则仕，学而仁则医"，古代很多知识分子如皇甫谧、王焘、方有执、徐大椿等由儒入医、自学通医，成为一代宗师；而大凡卓有成就的大医家，即使是家学师传者，也往往是以儒攻医、钻研医学、各有私淑，从而形成了独特的高素质、高修养的儒医群体。他们重经典、重传承、重积累、重临床、重创新、重著述，研习成风。学风所沿，至今民间还不乏爱好中医、自学钻研者。在中医药传承中，从"口耳相传"转型到"书于竹帛"以后，书籍逐渐发挥出了不可替代的关键作用。古代医药典籍留下了先人探索的足迹和无尽的宝藏，譬如20世纪六七十年代国家以军工项目紧急研制抗疟新药，中医研究院屠呦呦从浩如烟海的医籍本草及中医验方中筛取2000多个方药，从晋《肘后备急方》青蒿"绞取汁治疟"的记载得到启发，锁定青蒿最终发现青蒿低温提取物的抗疟作用，"在全球挽救了数百万人的生命"。当今的国医大师往往都善于从中医经典记载中，挖掘出现代早已式微的诊疗技术和方药，灵活自如地运用于自己的临床实践中，点点滴滴的积累最终铸就不凡的业绩。因此研习中医药典籍十分重要，本身也是中医药传承的重要方式与手段。2003年起国家组织实施中医临床优秀人才研修项目，"跟名师，读经典，做临床"，攻读经典与跟师临床相结合，着力提高中医理论水平和临床能力，许多人才脱颖而出，收效甚佳。

在2006年《国家中长期科学和技术发展规划纲要（2006-2020年）》中，要求重点开展中医基础理论创新及中医经验传承与挖掘，在"十五"国家科技攻关计划、"十一五"国家科技支撑计划、国家重点基础研究计划（973计划）等国家重大科技计划中，设有多项名老中医学术经验传承研究项目。以国家科研立项、专题研究的形式，统一目标、统一要求，借助现代信息技术及数据挖掘技术，在全国范围内大规模、长期持续地开展名老中医学术经验传承研究工作，既是科研的创新，也是传承模式的创新。传统师承"一师一徒"，而这种科研型师承通过"一带多，多带一""带集体，集体带""群医带群徒""团队+团队"的方式，信息技术研究与中医临床文献研究相结合，回顾性研究与前瞻性研究相结合，个体经验总结与群体规律探索相结合，纵向课题与横向课题相结合，以期快速、高效地总结提炼名老中医的学术经验，进而提炼出其中规律性的内容，通过科研转化为科技成果加以应用，值得期待。如建立计算机模拟程序，模拟医家的思路和方法进行疾病诊治。但中医强调个性化治疗，而大样本就不考虑因人、因时制宜，多中心就不考虑因地制宜。曾一度是很热门的中医专家系统，开发的很多、应用的很少。殊不知现代西医正是对机器的依赖，失去了医生自己主观的观察、判断和思辨能力，为人们所诟病。如果在似是而非基础上简单地联系、仓促地创新，并不比西医依靠仪器检查、直观用药高明多少。由于实用性不强，研制后或被束之高阁，或随着新技术的发展又很快被淘汰，成了纸上和电脑上的成果，有何价值和意义？真正体现名老中医经验内涵和精髓的成果不多，名老中医的学术经验没有得到根本性的继承，表面的辉煌难掩传承停滞不前的窘境。

四、中医药传承的相关因素

在我国特定的自然与社会环境中形成发展起来的中医药，凝聚了中华民族几千年的健康养生理念和防病治病的实践体验，体现了中华传统哲学的生存智慧、聪明才智和实用理性。作为智慧的结晶、文明的瑰宝，作为一门生命科学与文化的学问，中医药的传承涉及面广，影响因素众多，是一个牵一发而动全身的系统工程。

1. 中医药传承与中华传统文化

"医文同源"，中医药学在形成和发展过程中深受中华传统哲学思想的指导和影响，作为医道层面的天人相应论、气化气机说、阴阳五行说，其实就本源于中国古代哲学思想，仁心仁术、大医精诚更是中华民族以人为本、人本人伦精神在中医药学中的集中体现，构成了中医药学最基本的人文精神。中华传统文化早已渗入中医药的每一个细胞，而中医药也早已融入中华民族传统文化的血脉之中，成为中华传统文化不可分割的重要组成部分，两者之间一脉相承，互相渗透，相互交合，融为一体。

"文以载道"，中医的名词术语、学术体系并不仅仅局限于医学范围，往往有着更加深厚的哲学文化内涵，如五脏六腑概念就是古代先民运用阴阳五行学说在人体生命医学领域进行探索的结果，概念本身就蕴藏着阴阳五行学说的内涵，体现了天人相应的宇宙观、生命观。西医传入中医后借用了大量的中医术语，如解剖意义上的脏器一律采用中医的五脏六腑之名，到了现代反过来又以西医的内容概念来理解、解释和验证中医的理论，可谓风马牛不相及。因此，中国文化的修养对于中医的传承非常重要，学好中医要长期接受博大精深的传统文化和中医理论的熏陶，才能不被西医西化，进而化西医而为我所用；脱离对中华传统文化的认知，中医药的传承就成了无源之水、无本之木。

文是基础医是楼，打好传统文化的功底，是学习中医经典的金钥匙。因为古今语言习惯、文字含义有所不同，文法大相径庭，思维方式大不相同，古今文化的差异与隔阂影响了现代中医药的传承。要精确把握与深刻领悟中医药理论，就必须要有深厚的传统文化功底，譬如《黄帝内经》《伤寒论》等中医经典著作中，那些看似文辞晦涩、深奥难懂的医学理论，一旦放入传统文化中就很好理解了。古代学医要求熟读儒、道、医的经典，历代名医多文理兼通，通晓佛、道、儒等中华传统学说，博览群书，吸纳百家。当代的名老中医也几乎都有深厚的中华文化根基，其学术思想形成都有其深刻文化背景。基于文化背景去理解名老中医的学术渊源及其学术思想发展脉络，从其学医过程、所读书文、地域物候和人文风情方面，从其道德观念、行为规范、价值取向等文化层面，才能更准确地阐释和理解名老中医的学术经验。中医药的传承必须有中华传统文化背景作支撑，才能保持中医学术体系的稳定性、整体性、完整性和延续性。

"文化是民族的血脉，是人民的精神家园"，博大精深的中华文化是中医药的灵魂和血脉，是中医药传承的土壤、环境和根基所在，与我们的民族情感和社会心理紧密相连，文化的变迁异化强烈触动着中医的传统观念、知识结构和理论基础，现代中医药传承的困境很大程度上源于其赖以生存的传统文化土壤日益贫瘠，难以从中得到滋润和养育。当前国家正在积极推进社会主义文化大发展大繁荣，复兴中华文化无疑是推动中医药传承的一个引擎，必将为中医药的传承提供源源不断的动力。传承文化的本、稳住中医的根，传承中医药优秀的思想、理念、价值，一定会为我们的思维插上灵动的翅膀，为认识世界打开一扇新的窗口，成为引导中医药学发展的航标。

2. 中医药传承与现代科技创新

中医药是中华传统文化中最具有原创性的学术体系，是以科学精神体现人文关怀的典范，蕴含有无尽的科技成分，历代医家不仅传承了中医药的科技内容，而且还在理性怀疑基础上进行实用理性的传承创新，如张仲景承扁鹊、黄帝之说而有超越，宋元四大医家承《内经》《伤寒论》学术而各有所创，清代叶天士、薛雪、吴鞠通等又承仲景和四家之学而创立温病学说，创新性的传承、在传承基础上的创新，不断地推动着中医学的学术进步和发展。

在中医药传承中，古代中医文献和名医诊疗资料是重要的信息资源。面对浩瀚的医疗文献资料，靠人脑记忆和文本记述去储存很难胜任，利用数据统计与挖掘技术开发利用，是别无选择的途径。就名老中医学术经验的传承来说，充分利用信息技术，以数据库为载体，网络为传播途径，既可原汁原味地全面采集和保存其病例信息、诊疗资料，实现学术经验的数字化和系统化，又可形成推广应用的平台，实现快捷、广泛、有效的传播。基于数据挖掘技术的名老中医学术经验研究，不仅可使显性知识数字化，而且还可以快速发现隐藏在大量模糊数据中潜在的、有价值的创新点，使部分隐性知识显性化，部分实现"可意会，可言传，可解释，可验证"。在大量名医个体学术数字化基础上，进一步开展横向群体规律的综合挖掘，凝炼和揭示个性经验和共性规律，很可能会在中医药传承上有突破性的进展。科研创新给中医药传承注入了新的生机和活力，在当代不利用信息技术是不可想象的。相信随着数据挖掘技术的成熟和发展，中医药传承会进一步得到完善和提高。

3. 中医药传承与当代中医临床

中医学是一门实践性很强的学问，中医药防病治病的能力是其生命力之所在。"熟读王叔和，不如临证多"，从理论与临床两方面来看，中医药传承更强调实践，更重视临床能力的培养。我国之所以长期开展名老中医药专家学术经验继承工作，原因之一就是现实中院校毕业生实践能力不强，医疗上处于薄弱环节。但不少继承人疏于临床，侧重于跟随导师进行科研项目的理论性研究，完成了导师学术思想的整理后就算万事大吉，或者进而从事药理实验研究以证明其科学性就算大功告成，真正完整传承下来、从事临床工作并成为名医的并不多。其实名老中医的学术诊疗思想都是在临床实践中凝炼出来的，无论思路还是方法都是以临床为依据，传承名老中医思想要落实在临床上，要与提高临床疗效相结合。师承一方面是中医临床基本技能的传承，包括望闻问切、遣方用药、针灸推拿等一系列诊断与治疗技术；另一方面是临床思辨能力的培养。目前国家加强师承工作的核心任务，就是提高传承人中医临床疗效和医疗水平，提高其中医药防病治病的能力。立足临床、授人以渔，加强临床实践能力的培养是临床医疗的必然要求，中医药传承落脚点在于临床。

4. 中医药传承与中医人才培养

所谓传承分为传与承两个方面，细加分解无非人传于人、传于文献载体和人承于人、承于文献载体四种情况，但文献载体只不过是中间环节，传承终究是人与人的传承，传承的目标终究是培养人才。中医药人才培养的内容十分丰富，除中医药知识而外，现代科技知识、管理知识、外语、计算机等等，但终究是为中医药的学习和运用服务的。中医人才也有不同的类分，有传承型和创新型人才之分，有"顶天立地"的高端专家和"铺天盖地"的实用人才之别，还有临床人才、研究人才、科普人才之分，但当前最大的危机仍是后继乏人乏术，真正娴熟地运用中医理论诊治疾病的人凤毛麟角，因此中医药传承就是要以培养中医接班人为中心，中医药人才培养就是要以传承中医学术经验为核心。

5. 中医药传承与中医学科建设

医术有专攻，中医各家学术往往是以某一学科见长形式传承下来的，以新安医学世家为例，如新安王氏内科、蜀山曹氏外科、黄氏妇科、许豫和儿科、西园南园郑氏喉科、吴山铺程氏伤科等久负盛名，可见中医药传承必然要落实到临床各学科上。所谓学科，要有学、有人、有传承。当代中医学科建设主要任务，就是要以学科带头人为核心，培养后继人才，传承学科专长。加强专科专病建设、发挥中医药优势，现已是中医药界的共识。目前，全国各地各中医医疗机构以名医为核心、以学科为单位的学术团队逐渐形成，通过学科的建设完善人员梯队的建设，有利于提高传承的效果。

6. 中医药传承与社会生态环境

中医药植根于中华文化的土壤和环境之中，几千年来一直维护着中华民族的健康繁衍，一直广为国民所接受和认同，有着广泛的群众基础，这是中医药传承的根本动力。在古代中医地位比较高，所谓"不为良相，即为良医"，讲究师承，师徒授受普遍受到社会的一致认同，尤其家学渊源的世医更受到民众的普遍尊重，所谓"医不三世，不服其药"。古代传承医学是一种谋生的手段，为保护自己的知识产权,世医每每有"传男不传女"的传统,学医门槛很高,一般人想拜师学医可以说是可望而不可及的梦想。近代西风东渐,20世纪初新文化运动倡导科学,中医药屡屡被推向科学的反面而备受质疑,从精英阶层逐渐到大众,开始接受现代科学教育,对中医药认知度逐渐降低,动摇了中医药传承的根基。新中国成立后,在国家的重视下中医地位开始逐步恢复,院校教育逐渐成为中医药传承的主流,一度还形成互有长短的学院派和家传师徒派的争鸣,前者长于系统理论疏于临床,后者一招一式根基好但缺乏系统性。随着国家对名老中医药专家传承工作的不断重视,师承制普遍受到社会的追捧。今天,学院教育与师承培养结合起来取长补短、相互配合,共同传承、共同提高,已经成为中医学界的共识。但民众特别是年青一代对中医药认知度并不高,2006年广州电视台拍摄《黄帝内经》系列片,随机采访表明75%的在校大学生不知道这部经典。社会各阶层包括决策者和专家学者从小学习数理化,知识结构、思维方式、文化氛围乃至情感人格都已"现代化、科学化",要兼容中医药传统思维理念和价值观还相当困难。

2007年起由国家中医药管理局联合22个部委发起的"中医中药中国行",连续五年在全国范围内大规模地举办中医药文化科普宣传活动,并依托这一平台推进中医"三名三进"工程,中医药进农村、进社区、进家庭,惠及千家万户,为中医药传承营造了良好的社会环境。历史证明,政策引导、社会重视、经济支持所营造出的社会生态环境,为中医药传承创造了良好的社会环境。

虽然中医药的政治经济文化环境有了很大的改善,但法制环境、管理环境、人事环境的改善仍然相对滞后,中医药传承仍受到现代社会的各种挑战。如目前的医保和公费医疗政策并不支持很多中医传承项目如中医正骨的使用;现行的药品管理法、中药审批制度限制了中医药传承中自制丸散膏丹等制剂的临床应用;现行知识产权制度也不能有效保护名老中医的权益,中医药科研评审制度不符合中医药规律,传承的内在动力不足;现行医师准入制度、考试考核机制、职称晋升制度,与按中医药规律的传承有冲突;中医药评价体系难以建立,医疗事故鉴定制度也不利于中医药的传承,很多的医疗制度和政策基本不支持中医师承工作。

四、改进中医药学传承的战略构想

站在国家的战略高度,中医药传承要以保存中医药的遗传基因为核心,以培养造就新一代名医大家为目标,以全体中医药人员的传承学习为基础,以名老中医学术经验的继承为重点,以研究型传承为突破口,院校制传承与师承制传承并重并举,三者有机地结合起来,百花齐放,百家争鸣,全面完整地推进中医药传承工作,形成"政府主导,学界引领,中医传承,全民推动"的传承局面。

1. 全面动员中医药人员传承中医药

中医药传承不仅仅是少数精英阶层的责任，而是我们一代中医人的使命，传承要从全体中医药人员全面传承开始，最为紧要就是临床医生。一是要引导中医药人员真正理解中医药学思维理念和方法。现代人与古代人知识结构和思维方式大相径庭，往往习惯以还原论理念来曲解、误解中医，现代中医研究没有理解其本意，更未能从本质上对中医进行解读和表述，包括很多现代中医人在内也不能完全读懂和理解中医药学，如最基本的五脏六腑概念，研究和诊疗实践中，思维上仍然会无意识地、不自觉地与西医脏器划上等号来理解，错误的解读阻碍了中医药学的现代传承。而且中医药理论与现代科技还不相兼容，其科学内涵难以被现代社会普遍接受，需要建立一个立足于中医学内核、能与现代科学进行交流对话的有效途径和平台，对现有中医药人员进行一次全面的回炉式的再教育，同时对中医药院校学生进行引导式的基础教育。从理解学习的角度来看，当务之急是要在国家层面上，组织专家编写一本引导式的、有说服力的、具有权威性的、广为中医学界所接受的中医药传承范本，可以称作《中医药学导读》。在以时间为主导的时空统一观指导下，结合中医药学形成发展的历史背景和信息科学、系统科学等现代科学，深入浅出地阐明中医药独特有效的思想理念、思维认知和价值观点，阐明其人与自然和谐的生命观、健康观、疾病观和养生保健与防治思想，阐明其天人相应、精气学说、阴阳五行、藏象经络及病因病机、辨证论治、治则治法、疾病预防等学说的本质内涵，还原中医药学基本概念理论和知识体系的本来面目，揭示中医药学认识自然、生命、疾病、防治的规律和奥秘，帮助人们全面正确认识和理解中医药学。建议由国家中医药管理局会同教育部组织编撰和发布学习，既可作为在职人员的自学材料，又可作为在校学生的辅助教材。

二是要加强中医药人才对中医药经典的学习。经典著作是古圣先哲为我们所留下的宝贵财富，承载着中医药学的思想灵魂与核心精髓，是传承中医药的载体资源和源头活水。"勤求古训，博采众方""思求经旨，演其所知""进与病谋，退与心谋"，历代中医药传承中的重大飞跃，都是通过解释经典结合临床心悟的方式来完成的。目前学术界热衷于以现代科技研究中医药，忽视了对中医经典著作的学习研究，大量有科学文化价值的珍贵古籍被束之高阁，《黄帝内经》《伤寒论》等真正能理解、掌握和继承的人很少。岐黄问道，道在其中，经典不仅是中医理法方药理论体系的基础，更重要的是阐述了认知生命和养生防治疾病的思维方法，经典缺失中医药学就成了无源之水、无本之木。熟谙经典也是名老中医普遍提倡的一项基本功，学习四大经典可以帮助传承人在思维层次上与名老中医"接轨"，是传承名老中医学术思想的重要途径。而且学习研究古籍文献是解读古代信息的唯一途径，在熟谙和领会经典基础上用文献学的方法来挖掘中医药资源，运用信息技术和数据挖掘技术开展文献整理研究，破解古代密码，揭示隐性真理，传承隐藏其中但已现实地失传的医药知识，从而源源不断地为现代医学输送营养，往往可能有创新性的发现，产生突破性的进展，譬如通过考古不断出土的医药文献中，像武威汉代医简、马王堆医书、敦煌医学卷中还隐藏有多少鲜有人知的秘密需要传承？失传久已的古佚方如何古为今用、经方新用？"欲诣扶桑，非舟莫适"，经典文简、意博、理奥、趣深，是实现中医药传承的根本途径之一。为了配合经典文献学习，建议可以联合媒体开展"读经典、厚基础、重传承"的中医药知识竞赛活动、演讲活动和辩论会，以营造氛围、引领风尚。

三是要重点保护和培植地域性医学流派和传统文化环境。"一方水土养一方人"，一方水土也培植一方文化，我国地域辽阔，不同的气候地理环境和地域文化更催生出了地域性的医学流派，每一地域医学背后都依附有浓厚的地域文化背景，譬如新安医学是以程朱理学等中华传统主流文化为底蕴，新安医家传统文化素质高，好儒通儒，形成了高密度、高水平的儒医群体，在中医药传承问题上有很高的文化自觉与自悟。"十一五"期间我国确定了闽南文化生态保护实验区、徽州文化生态保护实验区等11个国家级文化生态保护实验区，将民族民间文化遗产原状地保存在其所属的区域及环境中使之成为"活文化"，这一做法我们就要加以借鉴，建议国家中医药管理局在此基础上，筛选中医药文化和学术流派传承保护基地，予以重点保护和培植。根植于中华传统文化的中医药，是我国最具有原创性的学术体系，中医药传承是建设社会主义核心价值体系、建立中华民族共有精神家园的重要内容，是促进中医药事业科学发展的重要措施，是满足人民群众健康和文化需求的必然选择，应该作为中华文化建设的典型来看待。对于中医药的传承而言，传统文化理念的熏陶极为重要，当务之急是要加强中医药人员传统中华文化的教育，重新拾回中医药生存的固有环境，培植中医传承发展的优良土壤。

2. 改革中医药院校教育

传承除了针对中医临床医生外，针对院校学生更是治本之策。20世纪以来中医传承方式发生了根本的改变，院校教育大势所趋，虽有缺陷和不足，但问题不在院校这种传承方式，而是传承内容的缺失。如何向未来的青年学子介绍中医，从什么路径"登堂入室"，我们认为院校教育改革，要从教材编写、课程设置、生源条件、教学方法四个方面着手全面进行改进。一是要补充完善中医药学教材的内容，在教育部和国家中医药管理局的协调部署下，在充分调查、达成共识基础上，组织人员重新进行中医院校规划教材的编写，形成一套经典的教材，达到能够真正传承中医精髓的新高度。二是改革课程体系，合理设置中西医及公共课程，以中医药为主、西医为辅，增加中医药学尤其四大经典教材的课时比例，研究生更要深入研究经典，如果中医院校研究生连《本草纲目》的序都读不懂，那是极不正常的。三是招生要有古汉语基础知识的要求，生源上要增大文科生的招生比例，基本达到文理平衡的比例才比较合理，专业与人文素质教育相结合，提倡入校学生选修文史哲知识，考研外语允许选择医古文。另外，开设中医少年班、"传统型中医"本硕连读班也是值得提倡的选择，安徽中医学院开设新安医学教改班、上海中医药大学人文社会实践活动的改革均可资借鉴，西学中班、基层临床医生进修培训班也是中医传承的补充。四是鼓励学生学习天文、地理、生态环境等自然百科知识，进行中西医学的比较、分析和思考。五是改进教学手段与方法，开展多种形式的教学活动，如突出案例教学法和以问题为中心教学法，进行情景教学与实战演练，开展先入临床、以实践带动理论学习的教学试点，理论教学与临床实践相结合，临床培训以望闻问切基本技能的掌握为主、西医实验为辅，拓展第二课堂，在校园网上建立"名师讲坛"，建立学术团体、举办学术讲座，鼓励在校生拜师学艺，强化中医心悟思维，着重培养形象思维，提高思辩能力。

另外，建议恢复和完善中医自学考试制度，使有志于中医的青年，凭借自己的努力实现自己的理想。现代高考制度并非尽善尽美，许多调剂到中医学院的学生并不喜欢中医，而真正热爱中医、刻苦钻研、立志成才者却得不到中医传承教育。同时还要制定相配套的政策，给真正自学成才者以行医的出路。

3. 调整改进师承制培养

中医师承制在政策导向上，要从三方面进行调整改进，一是不要一味追求原汁原味的传承，要以培养出中医底子厚实的传承人为标准；二是不要忽视基层名医医术的传承，要积极探索分层次、分类型的师承模式；三是对人才的选拔提携方式方法要恰当，地方名医不宜脱离本土。

初期时名老中医继承工作强调抢救和保护，担心传而不承，希望原汁原味地将名老中医学术经验完整地保留下来，达到学导师、像导师的传承目的，这样的政策要求和导向现在看来有必要做出适当调整。学到老师的学术经验当然是传承的基础和前提，但判断传承成功与否，不能以是否传承了一家一技、一个模子套出来为准，而是要以是否传承了中医的精髓，是否培养出了真才实学、中医底子深厚、百姓信赖的传承人为准。历史上从张仲景到后世经方学派，从金元四家到清代温病学派，所有成功的传承都是超越性、兼容性、创新性的传承。每位医家都有其独特的一面，有自己的独特的学说观点、临床经验，正因为独特也就存在一定的局限性，不可能将中医的一切学问包容在内，所以历代中医大家都有游学而师事百家并化为己用的历程。名老中医作为个体无论学识经验如何丰富，总还是有缺失的，过分拔高并不好，师承不应刻意追求一家一说的原模原样、原汁原味。"运用之妙,存乎一心",实际上名师培养出的高徒,看病处方并非就是老师的"翻版",在诊疗思路上也不尽相同,临床学术上具有自己的风格和经验。而且现在选拔高层次继承人门槛比较高,有的已是优秀的高级中医人才,有自己固有的理论基础、知识结构、实践经验,不是"一张白纸可以描写最新最美的图画"的。两代人在治学领域、知识结构上各有千秋,观点认识上存在一定的差异,应该求同存异,相互切磋,教学相长,既给传承人留下思考、探索的空间,又能相互碰撞出思维的火花。其实很多名老中医本人也十分强调"学我似我,更要超越我",不要被束缚、不要囿于一家之学。培养中医接班人要站得高看得远,近代著名中医教育家程门雪拟有一名联:"徐灵胎目尽五千卷,叶天士学经十七师",从某种程度上来说,人才不是培养出来的而是历炼出来的,传承人只有精勤不倦、博极医源、转师多益、博采众长,善于学习、勤于实践,圆机活法、为我所用,才能学到真传、取得真经。

从医术、医理、医道三个层次来看,中医传承的应当分层次、分类别,区别对待,体现梯度。目前师承局限于高层次名师高徒的传承,范围太小,数量太少,满足不了广大群众的医疗需求,亟待完善和扩大。历史上闻名于世的医学家无一不是来自于民间,当代由于历史的原因部分医学世家也流落于民间,民间藏龙卧虎者大有人在,不乏身怀绝技、享誉一方的异人奇士,仙方妙术、针灸推拿、拔罐刮痧、药膳膏方、运气导引等等,其特技疗法效果好、费用低,但面临断代失传、走向消亡的危险,国家要像中药资源普查那样,每隔5—10年定期开展一次民间医术资源普查,挖掘各类散落在民间的传统医术秘方,不求其全,但求其真,但求其效。在普查筛选基础上选择认定,开展乡村社区基层医家拜师试点,加以扶持、鼓励传承,特别对有效而濒临灭绝者要采取抢救性传承措施;也可以在目前基层名中医评选基础上,先行开展基层名中医师承工作,探索不同层次、不同类型的师承模式。名师带高徒培养的是高层次中医药人才,基层师带徒传承培养得是一批能为更多社区农村居民服务的、回得去、留得住、用得上的实用型中医人才。

在以往的名老中医师承工作中,很多名老中医及其传承人作为人才普遍受到尊重,往往被选拔到上一级中医机构工作。但离开了当地以后往往发挥不出原有的作用和疗效,而本土却失去了一位为群众服务、为老百姓信赖的名医,好心办了坏事。我国幅员广阔,分为寒、热、温三代,疾病谱差异悬殊,各地医家诊病用药是以当地的人群体质、水土气候、地理环境乃至地域文化为依据的,其特色风格的背后往往与地域因素有关。从知识管理角度来看,一方名医其治病特长往往有一定的地域范围,尤其是长期扎根一方的名医世家,其具有文化地域特点的治疗手段,跨出它的地域范围就可能黯然失色,不能以西医学所谓的"普世标准"来判断。中医学讲究因时、因地、因人制宜,其隐性知识与特定的环境和背景相关联,一旦脱离特定的环境和背景,隐性知识将失去存在的基础或发生改变,所谓"事物向正确的方向多走半步可能就成了谬误"。因此,在政策上对地域依赖性强的名医要选而扶持,选而不拔,选而不离本土,不要脱离当地的土壤和文化环境,以更好地满足当地群众的医疗保健需求。

4. 纠偏科研型师承的方向

近年来国家通过科研立项等形式,加大了对师承研究的力度。在医术传承层面上,中医药传承确实需要借用现代科技的思想、方法、技术、工具更上一个台阶。运用信息技术处理名老中医行之有效的祖传验方单方、膏方膏药、针灸穴位、针刺推拿手法等实用医疗技术,对疾病和辨证有确定意义的病史、病因、病机、症状、舌脉等认识,进而提取其辨证特点和遣方用药规律,揭示其独特的理论认识、辨治经验,进而提炼群体共性规律及其蕴藏的新理论、新方法、新知识,提高其中医隐性知识显性化的效率,或许还会有意料不到的新成果,如对中医药理论进行系统整理和现代诠释,中医药界十分期待、乐见其成。但师承的目的是培养接班人、打造新一代名医,科研型师承同样是以培养新一代中医大家、提高中医药临床疗效为目的,从而使名医思想和经验以鲜活的方式传承下来,这一方向不能偏离。利用信息技术整理名医医案医话、挖掘名医秘方验方、研究名医经验、出版名医专著,包括使隐性知识显性化等等都只是手段,而且名老中医心法领悟的隐性知识是不可能完全显性化的,是不能完全技术化处理的。要强化传承观念和意识,明确是人看病而是机器看病,科研型师承的目标是培养高层次中医人才,不能仅仅停留在技术层面上,要培养传承人洞悉名老中医学术底蕴的能力。传承是辛苦的,来不得半点侥幸取巧,不可能信手拈来,不可能俯拾皆是;传承要有定力,要守住自己的"一亩三分地",持之以恒、从长计议,才能修成正果。不要为科研而科研,不要急功近利。如果方向错了,只争朝夕的结果不仅仅是效果不佳的问题,而是速度越快也就越偏离目的地。

5. 不要忽视中药内容的传承

中医药之所以传承至今而不衰,在于其防治疾病的有效性。而中药是中医防治疾病的重要手段,其品质与临床疗效密切相关,证准方对药不灵,传承的效果也得不到证明。中药的品质受品种、产地、季节气候的影响很大,药材野生与栽培其品质大有区隔,"江橘淮枳"其药材地道与否差别悬殊。随着人口的增长,野生与地道药材资源供不应求,人工栽培与非地道用药成为主流,必然使药效大打折扣,如经方用药现在的剂量与张仲景原方用量相差很多,往往要加大用量才能取效。另外还有一个古今度量衡的折算问题。而且时空变迁,星移物换,古今用药品种在不断变迁,如木通古今并非一药,不仅"古方今病不相能",古方今药也不相能。"炮制不严，药性不准"更是众所周知。古代医药不分家，医家不仅要懂药性，还要掌握药材知识，这正是现代中医所欠缺的。药材合理有序利用、品质基原鉴定、产地要求、种养技术、炮制技术、制剂工艺等，本身也都是中医药传承的内容，不应忽视。

6. 改善中医药传承的社会环境

一是以法制建设促进中医药传承。要改善中医药传承的法制、管理和人事环境，建立长久持续的传承运行机制、激励机制、约束机制，制定中医药师徒传承制度和符合中医传承规律的中医资格准入制度等，完善并尽快出台中医药法，从法律上明确传承人的地位、权利、责任和义务。其中建立中医药疗效的评价考核体系，对中医药的传承至关重要。医有疗效是硬道理，疗效是中医药传承效果的试金石，但疗效的判断不能单一地采用西医的标准。社会上大部分人习惯于以各种医疗检验标准来衡量身体健康与否，但医疗检验指标却常常蒙蔽人们的双眼，临床上指标降了人却治垮了的现象大有人在。现代西医病因、病理、病位"唯指标式"的疗效判断已广为社会所接受，已渗透到社会的各个领域、各个方面，医疗保险制度、医疗事故鉴定制度等等都是依此制定的。医学的本质是努力发现和发展人的自我健康能力，医学的灵魂是护卫健康快乐的美好生活，我们要在全社会努力树立起健康医学观念，建立起一套评价中医药传承人医疗水平的体系，要兼顾疾病与体质、兼顾近期与远期、兼顾中医与西医、兼顾医患双方确定一个综合平衡的标准，从根源性的人类生存健康状态、从巩固而持续的疗效、群众口碑和社会影响等方面综合评价考核。

二是要支持鼓励全民传承。中医药传承最强大的基础和力量，在于中医药知识已经深入人们的生活方式和民俗之中，尤其是养生之道已经融入百姓日常生活中，四季养生、导引健身、药膳食疗等成为国人的生活习惯，治未病等思想深入人心，发挥出了中医药的社会和文化功能。中医锻炼方法自古以来就层出不穷，导引术、五禽戏、太极拳、调气法、气功，民众自发地相互传承、锻炼身体。这样的传承既提高了全民的健康水平，又可节约医疗资源，何乐而不作为？随了社会人口的老龄化，中医药传承的社会和文化功能日益突显，应该积极支持、鼓励和正确引导。建议国家中医药管理局筛选出适合不同人群身体锻炼的中医药健身方法，先行在中医机构、卫生单位进行推广普及，成熟后进一步会同国家体育总局向全民推广。中医药传承的内容涉及范围很广，要因势利导，既传承了中医养生保健方法，又营造了中医药文化社会氛围。将来我国实现小康、经济水平发展到一定程度时，还应该把中医养生保健纳入了我国国民的福利待遇中去。当然，中医药传承更为根本的是要"从娃娃抓起"，中医药知识要写进中小学课本，为中医药的传承创造良好的社会土壤和环境，所谓"根基牢固，千年不倒"。

中医药以其独特的临床疗效和养生功用代代传承至今，显示出了强大的生命力。在现代科技日新月异的今天，如何构建起中医药传承的战略地位，留住中医药的根，打捞出中医药的文明之光，接续历史的辉煌，这牵动着中国人的心弦，拷问着中医人的智慧。万变不离其宗，传承岐黄薪火是人民群众医疗保健的迫切需要，是时代赋予我们的责无旁贷的历史使命和责任，相信有国家政策的支持，有人民群众的期待，有中医人的自强不息，中医药始终会以妙手回春、起死回生、延年益寿、保健卫生的独特风骨傲然屹立于世界医学之林，并千秋万代地不断传承下去。

（本文作者：王键、黄辉）

把握正确方向，探索发展思路
——以安徽中医药大学哲学社会科学建设为例

习近平总书记在哲学社会科学工作座谈会上的重要讲话，深刻阐述了哲学社会科学发展的一系列重大理论和现实问题，具有巨大的理论说服力和思想引领力，是繁荣发展哲学社会科学事业的纲领性文献。高校是我国哲学社会科学的主力军和重要阵地，理应成为新时期我国推动哲学社会科学繁荣发展的主要力量。中医药院校哲学社会科学作为高校哲学社会科学阵营中的一只重要力量，应牢记新时期中医药事业发展的责任与使命，把握正确方向，依托自身优势，坚持根本点，把握关键点，推进着力点，以改革创新精神科学谋划"十三五"哲学社会科学新发展，开创哲学社会科学新局面。

一、坚持一个根本点：以马克思主义为指导

习近平总书记指出，坚持以马克思主义为指导，是当代中国哲学社会科学区别于其他哲学社会科学的根本标志，必须旗帜鲜明加以坚持。[1]中医药院校在繁荣发展哲学社会科学的过程中，必须牢牢坚持以马克思主义为指导这个灵魂，保证发展不迷失方向。以马克思主义指导构建新时期中医药院校哲学社会科学，其实质就是灵活运用马克思主义的立场观点方法，把握方向、巩固阵地、打造队伍。

1. 坚持党管发展方向。党对哲学社会科学的领导，关键是发展方向的领导。中医药院校哲学社会科学的繁荣发展，必须沿着正确的政治方向前进。中医药是中华文化的瑰宝，是中华民族在长期的社会实践和与疾病作斗争的过程中探索出来的科学理论。发展中医药、振兴中医药离不开哲学社会科学的有力推动。如何有力推动？必须坚持马克思主义的指导地位，把马克思主义的立场观点方法贯穿始终，用发展着的马克思主义指导中医药院校哲学社会科学，回答中医药"为谁发展"和"怎样发展"两大重要问题，从而在中医药人才培养、中医药科学研究、中医药社会服务、中医药文化传承等方面推出经得起实践、人民和历史检验的成果。

2. 坚持党管意识形态。意识形态是党的一项极端重要的工作。高校的哲学社会科学一般都具有鲜明的意识形态属性。中医药事业的终极价值是人类的健康

和谐，为人民而服务。中医药院校繁荣发展哲学社会科学，必须始终旗帜鲜明地坚持党性原则，尤其要自觉把中国特色社会主义理论体系贯穿研究和教学全过程，转化为清醒的理论自觉、坚定的政治信念、科学的思维方法。因此，中医药院校党组织在抓哲学社会科学的繁荣发展的同时，要深入抓管理工作和引导工作，增强政治定力，强化问责，牢牢掌握意识形态工作的领导权、话语权、管理权。

3. 坚持党管人才。高校是人才聚集地。广大哲学社会科学工作者思想观念活跃，创新意识强烈。中医药院校党组织要把思想政治工作放在突出位置，坚持不懈地用马克思主义特别是中国特色社会主义理论武装广大教师头脑，切实帮助广大哲学社会科学工作者解决好真懂真信、为什么人、怎么用的问题。坚持"学术研究无禁区，课堂教学有纪律"的政治要求，积极传播正能量；坚持"文章不写一句空"的学术价值取向，理论联系实际，为祖国为人民立德立言。通过党管人才，广大哲学社会科学工作者不仅要成为先进思想的倡导者、学术研究的开拓者，更要成为社会风尚的引领者、党执政的坚定支持者。

二、把握两个关键点：坚持以人民中心的研究导向和坚持问题导向

习近平总书记指出，坚持以马克思主义为指导，核心要解决好为什么人的问题；我国哲学社会科学要有所作为，就必须坚持以人民为中心的研究导向。同时，又指出，坚持问题导向是马克思主义的鲜明特点；问题是创新的起点，也是创新的动力源。[2]推进中医药院校哲学社会科学的繁荣与发展，必须牢牢把握以人民为中心的研究导向和坚持问题导向。

1. 坚持以人民为中心的研究导向。中国特色哲学社会科学的本质就是为了增进人民福祉、创新发展党和人民的事业而不断探索。发展中医药事业的最终目的也是为了人民群众的身心健康，构建和谐社会。当前，医学包括中医药学在发展过程中引发的诸如安乐死与脑死亡、美容与变性以及医患纠纷、医患矛盾等，无一不与人有关。经过几千年的发展，中医药不仅是医学，而且蕴涵着"大医精诚""天人合一"等以人为本的核心价值。因此，中医药院校哲学社会科学工作者要牢牢树立人本思想，围绕群众关心关注的热点、难点问题开展研究，自觉把个人学术追求同人类健康事业发展紧紧联系在一起，深刻认识和把握中医药事业发展、中医药人才培养的规律性，提炼出有学理性的新理论，概括出有规律性的新实践，形成有利于中医药人才培养、中医药临床服务、中医药产业发展等具有主体性、原创性的理论观点。坚持哲学社会科学以人民为中心的研究导向，确立为人民做学问的宗旨，是在构建和发展中医药院校哲学社会科学过程中坚持马克思主义指导地位的现实体现，是坚持历史唯物主义人民主体地位的立场体现、也是推进健康中国建设的实践体现。

2. 坚持问题导向。爱因斯坦曾说，提出一个问题往往比解决一个问题更为重要。善于发现问题是勇于实践勇于创新的基础。繁荣发展中医药院校哲学社会科学，广大哲学社会科学工作者要根植中国实践，准确把握"两个不可替代"的深刻内涵，关注中医药事业的发展，以高度的理论自觉和实践自觉，科学全面准确地阐释中医药学的伟大发展历程和中医药工作者的伟大实践，结合当前国家扶持和促进中医药事业发展的战略举措，结合中医药人才培养及中医药产业发展实际，结合当前老百姓看病难看病贵以及医疗改革的实际，善于发现新问题，提出新观点，建构新理论，指导新实践。就安徽中医药大学来说，我们的哲学社会科学工作者要依托智库（安徽中医药发展研究中心）建设，深入调查研究，围绕促进改革，全力助推安徽中医药事业发展政策和机制的完善；围绕促进发展，全力助推安徽中医药发展一揽子规划的编制和实施；围绕促进法治，全力助推安徽中医药法规制度建设、深入推进依法行政。要进一步解放思想、改革创新，求真务实、奋发有为，在推进安徽中医药事业科学发展进程中建功立业。

3. 推进四个着力点：加强学科建设、凸显育人功能、积极服务社会、完善保障机制

中医药院校承担着培养社会合格的中医药人才、服务中医药社会需求、研究中医药理论和实践、传承中医药文化的重任。"十三五"时期，中医药院校哲学社会科学的创新发展，既要树立"马克思主义指导观"，又要坚持"社会责任观"，既要树立"历史观"，又要坚持"时代观"，需着力在学科建设、人才培养、社会服务和机制保障方面，加强顶层设计，系统科学谋划。

1. 加强学科建设。学科建设是高校哲学社会科学繁荣发展的基础和依托，也是哲学社会科学为中国特色社会主义事业服务的基础。提高高校哲学社会科学的研究能力和水平，重要的途径就是加强学科建设。就医学院校来说，要大力推进医学与哲学社会科学的交叉融合。张东刚司长曾指出，医学是直接面对人的科学，推动医学与哲学社会科学的交叉融合，是医学学科发展的必由之路[3]。就中医药院校来说，我们一方面要重视加强马克思主义理论学科建设，发挥马克思主义理论学科的指导和引领作用，一方面要凝练方向，发挥优势，结合实际建立具有中医药特色的应用学科、交叉学科和新兴学科，推进中医药学科与人文学科、社会学科的交叉融合。安徽中医药大学将以地方特色高水平中医药大学建设为契机，深入推进马克思主义一级学科建设，加强国家中医药管理局重点学科（中医药文化学）建设，促进哲学社会科学与中医药学科之间融合，推进跨学科交叉研究，在已有的中医药文化、医药贸易、医疗保险、医药管理等学科基础上，凝练研究方向，积极培育新的学科增长点。

2. 凸显育人功能。育人是高校哲学社会科学的首要功能。解决好培养什么

人、如何培养人的重大问题，是教育工作的主题。高校要把科学研究与人才培养紧密结合起来，把立德树人作为根本任务，积极参与实施马克思主义理论研究和建设工程，帮助大学生树立正确的世界观人生观价值观，不断坚定中国特色社会主义理想信念，不断提高思想道德水平和科学文化素质。[4]就中医药院校来说，一方面要推进社会主义核心价值观进教材、进课堂、进头脑，一方面要强化人文教育，通过开展系列有品位、有创新、有特色的校园文化活动，培养学生具有以人为本的人文精神、天人合一的哲学思想、致中尚和的价值取向、大医精诚的人格追求。安徽中医药大学将依托马克思主义学院，积极参与马克思主义理论研究和建设，推进思想政治理论课教学与研究工作，抓好"形势与政策"和思想政治教育实践课的教学；依托中医药文化硕士点和中医药文化研究基地，促进哲学社会科学研究与中医药文化相结合，认真组织编写中医文化通识教育读本，大力发掘具有地方文化特色的新安医学文化和华佗医学文化，积极宣传哲学社会科学的优秀成果，发挥哲学社会科学在人文素质教育中的主阵地作用。

3. 积极服务社会。服务社会是高校的重要职能。实践是哲学社会科学创新的源泉。哲学社会科学研究只有同中国特色社会主义的伟大实践紧密结合，才能有所作为，才能彰显生命力和影响力。要引导中医药院校的哲学社会科学工作者关注现实、关注社会、关注民生，要激励他们密切关注事关党和国家中医药事业发展战略性、前瞻性课题，聚焦重大现实问题，力争在亟待解决的关键问题上有所突破，使研究成果更好地转化为党和政府的方针政策。安徽中医药大学"十三五"期间，要大力加强智库建设和中医药文化基地建设，着眼省委、省政府战略需求，针对全省经济、政治、文化、社会、生态、医药卫生发展和党的建设中的重大理论和实际问题，结合安徽省"南新安、北华佗"医学传统和丰富中草药资源现状，开展深入研究，积极参与谋划，在制定安徽省中医药发展战略及中长期发展规划、完善中医药社会服务体系、全力助推医疗改革、中医药文化传承创新以及加强新安医学研究和发掘等方面发挥积极作用。

4. 完善保障机制。高校哲学社会科学的继续发展离不开组织、人才、制度和经费方面的保障。一要强化组织领导，成立哲学社会科学建设领导小组，把握正确方向，加强哲学社会科学与自然科学的统筹规划与协调发展。二要打造人才团队，出台相关政策，坚持培养与引进相结合，加强对哲学社会科学高层次人才的选拔、培养和引进力度，充分发挥高层次人才在学科建设、人才培养、科学研究、成果产出等方面的引领作用。三要优化机制，建立健全考核评价与激励机制，完善职称评审和人才遴选机制，出台符合高校哲学社会科学教师特点的薪酬分配制度，积极构建哲学社会科学繁荣发展的长效机制，激励哲学社会科学优秀人才脱颖而出，让做出贡献的教师有成就感和荣誉感。四要加大经费投入，坚持推行多渠道筹措经费原则，统筹经费安排，增设人文社科学术交流专项基金和重大建设项目专项基金，加大对跨学科重大研究项目、国家社科项目培育项目的经费投入。总之，要通过系列措施来保障哲学社会科学的繁荣发展，营造风清气正、严谨诚信、积极向上的校园学术生态，激发广大哲学社会科学工作者创新创造的积极性。

（本文作者：王键、董玉节）

参考文献：

[1]、[2] 习近平，在哲学社会科学工作座谈会上的讲话［N］.光明日报，2016-5-19（06）

[3] 张东刚，以改革创新精神推进医药院校哲学社会科学繁荣发展，医学与人文［M］.合肥：安徽大学出版社，2011：6

[4] 李卫红，推进高校哲学社会科学新的繁荣发展［N］.光明日报，2012-11-23（06）

杏林耕耘文存
　　——治校问学历程中的片段思考

治 校 篇

坚定信心　昂扬向上
全力迎接本科教学评估

——在学校迎评誓师大会上的讲话

今天，在距离教育部专家组进校考察评估仅有6天的关键时刻，我们学校万名师生、医护员工，在全新的东校区运动场隆重聚会，举行迎接国家教育部本科教学工作水平评估临战动员誓师大会。学校党委和行政号召全体安中人：为教学创佳绩，为评估作贡献，为学校增光彩，为事业铸辉煌！

今天的学校，历经46年艰苦奋斗，是几代安中人心血和智慧的结晶，是安徽中医药事业人才和智力资源的龙头。接受国家教育部的评估，是我们学校建校史上最高级别、最具权威、最全面系统的检阅和考验，也是学校办学实力、工作水平和人才质量的重要展示，更是学校"十一五"未来发展的重大机遇，事关学校生存和发展的大局，事关全校师生员工的切身利益，对学校的各个方面的工作将产生极其重要的影响；而评估的结果将决定着学校在激烈的市场竞争中所处社会地位，决定着政府、学生家长和用人单位对"安中"的形象定位，影响着学校建成博士点和更名为"中医药大学"的这一发展目标的实现。因此我们不可有须臾的懈怠，不可有侥幸的心理，不可有丝毫的随意。

"保良争优"是我们早就锁定的目标，我们要想"求生存、谋发展"，要想在激烈的竞争中争得属于我们的一席之地，要想能够奋力向前跨越一步，要想使每个人都获得更好的发展平台，我们就必须全力以赴"保良争优"！我们就必须在本次教学评估的严峻的挑战面前经受住考验，我们必须一如既往地更加团结、更加凝心聚力、更加奋力拼搏！在教育部专家进校考察评估的7天里，我们要充分展示教学改革的成果，充分展示人才培养的质量；要充分展示学校的办学特色，充分展示学校建设水平；要充分展示所有员工的敬业精神，充分展示教学管理的水平，充分展示教学服务的质量；要充分展示校风校貌，充分展示全校师生、医护员工良好的品格和素养。

对照评估指标我们有坚定的信心。两年来，我们团结一致，奋力拼搏；我们风雨同舟，迎难而上；我们抢抓机遇，聚全校之力、集全校之智，用超常的毅力、超常的举措，付出超常的心血和汗水，收获了丰硕的果实。我们的教育观念有了进一步的更新，精神状态有了明显的提升；办学指导思想进一步端正，目标定位进一步明确；教学投入大幅度增加，教学条件有了质的改变；本科教学的主体地位得到了进一步巩固；质量立校意识、规范管理意识得到了进一步增强；学风建设得到了进一步加强；育人环境得到了进一步优化，校园环境焕然一新；人才培养质量明显提高，我们的学生基础理论和临床技能的水平有了明显的提高。我们的学子首次走上中央电视台，在全国高校面前展示出才华；在第九届"挑战杯"全国大学生课外学术科技作品竞赛中，我校2件作品荣获三等奖，充分展示了安中的风采，取得了具有标志性的成果。

对照评估要求我们有必胜的信心。学校始终围绕着"办人民满意的大学"、育中医药英才，建大楼、树大师、养大气、铸大爱、创大业，认真贯彻20字评建方针，在评建整改的每一个细节中书写着力求"让同学满意、让家长满意、让社会满意"的大篇章，先后取得了三轮自查和整改建设"三大战役"的胜利，达到了学校评建的目标；谱写出安中人的精神，那就是主人翁精神、精诚团结精神、昂扬向上精神、拼搏奉献精神和卓越至善精神，这是学校最可宝贵的精神财富和办学资源。在此，我谨代表学校党政领导向全校师生、医护员工表示衷心的感谢！

老师们、同学们、同志们，12月3日，教育部专家组进校后，对我校本科教学工作进行全面检查、诊断和评估。届时，全校上下将"人人都是评估对象，事事都是评估内容"，没有旁观者，没有局外人，每一位教师、每一位学生、每一位干部、每一位员工，每一项工作、每一门课程、每一个场所、每一个环节，都可能成为专家检查和评估的对象，这既为身临其中的每一位安中人提供了展现自我才华的机会，也是对我们的最大考验，必须高度重视，精心准备；必须全力以赴，作出贡献。我们要共同见证这一历史性的时刻，共同投身这一庄严的时刻，共同经历这一难忘的时刻，共同奉献这一荣耀的时刻。

在此，我谨代表学校向大家提出三点要求和期望。

第一，要树立崇高的使命感，以强烈的责任意识迎接挑战。作为安中的主人，要熟知学校历史和学校定位、要了解学校的办学理念和办学特色，大家要仔细阅读学校的《自评报告》《教学评建知识手册》。只有做到对评估准确掌握、了如指掌，对学校的方方面面铭记心中，用心体会，用脑记忆，才能讲得清说得明，才能以情感动专家、以理说服专家。每一个安中人要以崇高的使命感和责任感迎接评估，发扬主人翁精神、恪尽职守、努力工作，刻苦学习；以饱满的热情、充分的自信和积极健康的心态迎接各位专家的考核，展示我们全校师生、医护员工良好的素质和爱校精神，展示我们学校最好最美的工作状态，凸显我们学校的办学特色和工作亮点。

第二，各项准备工作要落实到位，细致入微，不留漏洞、不留遗憾。全校各单位、每一个学生班级要对各项准备工作再进行一次最后的梳理检查，查漏补缺、模拟操练，做到精益求精，确保万无一失。全校师生、医护员工要顾全大局，执行学校的统一部署，服从学校的统一指挥。做到个人服从集体、小事服从大事、局部利益服从整体利益。各部门必须服从学校评建办的统一指挥和调配，做到令行禁止，相互配合；各部门之间要进一步搞好协调，同心协力，步调一致；学校评建各工作小组要进一步做好本职工作，提高工作效率。

第三，强化日常的严格管理，认真执行迎评纪律。全校各级干部要以身作则，率先垂范；广大共产党员要充分展现先进性；教职员工要坚守岗位，严格维护教学秩序、严格执行教学规范、严格做好班级管理，认真教好每一节课，认真做好每件事，认真带好每一个学生；同学们要自觉遵守学校各项规章制度，举止文明，关心学校评建工作，积极参与专家组织的评估活动；每一个安中人要充分尊重专家的辛勤劳动，为专家工作、生活提供良好服务。评估取得良好成绩的关键是学校实力，而评估接待工作则是反映学校管理的水平与质量，重点是要抓住关键环节、落实工作细节，让专家在校工作舒心、顺心、省心、安心。全校师生、医护员工对评估专家要热情周到、礼貌待人、反应灵敏、相互补台，要恰如其分、落落大方地回答专家的提问，虚心诚恳地接受批评，充分展示安中人良好的精神风貌和优秀的综合素质。

老师们、同学们、同志们，越是在紧要关头，越要彰显我们的能力；越是在关键时刻，越能考验我们对学校的感情。决战之前，全校师生、医护员工要迅速调整到最佳状态，发扬安中人特别能吃苦、特别能奉献、特别能拼搏和特别能打硬仗的精神，珍惜时间每一秒，争取评估每一分；以饱满的热情、科学的方法、细致的工作、严明的纪律、灿烂的笑容、周到的服务，迎接专家组的进校评估。只要让每一个专家，从我们每一个人脸上读出责任、读出自信、读出风采，我们一定能从评估成绩单上收获欣慰、收获自豪、收获希望！

老师们、同学们、同志们：我们的学校历经近半个世纪的发展、半个世纪的磨炼和半个世纪的升华。今天，全校万名师生、医护员工，向历史承诺，为未来担当，发出豪迈誓言：万众一心，奋力拼搏，夺取佳绩，创造辉煌！

我们曾经创造了不朽的业绩，我们必将再续写新的华章！

我们的目标一定要实现，我们的目标一定能够实现！

牢记专家意见，书写满意答卷

——在教育部本科教学工作水平评估意见反馈大会上的讲话

自 12 月 3 日起，以严世芸教授为组长、曹顺庆教授为副组长的教育部专家组对我校本科教学工作水平进行评估。一周来，专家们不畏严寒，忘我工作，昼夜奋战，深入课堂、实验室、附属医院进行了实地考察，详细查阅了各种文档资料，走访了所有教学单位和管理部门，召开了各方面的座谈会，与师生、医护员工进行了广泛交流，使我们接受了全面严格的检阅。专家们严谨负责的敬业精神和求真务实的工作作风，使我们深受教育和鼓舞，成为我们学习的楷模。在这里，请允许我代表全校师生、医护员工，向各位专家表示衷心的感谢和崇高的敬意，向教育部高教司，省委省政府，省教育厅领导和省教育厅高教处对这次评估的关心和支持表示深深的谢意！

本科教学评估是政府进一步加强高等教育宏观管理，推进高等教育持续健康有序发展的重要手段。这次评估是学校建校 46 年来首次接受国家级评估。我们已深刻地体会到：评估将成为我们进一步深化教学改革、规范教学行为、提高教学质量的重要推动力；将促使我们更加坚定地重视本科教学工作，更加突出教学工作的中心地位，坚持走"质量立校，人才兴校，科技强校，特色弘校"之路。一周来，各位专家不仅表现出顽强的超负荷工作毅力，更展现出高深的学术造诣和丰富的管理水平。评估越接近尾声，我们越感到，这么多来自全国的具有丰富经验的专家教授不仅为评估而来，也是为帮助和支持而来，还是为"传经送宝"而来。这一周，对我们学校来讲，是紧张工作的一周，是最富有意义的一周，是最有收获的一周，是应该永载史册的一周！

刚才，专家组组长严世芸教授宣读了评估意见。在前一个反馈会上，各位专家分别就办学指导思想、师资队伍、教学条件与利用、专业建设与教学改革、教学管理、教风学风以及教学效果等方面分别作了重要发言，对我校的本科教学工作做了实事求是的评价，充分肯定了成绩，客观地指出了存在的问题，科学地提出了整改的意见和建议。这些真知灼见是我们极其宝贵的精神财富。专家们每一声赞许，都将成为我们继续奋发进取的动力；每一份中肯的建议必将成为我们事业发展征途中的明灯。我们一定倍加珍惜，认真贯彻落实。这里，让我们再一次以热烈的掌声,对各位专家表示最诚挚的谢意!

各位专家,各位领导,同志们,本科教学工作实地考察和评估只有短短的一周时间,而本科教学的建设和发展是长期的,永远的。我们一定要牢记专家们极其宝贵的意见和建议,一定要牢记省委省政府,省教育工委、省教育厅的殷切希望和嘱托,决心以只争朝夕的精神,以比迎评更认真更积极的态度,继续按照"以评促建,以评促改,以评促管、评建结合、重在建设"的方针,认真梳理专家的意见,精心制定整改工作实施方案;决心积极巩固评建整改成果,建立以教学工作为中心、全面提高教学质量和人才培养水平的长效工作机制;决心以科学发展观为指导,依据专家的意见和建议,认真制定好"十一五"发展规划,精心谋划学校未来的发展蓝图。相信,在教育部对我校的本科教学工作进行复查时,我们一定会交上一份满意的答卷!当前,安徽人民正在省委省政府的坚强领导下,抢抓机遇,为实现中部率先崛起而努力奋斗。我们安中人,在这场崛起浪潮中,紧紧依靠各级政府及有关职能部门的大力支持,紧紧依靠全校师生医护员工的共同努力,紧紧依靠在座专家们一如既往的悉心指导,一定会进一步明确办学思想、改善办学条件,加强教学基本建设,强化教学管理,深化教学改革,全面提高办学质量和办学效益,鼓实劲,办实事,艰苦奋斗,把学校建设成为规模适度、结构合理、优势突出、特色明显、质量上乘,在国内外中医药学科领域有一定知名度和影响力的教学型中医药院校,为人类健康事业和安徽的经济建设作出新的更大贡献!

各位专家,我们在评估中的交流是短暂的,但我们的友谊是长远的。追求卓越的安中人不会忘记你们,发展中的安徽高等教育不会忘记你们,壮大中的安徽中医药事业不会忘记你们。

团结一心　继往开来
为进一步提高本科教学工作水平努力奋斗

在昂首阔步迈入大有希望的2006年之初，我们在这里隆重举行本科教学工作水平评估总结表彰大会。首先我代表学校党政领导对全校师生医护员工为教学评建工作所付出的艰辛努力、为学校赢得预期的评估目标而作出的巨大贡献表示衷心的感谢！我提议在主席台上就坐的校、院两级领导起立，以鼓掌的方式，向与会的所有代表，并通过与会代表向全校师生医护员工表示崇高的敬意。

现在我代表学校党政领导班子向大会作学校本科教学工作水平评估工作总结报告。

一、评建工作开展情况

2003年底，学校隆重召开第三次教学工作会议暨创优迎评工作动员大会，为拉开学校评建工作的序幕做了第一次大规模的宣传动员。2004年初，学校党政联合下发了《关于开展迎评促建工作的通知》，正式启动了教学评建工作。学校成立了评建工作领导组、评建工作组，组建了评建工作办公室，成立了宣传组、教学建设与档案材料组、学生工作组、师资建设组、临床教学组、后勤保障组、综合治理组等7个评建工作小组。在评建工作的中期还成立了评建工作督查组和教学评建专家指导组；各二级教学院（部）、两所附院也相应成立了教学评建工作的领导机构和工作机构；形成了校、院（部）两级的评建工作领导、运行、指导和督查机制，使评建工作做到了领导重视，思想到位；组织落实，人员到位；工作落实，责任到位。

学校通过多种形式，组织全体师生、医护员工，特别是干部和教师，反复学习教育部评估指标体系，领会评估指标体系的内涵。2004年暑假，学校举办了处级以上干部研讨班，在以科学发展观为指导研讨学校发展思路时，组织处级以上干部再次系统学习钻研评估指标体系，并做了专项知识测评。2005年3月，学校领导和评建办负责人在参加教育部本科教学水平评估研讨班回校后，及时组织各单位（部门）负责人学习贯彻教育部研讨班的会议精神，进一步学习领会评估指标体系内涵，明确评建整改建设思路。党委宣传部编写印发了《教学评建知识手册》。药学院等单位还在广大教师和管理人员中开展了迎评知识竞赛等活动。

学校还通过教代会、教师节表彰大会、教学工作会议等多种形式进行评建工作的宣传发动。各二级学院通过学生的班会或组织全体学生大会的方式宣传评建工作。2005年5月中旬，学校召开以"大力加强教学工作，进一步提高教学质量"为主题的第四次教学工作会议，对评建工作进行再宣传和再布置。学校还建立了"教学评建专题网"；定期编发《评建工作简报》；充分利用学校的报纸、广播、橱窗、宣传横幅等广泛宣传评建，营造良好的舆论氛围，使"教学评建"成为学校舆论的中心，并加强对外宣传力度，努力提升学校的知名度和影响力。在这两年中，"逢会必讲评建，时时处处宣传"已成为工作常规。学校多次邀请兄弟院校的评估专家和领导来校作评估报告，组织有关人员到评估取得较好成绩的院校调研学习，借鉴和吸取他们好的做法和经验。

自2005年暑期起，学校开展了保持共产党员先进性教育活动。各级党组织进一步加强党建和思想政治工作，充分发挥共产党员先锋模范作用，取得了先教与评建"两不误，两促进"的显著效果。

我校的教学评建工作历经了第一轮自查和整改建设、第二轮自评和整改提升、第三轮预评和重点整改及接受教育部正式评估这四个阶段。学校相继制定了《迎评整改建设总体方案》《迎评整改建设总体方案实施细则》和《迎评整改建设补充调整方案》。在迎评冲刺关键时期，学校邀请省教育厅组织省内外的评估专家来校作本科教学工作水平预评、模拟教育部专家的评估方式进行演练；在东西校区均树立了倒计时牌；学校党政主要领导与各部门（单位）的党政主要负责人签订了《评建工作责任书》，纪检监察部门制定了《评建工作纪律》；在离评估专家进校前一周的时候，学校举行了全校教职工和全体学生参加的万人誓师大会，此次大会进一步凝聚了人心，振奋了精神，极大地鼓舞了士气，收到了良好的效果。

在两年的教学评建中，学校深入贯彻"以评促改，以评促建，以评促管，评建结合，重在建设"的方针，针对硬件和软件方面的差距，逐项认真整改、加大建设。

学校先后投入3000多万元，添置教学科研仪器设备，使教学科研仪器设备值达到5000多万元，生均教学科研仪器设备值达到6000多元；投入600多万元，购置图书资料，添置电子资源；投入200多万元，加强校园网建设，使校园网硬件建设水平在省属高校处于中上等。在这些大规模的硬件建设过程中，财务处、国资办、图书馆、网络中心、医药信息工程学院（公共基础部）、医药经济管理学院、教务处、监察室、审计室等部门（单位）从采购计划的论证到设备的招标验收、投入使用都做了大量工作，使硬件建设水平不断提高。

学校高度重视并不断加强档案材料建设和数据统计工作。评建办会同教务处对教学评建档案制定了明确的规范要求，各教学单位、各机关处室都对以往的档案材料进行了系统整理，经过两年的收集梳理，对照评估指标体系形成了校、院（处）两级系统完备的评估档案材料。学校办公室、组织人事部、财务处、国资办、教务处、学生处、图书馆、团委、科研处等部门对相关数据进行全面统计，反复核查，评建办在此基础上形成了学校数据手册，真正摸清了家底，为彰显学校的本科教学实力提供了充足依据。离退休人员管理处、神研所、成教学院、产业处等部门（单位）从大局出发，积极支持配合学校做了大量的工作。大局意识在评建工作中得到充分的体现和弘扬。

学校把教案、讲稿、试卷、大纲、课程简介等教学基本文书的规范化建设作为教学评建的一项重点工作来抓，制定了统一格式，明确了质量要求，广大教师强化质量意识，做了大量卓有成效的整改工作。尤其是规范的试卷命题和评分要求、统一的装订格式、规范的考场记录、试卷分析等，大大提高了试卷的质量和规范程度，得到了评估专家的高度评价。

各教学单位制定了课堂教学质量整改提升方案，组织了多轮的听课、课评和课堂教学法研讨活动，全校教师的课堂教学质量得到了整体提高。工会、人事和教务部门会同各教学单位，举办了第五次青年教师教学基本功竞赛，对广大青年教师提高课堂教学质量起到了良好的示范和促进作用。

中医临床学院、中西医结合临床学院、针灸骨伤学院编写了相应的基本理论和基本技能强化教材，组织教师利用双休日和晚上的时间对学生进行基础理论课程的强化培训和考核。药学院编印了《药学实验基本操作技能手册》，完成了1600多名学生12000余人次的实验基本操作和基本技能强化训练，2000余人次的实验基本操作和基本技能理论考试与阅卷工作。护理学院加强了学生护理技能的培训。学校要求各教学单位的实验室都要面向学生进行开放，并列出了开放时间和开放项目，给广大同学提供了技能训练和创新能力培养的良好机会。

两所附属医院大力加强对临床教学的组织领导，狠抓临床教研室建设，健全了临床教学管理的各项规章制度，建立并实施了一整套临床教学质量监控体系。一附院临床教学部编写印发了《实习医生现代医学理论习题集》《临床基本技能操作手册》及《医学生基本技能操作规范》。两所附院均采取了临床老师与实习生"一帮一"的带教模式，举办了实习生临床三基知识培训班。一附院组织了20位科室主任举办了34次专题讲座，听讲实习生达3400人次；组织了468场次、875学时、9914人次参加的临床操作技能培训，并进行了14次三基知识技能考试。二附院立足医院实际，在教学评建和带教实习生中，采取一系列措施突出针灸特色，彰显教学亮点。两所附院还开展了"每日一方""每周一术""每周一法""每日一穴""每旬一病例讨论"等系列实践教学活动及形式多样的临床实践技能竞赛活动，有效地提高了学生的实践对手能力。

学生处对原有的学生管理规章制度进行全面修订、补充、完善，形成了30多个学生管理方面的规章制度。宣传部和学生管理部门通过宣传教育、督促检查和开展实践活动等方式加强学风和精神文明建设。

后勤管理处与后勤集团密切配合，对校舍和校内道路进行了系统地维修改造，加强了校园文化景观建设，绿化、美化、净化、亮化了校园环境。机关各处室和各教学单位均加强了教室、办公室、实验室、楼道和学生寝室的环境建设，尤其是针灸骨伤临床学院的楼道文化设计精美，特色鲜明，给专家组留下了深刻印象。保卫处对校园内车辆停放、摆摊设点、饲养宠物和家禽、栽种蔬菜、乱涂乱画等进行持续的整顿和治理；加强校园安全保卫，规范门卫行为和仪表，加强治安巡逻，使校园治安环境得到有效治理。

二、评建工作的主要成效

学校的评建工作取得了明显的成效，得到了教育部专家组的好评。评建工作的主要成效体现在以下方面：

（一）教育思想观念不断更新

在近两年中，学校开展了两次全校性的教育思想观念大讨论活动，召开了两次全校性的教学工作会议，各教学单位均分别召开了教育思想观念研讨会。学校领导和广大教职工积极参与教育教学思想观念的讨论，撰写了400余篇教育教学改革论文。医药信息工程学院、药学院、中西医结合临床学院、中医临床学院等教学单位在大量讨论基础上形成了教育教学思想观念讨论论文集，一批优秀论文以《学报》增刊形式汇编出版。通过教育思想观念的大讨论，广大教师和教学管理人员转变了观念，更新了思想，提高了认识，活跃了思维，进一步强化了质量立校意识、以人为本意识、内涵发展意识和改革创新意识。

（二）教学中心地位更为巩固

通过教学评建，全校上下系统地总结了办学指导思想，牢固地树立起"以人为本"的办学理念，进一步明确了教学型院校的办学定位。学校出台了《关于进一步强化本科教学工作中心地位的若干意见》的专题文件，为更凸显和全面落实教学中心地位制定了一系列新措施。学校把教学工作作为经费投入的重点，将新增可用财力最大可能地向教学倾斜，教学经费总投入的增长超过了学校总收入的增长幅度。学校积极倡导科研促进教学、管理推动教学、后勤服务教学、产业资助教学、党建思政工作贴近教学的工作原则，非教学部门相继建立了保障教学、服务教学的一系列规章制度和有力措施，后勤集团在改善学生就餐环境、改善学生伙食等方面做出了积极努力，这些都为教学工作创造了良好环境。

（三）教学条件大为改善

学校通过新建和整合资源，建立了9个实验中心，46个各类功能教学实验室，添置了大批实验仪器设备，彻底改变了我校既往教学实验设备较为落后的状况；新建了13个多媒体教室，增建了数字化语音室，新购了近千台计算机；新建了标准塑胶跑道运动场，修缮了所有的体育场地，添置了一大批体育运动器材；建设了数字化图书馆，9000多平方米的西校区新图书馆已正式投入建设；在省教育厅和卫生厅的大力支持下，两所附属医院的床位编制数得到增加，武警安徽总队医院、芜湖市中医院、六安市中医院成为学校的非直属附属医院，学校的教学条件得到了明显改善。

（四）教学管理进一步规范

学校通过全面修订教学管理规章制度和《学生手册》，完善了专业、课程的建设标准和管理条例。教学管理的制度化、规范化和网络化、信息化建设不断加强。尤其是广大教师遵守教学规范，努力提高教学水平和教学效果的自觉性不断提高，取得了明显的效果；教学管理部门及管理人员依法治教的意识显著增强，从严管理、严格执纪，改进教学管理的方法和手段，在管理中为教学服务，在服务中强化教学管理，管理水平得到提高。

（五）教学改革不断深入

学校组织各教学单位对所有专业教学计划进行了全面修订，体现了精简课程、压缩学时、更新内容、避免重复、发展个性的改革要求。学校多次举办多媒体教学培训班，鼓励教师研制多媒体课件，提高多媒体教学的授课比例。各教学单位狠抓课程试卷（题）库建设工作，完成了所有考试课程试卷库的建库工作，部分课程已建成了试题库。进一步推进实验方法改革，减少验证性实验，增加综合性、设计性实验，努力提高实验教学的质量。社科部在思政课的教学内容上，力求贴近现实，贴近学生思想实际；在教学方法上，积极采用案例、讨论、辩论等多种方法来提高教学效果。近两年，学校取得教学内容与课程体系改革方面的立项项目30余项，获省级教学成果奖7项，校级奖13项。

（六）教学质量监控体系进一步健全

学校不断加强课堂教学、多媒体教学、实验教学、临床带教、毕业论文（设计）等各教学环节质量标准建设，确立了教学检查、教学评估、信息反馈三大监控方式，完善了将监控目标、质量标准、信息采集、评价诊断、反馈改进诸环节形成循环的教学质量监控体系，加强了教学质量监控方面的激励和约束机制，全校广大管理人员和教师的质量意识明显提高，教风学风进一步优化，课程建设取得了新进展，教学质量稳步提高。

（七）素质教育进一步拓展

通过教学评建，素质教育的内容和途径得到拓展。学校团委和各教学单位以"巩固专业思想、体现专业特点、拓展学生素质"为指导思想，不断完善培养学生创新精神与实践能力的工作机制，支持和指导学生科技类学术团体开展群众性科技活动；科研处、团委、图书馆等部门积极举办科技学术讲座和学习经验交流活动以及不同类型的素质拓展培训班；举办大学生创业计划大赛、大学生课外学术科技作品竞赛以及"杏林之路"学生学术研讨会，举办学校文化艺术节和常规化赛事活动。尤其是在专家组进校考察期间，全校师生、医护员工倾注心力主办的《杏林春满》文艺晚会，充分展示了我校师生的艺术素养、艺术水平和精神风貌，获得了专家组的很高评价。

（八）办学特色得到总结和提炼

此次评估为学校总结 46 年的办学历史、凝练办学特色提供了契机。学校通过全面审视办学的历史和现状，结合学校的学科专业和所在地域特点，经过反复研讨，总结出"弘扬新安医学，培育中医人才"的特色项目，学校领导、中医临床学院和评建办进行了认真系统的总结整理，使得这一特色项目得到了专家组的认可，为学校实现预期评估目标起到了重要作用。

三、评建工作的主要体会

（一）评估对学校的建设和发展确实起到了极大的促进作用

两年的评建工作使我们体会到，本科教学工作水平评估，是政府对学校进行质量监控的有效措施，教育部制定的本科教学工作水平评估指标体系是一个系统完整的体系，是指导和做好本科教学工作、全面进行学校的建设和改革的重要标准。教育部制定的"以评促改，以评促建，以评促管，评建结合，重在建设"的 20 字方针十分正确，评估促进了学校硬件和软件以及其他各方面的建设，促进了学校的教学规范化、标准化建设，促进了学校教学质量的提高。

（二）评建凝聚了人心，增强了师生员工向心力

评建工作是一项"内聚人心、外树形象"的内涵建设工程。全校师生员工以高度的政治责任感和主人翁的姿态，思想统一，认识统一，目标统一，心往一处想，劲往一处使，全力抓评建，展现出高度的团结协作、昂扬向上、敬业爱校、追求卓越的精神。这些已汇聚成学校改革、建设、发展的强大推动力量，成为学校宝贵的精神财富，为学校贯彻落实科学发展观，制定和落实"十一五"发展宏图奠定了厚实的根基，我们的事业一定会兴旺发达，一定会充满希望。

（三）评建锻炼了队伍，涌现出一批先进典型

在长达两年的评建工作中，学校广大师生、医护员工人人关心评建，人人参与评建，人人都为评建作出了贡献，出现了许多令人敬佩的人和事。学校专家指导组的老专家们不仅对学校的评建整改积极出谋划策，而且深入各教学单位精心指导，为评建工作倾注了强烈爱心和巨大心力，尤其是组长高忻洙教授带病坚持工作，在身卧病榻之时，仍心系评建。高忻洙教授不幸逝世，但他的精神极大地

激励了全校教职医护员工。学校评建督查组的同志们认真履行职责，工作一丝不苟，为促进各单位（部门）高标准严要求地完成评建整改任务发挥了重要作用。学校评建办公室的同志们在两年的评建中，没有寒暑假，没有双休日地工作，经常加班加点到深夜。医药信息工程学院（公共基础部）副院长王卫星同志，为东校区标准塑胶跑道操场建设，两次从深圳亲自押运人造草皮到学校，日夜兼程，长达几十个小时不睡觉。在教育部专家组进校考察期间，全校准备工作翔实周密、材料抽调高效快捷、宣传工作及时有力、校园环境整洁清新、接待工作细致周到，全校师生员工表现出了最佳的精神风貌、最好的教学状态、最优的工作状态、最高的工作水平，使评估圆满成功。通过评建，涌现出了一大批先进集体和先进个人来，经过推荐评选，有5个教学单位被评为评建工作先进教学单位，8个机关处室被评为评建工作先进单位，21个教研室和实验室被评为先进教研室（实验室），126人被评为评建工作先进个人。

（四）要以通过评估为基础，建立学校管理、改革和建设的长效机制

教学评建关键在过程。在迎评中形成的好的做法、好的作风应该坚定不移的保持和发扬下去。要认真总结工作经验，固化评估成果，保持良好的发展势头。当前，如何保持评建过程中所聚集的人气，如何保持评建期间显示出的旺盛战斗力，持续保持教学中心意识、教学规范意识、教学质量意识、教学改革和发展意识，始终按照评估的要求做好学校的各项工作，建立评建工作的长效机制，仍然是我们需要重视和解决的重要问题。而且通过评估，我们对学校办学中存在的问题与困难，看得更清楚、更全面，我们还有许多需要认真分析、进一步整改的工作任务。

四、评建工作的下一步打算

专家考察评估阶段的结束，同时就是教学评估工作总结与整改阶段的开始。总结与整改工作是教学评估工作的一部分，是学校以评促改、以评促建、以评促管工作的继续。我们要在省教育主管部门的指导下，按照专家组的指导意见，针对存在问题，尽快制定整改方案，在巩固本科教学工作水平评估各项成果的同时，高标准、严要求地部署和开展整改工作，全面推进学校事业的健康发展。我校后续整改工作的重点是，在积极争取省教育部门大力支持，解决学校办学空间不足、经费投入不足的同时，认真切实地做好软件环节的进一步整改工作。

1. 认真编制"十一五"发展规划，明确"十一五"期间学校教育改革和发展的主要目标、基本思路和政策措施。我们必须紧紧抓住"十一五"这一大有作为的战略机遇期，以邓小平理论和"三个代表"重要思想为指导，深入贯彻落实党的十六届五中全会精神和省委、省政府的要求，正确判断当前高校改革和发展面临的形势，坚持用科学发展观统领学校的发展全局，根据规模、结构、质

量、效益协调发展的原则,对学校"十一五"期间的改革与发展做出全面规划。

2. 进一步加强师资队伍建设,优化师资队伍结构。对新办专业的师资队伍建设要重点倾斜。要制定新办专业中青年学科带头人、专业负责人和教学科研骨干遴选和培养方案,使新办专业尽早形成数量充足、结构合理、素质优良的师资队伍。要进一步建立教师培养工作的评价约束机制,形成与高等中医药教育发展相适应的教师继续教育制度,全面提高教师队伍整体素质,提升教师的教学水平和学术水平。进一步规范外聘教师聘用程序,严格聘用条件,加强对外聘教师的教学管理。

3. 认真研究审定学校"十一五"学科专业建设发展规划。进一步确立学校办学层次、学科、专业的结构比例。确定学校基础学科、应用学科、综合性学科的结构体系及其发展比例。强化重点学科,增强特色学科,改造传统学科,发展新兴学科,扶持薄弱学科。进一步加大学科带头人、骨干教师的培养力度,建成精干高效、富有创新意识和团队精神的学科学术梯队。

4. 全校上下要进一步转变教育思想和教育观念,深化教育教学改革。要通过管理体制改革和办学资源的整合,进一步提高学科资源、课程资源、网上资源、图书资源、实验资源、现代教学资源的共享程度。要建立起激励机制和约束机制,鼓励和组织教师开展教学方法研究,改革课堂教学与实验教学模式及考试考核方法,不断提高教学水平,全面提高教学质量和人才培养质量。

5. 加强师德师风建设,进一步完善师德师风建设规章制度,量化师德师风考核标准,提高师德师风建设的自觉性。建立校级优秀教师、教学名师评选制度。进一步健全教授、副教授上课保障机制,不断加强教师教育教学水平鉴定工作的制度化和规范化建设。继续完善临床教师双职称制度,从制度约束和政策激励两方面,引导和组织临床医生投身本科教学,提高临床教学水平。

6. 进一步推进教学实验室开放,提高开放实验的层次和质量,制定出台开放实验专项基金使用办法,完善实验室开放管理的具体措施,引导鼓励教学实验室开放。进一步加大各重点实验室对本科生开放的力度。鼓励优秀教师开设选修课程,特别是增设任选课程的门类和数量,为提高本科生的综合素质创造更为理想的教育环境。要努力创造条件,推动学分制改革,积极探索复合性人才培养的新模式。

7. 深化教学改革,提升教改成果。加强对教改的规划设计、支持引导和过程管理,提升教学成果数量和层次。制定和实施"十一五"教学成果培育计划,集中力量进行攻关,突破重点研究项目,并加强指导服务和中期检查,力争实现教学成果内涵、获奖数量与奖励层次的新突破。

8. 继续完善专业与课程的建设与评估标准,形成完整的本科专业建设评估体系。对新办专业既要重申报,更要重建设。要围绕新办专业的师资队伍、办学条件、支撑学科、管理体系等建立长效的建设、监控机制,确保新办专业的人才培养质量。下大气力抓好精品课程建设,进一步完善校、院两级精品课程评选制度,争取在省级精品课程评选中,数量明显增加,质量得到显著提高。

9. 加强对教学管理人员的继续教育和培训,着力提高教学管理队伍的学历层次和业务素质,建立健全教学质量监控机构和教学管理规章制度,扩大教务管理系统的功能,提高网络教学管理的水平,更好地为教学服务。进一步完善教学质量监控的长效机制,加强教学档案的规范化建设。要抓紧网络教学平台的后期建设,出台鼓励教师和教学管理人员将教学资源上网的办法,丰富网上学习资源。

10. 大力加强临床教学和毕业实习管理,提高临床带教水平与毕业实习质量。改革和完善临床教学和毕业实习管理体制,提高临床教学、毕业实习管理工作效率。要积极指导和帮助非直属附属医院加强教学建设,增加实践教学基地的维持和建设经费。建立实践教学考核规程和标准,完善临床教学基地评估体系。

11. 进一步强化"弘扬新安医学,培育中医人才"这一办学特色,加强学校新安医学研究中心的建设,深入研究和发掘新安医家的学术思想和临床经验,将新安医学研究成果融入专业教学内容,开拓、继承、弘扬新安医学优良传统的新途径,更好地发挥这一办学特色在教学和育人上的作用。

老师们、同志们、同学们,学校已拟定整改工作方案,向省教育厅作了汇报。在这次大会召开之前,省教育厅领导和有关处室负责人专门来校开整改工作现场会,已审议同意了学校的整改工作方案。这次大会既是对前一阶段评建工作的总结,又标志着后续整改阶段的开始。学校马上要制定整改工作方案的实施细则。2006年是学校教学评估整改年,更是"十一五"开局之年,我们面临着更多的机遇和挑战。全校师生、医护员工要继续保持凝心聚力、奋力拼搏、锐意进取的精神,与时俱进,求真务实,进一步提升学校的本科教学工作水平,推进各项改革建设工作再上新台阶,共同创造学校更为美好的明天。

谋篇布局　强化管理　提升实力

——在一附院 2007 年总结表彰大会上的讲话

金猪踏雪去，瑞鼠报春来。在这飞雪相伴、乐声悠扬的时刻我们辞旧迎新，欢聚一堂，隆重举行医院总结表彰大会，我代表学院党委向顶风雪、冒严寒参加今天大会的上级领导和各位来宾表示最衷心的感谢，向获得表彰的先进集体和先进个人表示最热烈的祝贺，向奋战在一线的广大医护员工致以最亲切的问候！

刚才，李泽庚院长代表医院班子对医院 2007 年工作进行了总结，对 2008 年工作进行了布置。可以看出，刚刚过去的 2007 年是医院生机盎然、有序发展的一年，是医院建设和发展取得可喜成效的一年。医院以"三个代表"重要思想和十七大精神为指导，认真贯彻落实科学发展观，在困难中拼搏，在机遇中奋进，齐心协力，同舟共济，抢抓机遇，狠抓落实，门诊量、床位使用率又创新高；全面实施"四名"发展战略，国家局和省级重点学科顺利通过验收，新增三个国家中医药管理局重点建设专科，医院学科建设又翻开了新的篇章；名医研究中心、名医研究室、名医会诊中心的成立，意味着一批老中医药专家的作用得到进一步显现和发挥；承担 13000 多学时的临床教学和实习带教任务全部顺利完成，教学管理规范有序，保证了人才培养质量；老年病治疗中心工程顺利封顶并保质按期向前推进，为医院今年乃至今后的发展将奠定坚实的基础；尤其是再次获得全国卫生系统先进集体荣誉称号，为医院增光添彩，必将载入医院新的发展史册。这些成绩的取得，令人欢欣鼓舞，这离不开上级主管部门的大力支持和热情帮助，离不开全体职工的共同努力和拼搏奉献，在此，我代表学校党政领导向大家表示最由衷的感谢和敬意。

一元复始迎新岁，万象更新辞旧音。医院"十一五"发展规划正在逐步落实，各项佳绩彰目喜人，在看到成绩的同时我们也要保持清醒的头脑。武厅长结合全国中医药工作会议的精神给我们提了三点非常宝贵的指导性意见，非常及时、非常必要。全国中医药事业的发展形势和全省卫生系统事业的发展形势喜人、逼人，民生工程列入十七大报告，扶持和发展中医药事业作为今后工作的重要指导原则，在高等教育改革方面，质量的提升也是未来高教工作的重点。我们一定要认真贯彻落实党的十七大和省第八次党代会精神，顺应全省教育、卫生事业发展的需要，顺应学校未来建设和发展的要求，紧紧围绕医疗、教学、科研等中心工作，以提升医疗技术水平和服务质量为重点，全面加强党的组织、思想、作风建设，充分发挥党委的政治核心、党支部的战斗堡垒和党员的先锋模范作用，围绕已经确定的工作目标，团结带领全院干部职工抢抓机遇，加压奋进，乘势而上，实现医院和谐、快速、稳定、跨越式发展。

2008年我们要在谋篇布局强化管理上下功夫，要在提高医院综合实力，深化内涵质量上下功夫。要加快科技进步，大力培养优秀中青年复合型中医临床人才，在积极做好中医药继承和创新工作的同时，充分利用一切现代科学技术知识和手段，不断丰富、发展和完善中医药的理论和实践。要以申报国家中医临床研究基地和重点中医院建设项目为契机，突出优势，加强建设，发挥中医药特色优势，要以"中医中药安徽行"为抓手，实现省中医院在全省的领先、示范作用，积极拓宽医疗服务市场。作为中医附院，我们要继续把抓好临床教学质量提高作为医院重要工作任务之一，加强师资队伍建设，培养社会需要的临床有用之才，支持整个中医学院的事业发展，为学校"十一五"规划的顺利实施提供支撑与保障。

同志们，2008年是贯彻落实十七大精神的第一年，也是医院"十一五"发展规划实施的第三年，要完成既定的工作目标，任务十分繁重，需要全院上下，团结一心，凝心聚力，科学筹划，合理安排，以务实的工作作风，艰苦奋斗，勇于创新，狠抓落实。我们坚信，在上级主管部门及学院党委的领导下，紧紧依靠全院广大职工，坚定不移，持之以恒，就一定能克服前进道路上的困难和阻力，就一定能把一所现代化综合性的中医医院建设得更加美好！

顾全大局　严格纪律　优化环境

——在第三轮干部聘任工作动员大会的讲话

今天我们在这里举行学校新一轮内部管理体制改革工作动员大会。出席今天大会的有：全校科以上干部，各教研室、研究室、实验室、临床科室主任，校本部副高职称以上人员、两所附院正高职称人员，教代会执委，民主党派负责人，各级人大代表、政协委员等。

刚才，王大鹏书记代表学校党委作了很重要的动员报告，报告回顾了第三次党代会学校党委所做的工作，对本次学校机构改革情况作了说明，对干部聘任有关问题作了进一步的解释和强调，对干部聘任工作的纪律作了严格要求。为贯彻好王书记报告的精神和要求，根据学校党委意见，结合学校实际，再强调几点：

一、充分认识本次机构改革和聘任工作对学校发展的重大意义。发展是硬道理，改革是为了更好的发展，干部是学校发展的保证。学校的中层干部是完成学校各项任务的具体组织者，担负着学科建设、专业建设、师资队伍建设、人才培养、科学研究、医疗服务、对外交流、党建和思想政治工作等方面的重要责任，直接关系到学校大政方针能否全面贯彻落实，关系到学校战略目标能否顺利实现的大局，关系到学校的长远发展，选拔好干部、选拔好的干部对于学校的改革建设与发展至关重要。搞好此次机构调整、优化，选好、用好干部说到底都是为了更好地贯彻落实学校"十一五"发展规划和第三次党代会精神，推进中医药教育事业，促进学校实现又好又快发展。希望同志们着眼于团结协作、共谋发展，着眼于真抓实干、开创工作新局面，立足大局，进一步统一思想，高度重视并以极端负责的精神共同做好这项工作，确保这项工作顺利完成。我们党委将从全局出发，站在维护全体教职医护员工切身利益的高度上切实搞好此次干部聘任工作，做到让全体教职工放心，让省教育工委放心。

二、要以正确的心态看待此次干部聘任工作。此次干部聘任工作，可能关系到一些干部的进退去留。正确对待自己的进退去留，是每个干部应有的素质，也是对我们党员干部的党性考验。希望大家能从讲政治的高度出发，在涉及个人职务变动、进退留转问题上，正确对待自己，正确对待组织决定，识大体，顾大局，守纪律，不计个人得失，自觉做到个人服从组织，小道理服从大道理。这里，我要特别指出的是，我们的一批年龄超过56岁的同志，有的将会退居二线，有的将不再担任领导职务，他们几十年如一日，在平凡的工作岗位上爱校敬业、兢兢业业、勤奋工作，默默奉献，学校的改革与建设凝聚着他们的心血和汗水，学校的发展与进步留下了他们奋斗的烙印。我提议，让我们再一次以热烈的掌声对他们表示衷心的感谢和崇高的敬意！

三、青年是学校的未来和希望，我们要激励更多的优秀青年在学校改革、建设与发展的大潮中建功立业。这次机构设置的岗位较多，加之一批老同志不再担任领导职务，给许多年轻同志提供了锻炼和大显身手的平台。因岗位确实需要，对于特别优秀、表现突出、群众公认的年轻干部，我们党委也将适当给予破格发展的机会。希望年轻的同志一方面要积极参与竞聘，勇敢地站出来接收组织上的挑选；另一方面要情绪稳定，安心工作，经受起组织的考验，工作的考验，竞争的考验。在这次干部聘任工作中，我们要努力让想干事的有机会、会干事的有舞台、干成事的有地位，为学校的改革、建设与发展打下坚强的组织保证，积极推进学校新一轮跨越式发展。

四、严格纪律，保持学校的稳定。为了保证机构设置和干部聘任工作健康、顺利地进行，必须严格纪律。各级干部要遵守党的纪律，不能采取不正当的手段，拉关系，跑官要官；更不能搞小团体主义，搞串联、拉帮结派等不正当活动。学校领导班子成员和参与干部聘任工作的人员要坚持党性原则，严格规范工作程序，注意自己的言行，严于律己，严守机密，严肃纪律，坚决抵制不正之风。对在聘任过程中可能涉及的一些敏感问题，要通过正常的组织程序来反映，不能随意扩散，以免造成不必要的思想混乱，影响学校的稳定。对于在干部选拔工作中徇私舞弊、弄虚作假和跑官要官等违纪违法行为，一经发现，严肃查处，决不迁就。

五、注意聘任工作中的两个具体问题

第一，顾全大局，切实负责，积极做好干部聘任、交流过程中工作的衔接问题。在干部聘任的过程中，各部门、各单位的领导班子要保持良好的思想状态、工作状态和精神状态，切实负起责任，对本单位正常的工作秩序要认真负责到底。尤其在新老岗位的交接过程中，要做到无缝对接，不能出现真空。

第二，要正确处理好干部选拔任用工作与做好日常工作的关系。该办的事情要继续办，该做的工作一定要做好，各项工作一定要有人抓、有人管，要强化责任，摆正心态，积极配合学校党委做好本单位的干部聘任工作。要保证本单位各项工作正常开展，要保证在干部聘任过程中干部群众人心稳定、思想不散、秩序不乱、工作不断，保持工作的延续性。

同志们，学校正处于加快发展的关键时期，我们要以中层干部聘任工作和深入学习实践科学发展观活动为契机，进一步激发广大干部群众投身学校改革、建设与发展的积极性，进一步建立和完善有利于事业发展的有效工作机制和运行机制，进一步营造有利于优秀人才脱颖而出和健康成长的良好环境，全面推进学校各项事业的发展，带领全校教职医护员工进一步解放思想、转变观念、振奋精神、开拓创新，以新的作风、新的面貌、新的思路应对新形势、新任务、新挑战，努力创造一流的工作业绩，为实现学校"十一五"发展规划和第三次党代会提出的目标，推进学校又好又快发展而努力奋斗！

杏林卅载铸辉煌　岐黄传承谱华章

——我校中医高等教育三十周年回顾与展望

改革开放30年，是党和政府高度重视和大力支持教育工作的30年；也是高等中医药教育取得跨越式发展、中医药事业与产业蓬勃发展的30年。30年变革风雷激荡，30年发展波澜壮阔，30年成就举世瞩目，30年经验弥足珍贵。

一、30年发展成就

1. 人才培养质量不断提升。30年来，学校在牢固确立本科教学工作中心地位的同时，正确处理教学工作与其他工作的关系，已形成了领导重视教学、制度保障教学、管理服务教学的良好氛围和长效机制。30年来，我们为社会输送了一万多名毕业生。用人单位、学生家长对学校的专业课程设置、教学管理、本科教学水平、社会声望等综合评价良好。2005年本科教学水平评估教学质量受到专家充分肯定。

2. 学科专业建设不断完善。30年来，学校加强基础学科，突出重点学科，强化特色学科，发展优势学科，扶持新兴学科，把学科建设作为提升学校办学实力、构建核心竞争力的龙头来抓，深入调整专业结构，使学校形成了以中医、中药类专业为主体，临床医学专业为延伸，公共事业管理、医药经济类专业为补充的专业布局。

3. 科技创新成果不断涌现。30年来，学校高度重视科学研究、科技开发和成果转化。学校研发的"蛇伤蛇种的早期快速诊断法"、"断血流"、胃肠电图仪、温胃舒、养胃舒在中医药科技创新中处于领先地位，为地方经济做出了突出贡献，我校研制的国家一类中药新药"新藤黄酸冻干粉针"正在由安徽金蟾生化公司投入2600万元进行产业化开发，新安医学研究取得的系列成果积极服务人类健康。"十五"以来，学校承担各级各类科研项目547项，获得科研成果159项，获得科研经费4600余万元。

4. 社会服务能力不断增强。30年来，坚持开门办学，面向全省开展产学研合作，与黄山、亳州、绩溪、舒城等市县人民政府签订全面合作协议，建有20个产学研合作基地，开展50多项技术服务，使亳州济人药业、沪谯药业等一批企业迅速提升实力，产生良好的经济与社会效益。重视发挥中医药在重大和突发公共卫生事件中的服务功能，在抗击非典、治疗和预防手足口病、地震灾区防病治病中发挥了重要作用。

5. 医疗水平不断提高。30年来，一附院作为我省中医药医疗单位的龙头，发挥简、便、廉、验的优势，为我省卫生事业做成卓越贡献，近期，成功申报国家中医临床研究基地；二附院发挥针灸专科医院优势，成功创建三甲中医专科医院，被批准为"中医药国际合作基地"；神经病学研究所附属医院在治疗"肝豆状核病变"方面处于世界领先地位，吸引世界各地患者来此医治；国医堂、中西医结合医院发挥中医药特色和优势，社会影响不断扩大。

6. 国际交流领域不断扩展。30年来，得益于国家对外开放，学校与16个国家和地区的31个高等教育和医疗机构建立了友好合作关系，每年都有近百名留学生到我校进行临床实习进修和攻读本科、硕士学位。2002—2008年，学校共选拔84名学生到韩国、日本、瑞典等境外高校学习。选派中医药专家积极参与我省援外医疗任务，受到援助国人民的欢迎。每年也有数百人次的外宾来我校考察交流。

7. 文化传承方向不断凝聚。安徽中医药历史悠久，医学底蕴深厚，"北华佗，南新安"是我省中医药特色和优势。我校重点在弘扬新安医学上狠下功夫，1959年建校初期，选拔了一批新安名医，成为学校首批建设者和学科带头人，1979年起设立的"新安医学研究方向"硕士生培养点，加强新安医学研究，新安医学薪火相传。

二、30年发展体会

30年改革铸就辉煌，30年发展超越梦想。回望30年，留给我们的不只是节节攀升的数字，恢宏壮观的篇章，更是坚持发展的信心，继续发展的经验。这些改革和发展经验主要有：第一，理念解放是先导。观念决定思路，思路决定出路，没有现代化的教育思想、教育观念，就不可能建设现代化的中医药高等教育。第二，深化改革是关键。30年来中医药高等教育发展的成绩，归功于改革。中医药教育的体制大改革促进了规模大发展、质量大提高。第三，教学质量是中心。质量是学校的生命线，提高教育教学质量是中医药高等教育的永恒主题。第四，学术继承是基础。继承是中医药学延续和发展的生命力源泉。第五，科技创新是灵魂。创新是继承与发展的辩证统一，创新才能保持中医药的现代化。第六，对外开放是动力。中医药高等教育的繁荣得益于开放，中医药发扬光大，走向世界必须开放。第七，党的领导是保证。坚持党对高等教育的领导、坚持正确的办学方向、坚持科学发展观是高等教育全面、协调、可持续发展的根本保证。

三、未来发展前瞻

忆往昔，峥嵘岁月；展未来，励精图治。中医药作为中华民族的伟大创造，是对人类健康和世界文明的伟大贡献；中医药作为独具特色的卫生资源，是我国医药卫生事业的重要组成部分；中医药作为我国原创的医药科学，具有极大的自主创新潜力；中医药作为中华优秀传统文化的瑰宝，是我国文化软实力的重要体现。振兴安徽中医药，我校责无旁贷。在今后的中长期发展过程中，我校必须坚持高举中国特色社会主义伟大旗帜，全面贯彻落实科学发展观，全面实现由注重"规模效应"向"加强内涵建设"的转型，以加快发展、提高质量为主题，以人才培养为中心，以加强内涵建设为重点，以学科建设为龙头，以改革创新为动力，继续走"质量立校、人才兴校、科技强校、特色弘校、文化塑校、和谐融校"之路，不断提高教学、科研、医疗、社会服务和国际交流与合作水平，全面推进学校新一轮又好又快发展。

30年来，我校中医药高等教育在探索中总结经验、在发展中积淀实力，在调整中凝练特色。回首往事，我们为已取得的成绩感到骄傲，发展的信心备受激励，也更加期盼中医药高等教育能够继续健康发展、欣欣向荣。我们有理由相信，在科学发展观引领下，在政府及全社会的高度关注和大力支持下，我校中医药高等教育必将取得长足的进步和更加辉煌的成果。

华佗故里新安荣光　继承创新再铸辉煌

——在安徽中医学院建校50周年庆祝大会上的致辞

在全国上下隆重庆祝新中国成立60周年之际，我们又怀着无比喜悦和激动的心情，在这里欢聚一堂，隆重庆祝安徽中医学院建校五十周年。在这个令人难忘的时刻，我谨代表学校，向莅临大会的各位领导、各界贤达、海内外友人，全体校友们表示热烈的欢迎和衷心的感谢！向半世纪来辛勤耕耘、无私奉献，为学校的建设和发展尽心尽力的历代安中人表示崇高的敬意！向全校师生医护员工致以节日的问候！

50年前，现代中医药教育刚刚起步，国家急需先进的中医药科学技术，急需大量中医药专门人才，安徽中医学院聚新安之灵秀，承华佗之神韵，应时而生，顺势而起，薪火相传，力耕不辍。从创建前身的安徽中医进修学校，到1959年正式成立的安徽中医学院，到1963年安徽中医学院与合肥医学专科学校的合并，到1975年的恢复重建，再到2000年原安徽省医药学校并入组建成新的安徽中医学院，经过几代人的艰苦奋斗、励精图治，学校现已发展成为以中医药为主，包括医学、工学、理学等多个学科门类，拥有12个二级教学院部，2所直属附属医院，4所非直属附属医院，2300多名教职工和医务人员，9500多名全日制在校生，具有研究生、本科、专科、函授、进修培训和海外留学生教育等多层次、多学科、多形式办学能力，集教学、科研、医疗和产学研合作于一体的综合性高等中医药学府。

50年来，安徽中医学院始终与历史共命运，与时代同进步，依托中医药的特色和优势，主动适应地方经济和社会发展的需要，适应中医药事业和产业发展的需要，适应中医药现代化和国际化发展的需要，不断在探索中总结经验、在发展中积淀实力，在调整中凝炼特色，在前进中开拓未来。**人才培养质量不断提升**。50年来，我们为社会输送了二万多名毕业生。用人单位、学生家长对学校的专业课程设置、教学管理、本科教学水平、社会声望等综合评价良好。**学科专业建设不断完善**。50年来，学校加强基础学科，突出重点学科，强化特色学科，发展优势学科，扶持新兴学科，形成了以中医、中药类专业为主体，临床医学专业为延伸，公共事业管理、医药经济类专业为补充的专业布局。学校已成为新增博士学位授权建设单位和硕士研究生免试推荐单位。**科技创新成果不断涌现**。50年来，学校高度重视科学研究、科技开发和成果转化，研发的"蛇伤蛇种的早期快速诊断法"、"断血流"、胃肠电图仪、温胃舒、养胃舒、国家一类中药新药"新藤黄酸冻干粉针"在中医药科技创新中处于领先地位，为地方经济建设做出了突出贡献。**社会服务能力不断增强**。50年来，坚持开门办学，面向全省开展产学研合作，与黄山、亳州、绩溪、舒城等市县人民政府签订全面合作协议，与三九、康缘、联邦、济人等20多个国内外有影响的企业建立了产学研合作基地，开展50多项技术服务，产生了良好的经济与社会效益。**医疗水平不断提高**。50年来，各附属医院及国医堂、中西医结合医院发挥中医药特色和优势，社会影响不断扩大。国家中医临床研究基地的建设，为医疗水平的进一步提升提供了新的平台。**国际交流领域不断扩展**。50年来，得益于国家对外开放，学校与26个国家和地区的31个高等教育和医疗机构建立了友好合作关系，每年都有近百名留学生到我校进行临床实习进修和攻读本、硕学位，学校成为国际中医药对外交流与合作基地。**文化传承方向不断凝聚**，"弘扬新安医学，培育中医人才"已成为**学校的办学特色**，新安医学薪火相传，影响不断扩大。

尊敬的各位领导、各位来宾、各位校友，老师们、同学们！

50年的艰苦创业，是一曲气势恢宏的乐章；50年的发展历程，是一幅波澜壮阔的画卷。半个世纪的发展和成就，凝聚了几代安中人的奉献、奋斗和汗水，承载着各级领导和社会各界的支持、关怀和厚望，是你们共同撑起了安徽中医学院辉煌的昨天和今天，也必将激励安徽中医学院更加辉煌的明天。我们取得的每一个成功，都离不开省委、省政府的正确领导，离不开国家教育部、国家科技部、国家卫生部、国家中医药管理局、国务院学位办、国家自然科学基金委员会等国家部委和省委教育工委、省发改委、省财政厅、教育厅、卫生厅、科技厅、人事厅、国土资源厅、省食品药品监督管理局、省外办、团省委等上级部门的深切关怀，离不开各兄弟院校和合肥市委、市政府等社会各界和广大校友的大力支持。在此，我谨代表安徽中医学院党委、行政和全校师生员工，向所有关心、支持和帮助我校事业发展的各级领导、各界朋友表示衷心感谢！向为学校的创业与建设付出辛劳、做出贡献的老教师、老干部和广大校友，向仍在为学校的改革发展继续奋斗的全体师生员工致以崇高的敬意！**安徽中医学院不仅属于追求卓越的我们，也属于矢志不移的你们；不仅属于奋力崛起的安徽，也属于欣欣向荣的民族；不仅属于和谐安康的社会，也属于和平发展的世界；不仅属于始终奋进的时代，也属于充满生机的未来！**

雄关漫道真如铁，而今迈步从头越。回望50年，留给我们的不只是节节攀升的数字，恢宏壮观的篇章，更是坚持发展的信心，持续发展的经验。这些改革和发展经验主要有：**理念解放是先导，深化改革是关键，教学质量是中心，学术继承是基础，科技创新是灵魂，对外开放是动力，依法办学是前提，人心凝聚是支撑，特色发展是方向，党的领导是保证。**

忆往昔，峥嵘岁月；展未来，励精图治。当前，我国高等教育正处于蓬勃发展的关键时期，中医药事业正处在一个新的历史起点，继承与创新并重，机遇与挑战并存，困难与希望同在。我们要看到时代的发展和变化，政府的重视和要求，社会的关注和企盼，百姓的需求和信赖，国外的热心和认同，自身的职能和责任；抓住机遇，振奋精神，奋发图强，勇于变革，大胆创新，不为任何风险所惧，不为任何干扰所惑，大力发展中医药教育，铺好振兴中医药的必由之路。

——**我们要进一步解放思想、突出创新，切实推进事业科学发展**。未来的发展，我们要切实肩负起崇高使命和历史责任，全面贯彻落实科学发展观，解放思想，突出创新，突出实践，突出标准，突出解决实际问题，以更加广阔的视野、更加开放的姿态、更加昂扬的锐气、更加执著的努力，加快推进各项事业前进的步伐，为中医药教育事业作出新的更大贡献。

——**我们要进一步以人为本、突出特色，努力培养高素质人才**。高素质人才是决定中医药繁荣振兴的重要力量，是强盛民族医药的强大依托。培养高层次、高素质人才是我们办学的核心功能。我们必须继续以培养高素质人才为中心，突出自身优势和特色，注重把教书与育人有机结合起来，重视学术传承，重视人才培养，不断更新教学理念，丰富教学内涵，改进教学方法，提高教学质量，增强综合能力，努力培养高素质人才。

——**我们要进一步严谨治学、突出重点，不断创造一流学术成果**。大学是基础研究、原始创新的重要阵地。我们已经拥有良好的研究平台、雄厚的科研力量，完全有条件有能力创造更多具有重要价值和广泛影响的学术成果。我们必须瞄准学科前沿，突出研究重点，加强协同攻关，不断在关键领域取得突破。广大教师科研人员要严谨治学，做终身学习的楷模，广泛参与国际学术交流合作，及时了解国内外最新学术动态和学科发展趋势，不断提高学术成果的水平。

——**我们要进一步凝心聚力、突出人和，积极营造良好创业氛围**。事业的发展关键靠人。50年的发展进步，正是一批致力于中医药振兴的安中人拼搏奋斗的结果。我们必须内聚人心，外树形象，广交朋友，广结善缘，抓好梯队建设，搞好班子团结，最大程度地发挥全体师生员工的积极性、主动性和创造性，最大可能地争取外部支持，最大范围地联络校友，为事业的发展凝聚力量与人气。

尊敬的各位领导，各位嘉宾，亲爱的校友，老师，同学们！

校庆是一个节日，欢歌笑语，张灯结彩；校庆是一回展览，检阅成就，放飞理想；校庆是一次聚会，盛满回忆，飘散酒香。但是校庆不是炫耀，不是陶醉，校庆是里程碑，校庆是誓师会，校庆是要郑重宣布，从今天开始，我们要创造第二个50年的更加伟大的辉煌！

最后，请允许我代表学校党政领导，

衷心祝愿各位领导、各位来宾及校友们身体健康、万事如意！

衷心祝愿全体师生医护员工永葆事业青春，不断为高等中医药教育事业的发展做出新的更大的贡献！

衷心祝愿安徽中医学院与时俱进，不断铸就新的辉煌！

发挥中医药优势,增强科技创新能力为安徽崛起做贡献

——在学校科技创新工作会议上的报告

在全国开展深入学习实践科学发展观活动,全省推进自主创新、建设合芜蚌自主创新综合配套改革试验区之际,在学校抢抓机遇、快速发展的关键时刻,学校隆重召开全校科技创新工作会议,具有十分重要的意义。这次科技创新工作会议的主要任务是,深入贯彻落实科学发展观,落实国务院关于扶持和促进中医药事业发展的若干意见,根据省委、省政府推进全省自主创新战略部署,进一步围绕我校"为中医发展当先锋,为安徽崛起做贡献"的科学发展观实践主题,认真总结我校科技创新工作取得的成绩和经验,全面分析我校科技工作面临的机遇和挑战,研究制定我校科技创新发展规划,讨论修订学校科技政策和规定,部署当前和下一阶段科技创新工作的主要任务。凝心聚力,克难攻坚,求真务实,开拓进取,不断增强学校科技创新能力、科技支撑能力和社会服务能力。现在,就我校的科技创新工作向大会作报告。

一、"十五"以来科技创新工作回顾

"十五"以来,在学校党委的领导下,在上级主管部门大力支持下,我校科技创新工作充分发挥中医药学科、人才和技术优势,紧密围绕社会经济发展需求和中医药事业发展需要,结合学校科技创新团队、创新平台、重点学科的建设,博士点申报和努力建成中医药大学等扎实开展工作。学校科技创新氛围日益浓厚,科研创新意识逐渐增强,科技创新条件显著改善,科技创新水平明显提高,科技创新能力和服务地方经济社会发展能力显著增强,产学研合作成果丰硕,科技创新在学校建设和发展中的支撑作用也日益凸显。

1. 突出中医药特色,明确主攻方向,科技创新水平不断提高

学校坚持"发挥优势,坚持特色,实事求是,突出重点"和"基础研究与应用研究并重,大力加强开发研究"的原则,结合学校中医药学科特色和科技优势,以具有比较优势的新安医学研究、针灸经络和经脉脏腑相关研究、中药资源研究、中药新药研究与开发、中医和中西医结合临床研究、中医药特色保健品和医疗器械的研究和开发等为重点,突出中医药特色,明确主攻方向,科研总量显

著增加，研究水平明显提高。"十五"以来，共获得各级各类科研项目656项，项目研究经费达5036.91万元。其中国家级项目36项，占5.49%；省部级项目134项，占20.43%；厅局级项目299项，占45.58%；学校立项123项，占18.75%；合作项目64项，占9.76%。从总体发展趋势看，学校科研项目数和研究经费逐年提高，与"九五"相比，"十五"所获得的科研项目总数与研究经费分别增长了100.75%和429.5%，尤其是"十一五"以来增长更为显著，截止至2009年4月底，"十一五"前3年的科研项目总数已达389项，较"十五"增长45.69%，其中国家级和省部级项目所占比重不断加大。

"十五"以来，我校共完成和结题科研项目222项，形成省级科技成果32项，国家发明专利4项，获奖22项，其中安徽省科学技术一等奖1项，二等奖2项；安徽省高校科学技术一等奖1项。

2. 加强科技创新平台建设，科技创新基础条件不断完善

科技创新平台是开展科学研究、提高科研水平和聚集人才、培养人才、提升科技创新能力的重要基础。"十五"以来，学校科技创新平台建设从无到有，快速发展。尤其是"十一五"以来，我校科技创新平台建设取得了显著成绩。目前，国家中医临床研究基地和国家中医药管理局重点研究室正在我校建设；安徽省科技厅、教育厅、财政厅先后在我校建设了安徽省中药研究与开发重点实验室、现代中药安徽省重点实验室、针灸基础与技术安徽省重点实验室、安徽省中医内科应用基础与开发研究实验室等4个省级重点实验室，以及现代中药安徽省工程技术研究中心和安徽省中药临床试验研发服务能力建设科技公共服务平台；我校与企业共建的安徽省中药饮片工程研究中心和安徽省中药提取工程研究中心获得安徽省发展改革委员会批准建设；学校建立的脑病基础与应用技术实验室、针灸基础与技术实验室、免疫实验室、中药药剂实验室、数字化影像诊断实验室等5个国家中医药管理局科研三级实验室已经通过专家评审和验收。

学校建立了集中大型、精密、高端仪器设备的科技创新共享实验平台——学校科研实验中心。目前已建成的分子生物学、病理形态、分析检测3个设备先进、配套完善的现代化实验室向全校开放使用，使学校科研资源配置进一步优化，为从国家争取更多的高水平科研项目提供了坚实的条件支撑，也成为学校对外交流和服务的重要窗口。

3. 组建科技创新团队，人才集聚优势逐渐形成

学校成功组建安徽省新安医学科技创新团队和安徽省现代中药研发产业创新团队。学校除为科技创新团队提供一定的启动经费外，还在人员、时间、专用仪器设备的购置、科研实验室使用等方面给予优先的支持，为科技创新团队开展工作创造了良好的条件。通过科技创新团队建设，集聚了一支学科、专业、学历结

构、年龄合理的科技创新队伍，培养了一批在本学科有一定影响的中青年科技创新骨干。目前，学校在新安医学研究、现代中药研发、针灸经络研究、中医临床重大疾病防治等方面形成了人才优势、技术优势，取得了丰硕的研究成果。

4. 积极开展产学研合作，服务地方经济建设能力显著增强

"十五"以来，学校发挥中医药学科、技术、人才优势，与黄山市、亳州市、绩溪县、舒城县、长丰县人民政府签订了全面合作协议；在省内外企业建立了21个中医药产学研合作基地，开展研究开发工作，企业已设立研究开发基金7个，基金总额达134万元；受有关研究机构、企业委托，开展了62项合作研究和技术服务，研究经费达2979.8万元。与有关企业联合研制开发中药新药十余个，已有5个新药获国家食品药品监督管理局临床研究批件。

学校连续2次作为高校代表随省政府代表团参加在香港举办的"皖港科技、教育、人才交流座谈会"和"中国国际徽商大会"，连续7年参加了"中国·合肥高新技术项目-资本对接会"，组织召开了第二届全国中医药产学研高层论坛。并积极参加高校与地方政府联合开展的各种产学研合作活动，与20多家企业签订了科技合作协议，展示了我校的科技创新水平和科技成果，促进了学校科技成果的转化，扩大了学校对外影响。2008年，学校结合深入学习科学发展观，组团赴亳州市开展以产学研合作为特色的主题实践活动，与亳州市政府开展了新一轮产学研合作，发布132项中医药科技创新成果，与合作企业签订了100万元的科技合作协议。

学校经常组织专家深入企业生产第一线，直接了解企业的技术需求，帮助培训技术人员，为企业提供技术支撑和服务。学校在安徽济人药业有限公司建立的"安徽中医学院济人中药研究开发基地"，为该企业快速发展、壮大发挥了重要作用；学校与安徽金蟾生化股份有限公司合作研究开发的中药一类新药——新藤黄酸原料及粉针剂，在分离纯化技术上取得突破性进展，达到国内领先水平。

学校2009年获得安徽省教育厅、安徽省经济委员会、安徽省科技厅联合颁发的"产学研合作优秀奖"，并在全省高校科技创新工作会议上受到表彰奖励。

5. 广泛开展学术交流，学校学术氛围日益浓厚

"十五"以来，学校教学科研人员在国内外学术期刊发表学术论文2200篇，出版论著、教材279部；在国内外学术会议上作学术报告和进行学术交流200余次，在校内举办专家学术报告、博士学术论坛400余场，承办了十多次全国性学术会议。尤其是2008年，学校承办了"安徽中医药继承与创新博士科技论坛"，邀请朱清时、石学敏院士作主题报告，向省政府提交了《关于加快安徽中医药事业发展的建议》，出版了集100多位教授、博士研究成果的《中医药理论与应用研究》论文集。"安徽中医药继承与创新博士科技论坛"作为国家中医药管理局

"中医中药中国行"安徽站活动的重要组成部分,受到新华社、科技日报、科学时报、安徽卫视、安徽日报等中央和省20余家新闻媒体的广泛关注。

《安徽中医学院学报》连续被选为"中国科技核心期刊""中国科技论文统计源期刊""中国学术期刊评价数据库来源期刊",学报影响因子、总被引频次在全国中医院校学报和安徽省高校学报中处于先进行列。"十五"以来,《安徽中医学院学报》先后5次被教育部、省科技厅、省教育厅评为优秀学报。其中2004年获"中国高等学校自然科学学报二等奖",2008年荣获"中国高校优秀科技期刊"奖。

6. 加强服务意识,科技管理工作日趋规范

"十五"以来,学校科技管理部门和专家积极加强与各方面的联系,主动参与政府部门规划、指南相关内容的讨论草拟。先后参与了《安徽省中药现代化发展纲要》《安徽省中药材产业化发展规划》《亳州现代中药高新技术产业基地"十一五"发展规划》以及《"十一五"安徽省自然科学基金项目指南》和《安徽省创新药物专项指南》的讨论、修定;向省经济委员会提出发展我省现代中药产业的建议等。既为政府和有关部门出谋划策,也为中医药研究获得更多机遇。

在科技管理中,加强服务意识,建立激励机制,充分调动科技人员的积极性。学校相继出台的13个科技工作管理办法,使科技管理制度化、规范化,得到广大科技人员的支持。目前,在全校形成浓厚的科研氛围,科研、教学、医疗人员的科研意识和从事科研的积极性日益提高,近几年项目申请数持续增长,其中申报2009年度国家自然科学基金达到破纪录的71项。

学校科研处2006年被国家中医药管理局评为全国中医药科技管理工作先进集体。

回顾"十五"以来学校科技创新工作,我们深深体会到,科技创新工作是学校发展的坚实基础和强大动力,我校国家中医临床研究基地的建设、博士授予权单位的建设、重中之重和重点学科的建设、临床专科、专病的设立等等一系列重大突破,均依托于重大科技项目、科技创新团队、科技创新平台的有力支撑,科技创新的作用越来越突出、越来越重要。

同时,我们深深感受到,学校科技创新工作所取得的一些成绩,是上级领导的关心结果,是有关部门支持的结果,也是学校全体科技人员努力奋斗、顽强拼搏的结果。在此,我谨代表学校党委和行政,向各位领导和全校科技人员表示衷心的感谢!

特别需要指出的是,我校一大批老一辈的专家教授为学校科技创新工作做出了突出贡献,为我们做出了表率。如杨任民教授"肝豆状核变性中西医结合基础与临床研究"达到世界先进水平,获省科技进步一等奖;李云龙教授发明的

"蛇伤蛇种快速诊断方法",成为我省首次获得的国家发明奖;许冠荪教授研制出我国第一台"胃电图仪";刘青云教授对"断血流"的系统研究,使之成为我省唯一进入《中华人民共和国药典》的地方中药;周逸平教授的"经脉脏腑相关研究"、王元勋教授的"肺气虚客观化研究"、芮正祥教授的"安徽中药资源研究"、韩明向教授的"中医延缓衰老研究"、王效山教授的"中药一类新药的开发研究"等,均达到国内先进水平,获得多项省级以上奖励。他们克难攻坚、勇于创新的精神,值得我校全体科技人员学习。为此,我提议,让我们用热烈的掌声,向为学校科技创新工作做出突出贡献的老专家、老教授表示崇高的敬意和衷心的感谢!

二、机遇与挑战

1. 发展的机遇

首先,国家高度重视科技创新工作,胡锦涛总书记视察安徽时,对我省科技创新工作提出"应有更大作为"的要求。党中央把增强自主创新能力、建设创新型国家作为落实科学发展观、开创社会主义现代化建设新局面的重大战略举措,把提高自主创新能力作为应对当前国际金融危机的关键举措。省委、省政府把自主创新作为推进科学发展、加速安徽崛起的核心战略。当前,推进自主创新,建设创新型安徽,建设合芜蚌自主创新综合配套改革试验区为学校科技创新工作带来前所未有的发展机遇。科技创新是高校科学发展的原动力,没有一流的科技创新,就没有一流的大学。学校已将"科技强校"作为战略工程实施,广大科技人员一定要抓住这千载难逢的大好时机,高度重视,准确把握和深刻理解省委、省政府对加强自主创新的各项要求,积极投身科技创新工作中,从变化的形势中把握难得的发展机遇,为加速安徽崛起作出自己的贡献。

其次,在世界范围内,中医药越来越受到重视。随着人类"回归自然",天然药物、传统疗法日益受到青睐,中医药的地位愈来愈突出。近日,国务院发布了《关于扶持和促进中医药事业发展的若干意见》,提出要加快中医药科技进步与科技创新,建立符合中医药特点的科技创新体系、评价体系和管理体制,推进中医药科研基地特别是国家和省级中医临床研究基地建设。国家科技部、卫生部、国家中医药管理局等十六个部门联合制定了《中医药创新发展规划纲要(2006-2020年)》,对中医药创新发展工作进行全面部署和科学规划,指导全国中医药创新工作,加快推动中医药现代化、国际化,支撑中医药事业的全面、快速、协调发展。安徽省委、省政府也作出关于进一步加快中医药事业发展的决定,安徽省"十一五"发展规划、安徽省"861"行动计划确定要大力发展中医药,实现由中医药文化大省、资源大省向中医药强省的转变。合芜蚌自主创新综合配套改革试验区的建设,需要中医药创新性人才、创新性成果支撑。中医药科技创新在安徽省也面临前所未有的机遇。

第三,安徽"南新安,北华佗",具有丰富的中医药资源,为中医药研究奠定了坚实的基础。我校中医药人才集中、知识密集、学科齐全、条件完善,中医药科技创新具有得天独厚的特色和优势。经过十多年的积累,学校在新安医学研究、针灸经络研究、中药资源研究、中药新药研发、中医和中西医结合基础与临床研究等方面,已经形成相对优势和稳定的研究方向,组建了一批科技创新团队,建设了一批省级重点实验室和工程技术研究中心,承担了大量的国家级和省部级科研项目,取得了一批科技成果和发明专利。尤其是国家中医临床研究基地的建设和正在筹建的安徽省中医药科学院,将为我校开展科技创新工作和提高科技创新能力提供了高层次、高水平的平台。

2. 面临的挑战

在看到成绩的同时,我们也应该清醒地看到,学校科技创新工作还存在不少问题和困难,面临着巨大的挑战。因此必须认真研究,切实解决。

第一,科技工作重视程度有待进一步提高。学校一些单位和部分教师对科技创新工作的重要性尚未引起足够的重视,科技创新意识淡漠,观念落后,积极性不高;或者仅因为晋升职称而申报项目。

第二,高水平科技创新人才缺乏。目前,我校在国内外知名度高、影响大的中医药专家不多,尤其缺乏引领学科前沿的顶尖专家,科技创新队伍没有形成整体团队优势,有些专业和学科不同程度地存在人才匮乏、结构不合理的现象。

第三,科技综合实力和科技创新能力有待进一步增强。学校还没有建立国家级重点实验室和工程技术研究中心等高水平的科技创新平台,科研仪器设备尚需进一步配套完善,科技支撑条件尚需进一步加强。研究经费的投入相对不足,具有影响力的高质量学术论文和著作较少,国家级重大科研项目不多,高级别的科技奖励则更少。

第四,科技成果产业化相对薄弱。学校目前科研项目总量虽然不少,但形成科技成果不多,尤其科技成果成熟度不高、转化率较低、产业化不够,未能创造较大的经济效益。

第五,科技创新激励机制尚未完全建立。学校虽然出台了一些科技创新激励措施,但科技创新激励机制尚未完全建立,思想解放不够,力度不大,还未能充分调动科研人员科技创新的积极性。

三、发展思路与目标

今后一段时期,是学校抢抓机遇,乘势而上,加快发展的关键时期,学校科技创新工作正处在改革、发展和腾飞阶段。我们要全面贯彻落实科学发展观,认真落实国务院"关于扶持和促进中医药事业发展的若干意见",深入落实省委、省政府推进全省自主创新，建立创新型安徽的战略部署，坚持科技强校战略，按照学校制定的整体发展规划，统一认识，明确目标，理清思路，坚持教学科研并重，坚持继承创新并重，坚持中医中药并重，坚持基础与应用开发研究并重，坚持自然科学与社会科学研究并重，坚持教师与学生创新能力培养并重，坚持科技创新能力培养与学术道德建设并重，同时坚持有所为有所不为。以增强自主创新能力为主线，以人才与团队建设为核心，以科技创新平台建设为基础，以科技体制机制建设为保障，充分发挥我校中医药特色与优势，积极主动融入合芜蚌自主创新综合配套改革试验区建设，紧密围绕高层次人才培养、重点学科建设、博士授予权单位建设、中医药大学建设、国家中医临床研究基地建设，切实做好学校各项科技创新工作。

学校将实施"126"科技创新工程。通过不懈努力，到"十二五"末，我校科技创新的总体目标要达到：建成10个省级以上科技创新团队；建成20个省部级以上重点实验室、研究室、工程（技术）研究中心等科技创新平台；科技经费达到6000万元以上。

同时实现作为首席科学家的国家重大研究项目零的突破，每年新增产学研合作基地5—8个，每年省级科技成果数、科技奖励数、在国内外有影响的学术刊物发表科技论文数递增10%，申请专利、授权专利总量持续增长。在中医药相关领域掌握一批核心技术和关键技术，开发一批拥有自主知识产权的高新技术产品，基本形成符合科技发展规律、充分激发科技人员创新潜能和活力、适合我校特点的科技创新体制、管理机制和评价激励机制。

四、主要任务与措施

1. 加强组织领导，进一步提高对科技创新工作重要性的认识

要进一步加强对科技创新工作的组织领导，成立以学校党政主要领导任组长的科技创新工作领导小组，领导和协调解决科技创新工作中的关键问题，做到组织落实、政策落实、措施落实、经费落实。成立以老科技专家组成的科技督导组，对重大科技创新项目进行论证、提供咨询，协助职能部门对科技创新工作进行督查、指导。建立和完善学校二级机构科技创新工作机制，把自主创新、产学研合作、大学生创新能力培养、服务科技创新等列为有关单位、部门，尤其是院部、研究所领导工作业绩考核指标之中，并将考核结果与领导班子年度和任期目标挂钩，与部门科技资源配置挂钩。

全校上下要充分认识科技创新工作在学校科学发展中的战略性作用，把科技创新能力作为提升学校综合实力和核心竞争力、扩大学校社会影响力的重要支撑；把科技创新水平作为提高师资水平、人才培养质量和社会服务能力的关键抓手，要从学校未来发展的战略高度真正做到重视科技、支持科技、服务科技。制

定学校科技创新工作规划，明确主攻方向，突出创新重点，统筹整合资源，提高组织力度，加大科技投入，充分调动和发挥全校师生的积极性、创造性，不断提高科技创新能力和水平，为中医药科技进步和安徽社会经济发展做出贡献。

2. 创新科技体制机制，进一步激发科技创新活力

要深化科技创新体制改革，建立科学合理的科技创新评价激励机制，在业绩考核、职称评定、津贴发放中加大科技创新工作评价考核比重。加大科技创新奖励力度，对科技创新作出突出贡献者予以重奖。要合理配置科技资源，完善科技创新资源共享机制，面向社会开放学校重点实验室、工程（技术）研究中心、科研实验中心等科技创新平台和中医药科技信息资源。积极探索以成果、技术等无形资产入股的形式参与企业的产品研发，横向科研项目与纵向科研项目一视同仁，鼓励科技人员深入企业、农村和社区开展科技开发、推广和服务，并为派出人员保留原职务和待遇，切实做到论文写在产品上，研究做在工程中，成果进入企业里。

实行科研项目主持人负责制，在遵守学校科研项目、科研经费管理规定，确保科研项目按计划完成的前提下，项目主持人在人、财、物等方面具有一定的自主权，可按批准的项目任务书经费预算，自主使用项目研究经费，提高科研项目实施效率。

要营造有利于科技创新的良好氛围，大力弘扬敢为人先，宽容失败，勇于探索，勇于创新的科学精神，倡导学术自由民主，活跃学术思想，鼓励学术争鸣，营造学术氛围浓厚、有利于科技人才脱颖而出的科技创新环境。

3. 加强科学研究，不断提高科技创新水平

紧紧围绕国家经济建设和社会发展的战略需求，结合学校现有的优势研究领域和研究方向，加强重大科研项目的组织申报，在新安医学研究、中医和中西医结合基础与临床研究、中药研究与开发、针灸经络研究、保健食品和医疗器械开发研究、人文社会科学研究方面予以重点支持。同时兼顾其他学科及研究方向，做到全校科技创新能力和水平强者更强，以强带弱，优势互补，共同发展。

要承担和完成一批重大科技项目，在基础研究和应用基础研究领域取得一批有影响的创新成果。科技成果总量明显增长，获奖等级显著提高。在中医药相关领域掌握一批共性和关键技术，获取一批自主知识产权，形成一批技术领先和具有市场前景的高新技术成果，开发一批拥有自主知识产权的高新技术产品，申请和授权专利持续增长，对地方经济建设的贡献率明显提高。

4. 加强科技创新平台建设，提高科技创新条件支撑能力

要整合学校现有科技资源，争取政府部门支持，成立安徽省中医药科学院。中医药科学院要在组织构架的建立、研究机构的设置、科技人员的引进、研究方

向的确立、管理与运行方式等方面，解放思想，大胆改革，精心谋划，使之成为安徽省中医药研究功能齐全、设施完善、设备先进、技术力量雄厚的中心和基地。要以国家中医临床基地建设为契机，围绕建设目标，加快建设速度，确保人、财、物到位。要加强现有的国家中医药三级科研实验室以及省级重点实验室、工程（技术）研究中心等科技创新平台建设，确保建设目标的实现。

继续完善学校科研实验中心建设，进一步加大经费投入，完善相关实验设施，积极创造条件建设符合相关要求的科研实验动物中心。科研实验中心要加强科学管理，增强服务意识，争取实现全天候开放，成为学校大型仪器设备、科技数据、测试分析等方面的共享平台。

5. **加强科技创新团队建设，注重科技创新人才培养**

加强科技创新团队建设，在建设好现有的新安医学省级科技创新团队和安徽省现代中药产业创新团队的基础上，积极探索科技创新队伍汇聚模式，以学术带头人为核心，以科技创新项目、技术、产品、产业等为纽带，组建一批优势明显、特色鲜明、学科交叉、结构合理的具有团结、协作和奉献精神的校级科技创新团队，在人员配置、经费投入、科研条件等方面予以倾斜，使之成为能承担国家重大科技项目，解决关键科技难题的科技创新团队，并争取成为省级科技创新团队以及国家级科技创新团队。

要注重科技创新人才的培养和引进，建立一支学科、专业、学历、学缘、职称、年龄结构合理的科技创新队伍，培养一批在本学科有一定影响的中青年骨干。利用高校博士后工程，设立校内特聘岗位。大胆探索人才、智力、项目相结合的柔性引进机制，不拘一格地引进急需科技人才，尤其是引领学科发展的顶尖人才。通过政策激励、环境吸引、平台聚集、项目支持，充分发挥和调动全校科研人员科技创新的积极性。对中青年科研骨干、学术带头人，实行重点培养，大胆使用，在进修学习、科研立项、学术活动、职称评定、研究生导师遴选等方面予以优先，使他们尽快脱颖而出，成为国内知名专家。形成人尽其才，才尽其用，人才辈出的良好局面，为学校科技创新工作的可持续发展提供强有力的人才支撑。

6. **深化产学研合作，加速科技创新成果转化**

按照省委、省政府确立的推进自主创新，建设创新型安徽的战略部署，充分发挥我校中医药人才、技术、成果的优势，主动融入合芜蚌自主创新综合配套改革试验区建设，建立以政府为引导，企业为主体，高校为支撑，市场为导向，产学研结合的技术创新体系，重点围绕中医药开发和提供以中医药内容为主的科技服务开展工作。充分利用自主创新综合配套改革试验区在人才引进、创新平台建设、投资融资等方面的优惠政策，大力推进科技创新与经济建设紧密结合，进一步促进学校的学科优势、人才优势和科技优势转化为创新优势、发展优势和竞争优势。

按照资源共享、优势互补、互惠互利、共同发展的原则,加强与地方政府和相关企业多层次、多方位、多模式的全面合作,建立产学研战略联盟,为企业提供更好的科技服务,为科技成果产业化创造条件。要在建好现有的产学研合作平台基础上,新建一批有特色的产学研基地,使我校产学研基地布局更加合理,作用更加突出,管理更加规范。

积极参加各类产学研活动,要利用各种形式展示和宣传我校的创新能力和科技成就,扩大我校对外影响,鼓励学校专家教授走进企业,主动提供服务,及时将科技成果转化为产品,产生良好的经济效益和社会效益,为地方经济建设和社会发展作出更大贡献。

7. 加大专项经费投入,为科技创新工作提供充足的动力

要加大学校科技创新经费投入,建立科技创新专项基金,进一步加大重点实验室、研究室、工程(技术)研究中心等科技创新平台建设,加强科技创新团队建设,增加对共性关键技术研究的经费投入等。继续设立学校青年科研基金、引进人才基金、科技奖励基金,以培育创新人才,支持项目启动,奖励有功人员;新设学校自然科学基金、人文社会科学基金等,重点支持有研究价值、有应用前景、有预期成果的科技创新项目;要以"争取大项目,培育大成果"为战略目标,设立重大项目申报基金,对申报国家973计划、863计划、科技支撑计划、国家自然科学基金等体现学校科技创新能力和研究水平的重大项目进行组织、论证和咨询,提高国家重大项目申报的命中率。

在不断加大学校对科技创新经费投入的基础上,要多渠道筹措科技创新经费。不仅要积极争取国家有关部门的科技专项经费的支持,还要争取社会各界和企业对科技创新的投入。要不断提高科技经费使用效益,加强和规范科技经费管理。

8. 加强学术交流,进一步提升学校学术影响力

要加强学术交流和合作,鼓励学术带头人和骨干参加相关学术会议,邀请国内外著名专家、学者来校作学术报告,组织召开国内外学术会议,进行学术探讨与交流。要与国内外的校友加强联系,加强交流,不求所有,但求所用。

要按照学术团体有关章程,加强挂靠在我校的各级学术团体的管理工作,规范学会学术活动;积极推荐学校优秀专家到国家、省级学会担任学术职务。充分发挥学术团体在集聚科技创新人才、促进学术交流方面的作用。

要继续办好《安徽中医学院学报》,强化精品意识,不断提高质量,充分发挥学报作为学校对外学术交流的重要窗口和重要载体的作用。积极创造条件,做

好学报的扩版和创办新的学术期刊工作。

9. 加强科技管理,规范科技管理和学术行为

要进一步提高科技管理水平,健全和完善学校有关科技管理规章制度,并严格执行。建立学校科研管理系统,对学校的科研项目、成果、奖励、论文、专著等进行全过程科学规范管理。要进一步增强科技管理人员的服务意识和服务水平,提升科技管理人员的业务能力,调动科研管理人员的工作积极性,变管理为服务,切实做到以人为本,规范管理。

要高度重视和大力加强学术道德建设,严肃学术纪律,规范学术行为;出台《安徽中医学院学术道德规范》,积极引导广大教学科研人员遵守学术行为准则,恪守学术科研道德。加强科研信用管理,建立学术监督与制约机制,促进学术道德建设经常化、制度化和规范化,主动防范学术不端行为。

同志们,我们肩负"科技强校"的神圣使命,让我们在学校党委的正确领导下,紧紧抓住当前千载难逢的发展机遇,坚持科技创新,增强自主创新能力,使学校成为安徽省乃至全国的中医药基础研究、应用研究、临床研究、开发研究的重要基地,推动我省中医药产业化发展,不断提高学校对我省社会发展和经济建设的贡献度,为把我校建设成中医药大学而努力奋斗!为安徽崛起和中医药事业发展作出自己的贡献!

新的一年　新的希望

在一附院2009年度总结表彰大会上的讲话

金牛奋蹄辞旧岁，寅虎扬威耀医坛。在刚刚走过硕果累累的耕耘之年，一附院在这里隆重召开2009年度总结表彰大会，对工作进行总结、对先进进行表彰、对工作进行部署。刚才，一附院党委对2009年度突出贡献奖获得者、先进集体、三优、十佳职工、先进个人等进行了表彰，在此我代表学校党委和行政向受到表彰的先进集体和先进个人表示热烈的祝贺！向工作在医疗、教学、科研、管理、后勤等各个岗位的广大职工致以亲切的问候！向长期以来一直支持一附院建设和发展的省卫生厅和省中医药管理局表示衷心的感谢！

2009年，一附院广大干部职工解放思想，扎实工作，锐意进取、开拓创新，各项工作再迈新台阶。

——2009年是一附院国家中医临床研究基地建设快速推进的一年，业务建设和基础建设取得了新的进展。

——2009年是一附院医疗工作快速发展的一年。各项医疗指标、医疗数据实现了历史性突破。

——2009年是一附院教学、科研工作再取战果的一年。中医学专业试点认证获教育部好评，科研层次、科研水平大幅提升。

——2009年是一附院学科建设再获辉煌的一年。4个学科顺利入选新一轮国家局中医药重点学科。

——2009年是一附院党建工作扎实推进的一年。一附院不断巩固和深化学习实践科学发展观活动成果，顺利进行了中层干部调整，党建和行业作风建设取得了新的成效。

全国医药卫生系统先进集体、全国百姓放心示范医院……这些成绩的取得，无不得益于一附院有一个坚强有力的好班子，有一条"以人为本"的好思路，有一支勇于进取的好队伍，有一套科学健全的好制度，有一个干事创业的好氛围。

2010年是一附院全面落实"十一五"规划，谋划"十二五"发展的又一个重要时期。更面临着国家医药卫生体制改革和我省推进中医药事业发展等前所未有的发展环境和发展机遇。为此，我代表学校提几点希望：

在新的一年里，希望一附院继续以与时俱进的理念，积极适应国家医药卫生体制改革，继续投入更多的精力抓好国家中医临床研究基地建设。

在新的一年里，希望一附院继续巩固和深化中医学专业试点认证成果，推动临床教学工作再上新台阶。

在新的一年里，希望一附院继续坚持实施"三名"战略，充分发挥中医药特色优势，不断提高中医药防治常见病、多发病以及重大疾病、疑难疾病的能力和水平。

在新的一年里，希望一附院继续分层次、抓重点，加强学科、专科专病建设，继续争取更多的学科、专科进入国家重点建设队伍，巩固省级重点专科的优势，打造一批精品特色学科以及专科专病。

在新的一年里，希望一附院继续坚持技术引进与人才培养有机结合，有重点地逐步培养一大批业务骨干和学科带头人，努力建设一支素质高、能力强、业务精的人才队伍，增强医院发展后劲。

在新的一年里，希望一附院继续深化内部改革，强化激励和约束机制，充分调动全院职工的主观能动性，进一步提升管理水平和工作效能，促进医院整体工作的快速发展。

在新的一年里，希望一附院继续加强党建和行业作风建设工作，继续加强领导班子自身建设，以党风建设促进医疗行风建设，推动医院各项工作顺利开展。

风正潮平，自当扬帆破浪；任重道远，更须策马加鞭。我们相信在新的一年里，一附院在省卫生厅和学校党委的领导下，一定能够以更加积极的姿态，更加务实的作风，抓住机遇，勇往直前，再创新业绩，再铸新辉煌！

以虎的精神助推发展，
以智的画笔描绘蓝图

——在二附院2009年度总结表彰大会上的讲话

金牛踏歌去，玉虎伴春来。元宵节的喜庆尚未淡去，今天二附院就在这里召开总结表彰大会，可谓是未雨先绸缪，人勤春耕早。2009年对二附院来说既是收获的一年，也是艰辛劳作的一年。过去的一年中，在学院党政和各级卫生主管部门的领导、关心和支持下，医院党政领导班子带领全院广大职工继续深入学习实践科学发展观，以自强不息的精神、锐意进取的态度、真抓实干的作风，在医疗、教学、科研、管理、医院改革，党的组织和思想建设、行风及文化建设、人才队伍建设、医院基础建设等方面都取得了显著的成绩，不仅圆满地完成了医院制定的年度工作计划，在某些方面还取得了突破性的进展和跨越式的进步，为此，我谨代表学院党政对二附院所取得的成绩表示由衷的祝贺！向长期以来关心支持二附院工作的卫生厅及中医药管理局领导表示衷心的感谢！向二附院全体医护员工表示崇高的敬意！并向受表彰的先进集体和先进个人表示热烈的祝贺！

居安常思危，坦途亦慎行。在总结成绩和为所取得的成绩而欣慰的同时我们也应清醒地认识到，我们还面临着许多问题、许多挑战和存在着诸多不足，医院的综合实力不强、资源利用不足、新的增长点不多、高精尖项目少及人才匮乏、学科较为单一、优势不够凸显等问题还没有得到根本的解决，而这一切都需要我们以更加解放的思想，更加求实的态度，更加科学的方法，更加忘我的工作去加以解决。为此，我代表学校提几点希望和建议：

一、要进一步解放思想，抢抓机遇，加快医院的发展。要充分利用当前中医药事业发展的大好时机和各级政府对中医药事业的扶持政策，积极争取更多的资金支持、项目支持、舆论支持。对现有的国家级、省级的项目和资金要利用好、管理好、建设好，实现良性循环、滚动发展。特别是在医院新大楼建设中，要积极筹措资金，保证质量、保证进度、保证安全，要充分考虑好和应对好大楼建设中的资金压力、环境压力，攻坚克难，艰苦奋斗。在大楼建设的同时，做到未雨绸缪，统筹兼顾，做好学科分化、人才储备与培养、配套设施建设等准备工作；要充分做好国家重点专科专病和两个基地的建设工作，把工作做实、做细、做出成效。

二、要进一步增强学习意识、竞争意识，做到与时俱进。要不断学习别人的先进的管理经验，医疗技术、独特疗法，要下大力气创品牌，彰优势，强实力。在做好继承的基础上，加大创新力度，在保持特色的基础上，增强优势转换。不仅要使医院做大做强，还要在具体项目上做精做细。要敢当、能当针灸领域的排头兵、领军人，起到示范和标杆作用。

三、要进一步增强改革意识，创新意识，主动适应医疗卫生改革的形势。2010年将是医疗卫生改革的启动年，医院领导和广大职工要多学习、多取经、多关注、多谋划，要提高驾驭全局、服务大局和抗御风险的意识和能力，创新性地开展工作，主动适应医疗卫生改革的形势。要在医疗卫生改革和医院的大建设中，努力做到保稳定、保增长、保民生、保安全。

四、要进一步发挥附属医院的功能，支持和服务于学校的发展。医院要在搞好自身医疗、预防、保健的同时，进一步增强服务于教学，服务于学校的全局意识，要不断加强教学和科研的投入，积极探索教学改革，努力提高临床教学质量；要积极整合各方面的资源，发挥团队精神，相互协作，相互支持，争取大项目，做出高精尖。

五、要进一步加强党的组织建设、思想建设和作风建设。要组织学习好党的路线方针政策，努力提高党员干部及党员的政治素养、理论修养和作风修养，提高政治敏锐性，增强党性，充分发挥党组织及党员在医院建设发展中的先锋模范作用。要进一步搞好医院的行风建设、职业道德教育、反腐倡廉教育和党员先进性教育，做到守法、守信，两手抓，两手硬。

同志们，2009年已成为历史的一页。新的机遇等待我们去把握，新的挑战等待我们去应对，新的辉煌等待我们去创造。希望二附院在医院党政领导班子的坚强领导下，继续发挥自强不息、锲而不舍、求真务实、勇于拼搏的精神，按照既定的目标脚踏实地地勤奋工作，以虎的精神和神威去实现医院跨越式的发展，用勤劳和智慧的画笔去描绘医院最新最美的蓝图。

紧紧围绕科学发展 着力加强内涵建设

——学校"十一五"科学发展的实践与体会

伴随时代发展进程,"十一五"已载入历史史册。"十一五"时期,学校以科学发展观为统领,坚持走"质量立校、科技强校、人才兴校、特色弘校、文化塑校、和谐融校"的发展之路,各项事业取得了令人鼓舞的成就。学校获教育部免试推荐硕士研究生资格,成为国家博士学位授权立项建设单位,成为国家中医临床研究基地建设单位,顺利启动新校区建设项目,获准成立安徽省中医药科学院,以优异的成绩通过国家教育部中医学专业试点认证,连获第七、第八届安徽省文明单位等。应该说,这五年是办学规模稳步扩大、办学条件不断改善的五年,是教学中心地位不断巩固、人才培养质量不断提升的五年,是坚持内涵发展、学科建设与科技创新能力迈上新台阶的五年,是坚持人才兴校战略、师资建设水平明显提高的五年,是不断加强产学研合作、服务地方经济社会建设能力不断增强的五年,是党建与思想政治工作扎实推进、和谐校园建设不断加强的五年。五年的开拓奋进,五年的辉煌成就,奠定了学校"十二五"科学发展、跨越发展、特色发展的坚实基础,开启了学校人才培养、科学研究、社会服务的崭新局面。

回顾总结"十一五"时期的发展,我们的做法和体会是:

一、坚持以质量工程为抓手,推进教育教学改革,不断提升人才培养质量。人才培养是大学的第一职能,必须牢固确立人才培养在学校工作中的中心地位,不断提高教育教学水平。我们坚持以质量工程建设作为教学内涵建设的抓手,发挥质量工程项目的引领和带动作用。通过构建国家、省和学校三级质量工程体系,获得国家级教学成果二等奖 1 项、国家级特色专业 5 个、国家级教学团队 2 个、国家级精品课程 1 门,省级质量工程项目 94 个。我们坚持探索人才培养模式的创新,实施了专业辅修和双学位改革,举办新安医学教改实验班,深入推进 PBL 教学、团队学习等各种教学形式,组织编写新安医学研究精华丛书,加强实践教学基地建设,办学特色不断彰显,教学改革不断深入,人才培养质量不断提高,近几年毕业生就业率均在 93% 以上,办学声誉赢得广泛认可。

二、坚持以博士授权单位为依托,推进学科建设与研究生教育,不断提升学校核心竞争力。学科建设是学校建设的根本与核心，也是体现学校办学水平的重要标志。我们紧紧抓住新增国家博士学位授权立项建设单位的契机，围绕建设目标，突出重点，优化配置，打造特色学科，强化重点学科，培育新兴学科，形成结构合理、优势突出、特色鲜明的学科体系，现已构成以6个国家中医药重点学科、1个安徽省A类重点学科、7个安徽省B类重点学科为主体的重点学科体系。研究生培养质量既是学校培养人才的标志，也是学校科学研究水平和创新能力的标志。保证和提高研究生培养质量是学校对国家、社会和青年学生应尽的责任。学校积极开展研究生教育改革研究，探索中医师承教育与学位授予工作相衔接的新模式，推动研究生专业学位发展，中医药高层次人才的教育和培养能力进一步提升，同时也为建成博士学位授权单位奠定了坚实的基础。

三、坚持以"两区一试点"为平台，推进重大项目研究，不断提升科技创新能力。高校作为国家创新系统的重要组成部分，不仅是培养人才、传播知识的摇篮，汇聚优秀人才的基地，而且是进行科学研究与技术开发、实现科技创新的重要源泉。近年来，我们依托安徽省中医药科学院的组建成立，积极融入皖江城市带承接产业转移示范区、合芜蚌自主创新改革试验区、国家技术创新工程试点省（即"两区一试点"）的建设，提高学校科研资源的开放度和共享度，提高承接关键技术服务的能力，打造高水平的中医药科技研发和社会服务平台。"十一五"期间学校获得各级各类项目760项（其中国家级项目67项），各级各类经费6700余万元，形成国家发明专利6项、省级科技成果25项，获得科技奖励21项。建有3个省级科技创新团队、10个校级科技创新团队，包括省部共建新安医学教育部重点实验室在内，已有17个省部级重点实验室和工程中心等科技创新平台，学校科技创新水平不断增强。

四、坚持以高层次人才队伍为支撑，推进人才兴校战略，不断提升可持续发展实力。国以才立，校以才兴。人才问题，始终是高等学校改革发展的核心问题和头等大事，高校的核心竞争力源于优势和特色学科，归根结底源于高水平师资队伍。我们认为，突出抓好吸引、培养和用好人才三个环节，建立一支政治坚定，素质优良，数量充足，结构合理，敬业爱校的人力资源队伍是提升学校可持续发展能力的关键。我们通过实施《安徽中医学院引进高层次人才实施办法》，加大高层次人才引进与管理工作力度，围绕学科发展方向，按计划、分批次地做好教师培训工作，从而提高了教师队伍的整体素质，促进了一批有能力、有水平、有成果的拔尖人才脱颖而出。同时，我们不断深化干部制度改革，加强管理干部的培养、培训，通过完善干部使用、考核和监督机制，造就了一支精干高效、勤政务实、富有执行力和创造力的管理干部队伍。学校人力资源的不断优化、强化，为实现学校"十一五"目标提供了强大的智力支撑。

五、坚持以服务社会为职责，推进服务能力建设，不断提升社会贡献度。服务社会是高校的又一重要职能。我们积极探索"产、学、研"结合新模式，加大科技成果转化和推广力度，提高学校科技创新为地方经济建设和社会发展服务的贡献率。学校大力实施与企业、地方政府、科研院所等全方位合作战略，增强适应区域经济社会发展重要需求和解决发展中关键问题的能力。与皖南、皖北及大别山等地的市县人民政府签订全面合作协议，与河南宛西、江苏康缘、深圳三九等国内知名中医药企业签订战略合作协议，建有亳州济人药业等22个产学研合作基地，开展50多项技术服务，服务地方经济社会发展的能力不断提升。积极为政府在出台有关中医药发展规划和相关政策提供决策咨询，学校在国家中药现代化科技产业（安徽）基地建设中作出了积极贡献。两所附属医院充分发挥中医药特色与优势，狠抓医疗质量，提高诊疗水平，强化医院管理，增强服务能力。国医堂、中西医结合医院、神经病学研究所做特做强，实施名医、名科、名院工程，综合效益明显，成为开展社会服务的重要力量。

六、坚持"走出去，引进来"战略，推进中医药对外交流与合作，不断提升对外影响力。伴随着中医药事业的发展以及中医药国际化的步伐，中医药教育的国际化也越来越受世人的关注。我们坚持"走出去，引进来"战略，不断拓宽办学思路，努力探索与国内外高校和研究机构合作办学的新途径；积极探索联合办医、联合科研等多种形式的对外合作渠道，不断拓展国际交流与合作的领域，利用其优质的教学科研资源，为学校的学科建设服务；同时，面向海外，扩大来华留学生规模，提高留学生教育教学质量和办学层次。学校与长春中医药大学、福建中医药大学、湘雅医学院建立了教学合作联盟，与韩国顺天乡大学成功合办首个"2+2"合作办学项目。学校与美国、澳大利亚等16个国家和地区的30多个医疗和教育机构建立了友好合作关系。在校生赴国外交流日益增多，每年选派学生到韩国、日本及瑞典等地交流学习。学校还成功举办了中医药科技创新与新安医学研究国际论坛、针灸经络50年回顾与展望国际学术研讨会等有较大影响的国际学术会议，对外影响力日益提高。

七、坚持以师生利益为立足点，推进民生工程，不断提升学校发展的凝聚力。广大师生、医护员工是学校的主人，是学校发展必须紧紧依靠的力量。只有人心凝聚、万众一心，我们的事业才会有不竭的动力和力量源泉。学校始终把最广大师生、医护员工的根本利益放在第一位，坚持以人为本，正确处理规模、结构、质量与效益的关系，实现好、维护好、发展好广大师生、医护员工的根本利益，树立正确的政策和舆论导向，着力构建和谐校园。近年来，学校不断增加教职工收入，积极改善师生医护员工的学习生活条件，认真做好经济困难学生的帮扶工作，全力抓好毕业生的就业及创业工作，形成了风正气顺、心齐劲足、干事创业、政通人和的局面。

面向"十二五",我们将深入贯彻落实科学发展观,进一步坚定中医信念、弘扬中医精神,秉承"至精至诚、惟是惟新"理念,以"育人为本,科学发展"为主题,以"加快建设、强化内涵、提高质量"为主线,实施"质量立校、人才兴校、科技强校、特色弘校、文化塑校、和谐融校"的办学方略,继续解放思想、抢抓机遇、深化改革、加快建设,不断强化中医药人才培养、科学研究、社会服务、文化传承、对外交流与合作的职能,创建富有特色、卓有贡献、高水平的安徽中医药大学,为振兴中医药事业、服务人民大众健康作出新的更大的贡献。

创先争优，进一步激发干事创业的活力

——在一附院纪念建党 90 周年暨创先争优表彰大会上的讲话

今年是我们党建党 90 周年。刚才，一附院党委对去年在党建工作以及创先争优活动中涌现出来的先进党支部、优秀党务工作者和优秀共产党员进行了表彰，在此我代表学校党委向受到表彰的先进集体和先进个人表示热烈的祝贺！向工作在医院各条战线上的广大党员干部致以节日的问候！

过去的一年，一附院在学校党委的正确领导下，坚持以邓小平理论和"三个代表"重要思想为指导，以科学发展观统领医院建设发展全局，深入开展创先争优活动，医院党的思想建设、组织建设、作风建设、制度建设、反腐倡廉等各项工作持续推进，党建工作成效显著。

以党建工作保障带动，一附院基地建设全面推进、业务工作较快增长、教学工作扎实推进、科研工作保持良好态势、学科建设成效显著、博士点立项建设工作受到肯定，政府指令性任务圆满完成，赢得党和政府以及社会各界的广泛赞誉。在圆满完成工作任务的同时，一附院党委扎实开展了庆祝建党 90 周年的系列活动，医院的向心力、凝聚力、战斗力不断增强。这些成绩的取得，是一附院广大党员干部职工同心同德、团结奋斗、开拓进取的结果，更与一附院党委坚持以党的先进性建设为核心，以能力建设为重点，以思想、组织、作风、制度和反腐倡廉建设为主要内容，全面推进医院党的建设密不可分。

2011 年是"十二五"规划的开局之年，学校及医院都面临着难得的发展机遇，都处于重要的发展历史时期。实现学校及医院"十二五"期间又好又快的发展，关键在于加强和改进党的建设。刚才，陶永书记对继续推进今年一附院党建工作做出了很好的部署，下面，我再谈几点意见。

一、深入创先争优，打造科学发展的强大实力

创先争优活动是巩固和拓展学习实践科学发展观活动成果的重要举措，是党的建设一项经常性的重要工作。去年以来，根据学校党委的统一部署，一附院党委深入开展创先争优活动，在结合上做文章，在实践中求实效，各项工作取得了又好又快的发展。今年是"十二五"规划实施的开局之年，是一附院新一轮发展的关键时期，一附院党委要及时总结在创先争优实践中创造的好的做法和经

验，努力将"点"上的成功探索扩大成为"面"上的普遍经验，通过创先争优活动的深入开展，继续创新载体、务求取得实效，形成推进医院科学发展的经常性动力，组织引导党支部和党员干部在破解发展难题，完成中心工作与重点任务，在强化内涵、多出成果上创先进、争优秀，努力打造科学发展的强大实力。

二、不断解放思想，保持促进发展的旺盛活力

中国共产党成立90年来，党的思想理论的发展、改革开放的深入推进、现代化建设取得的成果、党的事业与时俱进等，都与解放思想密不可分，这是我们党从胜利不断走向胜利的一大法宝。

在"十二五"新的历史时期，一附院各项事业发展将是机遇与挑战并存、希望与困难同在，在实现又好又快的发展道路上将有许多新情况、新问题需要研究，有许多热点、难点问题需要解决，主动适应形势变化，有效应对风险挑战，顺利完成"十二五"期间的目标任务，就必须要在解放思想上下功夫，在改革创新上找出路。一附院广大党员特别是领导干部要围绕医院的中心工作和发展大局着重在破解发展瓶颈、实现统筹发展上解放思想，在创新工作机制、优化发展环境上解放思想。要把改革创新作为推动医院发展的"助推器"，切实将科学发展理念贯穿发展始终，将创新的激情融入科学发展的实践，真正使医院党委的决策和工作方式更加符合新形势、新任务的要求，经得起实践检验。

三、加强领导班子和干部队伍建设，形成谋求发展的强大动力

按照政治坚定、求真务实、开拓创新、勤政廉政、团结协调的要求，不断加强医院领导班子建设，努力造就团结苦干、和谐共事、同心同德、廉洁自律的坚强领导核心。

高素质的干部队伍是医院事业发展的中坚力量，要树立正确用人导向，形成充满活力的干部选拔任用机制，健全完善干部考核评价体系，稳步推进干部人事制度改革，进一步营造良好的用人环境，促进优秀人才脱颖而出。要把加强医院领导班子和干部队伍建设与医院各项工作紧密结合起来，贯穿于医院全年工作的始终，着眼于打造坚强的领导核心和精干的中坚力量，形成谋求发展的强大动力。

四、不断激发党员队伍的积极性和创造性，打造推进发展的强大合力

党员队伍是推动一附院各项工作不断向前发展的主体。要充分激发党员队伍思考工作的积极性、谋划工作的创造性和开展工作的协同性，深挖内在潜力，打造推进发展的强大合力。

一要做维护大局、团结协作的模范，紧紧团结在医院党委周围，讲团结，讲

协作，求大同，存小异，一起为医院发展贡献力量。二要做勤于学习、勇于创新的模范，充分发挥知识技术优势，不断推动医院事业向高层次、深层次发展。三是要做爱岗敬业、促进发展的模范，以患者满意为目标，尽职尽责地做好本职工作。四是要做优质服务、医患和谐的模范，进一步转变思想观念，变被动需求为主动服务，落实人性化服务举措，积极营造和谐医患关系。

  同志们，当前安徽经济社会正处于黄金发展时期，中医药事业更是面临前所未有的好的政策环境和发展机遇。这些新的时代特征，都对医院的党建工作提出了新的、更高的要求。我们坚信，在学校党委的正确领导下，锐意进取的一附院党委一定能够把握时代特征，抢抓发展机遇，带领全院广大干部职工再创事业发展新辉煌！

以教师为荣　以迎评为重

——在庆祝第 20 个教师节暨迎评再动员大会上的讲话

今秋九月，对于我们学校来讲，是一个不同寻常的月份，它不仅是一个新学年的开始，一个新学期的开始，我们在迎来又一批致力于中医药事业的莘莘学子的同时，迎来了学校建校 45 周年的大喜日子，迎来了我国第 20 个教师节。首先，我代表学校党委和行政向全体教师及全院的教职医护员工、离退休老专家、老教授、老同志致以节日的亲切问候和崇高敬意！

今天的大会将表彰 2003—2004 学年度先进集体、优秀教师、先进工作者。他们在教学、科研、医疗和管理服务的平凡岗位上辛勤工作，发扬敬业和奉献精神，作出了积极的贡献，展示了良好的风采，赢得了广大师生员工的充分认可和高度评价。在此，谨向他们表示最热烈的祝贺！

年初教代会上，学校确立了全年工作思路是：以迎接 2005 年教学评估为工作中心，全面推进学校改革、建设和发展，扎实工作，开创各项事业新局面。我们的学校，迄今走过了 45 年的奋斗历程，我们欣慰地感受到，在学校党委的领导下，我们每一个教职工的心与学校的事业发展融合得更加紧密。

上半年我们正式启动了迎接教育部本科教学水平评估工作，并且完成了第一轮自查，随后制定了整改建设的总体方案和实施细则，并正在建立工作目标责任制。在这一史无前例的任务面前，广大教职工，特别是一线教师，在学校和本单位的部署组织下，积极行动起来，放弃了许多休息时间，投身于整改建设和创优迎评之中，展现出良好的主人翁精神风貌，各项工作正在发生着明显的变化。

今年暑期，我们成功举办了处级以上领导干部研讨班。通过研讨，在办学定位、办学思路、发展规划、可持续发展等一系列重大问题上，进一步统一思想，形成共识；在迎评整改建设问题上，进一步分析了形势，明确了目标，理清了思路。为期两周的研讨班，既是一次着眼于未来发展的务虚会，又是一次集思广益研究工作的务实会。广大干部进一步强化了科学发展观，进一步增强了落实迎评整改建设任务的紧迫感、责任感和使命感。

为了进一步改善办学条件，学校后勤服务系统与教学系统密切配合，互相支持，按期完成了一批教学、实验用房的维修改造，新购置了 300 万元教学仪器设备。图书馆建成西区电子阅览室。教学实验条件有了新的改善。

与此同时,以教学为中心的各项工作稳步推进:

我们积极开展新专业、精品课程、重点学科、临床教学实践基地的建设。中药学被确定为省级教改示范专业;机能综合实验室被确定为省级基础实验教学示范中心;武警安徽省总队医院等8家医疗机构成为我校新的临床教学实践基地。我们进一步加强规范教学管理,狠抓教学质量监控,教学秩序基本稳定,教风考风不断改观,教学质量稳步提高。

我们在有效整合药学院药物研究所、学校科研实验中心、一附院制剂中心资源基础上申报的安徽省现代中药重点实验室已获批准,获得评审专家的高度评价。上半年共获国家自然基金、省教育厅、国家中医药管理局、省优秀青年基金、省人才基金等各类资助170余万元。

我们坚持人才为兴校之本。2004年共引进各类人才59名,其中本科生31人,研究生27人,海外学成归来博士1人,有近30名教师分别晋升为教授和副教授,一批青年教师正在攻读博硕士学位,师资力量正在逐步增强。

我们进一步坚持依法治校,积极做好校务公开工作。认真学习贯彻《政府采购法》等法律法规,出台了《物资采购管理暂行办法》等规章制度,进一步规范了仪器设备采购、基建维修招标等行为。在年度职称评审、考核评优、人事调配、招生就业、企业股权出让等诸方面严格程序,按章办事,力求公开、公平、公正。以此进一步加强党风廉政建设,促进各项管理制度化、规范化水平的提高。

我们进一步加强产业开发工作。校办产业康惠、安保已通过国家GSP认证,中西医结合医院顺利开诊,新药厂GMP认证的准备工作正紧张有序进行。

我们坚持以学生为本,进一步加强学生思想政治教育和学生日常管理,深入开展校园精神文明创建工作和大学生社会实践活动,涌现了一批优秀辅导员、班主任和先进班集体。学校高度重视安全保卫工作,采取有效措施,有力地维护了校园安全和稳定。

我们大力开展对外交流与合作。上半年,10多名专家、学者应邀赴国外进行友好访问和参加学术交流活动。香港浸会大学中医药学院等10多所院校来我校进行友好访问。四月份,我校作为五所大学之一随省政府代表团参加了"皖港科技、教育、人才交流会"。30余名外国留学生来我校进修学习,来自俄罗斯的一批留学生已于日前来到我校。我校派出的第三批14名赴韩留学的学生已经启程。

今年的毕业生就业和招生工作也取得显著成绩。在全校上下共同努力下,2004年我校毕业生就业工作成绩喜人,目前,1255名本专科毕业生就业率达到

90%以上。另外，2004年我校考研、考博、专升本的录取比例分别达到19%、18.6%和70%。

我校现有硕士点16个。2004年共招收硕士研究生106名，在校硕士生总数达到239人。2004年共有22个本科专业（方向）、5个专科专业参加秋季招生，录取的1995名（其中本科1580人，专科415人）新生将于下周入学。这样，我校全日制在校生将达到7500人。今年秋季，我校生源继续保持良好势头，本科第一志愿率接近90%，其中文科达到100%；专科第一志愿率100%。成人教育也在积极适应新的形势，做好招生的准备工作。

送走了炎热的夏日，我们迎来了硕果累累的金秋，迎来了备受世人关注的第20个教师节。今年教师节的主题是"光荣的人民教师"。百年大计，教育为本；教育大计，教师为本。经历了45年的发展，迄今我校拥有421名专兼职教师队伍。他们中有的是白发苍苍的老教授、老专家，治学严谨，学识渊博，把青春乃至毕生的精力奉献给了中医药教育事业，堪为楷模；有的是年富力强的中青年专家，在相关专业领域脱颖而出，崭露头角，在教学科研第一线担当重任，堪称中流砥柱；有的是刚刚走上大学讲堂的年轻教师，他们视野开阔，思路敏捷，为我们事业的可持续发展注入了新鲜的活力。此外，我们还拥有一支爱岗敬业、不断强化现代教育理念的机关、后勤、产业等管理和服务队伍，他们积极主动地服务着教学这个中心。正是有了这样的群体，才共同铸就了我们学校近几年的大发展、大跨越。

尊师重教，是一个国家兴旺发达的标志，我们中华民族素有尊师重教的优良传统。学校的发展，中医药事业的推进，离不开一支"志存高远、爱国敬业，为人师表、教书育人，严谨笃实、与时俱进"的教师队伍。在未来发展征程中，我们要进一步重视和加强教师队伍的建设，要进一步发挥教师在教学、科研、人才培养方面的作用，要进一步强化"以人为本"的理念，依法治校，人才强校。要积极促进广大教师做先进生产力和先进文化发展的弘扬者和推动者，做青年大学生健康成长的指导者和引路人，为中医药事业的发展作出新的更大贡献。

刚刚过去的半年，是我们广大教职医护员工围绕年初教代会工作部署开拓进取、扎实工作、不懈奋斗的半年，也是我们围绕学校的改革与发展，进一步更新观念、统一思想、与时俱进的半年，更是围绕"保良争优"的迎评目标，全力开展教学迎评的半年。说到迎评，相信我们每一个人都会感到任务繁重、时间紧迫、责任重大。借此机会，再谈几点意见：

首先，全体教职医护员工要从事关学校生存与发展的高度，进一步深刻认识迎评工作的重要性。

本科教学工作水平评估，既是教育部对我校办学四十多年来教学水平、教学质量的一次大检阅，也是我校持续、健康发展的实际需要，更是我校更新教育思想、转变教育观念、加强教学建设、完善教学管理、不断提高教学水平和人才培养质量的实际需要。本科教学工作水平评估对学校的地位、前途是至关重要的一件大事，它关系到教学条件的优化改善，关系到教学质量的提高，关系到师资队伍的稳定，关系到生源质量的保证，关系到学校社会声誉和形象，关系到安徽省中医药教育事业的发展，也关系到全体教职工的切身利益。对全校各级领导和所有教职医护员工而言，迎评工作不是可干可不干的事，也不是想干就干，不想干就不干的事，而是必须要干，并且必须竭尽全力干好的一件事。学校党委已经把迎评工作列为学校今明两年各项工作的重中之重，已经确立了"保良争优"的目标，这是一场前所未有的硬仗，我们只能成功，不能失败。

二是要变挑战为机遇，把本科教学工作水平评估视为推进学校的改革和发展的契机，全面加强学校的建设和改革。

教育部评估的基本方针就是"以评促建，以评促改，以评促管，评建结合，重在建设"。因此，我校的各级领导和全体教职医护员工要将迎接评估作为促进学校各项工作改革、发展和建设的契机。建校四十五年来，学校由小到大，由弱到强，走过了一条不平坦的道路，办学水平和办学质量不断提高，办学规模和社会影响不断扩大，全体师生、医护员工为此付出了辛勤的心血和汗水。我们既要看到我校的优势，信心百倍地做好迎评工作，但又要清醒地认识到我校在建设和发展中还存在着许多的矛盾和困难，有些问题还比较严重，离教育部的评估指标要求存在较大差距。我们的办学空间狭小，教学条件比较差，师资队伍整体素质不强，教学管理存在薄弱环节，教学内容与课程体系改革、教学方法与手段改革的力度不大，以教学为中心的意识尚需进一步提高。因此，大家要形成共识：通过迎评，促进学校的建设，促进学校的管理，促进各项改革，包括教学管理的改革、教学内容和课程体系的改革，教学方法和教学手段的改革，实验和实践教学的改革。促进教学管理和教学环节的规范化，促进师资队伍建设，促进教学水平和教学质量进一步提高。全体教职医护员工要牢固树立"校荣我荣，校衰我耻"的思想，把本科教学水平评估工作的压力变为不断深化教学改革、提高教学管理水平、改善办学条件和提高教学质量的强大动力。要以评估为契机，唱响教学主旋律，抓好教学质量这个永恒的主题，加大教学投入，加强教学改革，并带动和全面推进各项改革，使我校的建设与发展不断上水平、上台阶。同时，要以此为契机，认真总结过去，紧紧把握现在，精心谋划未来，与时俱进，加快发展。

20世纪的头20年，对我们学校来说，是一个必须紧紧抓住并且可以大有作为的改革发展的关键时期。新情况新问题不断涌现，各种风险和挑战相伴而生，怎样才能充分地把握好这个战略机遇，关键在于既要有坚定的必胜信念，又要有强烈的忧患意识。我认为迎评对我们大家来说，既是挑战也是机遇，二者相互依存，又相辅相成。不抓住机遇，就难以应对挑战，同样，不应对挑战，也难以抓住机遇。抓住机遇、加快发展的过程，必然是应对挑战、战胜风险的过程。在前进的道路上，我们既应有坚定的必胜信念，又应有强烈的忧患意识。坚定信念不是盲目乐观，忧患意识不是畏惧艰险。形势越好，越应保持清醒的头脑。尤其在迎评整改的这个关键时刻，触动着我们方方面面的工作，关系着我们每个人的切身利益，有没有忧患意识大不一样。我认为困难和风险并不可怕，可怕的是事不关己、高高挂起的态度，可怕的是消极推诿、拖拉扯皮的现象，可怕的是各行其是、我行我素的情形，可怕的是神经麻木、毫无准备的状况。而及早地建立起历史的责任感和现实的危机感、紧张感，建立起强烈的忧患意识和高度的集体主义精神，就有助于增强见微知著的敏感性、防患未然的预见性和应付各种困难复杂局面的主动性。从而不断开创迎评整改的新局面。

三是要以提高教学质量为核心，发挥主人翁的重要作用，求真务实，艰苦创业，踏踏实实地做好迎评各项工作。

本科教学水平评估的核心是教学质量和教学水平，教学质量是学校的生命线，而教学评估的重点在教学院系部和附属医院。教学管理部门和各个教学单位，要加强对本科教学工作的组织、管理与监控，要进一步健全完善教学管理的规章制度和各环节的质量标准，强化教学管理；全体教职医护员工都要提高质量标准意识和规范意识，要展示良好的师德风范，营造良好的教风、学风和校风，各位教师要把更多的精力投入到教学和教学改革中去，要更新教育教学理念，积极加强教学内容和课程体系的改革，加强教学方法和手段的改革，要在提高教学质量方面动脑筋、想办法，要精心上好每一节课，精心设计和做好每一个实验，精心组织和带教好每一个实践操作项目。只要我们认真抓好每一个单元、每一节课、每一个细节的质量，我们就能保证整体的教学质量，我们就能立于不败之地。学校教学管理部门要加强教学管理改革，其它部门要自觉地服从和服务于教学工作，积极主动地为本科教学提供优质高效的服务。要形成"人人都是评估对象，事事都是评估内容，个个都有评估指标"的局面。要形成高效有力的工作机制，对工作出色，成绩突出的单位和个人学校要予以表彰和奖励；对态度暧昧，工作敷衍马虎，对迎评工作造成不良影响的单位和个人，要进行批评和惩处。

我认为，迎评是对学校品牌和声誉的一次严格的检验，而一线的教职工是学校品牌的真正缔造者。在任何高校，其一线的教职员工无不代表着学校的形象，成为学校的化身。因此，在迎评这个关键的时刻，学校的声誉和价值必须由大家来共同支撑，学校必须在党委的统一领导下，上下齐心协力，围绕共同的目标和共同的利益，使每个人的积极性都充分发挥出来，使每个员工都成为负责的人。

在激烈的竞争中，在严峻的挑战面前，我们的改革建设之所以能够顺利进行，学校的声誉和知名度之所以能够不断上升，其关键就在于发挥了一线教职工的积极性。无论是在教学科研岗位上，还是在管理、服务岗位上，每天都涌现着许多平凡而感人的故事。高校的教学评估，有严格的要求，有具体的指标，有明确的规范，往往细节决定成败，每一位员工都要钻研学习，每个环节都要一丝不苟，精益求精。当然，评估既涉及硬件条件的建设和改善，更涉及软件环节的加强和改进。我们必须硬件建设与软件建设并重并举。需要特别指出的是，我们的办学条件比较困难，我们的办学资源非常有限，我们的经费投入严重不足，在迎评整改的攻坚战中，我们特别需要发扬艰苦奋斗、勤俭节约的精神，要做好"过紧日子"的思想准备，认真负责地预算和论证好每个硬件建设项目，认真负责地安排和支配好每一笔具体开支，所有建设项目都要审慎决策、讲究效益，所有投入都应量力而行、逐步到位，都要精打细算、勤俭节约，都要加强监控、严格把关。要避免重复建设，实现资源共享；要避免铺张浪费，提倡艰苦奋斗；要避免盲目攀比，做到实事求是。我们深信，广大教职工既是学校品牌声誉的缔造者，也是学校事业发展的主人翁。这一理念必须深入到学校文化的核心，为学校发展提供强有力的精神支撑。而实现学校发展的价值观和发展理念深入每个教职工心中时，员工和学校便更加融于一体，这样的学校，就有了强大的生命力，就能在激烈的竞争中和严峻的挑战面前，无往而不胜。

同志们，本科教学水平评估对全体师生员工来说，不仅是一种感受和体验，是一种压力，更是一种激励和鞭策。希望全校师生员工提高认识，明确目的，端正态度，振奋精神，雷厉风行，要以主人翁的姿态积极投身到迎接本科教学水平评估工作中去，形成人人关心评估、个个参与评估、大家投身评估的良好氛围，在迎评过程中充分展示我校的良好精神风貌。

"阳光总在风雨后"。我们相信，有省委、省政府、上级政府主管部门的大力支持，有学校党委的坚强领导，有广大教职医护员工的全力以赴、真抓实干、万众一心、众志成城，我们的目标是可以实现的，我们目标一定能够实现！

尊师重教　奠基未来

——在庆祝第23个教师节暨总结表彰大会上的讲话

金色九月，秋高气爽。在这充满着丰收喜悦的时节，我们迎来了第23个教师节。在此，我谨代表学校党委、行政，向不辞辛劳、默默耕耘在教学、科研、医疗、管理服务第一线的广大教职医护员工表示衷心的感谢！向多年来一直支持学校改革、建设、发展的全校离退休老教师、老同志，致以崇高的敬意！向获得各级表彰的各先进集体、先进单位、先进个人、优秀教师表示热烈的祝贺！祝愿全校教师、全体教职员工身体健康，节日快乐！

今年教师节的主题是"尊师重教，奠基未来"。百年大计，教育为本；教育大计，教师为本。前不久，胡锦涛总书记在全国优秀教师代表座谈会上指出：教师是人类文明的传承者。推动教育事业又好又快发展，培养高素质人才，教师是关键。没有高水平的教师队伍，就没有高质量的教育。尊重教师是重视教育的必然要求，是社会文明进步的重要标志，是尊重劳动、尊重知识、尊重人才、尊重创造的具体体现。要进一步在全社会弘扬尊师重教的良好风尚，把广大教师的积极性、主动性、创造性更好地发挥出来。多年来，我校广大教师崇尚师德，爱岗敬业，严谨治学，从严执教，以自己崇高的品格、风范和敬业精神树立了教书育人、为人师表的光辉典范。在我校近50年的办学历史中，学校一代又一代的教职员工自强不息，团结奋斗，和衷共济，培养了大批中医药界的兴业精英，取得了可喜的医疗科技成果和学术成就，铸就了学校的一次又一次辉煌。今天，我校的广大教职员工以精心育人为己任，爱校敬业，无私奉献，把自己的全部智慧和汗水，融入学校改革、建设和发展之中，成为实现学校新时期新跨越的强大动力。

回顾一年来的工作，学校每一点成绩的取得，都凝集着广大师生员工的心血、智慧和汗水。正是我们的教师对学校发展的高度责任感，以教为业，以教为乐，众志成城，开拓进取，才使我校的办学水平有了显著的提高。在此，我代表学校党委和行政向大家并通过你们向全校教师、广大医护员工和离退休老教师、老同志致以崇高的敬意和诚挚的感谢！

新的学期已经开始，新学年的工作更加艰巨和繁重。我们要紧紧围绕学校

"十一五"发展目标,认真抓好总体规划和各项子规划的分步实施,推进学校的改革、建设与发展。下半年,我们党将召开第十七次全国代表大会,我们要切实做好十七大精神的宣传、学习和贯彻工作;我们要认真筹备并开好学校第三次党代会,为学校持续发展提供坚强有力的政治保证和组织保证;启动并实施第三轮机构改革及全员聘用工作,优化办学机制,增强办学活力;我们要巩固大学生思想政治教育评估工作成果,推进学生工作再上新台阶;我们要继续抓好教学评建整改工作,继续推进学校的学科建设、师资队伍建设、教育教学改革、科学研究、校园文化建设等各项工作,使学校办学特色进一步凸显,办学实力和办学水平有进一步提升;我们要进一步扩大教职员工民主参与、民主管理、民主监督和民主治校的渠道,改进学校职能部门的工作作风,为教师教学、科研提供有力的保障。

为做好本学年的各项工作,充分发挥全体教职员工的主人翁精神,在全国上下隆重纪念教师节之际,我代表校党委对全校教师提出三点希望:

第一,认真学习胡锦涛总书记在全国优秀教师代表座谈会上重要讲话,增强岗位意识、大局意识、责任意识。胡锦涛总书记在全国优秀教师代表座谈会上发表重要讲话后,全国教育系统广大干部、师生对胡锦涛总书记重要讲话反响热烈,倍受鼓舞。胡锦涛总书记的重要讲话,充分体现了党中央对教育事业的高度重视,充分体现了党中央对广大教育工作者的亲切关怀和殷切期望。讲话高屋建瓴、立意高远、内涵深刻、情真意切、期望殷殷、催人奋进,是新时期党和国家高度重视教育事业的宣言书,是指引我国教育事业又好又快发展的纲领性文献。特别是总书记对教师工作提出的"三个必须"(即必须高度重视和切实加强教师队伍建设,必须吸引和鼓励优秀人才从事教育工作,必须形成尊师重教的良好社会风气),充分表达了党和国家对教师发展、对尊师重教的极大关怀和热切期望;对全国广大教师提出的"四点希望"(一是希望广大教师爱岗敬业、关爱学生,二是希望广大教师刻苦钻研、严谨笃学,三是希望广大教师勇于创新、奋发进取,四是希望广大教师淡泊名利、志存高远),这是总书记对教师岗位的严格要求,也是新时期教师品格的基本准则。我们要按照《中共教育部党组关于学习贯彻胡锦涛总书记在全国优秀教师代表座谈会上重要讲话精神的通知》要求,迅速行动,精心安排,周密部署,切实采取措施,掀起学习贯彻胡锦涛总书记重要讲话精神的高潮。我们要以总书记讲话为动力,充分认识"国运兴衰,系于教育",进一步增强献身精神,牢固树立以学生为本的思想,强化改革和发展教育的责任心和使命感,忠诚于人民教育事业。

第二,加强师德师风建设,引领学生成长成才。古人讲,"学高为师,德高为范"。为师者,必须具备两个条件:高深的学识和高尚的情操。教师是学生知识增长和思想进步的导师，教师对学生的一生都有至关重要的影响。应当"学为人师，行为世范"，教师一定要在思想政治、道德品质、学识学风等方面以身作则，率先垂范，这样才能为人师表，争做师德的表率，育人的楷模，教学的专家。希望我们广大教师要忠诚于人民教育事业，树立崇高的职业理想和坚定的职业信念，把全部精力和满腔真情献给教育事业，做爱岗敬业的模范。要关爱每一名学生，关心每一名学生的成长进步，以真情、真心、真诚教育和影响学生，努力成为学生的良师益友，成为学生健康成长的指导者和引路人。

第三，加强自身业务建设，不断提高教书育人本领。教师是知识的重要传播者和创造者。在当今时代知识层出不穷的条件下，在推进素质教育的进程中，要成为合格教育者，就必须不断学习、不断充实自己。我们广大教师要崇尚科学精神，树立终身学习理念，如饥似渴地学习新知识、新技能、新技术，拓宽知识视野，更新知识结构，不断提高教学质量和教书育人本领；要不断钻研业务，勇于创新，用创新的教学理论及形式，去完成传授知识的任务，启迪学生的创造力；要养成求真务实和严谨自律的治学态度，恪守学术道德，发扬优良学风；要不断加强个人修养，树立高尚的道德情操和精神追求，静下心来教书，潜下心来育人。只要我们广大教师乐于教育、刻意求真，力于创新，我校教育教学事业就一定会开创新局面。

兴国以教育为本，兴校以教师为本。把学校建成高水平教学研究型安徽中医药大学，不仅是我校师生员工的共同愿望，也是时代进步、社会发展赋予学校的光荣历史使命。希望全校教职员工牢固树立历史使命感和责任感，以高尚的师德、精湛的业务，以务实的作风、勤奋的工作，朝着一流的学科、一流的队伍、一流的教学、一流的科研目标奋进，我们就一定能培养一流的人才，创造一流的成果，提供一流的社会服务，就一定能推动学校新一轮的跨越，为安徽的经济发展、中医药事业的进步和人类的健康事业作出更大的贡献！

新学年 新机遇 新挑战 新期盼

——在庆祝第 24 个教师节暨总结表彰大会上的讲话

今天是第 24 个教师节，是全体教师最美好的节日。在此，我谨代表学校党委、行政，向不辞辛劳，默默耕耘在教学、科研、医疗、管理服务第一线的广大教职医护员工表示衷心的感谢！向多年来一直支持学校改革、建设与发展的全校离退休老教师、老同志，致以崇高的敬意！向获得各级表彰的各先进集体、先进单位、先进个人、优秀教师表示热烈的祝贺！祝愿全校教师、全体教职医护员工身体健康，节日快乐！

昨天，温家宝总理与部分教师代表在中南海座谈时特别强调，百年大计，教育为本；教育大计，教师为本。教育是国家发展的基石。有一流的教育，才能有一流的人才，才能建设一流的国家。办好教育，教师是关键。他对教师们提出三点希望：第一，要志存高远、爱国敬业；第二，要为人师表；第三，要严谨督学，与时俱进。

今年教师节的主题是"学习英模教师，弘扬伟大师魂"。在 5 月 12 日汶川地震的生死关头，老师们舍生忘死，挺身而出，用自己的血肉之躯拼死保护学生的生命；他们不顾个人和家人安危，始终把学生的生命安全放在首位，义无反顾奋力抢救危难中的学生；他们强忍悲痛，坚守岗位，竭尽全力，顽强拼搏，历尽艰险，迅速组织受困学生安全转移，投身灾后重建，恢复正常教学。灾区广大教师为保护灾区学生生命安全，为抗震救灾作出了重大贡献，涌现出了一大批英雄人物。我校师生医护员工在这场灾难面前，积极伸出援助之手，为地震灾区自发捐献爱心款近 29 万元，中共党员踊跃缴纳特殊党费 28 万余元，一附院还派出医疗队在灾区奋斗了 40 个日日夜夜。今天，全国上下深入开展教师节主题活动，就是要进一步学习宣传英模教师的先进事迹，展示新时期人民教师的精神风貌，掀起崇尚师德、弘扬师德的学习、教育热潮；进一步营造尊重知识、尊重人才、尊重教师的良好社会氛围，大力表彰优秀教师，努力为教师办实事、解难事；进一步增强广大教师的光荣感、责任感和使命感，激发教师爱教乐教、教书育人的热情，为做人民满意的教师，办人民满意的教育做出新的贡献。

回顾一个学年以来，在省委教育工委、省教育厅的重视和支持下，在学校党委的领导下,全校上下励精图治,扎实工作,奋力拼搏,各项工作取得了新的进步。成绩的取得,无不凝聚着广大师生员工的心血、智慧和汗水。正是我们的教师对学校发展的高度责任感和使命感,以教为业,以教为乐,众志成城,开拓进取,才使我校的办学声誉、办学实力、办学水平有了显著的提高。在此,我代表学校党委和行政向大家并通过你们向全校教师、广大医护员工和离退休老教师、老同志致以崇高的敬意和诚挚的感谢!

新学年、新机遇、新挑战、新期盼。7月14日,省委、省政府领导王明方、谢广祥带领合肥市及省直11个厅局领导齐聚我校,就安徽中医药高等教育事业的发展共商良策,并发表重要讲话。8月5日,安徽省政府印发了《支持安徽中医学院发展专题会议纪要》(2008年第150号),以正式文件的形式要求有关单位和部门解决我校面临的困难和问题。暑假里,我们还顺利召开了第三次党代会,明确了今后五年学校发展的基本目标、工作任务,选举产生了新一届党委、纪委,为学校进一步发展提供了思想保证和组织保证。9月8日,国家卫生部副部长、国家中医药管理局局长王国强来我校视察指导工作,对我校的良好发展势头给予充分肯定。9月8日,我们积极参与,成功启动了"中医中药中国行"安徽站活动。9月9日,我们成功举行了安徽中医药继承与创新博士科技论坛。这些活动为安徽中医药事业营造了良好的发展氛围,坚定了创新发展中医药的信念和决心,也为安徽中医药高等教育提供了难得的发展机遇。

新的学期已经开始,新学年的工作更加艰巨和繁重。我们要紧紧围绕学校"十一五"发展目标,认真贯彻落实第三次党代会及省委、省政府领导讲话精神,积极推进学校的改革、建设与发展。下半年,我们将启动并实施第三轮机构改革及全员聘用工作,优化办学机制,增强办学活力;我们要召开教学工作会议、科技工作会议,进一步推进学校的教学、科研工作再上新台阶;我们要认真筹备召开好第五届海峡两岸人事工作研讨会;我们要积极抓好教学质量工程项目,继续推进学校的学科建设、师资队伍建设、教育教学改革、科学研究、校园文化建设等各项工作,使学校办学特色进一步凸显,办学实力和办学水平有进一步提升。

为做好本学年的各项工作,充分发挥全体教职员工的主人翁精神,在全国上下隆重纪念教师节之际,我代表校党委对全校教师提出三点希望:

第一,认真学习贯彻省委省政府领导来我校调研时的讲话精神,抢抓机遇,迎难而上,推进学校又好又快发展。省委副书记王明方、省政府副省长谢广祥在我校调研时的重要讲话,高屋建瓴、立意高远、内涵深刻、情真意切、期望殷殷、催人奋进,对我校抓住机遇、加快发展提出了明确要求,为我省中医药高等教育事业当前和今后一个时期的发展指明了方向,充分体现了省委、省政府对中医药高等教育事业的高度重视，充分体现了省委、省政府对学校的亲切关怀和殷切期望。对照讲话精神，我们要统一思想，提高认识，认真学习传达讲话精神，进一步使广大干部、教职医护员工坚定中医信念，弘扬中医精神，扎实工作，积极进取，加快推进学校的改革、建设和发展；对照讲话精神，我们要认真梳理并专题研究我们面临的困难和问题，主动加强与省市有关部门的沟通和联络，明确目标，细化方案，分解落实，力争推进学校实现跨越式发展；对照讲话精神，我们要在新的历史起点上，进一步增强使命感、紧迫感、责任感，增强发展意识、忧患意识、竞争意识，以更加昂扬的斗志，更加奋发有为的精神状态，更加扎实的工作作风，努力把学校的各项工作做得更好，为振兴安徽省中医药事业，提高群众的健康水平不断做出更大贡献。

第二，积极学习英模教师，弘扬伟大师魂，展示新时期人民教师的精神风貌。为深入学习宣传抗震救灾英雄教师的先进事迹，大力弘扬新时期人民教师的高尚师德和无私奉献精神，根据教育部党组的统一部署，日前，省委教育工委发出通知，要求在全省教育系统开展向抗震救灾英雄教师学习的活动。向抗震救灾英雄教师学习，就是要学习他们生死关头，临危不惧，舍生忘死，奋不顾身，拼死保护学生的英勇献身精神；学习他们危难时刻，坚守岗位，忠于职守，不畏艰难险阻，奋力抢救学生的拼搏奉献精神；学习他们大灾面前，化悲痛为力量，振奋精神，不屈不挠，迅速投身重建校园，恢复正常教育教学秩序的自强不息精神。我们要通过报告会、学习会、座谈会、研讨会等多种形式，深入交流学习抗震救灾英雄教师的典型事迹和崇高精神的体会；要充分利用校园网、广播站、校刊校报、宣传橱窗等载体，广泛宣传抗震救灾中涌现出的英模事迹；要积极开展以"学习英雄教师，彰显师德光辉"为主题的师德教育活动，把宣传抗震救灾英雄教师与宣传身边的先进师德典型结合起来，组织一次师德大讨论，开展一次师德征文，开展一次师德演讲，不断把师德教育引向深入。希望我们的教师和教育工作者要以抗震救灾英雄教师为榜样，"捧出一颗心来，不带半根草去"，以对学生的挚爱、对教育事业的责任，以人民教师的人格魅力和学识魅力，教书育人，为人师表，做学生满意、家长满意、社会满意的人民教师。

第三，加强自身业务建设，不断提高教书育人本领，引领学生成长成才。教师是知识的重要传播者和创造者。在当今时代知识层出不穷的条件下，在推进素质教育的进程中，要成为合格教育者，就必须不断学习、不断充实自己。我们广大教师要崇尚科学精神，树立终身学习理念，如饥似渴地学习新知识、新技能、新技术，拓宽知识视野，更新知识结构，不断提高教学质量和教书育人本领；同时，教师从事的是创造性工作。教师富有创新精神，才能培养出创新人才。我们广大教师要踊跃投身教育创新实践，积极探索教育教学规律，更新教育观念，改革教学内容、方法、手段，注重培育学生的主动精神，鼓励学生的创造性思维，引导学生在发掘兴趣和潜能的基础上全面发展，努力培养适应社会需要、具有创新精神和实践能力的一代新人；教师，必须为人师表。我们广大教师要养成求真务实和严谨自律的治学态度，恪守学术道德，发扬优良学风。要不断加强个人修养，树立高尚的道德情操和精神追求，静下心来教书，潜下心来育人。只要我们广大教师乐于教育，刻意求真，力于创新，我校教育教学事业就一定会开创新局面，实现新发展。

兴国以教育为本，兴校以教师为本。把学校建成高水平有特色的安徽中医药大学，不仅是我校师生员工的共同愿望，也是时代进步、社会发展赋予学校的光荣历史使命。希望全校教职员工牢固树立历史使命感和责任感，以高尚的师德、精湛的业务，以务实的作风、勤奋的工作，朝着一流的学科、一流的队伍、一流的教学、一流的科研目标奋进，我们就一定能培养一流的人才，创造一流的成果，提供一流的社会服务，就一定能实现第三次党代会提出的奋斗目标和任务，推动学校新一轮的跨越，为安徽的经济发展、中医药事业的进步和人类的健康事业作出更大的贡献！

立足新起点　再创新辉煌

——在庆祝第 25 个教师节暨表彰大会上的讲话

在这充满着希望与收获的金秋时节，我们又以极其喜悦的心情迎来了我们教师自己的节日。今天我们在这里隆重集会，庆祝全国第 25 个教师节。在此，我谨代表学校党委、行政，向不辞辛劳，默默耕耘在教学、科研、医疗、管理服务第一线的广大教职医护员工表示衷心的感谢！向多年来一直支持学校改革、建设与发展的全校离退休老教师、老同志，致以崇高的敬意！向获得各级表彰的各先进集体、先进单位、先进个人、优秀教师表示热烈的祝贺！祝愿全校教师、全体教职医护员工身体健康，节日快乐！

今年教师节主题是"祖国的未来与人民教师的使命"。今年教师节非同平常，适逢祖国 60 周年华诞。60 年，中华民族的科学文化素质得到根本改变，实现了从人口大国向人口资源大国的历史性转变。60 年，教育与祖国共命运，与人民同呼吸；60 年，教育奠基中国，致力于让人民满意。如今，中国教育站在新的起点上，谱写着建设人口资源强国的新篇章。

百年大计，教育为本；教育大计，教师为本。教师是教育事业的直接参与者，是推动教育事业发展的中坚力量。今年，学校也迎来了建校 50 华诞。在我校 50 年的办学历史中，学校一代又一代的教职员工自强不息，团结奋斗，和衷共济，培养了大批中医药界的兴业精英，取得了可喜的医疗和科技成果和学术成就，铸就了学校的一次又一次辉煌。今天，我校的广大教职员工以精心育人为己任，爱校敬业，无私奉献，把自己的全部智慧和汗水，融入学校改革、建设和发展之中，成为实现学校新时期新跨越的强大动力。50 年，是学校承前启后，继往开来的里程碑；是学校拼搏奋进，再创辉煌的新起点。

今天，全校上下深入开展教师节主题活动，就是要进一步宣传先进，表彰模范，充分展现我校教师为中医药教育事业做出的丰功伟绩，全面反映我校教师为人师表的精神风貌，大力弘扬我校教师无私奉献的高尚师德，进一步倡导尊师重教的良好社会风尚，进一步激励广大教师热爱教育事业，增强献身祖国中医药教育事业的光荣感、责任感和使命感，以实际行动迎接国庆 60 周年、校庆 50 周年，为办好人民满意的教育，实现学校科学发展做出新的贡献。

为做好本学年的各项工作，充分发挥全体教职员工的主人翁精神，在全国上下隆重纪念教师节之际，我代表校党委对全校教师提出三点希望：

一要以德立教，以德施教。古人讲，"学高为师，德高为范"。为师者，必须具备两个条件：高深的学识和高尚的情操。作为新时代的人民教师，要模范地履行教师的职业道德规范，有热爱教育、献身教育的崇高职业理想和道德追求；有热爱学生、诲人不倦的道德情感；有关心集体、团结协作的道德准则；有严于律己、为人师表的道德形象。教师是学生知识增长和思想进步的导师，教师对学生的一生都有至关重要的影响，应当"学为人师，行为世范"，教师要在思想政治、道德品质、学识学风等方面以身作则，率先垂范，争做师德的表率，育人的楷模，教学的专家。

二要钻研业务，创新方法。现代教育要求我们不断地丰富和更新科学文化知识，不断提高实施教育的能力和水平。当今世界信息技术飞速发展，教师如果跟不上传播和传授知识的形势，就难以受到学生的欢迎。要积极投身课程改革，深入研究和探索教育规律，刻苦钻研教学业务，努力转变教学方式，不断提高教学质量。要用创新的教学理论及形式，去完成传授知识的任务，启迪学生的创造力。我们广大教师要养成求真务实和严谨自律的治学态度，恪守学术道德，发扬优良学风。要静下心来教书，潜下心来育人。只要我们广大教师乐于教育，刻意求真，力于创新，我校教育教学事业就一定会开创新局面，实现新发展。

三要抢抓机遇，推进发展。如今，中央和国家对中医药的扶持力度前所未有，我校中医药教育事业处在一个新的历史起点，面临着难得的发展机遇。广大教职医护员工要以科学发展观统领教育工作全局，围绕年初教代会工作部署开拓进取，扎实工作，以国庆60周年、校庆50周年活动为契机，把对党、对祖国、对人民的赤诚之情，转化为促进学校全面发展的思考和行动上来，深化为推动学校办学规模、质量、结构、效益协调发展的认识和实践上来，转变为各项工作任务的具体落实上来，推进学校全面、协调、可持续发展。以建设迎校庆、以校庆促发展、以发展铸成就、以成就聚人心。

新学期，我们要切实抓好50年校庆工作。50年校史，不仅给我们留下了光辉的历程，骄傲的文化，丰厚的底蕴，更为我们知史鉴今，开拓未来，和谐发展，奠定了凝重而坚实的基础。汲取50年精华，开启千秋伟业，我们每个安中人都要以一份热情，一份荣耀，一份责任，积极投身到50年校庆活动中去，以我们聪颖的智慧，辛勤的付出，不懈的追求，举全校之力，办好50年校庆；我们要切实抓好中医学专业认证准备、PBL教学改革、质量工程建设等重点工作；要切实抓好产学研合作、学术创新、科技创新团队建设、科技平台建设、中医药临床研究基地建设，全面开展教学研究、科技研究、医疗研究、中医药文化研究，全面推动"人才兴校、科技强校"战略，脚踏实地，把学校办出特色，办出成绩，培养更多优秀的社会主义的建设者和接班人，为社会做出更大的贡献。

兴国以教育为本，兴校以教师为本。把学校建成高水平有特色的安徽中医药大学，不仅是我校师生、医护员工的共同愿望，也是时代进步、社会发展赋予学校的光荣历史使命。我们相信，只要我们以生为本、乐于教育、刻意求真、力求创新，就一定会开创我校教育的新局面。只要我们团结一致、振奋精神、求真务实、扎实工作，我校一定能再攀高峰，再创辉煌，推动学校新一轮的跨越，为安徽的经济发展、中医药事业的进步和人类的健康事业作出更大的贡献！

以教师为荣　履行神圣职责
——在庆祝第 26 个教师节暨总结表彰大会上的讲话

在这风清日丽、秋实累累的季节，我们迎来了第 26 个教师节。在此，我谨代表学校党委、行政，向不辞辛劳、默默耕耘在教学、科研、医疗、管理、服务第一线的广大教职医护员工表示衷心的感谢！向多年来一直支持学校改革、建设与发展的全校离退休老教师、老同志，致以崇高的敬意！向获得各级表彰的各先进集体、先进单位、先进个人、优秀教师表示热烈的祝贺！祝愿全校教师、全体教职医护员工身体健康，节日快乐！

今年教师节主题是"贯彻全国教育工作会议，推进教育事业科学发展"。新中国成立特别是改革开放以来，我国教育发展取得了举世瞩目的成就。教育的发展极大地提高了全民族的素质，推进了科技创新、文化繁荣，为经济发展、社会进步和民生改善作出了不可替代的贡献。前不久，党中央、国务院召开了新世纪以来第一次全国教育工作会议，颁布了新世纪以来的第一个教育规划纲要。《纲要》确定了"优先发展，育人为本，改革创新，促进公平，提高质量"的教育工作方针，提出了到 2020 年基本实现教育现代化、基本形成学习型社会、进入人力资源强国行列的战略目标，并对未来十年教育改革和发展的主要任务和重大政策措施作出了明确部署。全国教育工作会议的召开和教育规划纲要的颁布，开启了我国从教育大国向教育强国、从人力资源大国向人力资源强国迈进的新的历史征程，必将成为我国教育改革发展史上一个新的里程碑。

"强国必强教，强国先强教"。今天，全校上下深入开展教师节主题活动，就是要进一步营造学习贯彻全国教育工作会议精神和教育规划纲要的浓厚氛围；进一步弘扬尊师重教的良好社会风尚；进一步激励广大教师热爱教育事业，增强献身祖国教育事业的光荣感、责任感和使命感；进一步宣传先进，表彰模范，充分展现人民教师为教育事业做出的丰功伟绩，大力弘扬人民教师无私奉献的高尚师德，为做人民满意的教师，办人民满意的教育，实现学校科学发展作出新的贡献。

新的学期已经开始，新学年的工作更加艰巨和繁重。我们要紧紧围绕学校"十一五"发展目标，学习贯彻全国教育工作会议和教育规划纲要精神，科学谋划并认真制订学校"十二五"规划；我们要继续抓好博士点授权立项建设、国家中医临床研究基地建设、新校区建设和安徽省中医药科学院组建成立等重点工作，积极推进学校的改革、建设与发展；我们要继续加强学校的学科学位点建设、师资队伍建设、教育教学改革、科学研究、对外交流与合作、校园文化建设等各项工作，使学校办学特色进一步凸显，办学质量进一步巩固，办学水平进一步提高，办学实力进一步增强。为此，广大教职医护员工将肩负更重的担子，需要付出更大的努力。借此机会，我向大家提几点希望，与大家共勉。

一是要爱岗敬业，热爱自己的职业。孟子曾说"得天下英才而教育之"是君子一大乐事，热爱并尊重自己所从事的教育事业是一名教师必备的、最基本的要求，只有热爱并把教师这份职业作为自己的事业，真正认识到教师的职业荣誉感，才能取得成功，才能从中感受到喜悦和快乐。面对教师这份崇高而又光荣的职业，希望大家把爱岗敬业当成自己自觉的行为追求，珍惜岗位、立足岗位、热爱岗位、精于岗位、献身岗位。要做到爱岗敬业，我们就应该树立崇高的职业理想和坚定的职业信念，甘为人梯，乐于奉献，静心教书，潜心育人，努力做学生爱戴、人民满意的教师；我们的管理干部和后勤服务人员就要增强责任感和使命感，坚持弘扬敬业、奉献的精神，以提供优质、高效的服务为工作目标，以师生员工的满意为工作标准，恪尽职守，切实履行好岗位职责。

二是要学为人师，精通自己的职业。苏联著名教育家苏霍姆林斯基曾说："教师进行劳动和创造的时间好比一条大河，要靠许多小的溪流来滋养它。教师时常要读书，平时积累的知识越多，上课就越轻松。"这就告诉我们，教师要履行好"传道、授业、解惑"的职责，首先自己要学有所精、术有专攻，这就要求我们大家以严谨自律的治学态度，勤奋钻研，积极探索，不断提高学术水平和业务能力。特别是在新知识层出不穷的当今时代，要想成为合格教育者，教师就必须保持开放的心态，树立终身学习的意识，不断学习和掌握现代教育技术，不断对自己的教育教学进行研究、反思，只有这样才能不断吸收新的教育思想、教育理念、教育模式、教育方法和教育途径，才能够不断充实自己，提高自己的专业能力和教育教学水平。古人说得好"问渠那得清如许？为有源头活水来"，希望我们的教师不断学习、坚持学习、善于学习，做终身学习的楷模，通过学习和创新，不断提高自己的能力，用真心、真情、真诚关爱学生，开启学生智慧，陶冶学生情操，引导学生全面发展、健康成长。

三是要开拓创新，创造自己的职业。创新是优秀教师最具时代特征的精神品格。希望广大教师增强创新意识，把握教育规律，积极投身教育改革实践，投身教学质量工程建设，勇于探索，开拓进取，推动教育理念创新、教学方法创新和人才培养模式创新，不断提升我校的教学质量与教学水平。要按照教育规律的要求,注重启发式教育,使学生不仅学到知识,还要提升素质。要按照以人为本的要求,注重创造性教育,尊重学生、关爱学生、服务学生,为学生成长创造自由活泼的氛围,培养学生独立思考、勇于创造的能力。要按照素质教育的要求,推进课程体系、教学内容和教学方法改革,积极培养学生的创新精神和实践能力。要建设有特色、高水平的教学团队,形成更加浓厚的争先创新氛围。只要我们广大教师乐于教育、刻意求真、力于创新,我校教育教学事业就一定会开创新局面,实现新发展。

四是要行为世范,献身自己的职业。宋代史学家司马光在《资治通鉴》中说道:"经师易遇,人师难遭。"就是说,相对于单纯传授知识的"经师",具有高尚师德、能够真正为人师表的"人师"更难遇到。高尚的师德是教师人格魅力的源泉,能起到"春风化雨,润物无声"的示范作用。特别是,大学时代是一个人世界观、人生观和价值观形成的重要时期,大学老师的一言一行,随时随地对学生起着潜移默化的引导作用,这种影响和作用有时甚至伴随学生的一生。希望我们的每一位教师都能将"为人师表"和"行为世范"作为自己的座右铭,加强师德修养,献身教师职业,以德修身、以德立教、以德育人,以自己高尚的情操和良好的道德风范去教育和感染学生,以自己崇高的人格魅力和卓有成效的工作赢得全社会的尊重,在深刻的社会变革和丰富的教育实践中履行好培养人才的神圣职责。

百年大计,教育为本;教育大计,教师为本。把学校建成高水平有特色的安徽中医药大学,不仅是我校师生员工的共同愿望,也是时代进步、社会发展赋予学校的光荣历史使命。国运兴衰,在于教育,学校振兴,在座有责。希望全校教职员工牢固树立历史使命感和责任感,以高尚的师德、精湛的业务、务实的作风、勤奋的工作,朝着办一流的教育,出一流的人才,建设一流的大学目标奋进,推动学校新一轮的跨越,为安徽的经济发展、中医药事业的进步和人类的健康事业作出更大的贡献!

发挥主人翁精神，助推学校跨越发展
——在庆祝第27个教师节暨总结表彰大会上的讲话

金秋是收获的季节，是催人奋进的季节，在这个美好的日子里，我们怀着激动的心情迎来了第27个教师节。在此，我谨代表学校党委、行政，向不辞辛劳，默默耕耘在教学、科研、医疗、管理服务第一线的广大教职医护员工表示衷心的感谢！向多年来一直支持学校改革、建设与发展的全校离退休老教师、老同志，致以崇高的敬意！向获得各级表彰的各先进集体、先进单位、先进个人、优秀教师表示热烈的祝贺！祝愿全校教师、全体教职医护员工身体健康，节日快乐！

今年教师节适逢中国共产党成立90周年、全国教育工作会议召开和教育规划纲要发布实施一周年之际，主题是"忠诚党的教育事业，落实教育规划纲要"。我们党和国家历来高度重视教育事业发展。新中国成立以来，全党全社会同心同德，艰苦奋斗，开辟了中国特色社会主义教育发展道路，建成了世界最大规模的教育体系，保障了亿万人民群众受教育的权利。教育的发展极大地提高了全民族素质，推进了科技创新、文化繁荣，为经济发展、社会进步和民生改善作出了不可替代的重大贡献。进入新世纪，党的"十七大"提出了"优先发展教育，建设人力资源强国"的战略部署。2010年，党中央、国务院召开全国教育工作会议，颁布了《国家中长期教育改革和发展规划纲要（2010–2020年）》。《纲要》提出了到2020年基本实现教育现代化、基本形成学习型社会、进入人力资源强国行列的战略目标，并对未来十年教育改革和发展的主要任务和重大政策措施作出了明确部署。《纲要》的颁布，开启了我国从教育大国向教育强国、从人力资源大国向人力资源强国迈进的新的历史征程，必将成为我国教育改革发展史上一个新的里程碑。

"国运兴衰，系于教育；教育振兴，全民有责。"今天，全校上下深入开展教师节主题活动，就是要进一步深入学习贯彻胡锦涛总书记在庆祝中国共产党成立90周年大会和庆祝清华大学建校100周年大会上的重要讲话精神，全面贯彻落实全国、全省教育工作会议精神和教育规划纲要，通过组织一系列丰富多彩的活动，庆祝人民教师的节日，充分体现党和政府对教师的重视和关怀，充分展现人民教师的巨大贡献，全面反映人民教师的良好精神风貌，积极营造全社会尊师重教的良好氛围，增强广大教师的职业荣誉感和历史使命感，激励广大教师忠诚党的教育事业，为全面贯彻落实教育规划纲要、推动学校科学发展作出新的更大贡献。

为做好本学年的各项工作，充分发挥全体教职员工的主人翁精神，在全国上下隆重纪念教师节之际，我代表校党委、行政对全校教师提出四点希望：

一、要做道德人格的示范者

孟子曰："教者必以正"。教师不光要传授知识，更要对学生进行人格陶冶、个性培养，教师的学识人品应当成为学生的榜样，教师的思想道德应当成为社会的表率。我们要始终忠诚于人民教育事业，树立崇高的职业理想和坚定的职业信念，坚定"育人为本"的理念，以教育发展为己任、以学生成才为己任，把全部精力和满腔热情奉献给教育事业，把真挚爱心和渊博知识奉献给每位学生，以人格魅力和学识魅力教育、感染学生，全心全意帮助学生全面发展，努力当好学生健康成长的指导者和引路人。我们要不断加强自身师德修养，率先垂范，树立高尚的道德情操和精神追求，甘为人梯，乐于奉献，存淡泊名利之心，树立德育人之志，践春蚕蜡炬之行，做一名受学生爱戴、让人民满意的教师。

二、要做诲人不倦的耕耘者

毛泽东同志曾说："对自己，学而不厌；对人家，诲人不倦。"对我们教师而言，"学而不厌"体现着教师内心的开放、自强不息和不断进取，"诲人不倦"体现着教师工作的热情、勤奋努力和敬业精神。做诲人不倦的耕耘者，这是教师的职业特性决定的。这也是教师自觉实现人生价值、追求人生幸福最现实和最可靠的途径。人们经常把教师比作"绿叶"，喻为"蜡烛"，表明教师的工作是神圣的，也是艰辛的。教书育人需要感情、时间、精力乃至全部心血的付出，这种辛勤劳动是以强烈的使命感为基础的。我们要把诲人不倦的耕耘融入在每一次教学备课、论文指导、学生谈话之中，融入在每一次思想创新、教学创新、科研创新之中。事实说明，一个学校没有几个实干家，没有几个"拼命三郎"，教书育人的质量是很难有提高的。正在评选中的2011年度"全国教书育人楷模"，他们都是当代教育工作者的杰出代表，他们都有一个共同点，那就是辛勤工作、诲人不倦。随着学校招生规模日益扩大，学生生源的复杂化和个性的多样化，给教育者提出了更加细致和更加具体的要求。我们只有把每一个学生都看成是我们服务的对象，付出更多的劳动，不断改进教育教学方法，才能在人才培养中取得新成绩。广大教师要自觉把个人和事业紧密联系在一起，既要有积极上进、勇于登攀的工作热情，又要有埋头苦干、甘于淡泊的精神境界。只有在这样的耕耘中，我们才能发现自身的价值，才能感受到作为教育工作者的快乐。

三、要做科技创新的先行者

国务委员刘延东日前指出,高等教育是科技第一生产力和人才第一资源的重要结合点。高等学校特别是研究型大学,既是高层次创新人才培养的重要基地,又是基础研究和高技术领域创新成果的重要源泉。随着"十二五"规划全面展开,我省皖江示范区、合芜蚌试验区、技术创新工程试点省、合肥经济圈、加快皖北发展等战略深入推进,对人才和科技的需求空前旺盛。我们要积极适应经济社会发展重大需求,瞄准前沿,加强研究,推动学科融合,培育新兴学科,建设重大创新平台和创新团队,以高水平科学研究支撑高质量高等教育。同时,要积极同科研机构、企业开展深度合作,建立战略合作关系,联合开展科研项目攻关,并取得实质性成果,努力为建设创新型国家作出积极贡献。更为重要的是,我们要按照以人为本的要求,注重创造性教育,尊重学生、关爱学生、服务学生,为学生成长创造自由活泼的氛围,培养学生独立思考、勇于创造的能力,成为适应社会需要、具有创新精神和实践能力的一代新人。

四、要做先进文化的引领者

胡锦涛总书记在庆祝清华大学建校100周年大会上提出"全面提高高等教育质量,必须大力推进文化传承创新"。大学具有与生俱来的传承和创新文化的能力与使命,守护、传承、创新文化,已是大学必须承担的重要职能。大学之所以称之为大学,最根本的就在于它是一个阐扬创新思想、研究高深学问、传播先进文化并以之育人、养人的教育机构。作为中医药院校,它是传承优秀传统文化、传播先进思想文化、宣传科学真理的重要渠道;是锻炼品性、塑造美好心灵的重要场所;是弘扬社会正气、开展精神文明建设的重要阵地。文化的基础是道德,文化的核心是价值,文化的纽带是知识,文化的高度是思想,文化的融合是交流。作为先进文化重要继承者、开拓者、传播者的教师,必须牢记自己的责任,并自觉地贯彻到具体的教学和科研工作中。我们广大教师要坚守使命,守护大学的精神,自觉抵制浮躁、急功近利和各种诱惑,努力追求真理,追求科学,崇尚学术,培养学术勇气和文气,乐于知识创新,勇于思想创新,敢于理论创新,用自身先进思想和品格影响社会、引导社会,永远站在时代发展的前列;要积极发挥文化育人作用,毫不动摇地坚持社会主义核心价值体系,把代表先进文化的理论、观念通过课堂、论文、著作、学术报告等形式,影响学生,服务社会,真正推动社会主义先进文化建设,为中华民族复兴的伟大事业作出贡献。

百年大计,教育为本;教育大计,教师为本。推动学校跨越发展,建成安徽中医药大学是时代的要求,是我们的使命。广大教职医护员工要以科学发展观统领教育工作全局,深入开展争先创优活动,认真学习贯彻胡锦涛总书记在庆祝中国共产党成立90周年大会和庆祝清华大学建校100周年大会上的重要讲话精神，全面贯彻落实国家中长期教育规划纲要和学校"十二五"发展规划，围绕年初教代会工作部署，开拓进取，扎实工作，全面实施"人才兴校、科技强校"战略，把学校办出特色，办出成绩，培养更多优秀的社会主义的建设者和接班人，为安徽的经济发展、中医药事业的进步和人类的健康事业作出更大的贡献！

落实纲要精神，做新时期合格教师

——在庆祝第28个教师节暨总结表彰大会上的讲话

今天是第28个教师节，是全体教师最美好的节日。在此，我谨代表学校党委、行政，向不辞辛劳，默默耕耘在教学、科研、医疗、管理服务第一线的广大教职医护员工表示衷心的感谢！向多年来一直支持学校改革、建设与发展的全校离退休老教师、老同志，致以崇高的敬意！向获得各级表彰的各先进集体、先进单位、先进个人、优秀教师表示热烈的祝贺！祝愿全校教师、全体教职医护员工身体健康，节日快乐！

当前，我国教育事业的发展已进入了全面提高质量的新阶段，进入了建设人力资源强国的新阶段。《国家中长期教育改革和发展规划纲要（2010—2020年）》的颁布实施，为我们描绘了未来10年教育改革和发展的宏伟蓝图。为全面贯彻落实教育规划纲要及胡锦涛总书记在清华大学百年校庆大会上的重要讲话精神，2012年，在教育部"全面提高高等教育质量工作会议"上，正式下发了《关于全面提高高等教育质量的若干意见》和《关于实施高等学校创新能力提升计划的意见》，对高校不断提高教育质量，进一步提升人才培养水平、打造高水平师资队伍、增强科学研究能力、服务经济社会发展、推进文化传承创新能力，提出了新的更高的要求。《关于全面提高高等教育质量的若干意见》和"2011计划"对推进高校协同创新作了部署，这是当前全面提高高等教育质量的一个重要着力点。即以协同创新为主题，以解决国家重大问题为出发点，以提升人才、学科、科研三位一体创新能力为核心任务，以体制机制改革为突破重点，以建立协同创新中心为载体，大力推进校校协同、校所协同、校企协同、校地协同以及国际优势创新资源的深度融合，最终实现高校创新发展方式的根本转变。这对我们高校、我们每一位教师和教育工作者来说，都是新挑战、新使命、新任务和新要求。

百年大计，教育为本；教育大计，教师为本。教师是教育事业的直接参与者，是推动教育事业发展的中坚力量。多年来，全校广大教师和教育工作者忠诚党的教育事业，辛勤耕耘，为人师表，无私奉献，为我省乃至全国的经济社会发展培养了大批有用的中医药人才，做出了重大贡献，赢得了党和人民群众的信赖和尊重。今年教师节适逢党的十八大即将召开，全省上下全面贯彻教育规划纲要，深入推进省级政府教育统筹综合改革之际，主题是"忠诚党的教育事业，争当教书育人楷模"。今天，全校上下深入开展教师节主题活动，就是要进一步弘扬人民教师的高尚师德，营造尊师重教的良好社会氛围。通过组织一系列丰富多彩的活动，大力宣传模范教师的先进事迹，大力宣传教师队伍建设的新成就，充分体现党和政府对教师的重视和关怀，充分展现人民教师的巨大贡献，全面反映人民教师的良好精神风貌，激励广大教师忠诚党的教育事业，争当教书育人楷模，为推动学校跨越发展作出新的贡献。

为做好本学年的各项工作，充分发挥全体教职员工的主人翁精神，在全国上下隆重纪念教师节之际，我代表校党委、行政对全校教师提出四点希望：

一、具有高尚的道德品质

"教师"这两个字不仅仅是一个称呼、一个职业，更是一种责任、一种期盼。我们每一位教师都是大学生成长道路上的引路人，承载着家长和学生的企盼，肩负着民族和时代的重托。"为人师表，授之以道"，就是要求我们以高尚师德、人格魅力、学识风范去感染、教化学生。我们要始终忠诚于人民教育事业，树立崇高的职业理想和坚定的职业信念，以学生成才为己任，全心全意帮助学生全面发展；我们要不断加强自身师德修养，率先垂范，树立高尚的道德情操和精神追求，甘为人梯，乐于奉献，做一名受学生爱戴、让人民满意的教师。

学校将通过座谈会、主题演讲、征文活动等多种形式，开展主题鲜明、广泛深入的师德教育活动。组织教师深入学习教师职业道德规范，广泛开展教师职业理想、职业精神和职业道德大讨论。利用校园网、广播站、校刊校报、宣传橱窗等载体，开展"江淮好教师"评选活动和向张丽莉同志学习活动。广大教师和教育工作者要全面掌握和践行新时期教师职业道德的基本要求，进一步增强教书育人的光荣感、责任感和使命感，牢固树立"育人为本"的理念，真正成为学生的良师益友，成为品德高尚、受人尊敬的"人类灵魂工程师"。

二、具有高深的专业造诣

我们常说："学为人师，行为世范。"这里的"学"就是指教师的学问。作为教师，必须拥有系统、广博的知识，才、学、识兼备，在自己的业务领域独树一帜。今天受到表彰的教师，都是近年来在各自岗位上做出突出成绩的优秀教师。他们有的在讲台上辛勤耕耘几十年，有的在学术研究上取得了重大进展，有的长期从事学生思想政治工作，有的为学校公共服务设施的建设倾注了大量心血。他们是新时期安中教师的优秀代表，在他们身上集中体现了新时代安中教师的精神风貌。他们都有一个共同的特征，那就是辛勤工作，勇于探索，在平凡的岗位上做出了不平凡的成绩。要做到这一点，需要日积月累。一方面，我们广大教师要加强业务学习，拓宽知识视野，更新知识结构，掌握现代教育技术，积极推动教育理念、教学方法和人才培养模式的创新，不断增强教书育人的本领；另一方面，我们要切实抓好教学质量工程项目，深化教育教学改革，提高教师队伍整体素质，打造优秀的学科群体；要切实抓好科研平台和创新团队建设，主动适应国家和区域战略发展需求，围绕协同创新方向，培养一批拔尖创新人才，产出一批重大标志性成果，不断增强社会服务能力，在国家创新发展中作出更大的贡献。

三、具有宽厚的仁爱之心

在具备高尚的道德品质和高深的专业造诣基础上，教师还应始终保有一颗尊重学生、关心学生、善待学生的仁爱之心。随着学校招生规模日益扩大，学生生源的复杂化和个性的多样化，给教育者提出了更加细致和更加具体的要求。大学生正处在人生观、世界观和价值观形成的关键时期，最需要的是关爱和尊重。只有内心对学生有一份真诚，我们才能够更好地帮助他们成长成才。我们要秉持自由、平等、博爱的理念，善待学生，循循善诱，因材施教。而且师生要彼此尊重，平等相待，各尽所能，教学相长。我们要记住，教师的尊严一定是来自其广博学识，来自其道德文章，来自其人格魅力，更来自于其发自内心对学生的关爱。唯有如此，教师才能赢得学生真正的尊重和信任。

四、具有深厚的爱校爱岗之情

热爱安中，忠于安中，任何时候都珍惜学校声誉、维护学校形象，共同推进学校各项事业的不断发展，这是我们所有安中教师对这所自己工作与生活所在的学校所应有的最基本的情感和尊重。当前，学校正处在加速发展、弯道超越的关键时期、特殊时期，我们面临着许多困难和问题：新校区建设面临时间紧、困难多、要求高等许多实际问题；大学更名工作竞争非常激烈，各项指标要求非常严格，距离教育部专家10月份进校时间非常紧迫；特别是新学期，我们学校是三地办学，许多老师要奔波于三个校区，付出的不仅仅是时间，还有更多的辛劳和心血。这更要求我们以高度的责任感和使命感，从学校战略部署的大局出发，从学校科学发展的长远出发，凝心聚力，团结协作，克服困难，积极投身教学、科研、管理、服务等各项工作，寓小我于大家之中，融个人于集体之中，时刻与安中同呼吸，共命运，进而实现个人的人生价值，实现学校的跨越发展，共同营造好安中人美好的家园。

孟子曾说，君子有三乐，其中之一就是"得天下英才而育之"。我们所从事的教育工作是一项神圣的事业。我们要倍加珍惜和热爱我们从事的教育事业。希望各位教师切实肩负起立德树人、教书育人的光荣职责，关爱学生，严谨笃学，淡泊名利，自尊自律，加强师德建设，弘扬优良教风，提高业务水平，做优良道德的传承者、科学知识的播种者、严谨治学的力行者、良好校风的倡导者。让我们共同努力，以自己的实际行动为把学校建设成为富有特色、卓有贡献、高水平有影响的安徽中医药大学贡献力量！为安徽的经济发展、中医药事业的进步和人类的健康事业做出更大的贡献！

立德树人,同心共筑中国梦

——在庆祝第 29 个教师节暨总结表彰大会上的讲话

今天是第 29 个教师节,是全体教师最美好的节日。在此,我谨代表学校党委、行政,向不辞辛劳,默默耕耘在教学、科研、医疗、管理服务第一线的广大教职医护员工表示衷心的感谢!向多年来一直支持学校改革、建设与发展的全校离退休老教师、老同志,致以崇高的敬意!向获得各级表彰的各先进集体、先进单位、先进个人、优秀教师表示热烈的祝贺!祝愿全校教师、全体教职医护员工身体健康,节日快乐!

百年大计,教育为本;教育大计,教师为本。教师是教育事业的直接参与者,是推动教育事业发展的中坚力量。上周五(9 月 6 日),省委省政府召开了全省教师工作会议,专题部署教师队伍建设工作。会前省委书记张宝顺亲切接见优秀教师代表并发表热情洋溢的讲话,省长王学军出席会议并作重要讲话,体现了省委省政府对教育事业和人才培养的高度重视,对推进我省教育改革发展、加快美好安徽建设进程,将产生重大而深远的影响。多年来,学校始终坚持人才强校战略,全校广大教师和教育工作者忠诚党的教育事业,辛勤耕耘,为人师表,无私奉献,为我省乃至全国的经济社会发展培养了大批有用的中医药人才,做出了重大贡献,赢得了党和人民群众的信赖和尊重。今年是党的十八大召开之后的第一个教师节,主题是"立德树人,同心共筑中国梦"。今天,全校上下深入开展教师节主题活动,就是要进一步弘扬人民教师的高尚师德,营造尊师重教的良好社会氛围。通过组织一系列丰富多彩的活动,大力宣传模范教师的先进事迹,大力宣传教师队伍建设的新成就,充分体现党和政府对教师的重视和关怀,充分展现人民教师的巨大贡献,全面反映人民教师的良好精神风貌,激励广大教师忠诚党的教育事业,争当教书育人楷模,为推动学校跨越发展做出新的贡献。

为做好本学年的各项工作,充分发挥全体教职员工的主人翁精神,在全国上下隆重纪念教师节之际,我代表校党委、行政对全校教师提出三点希望:

一、立德树人,做学生健康成长的引路人

"德之不存,何以为师;德之失范,何以信我。"作为教师,只有坚守并发扬忠于职守和潜心教育的敬业精神,爱生如子和诲人不倦的园丁精神,为人师表

和言传身教的自律精神，不计名利和甘为人梯的奉献精神，以规范的职业道德，高尚的情操和模范行为教育感染学生，以青松般的高洁影响学生，才能使学生"仰其师，信其道"。也只有在这样教师的带动下、教育下，才会有一批批思想素质、政治素质、文化素质俱佳和全面发展的优秀学生迅速成长起来。

学校将通过座谈会、主题演讲、征文活动等多种形式，开展主题鲜明、广泛深入的师德教育活动。组织教师深入学习教育部关于加强师德建设文件精神，建立健全教育、宣传、考核、监督与奖惩相结合的师德建设长效机制。利用校园网、广播站、校刊校报、宣传橱窗等载体，大力宣传全国教书育人楷模推选、"寻找身边的'张丽莉'"、全国职工职业道德建设先进（师德标兵）评选表彰等活动中发现的优秀教师事迹，用身边的榜样凝聚师德的力量。广大教师和教育工作者要坚定理想信念、培养高尚情操、弘扬新风正气，努力做社会主义核心价值体系的模范践行者，做良好社会风尚的积极推动者，为实现中华民族伟大复兴的中国梦做出自己的贡献。

二、刻苦钻研，做学生学习知识、提升能力的促进者

古人云，"致天下之治者在人才，成天下之才者在教化，教化之所本者在学校。"教师是知识的重要传播者和创造者，自身必须拥有系统、广博的知识，才、学、识兼备，在自己的业务领域独树一帜。只有这样，才能具备"授人以渔"的能力，才能更有效地指导学生学习，把知识转化为技能。一是要有精深的专业知识。教师只有对所教学科在知识体系上融会贯通，才能在教学中重点突出，脉络清楚、深入浅出，通俗易懂。因此，教师应通过不断地学习，掌握该学科的基本知识和基本技能，以及该学科的基本理论和学科体系，了解该学科最新的研究成果和研究发展动向，尽量使自己具有精深的专业知识，形成合理的知识结构，坚实的知识基础和扎实的教学基本功，真正成为中医药文化的传播者，学生求知的促进者。学校连续举办了11届青年教师教学基本功竞赛，为教师提高教学水平、展示风采提供了平台，十余年持之以恒，硕果累累，在前不久全省首届青年教师教学基本功竞赛中我校代表获得优异成绩，这都离不开学校教学改革工作的积累和广大教师的辛勤努力。二要有广博的文化基础知识和教育科学知识。现代科学文化知识的日益融合和渗透要求教师不断拓展自己的知识面，教师只精通本专业，知识面狭窄，难以满足学生多方面的需要，也影响教师自身在学生中的威望。所以，教师必须具有广阔的知识视野、渊博的学识，方可居高临下，游刃有余。为此，作为一名教师，除了具备一定的专业知识外，还要广泛涉猎其他领域的重要知识，做到文理渗透、中外渗透、古今渗透。从而提高工作效率，取得最佳教育教学效果。

三、爱岗敬业，做学校跨越发展实现新腾飞的助推器

爱岗敬业，爱校如家，维护学校形象，珍惜学校声誉，是每一个教师义不容辞的责任，也是我们所有教师对这所自己工作与生活所在的学校所应有的最基本的情感和尊重。我们只有把个人的发展融入学校的发展中去，自身价值才能得到最大限度地体现。当前，学校正处在加速发展的关键时期、特殊时期，我们面临着许多困难和问题，特别是新学期少荃湖校区正式启用，新的课程安排，新的作息时间，许多老师要奔波于三个校区，付出的不仅仅是时间，还有更多的辛劳和心血。这就要求我们寓小我于大家之中，融个人于集体之中，凝心聚力，团结协作，克服困难，积极投身教学、科研、管理、服务等各项工作中去。一定要增强对学校的认同感、归属感和责任感、荣誉感，主动参与到学校的建设与发展事业中来，将自己的言行规范在学校的大局之中，积聚团结奋进的正能量，增强学校的向心力和凝聚力，共同推进学校事业的发展，共同营造好我们美好的家园。

大学乃大师之学，无大师则无大学。建设一支高素质教师队伍，集聚一批具有国际影响的学术大师、教育大家，是能否尽快建成高水平有特色国内一流中医药大学的决定性因素。在庆祝人民教师自己的节日的时候，我们更加体会到使命的崇高，更加意识到责任的重大。学校将继续坚持办学以人才为本，以教师为主体，扎实推进人才强校战略，继续加强师资人事制度改革，努力形成有利于优秀人才脱颖而出的制度和文化氛围为教师创造更好的教学科研条件和工作生活环境；学校各单位各部门要高度重视教师队伍建设，关心教师成长，支持教师工作，要服务教师、关爱教师，诚心诚意为教师办实事、解难事，充分营造尊师重教、尊重人才的良好氛围，使教师在岗位上有幸福感，在事业上有成就感，在社会上有荣誉感；我们的广大教师要更加自觉、自尊、自勉，努力成为无愧于党和人民的人类灵魂工程师，以人民教师特有的人格魅力、学识魅力和卓有成效的工作赢得社会的尊重和人民的满意。

同志们，让我们互相勉励、共同期许，不辱使命、不负重托，不虚度职业生涯、不愧对教师称号，以自己的实际行动为把学校建设成为富有特色、卓有贡献、高水平有影响的安徽中医药大学贡献力量！为安徽的经济发展、中医药事业的进步和人类的健康事业做出更大的贡献！

做"四有"教师 展育人风采

——在庆祝第31个教师节暨总结表彰大会上的讲话

少荃湖畔，日丽风清，欢声笑语一片；
教师佳节，桃红李熟，金秋硕果满园。

今天是第31个教师节，我们在此齐聚一堂，共同庆祝全体教师最美好的节日。首先，我谨代表学校党委、行政，向不辞辛劳，默默耕耘在教学、科研、医疗、管理服务第一线的广大教职医护员工表示最衷心的感谢！向多年来一直支持学校改革、建设与发展的全校离退休老教师、老同志，致以最崇高的敬意！向获得各级表彰的各先进集体、先进单位、先进个人、优秀教师表示最热烈的祝贺！向刚入职的新教师表示最热烈的欢迎！祝愿全校教师、全体教职医护员工身体健康，节日快乐！

国将兴，必贵师而重傅；国将衰，必轻师而贱傅。教师是教育事业的顶梁柱，是国家兴旺的助力者。教师一肩承载着千家万户的殷切梦想和希望，一肩担负着传承文明、科教兴邦的神圣使命。长期以来，学校始终坚持质量立校、人才兴校的办学战略，全校广大教师和教育工作者秉承"至精至诚、惟是惟新"的安中校训，忠诚党的教育事业，热爱自身工作岗位，辛勤耕耘，为人师表，锐意进取，无私奉献，培养了大批有用的中医药人才，为建设美好安徽、服务人民大众健康做出了重大贡献，赢得了主管部门的高度认可和社会的广泛赞誉。

今年上半年，全校上下精诚团结，锐意进取，奋力拼搏，各项工作取得了新的进步。成绩的取得，无不汇聚着广大师生员工的心血和智慧。是你们，用青春和汗水，用团结和力量诠释了安中魂、唱响了安中梦。在此，我代表学校党委和行政向大家并通过你们向全校教师、广大医护员工致以崇高的敬意和诚挚的感谢！

各位老师，同志们！新的学期已经开始，新学年的工作、任务将更加艰巨、繁重。站在新的起点上，我们要激扬奋进、砥砺拼搏，严格遵照习近平总书记提出的"四有"标准，主动适应高等教育改革发展的新要求，不断提升专业水平，弘扬敬业精神，注重改革创新，树立法治思维，真正做一个"有理想信念、有道德情操、有扎实知识、有仁爱之心"的好老师，为学校发展贡献力量！

为认真做好本学年的各项工作，充分发挥全体教职员工的主人翁精神，值此教师节之际，我代表校党委、行政对全校教师提出四点希望：

一、为人师表，具有高尚无私的道德情操

"大学之道，在明明德，在亲民，在止于至善"。大学教师不仅是授业的经师，更是传道的人师。自古以来，经师易遇，人师难求。教育家叶圣陶说过："教育工作者的全部工作就是为人师表。"这就是要求我们学为人师，行为世范。做到言行雅正，举止文明，淡泊名利，志存高远。以优良的学风教风、无私的道德情操、独特的人格魅力潜移默化、润物无声的感染、感化学生。兴学之本，惟有师范。当我们的老师都以"师德为先"，坚守高尚的道德情操和品质，以"教学为要"，全心全意，无私奉献的教好每一位学生，以"科研为基"，恪守学术规范，立足精神追求，我们学生就有了前途，大学就有了生气，人民就有了希望，国家就有了未来！

2014年，教育部出台了《关于建立健全高校师德建设长效机制的意见》，首次划出高校教师师德禁止行为"红七条"。我们广大教师要以此为警钟，深刻领会文件精神，坚持习总书记提出的"以德施教、以德立身"，坚定理想信念、培养高尚情操、弘扬新风正气，努力做社会主义核心价值体系的模范践行者，做良好社会风尚的积极推动者。

二、刮摩淬励，具有博大精深的学术知识

学高为师，身正为范。教师首先是知识的重要传播者和再创造者，身为教师，不仅需要道德情操高尚，还需要刮摩淬励、刻苦钻研，做到才、学、识兼备。现代大学是以科学思想为基础，追求真理、创造知识、传承文明的场所。学者型教师已然成为知识经济和信息时代教师的新形象。如今，站在建设地方特色高水平大学的新起点上，拥有一支高素质的学者型教师队伍是我们的重要目标。这要求我们老师一方面要具有广博的基础知识、开阔的文化视野，能够在课堂上驾轻就熟地运用知识，高屋建瓴地讲解知识。另一方面，我们老师要视学术为第二生命，掌握科技和学术发展前沿动态和最新方法，并将其转化为教学内容。尤其在我们中医药类专业特色十分明显的学校，更需要广大教师潜心钻研中医药领域专业学问，拓宽中医药领域学术视野，更新中医药领域知识结构，掌握中医药领域关键技术，解决中医药领域科学问题。教育家陶行知说过："要想学生好学，必须先生好学。唯有学而不厌的先生才能教出学而不厌的学生。"为了使学生获得一点知识的亮光，教师应该吸进整个光的海洋。我们老师要当好老师这个角色，只有时刻紧绷学习这根弦，随时随地学习新知识，扩展新视野，时时刻刻不忘给自己充电，才能为学生营造更好的学习氛围，使学生拥有更高的学习质量。

今天，学校在各位老师辛勤劳动下，在教育教学质量、人才培养、产学研发

展上已经取得了辉煌的成就。希望大家能够再接再厉,将过去的辉煌视作前进的动力,继续深入学习、不断开拓创新,将个人的发展与学校教育的发展,与安徽地方经济的发展,与国家中医药事业的发展紧密结合起来,全面促进学校科研、教研与人才培养的发展和进步。

三、孜孜不倦,具有爱岗敬业的工作态度

春蚕到死丝方尽,蜡炬成灰泪始干。春蚕和蜡烛分别用银丝和光亮体现了生命存在的伟大价值。后人用春蚕、蜡烛赞美教师,因为教师身上往往具有孜孜不倦、甘为人梯、乐于奉献的特质。当然,只有拥有爱岗敬业的工作态度,认真对待教师这一神圣职业才配得上这个比喻。所谓爱岗,就是要热爱教师这一岗位,常怀一颗仁爱之心。对待学生像对待自己的子女,不敷衍、有耐心;对待学校像对待自己的家庭,不倦怠、有恒心。所谓敬业,就是要尊重教师这一职业,常怀一颗敬畏之心。仰不愧于天,俯不怍于人。面对学生、面对知识、面对文化要恭敬且畏惧。该做的事情认真做,不该做的事情绝不做!

今天,受到表彰的各位老师,你们的荣誉背后,无不是爱岗敬业的工作态度在默默支撑你们前进。你们的生命价值因着你们硕果累累、桃李满天下的丰厚成就而被拉长、被放大!希望大家能够永葆工作热情,不断推动学校和教育事业的发展壮大。

四、舍我其谁,具有不辱使命的担当意识

责任重于泰山,事业任重道远。我们老师,无论是对学生还是学校,都必须要有不辱使命的担当意识。家长将学生送到我们学校,是对我们学校形象、教学质量的认可,更是对我们每一位老师的信任。我们有责任教好每一位学生,使他们学有所思、学有所获、学有所用、学有所成,指引他们健康、快乐地成长。对学生的担当和责任意识,以学生为本位的职业理念,会给予我们更大的动力去守护每一位学生,能激励我们以更大的锐志去攻克新知新学,充实自己,引领学生。

不谋全局者不足谋一域,不谋万世者不足谋一时。当前,在医疗卫生体制改革不断深化的背景下,高等中医药教育迎来了前所未有的发展机遇与挑战。我们学校正处在机遇与挑战并存的关键时期、特殊时期,在加速发展、弯道超越的过程中,面临着许多困难和问题。这就要求我们广大老师在大局中定位,从长远中计议。以高度的责任感和使命感,以舍我其谁和敢为人先的精神风貌,从学校战略部署的大局出发,从学校科学发展的长远出发,凝心聚力,团结协作,克服困难,积极投身教学、科研、管理、服务等各项工作,时刻与安中同呼吸、共命运,为建设地方特色高水平大学做贡献、负责任!

各位老师,同志们!百年大计,教育为本;教育大计,教师为本。教师是人

类灵魂的工程师,一个人遇到一个好老师是人生的幸运,一个学校拥有一群好老师则是学校的荣耀。打造一支师德高尚、业务精湛、结构合理、充满活力的高素质专业化教师队伍,是能否尽快建成高水平、有特色、国内一流中医药大学的决定性因素,是安中医深入发展、持续繁荣的底气和希望!学校将继续坚持办学以人才为本,以教师为主体,扎实推进人才兴校战略,继续加强师资人事制度改革,努力形成有利于优秀人才脱颖而出的制度和文化氛围,为教师创造更好的教学科研条件和工作生活环境;学校各单位各部门要高度重视教师队伍建设,关心教师成长,支持教师工作,要服务教师、关爱教师,诚心诚意为教师办实事、解难事,充分营造尊师重教、尊重人才的良好氛围,使教师在岗位上有幸福感,在事业上有成就感,在社会上有荣誉感;我们的广大教师要更加自觉、自强、自尊、自勉,为学生付出真心,为学校付出真情,为党和人民付出忠心,不虚度职业生涯、不愧对教师称号。

同志们,在这激人奋进的时刻,让我们怀揣理想——让教育和知识如空气一般,弥漫于宇宙,涤荡于乾坤,普及于众生,人人得而呼之;让我们不辱使命——以自己的实际行动,把学校建设成为具有地方特色、高水平的安徽中医药大学;让我们共同期许——为安徽地方经济崛起、中医药事业进步和人类健康事业的发展做出卓越贡献!

以质量为核心，以特色创优势，以创新求发展

——在安徽中医药大学建设与发展论坛上的讲话

安徽中医药大学建设与发展的内涵有三大特点：以质量为核心，以特色创优势，以创新求发展。

质量是内涵发展的核心，更是高等教学的核心，应该成为一所大学全校师生员工的价值追求。高校办学水平和社会影响力是一个累积的过程，而这一切取决于高校的教学工作水平，人才培养质量。因此，推进内涵建设必须牢固树立质量意识，进一步强化教学工作的中心地位，把提高教育质量和工作质量作为一种价值追求，把追求卓越、拒绝平庸打造为安徽中医药大学全体师生员工的心里自觉，贯穿于所有工作的全过程，渗透到发展的各个环节。科学研究的水平和质量，决策管理的服务质量，是人才培养质量的重要支撑。要通过改革科研管理和评价，进一步激发院系和教师的科研积极性和学术创造力，把考核的重点从构成转向结果，从数量转向质量，营造一个宽松的、自由的、适合大师名医成长的学术生态环境。要鼓励教师潜心治学，十年磨一剑，打造学术精品。对高校的管理服务机构来说，树立精益求精的工作意识，提高决策能力、执行水平、服务质量，是建设高水平安徽中医药大学的必须要求，也是内涵建设的重要环节之一。

以特色创优势，特色发展是当今大学的战略发展，也是大学核心竞争力之所在，尤其是对地方高校来说，特色就是优势，特色就是发展空间，也是发展前景。要认识到卓越是有限的，因为资源是有限的，所以必须做出选择，做到有所为有所不为，才能更好地有所为有所不为。要抓好特色建设的宏观统筹，做好特色发展规划，通过真正建设好一批特色项目，让学校特色更加鲜明，优势和效率更加突出，要进一步增强人才培养特色，巩固和提高人才培养的高地，为国家培养精英型、创造型的人才。要进一步凝练科研方向，形成富有特色的科研体系，形成提高对区域经济的发展贡献度，要进一步锤炼和发展富有特色的大学文化、大学品格、大学精神，运化为行为自觉和群体气象，以大学精神引领社会发展。

以创新求发展，创新是大学发展的灵魂，也是推进内涵发展、建设高水平安徽中医药大学的动力。创新求变是我们安徽中医药大学新一轮可持续发展的精神

源泉。面对新一轮高等院校的新形势、新任务，面对社会对优质教育资源的迫切需求，大学决策者、管理者和广大师生都需要有自我变革的自觉和勇气，要勇于革新教学理念，进一步更新教育观念，树立全面发展的观念、人人成才的观念、多样化人才成长的观念、系统培养的观念、终身学习的观念。要按照持续学习发展的要求，注重人才培养的多样化、个性化，注重培养学生的好奇心、求知欲。要推进人才多样化培养模式和课堂教学，适应教学改革的模式。大力推进科技系统创新。系统创新是顺应当代科学发展的新趋势做出的一项重要战略选择，是提升人才培养质量和科研水平的重要突破口。系统创新要以优势学术创新组织为基础，抓好重点培育，进一步调整完善科研机构的设置，打造一批人才培养、学科建设、社会服务于一体的新型的学术组织。要面向国家战略性新兴产业发展，培养一批与经济社会发展结合紧密的新型系统创新平台。

  总之，高校的内涵建设，就是要遵循高等教育发展规律，遵循中医药事业发展规律，遵循中医药人才培养规律，深刻把握质量、特色、创新，结合安徽中医药大学实际情况，积极探索，扎实推进。

合作结硕果　引智谱新篇

——在安徽省现代中药研究与开发院士工作站成立大会上的讲话

笑语汇安中，合力谱新篇。值此辞旧迎新之际，我们非常荣幸地邀请到了天津药物研究院名誉院长刘昌孝院士一行，以及安徽省教育厅、科技厅、合肥市科技局的各位领导，共同见证天津药物研究院与安徽中医药大学、安徽省中医药科学院全面合作对接会暨"安徽中医药大学安徽省院士工作站"揭牌仪式，我谨代表安徽中医药大学广大师生、医护员工向你们表示最诚挚的欢迎！向长期以来关心、支持安徽中医药大学建设发展的各级领导、社会各界人士表示最衷心的感谢！

天津药物研究院与安徽中医药大学、安徽省中医药科学院全面合作对接、刘昌孝院士领衔的安徽中医药大学安徽省院士工作站的挂牌，以及安徽省中医药科学院名誉院长受聘仪式，得到了省委省政府和教育厅、科技厅、合肥市科技局等领导和部门的重视和支持，是我校的一件喜事，更是一件大事、一件盛事！标志着我校科技合作向前迈出了新步伐；标志着我校产学研长效合作进入了新领域；标志着我校在引进聚集高层次人才方面踏上了新台阶。它的建立，是贯彻落实全国科技大会精神，提高自主创新能力和区域科技创新体系建设的重要举措，必将凝聚一支高素质、高层次的人才团队，必将大大提升我校的研发能力和自主创新能力，为安徽经济的转型升级，以及中医药科技发展提供强有力的技术支撑。我校将依托刘院士工作站，加强与天津药物研究院的合作，坚持走"产学研用"的发展之路，全面提升安徽中医药大学学术水平和创新能力。

天津药物研究院始建于1959年，五十多年来，天津药物研究院本着"敬业、诚信、创新、卓著"的精神，以"科技创新、追求卓越、产研结合、服务人类"为宗旨，硕果累累。独特的文化使该院凝聚了一支高素质、高水平的医药研究专业人才队伍。深厚的历史积淀使天津药物研究院汇聚了中国工程院院士、享受国务院特殊津贴专家和高级研究人员等一批高素质、高水平的医药研究专业人才。

天津药物研究院学科整体优势强，可进行药物创新研究、化学制药研究、现代中药研究、新药评价（GLP）、新型制剂技术及工程化研究、药品质量及分析测试研究、医药信息研究，涵盖了整个药学研究领域。

天津药物研究院长期致力于具有自主知识产权产品和技术的创新性研究和开发。成立了拥有获得国家 GLP 认证的天津市新药安全评价研究中心，形成了以国家创新药物药代动力学研究技术平台、国家创新药物临床前安全性评价研究技术平台、国家创新药物药效学研究天津综合大平台的三大技术平台为主体的药代动力学、安全性评价和药效学研究三大优势学科，建立了刘昌孝院士领衔的释药技术与药代动力学国家重点实验室为代表的多个国家及省部级重点实验室。

近年来，天津院承担了 100 多项国家重大新药创制专项等国家课题，共获得 200 多件新药证书和生产批文，并全部实现了产业化，申报专利超过 460 项。天津药物研究院与全国各省市、自治区的制药企业、科研院所开展了广泛的合作，建立了密切的协作关系。

安徽中医药大学创建于 1959 年，我校是国家中医临床研究基地、国家中药现代化科技产业（安徽）基地、国家中医药国际合作基地、国家药品临床研究基地、硕士研究生推荐免试单位。2009 年学校以优异成绩通过教育部中医学专业试点认证。2011 年，省政府批准在学校的基础上组建成立安徽省中医药科学院。2013 年，教育部同意安徽中医学院更名为安徽中医药大学，同年，获准博士授权单位。2014 年，我校被安徽省遴选为地方特色高水平大学建设单位。

科技创新是高校科学发展的强大动力，高端人才是实施科技创新的基础。开展全面合作是双方共同的愿望，我校会充分利用"安徽中医药大学安徽省院士工作站"这个平台，把双方合作列入重要工作日程，切实做到思想重视、措施有力、落实到位。加强双方的交流和沟通，不断提高项目合作的水平。坚持完善各项协作机制，开展定期会商，加强项目信息共享，确保合作项目实施一批、成功一批。

德高望重的刘昌孝院士是我国著名的药物代谢动力学专家、中国药理学会副理事长兼药物代谢专业委员会主任委员、天津药物研究院名誉院长。刘昌孝院士长期从事药理学和药物代谢动力学方面的研究，是天津药物研究院新药评价中心主任、国家新药研究与开发专家委员会委员、国家 GLP 专家委员会委员、国家科技经济专家委员会委员、国家新药评审委员、中国药理学会常务理事、天津药理学会副理事长、英文版《亚洲药物代谢与药物动力学杂志》主编、药学学报等 9 家国家级学术刊物的编委。

刘昌孝院士是我国药代动力学的学科开拓者和带头人之一。1968 年开始进行药代动力学研究，建立了国内第一个药代动力学实验室。1975 年在国内第一次将药代动力学研究用于新药评价。1980 年出版了国内第一本药代动力学专著《药物代谢动力学》，这对我国药物动力学的发展起了开拓性的作用。1984 年出版的《药物动力学概论》专著，成为我国培养高级研究人才的基础教材。1994

年出版了《药代动力学数据库》专著，为我国开展临床药理研究提供了方法和应用资料。1995年创建国内第一个部级药代动力学重点实验室，2003年创建第一个省部共建国家药代动力学重点实验室。在已鉴定的"采用药物动力学计算程序研究"中提出模型化、自动运算和数据处理方案，使之广泛应用于药代动力学研究，被国内外4500多篇研究论文应用和引用。刘昌孝院士长期致力于新药研究，自1986年以来，承担并参与国家和省部重大研究项目如国家863、973、国家科技攻关、国家新药基金项目和国家自然科学基金项目等50余项；领导完成近150个新药的药代动力学研究；获得省部、国家和国际科技成果奖励36项。

有理由相信，在刘昌孝院士和各位专家的指导下，在安徽省教育厅、科技厅、合肥市科技局的支持下，安徽中医药大学一定能够圆满完成院士工作站的建设任务，一定能够充分发挥院士工作站在高端人才引领和技术研发方面的优势，为中医药事业科技进步和我省社会经济发展做出应有的贡献！

高水平的发展，需要高层次的人才。希望借助院士工作站这一创新平台，拓宽双方合作的领域，在重大项目开发、高层人才培育、科技合作交流等方面积极作为，不断提高创新能力，推动中医药产业健康发展。希望刘昌孝院士以及各位专家积极发挥所长，多为我校发展出点子，献计策，添动力。学校会积极营造良好的工作环境、学术环境和生活环境，不断推进战略合作取得新成果，推动中医药事业更大更快发展。

三十而立正当年　继往开来绘新篇
——在庆祝二附院建院三十周年大会上的讲话

三秩芳华建伟业，杏林春晖暖江淮。今天，我们欢聚一堂，共同庆祝安徽中医药大学第二附属医院建院三十周年。在这喜庆的日子里，我谨代表学校党委和行政向安徽中医药大学第二附属医院30华诞表示热烈的祝贺！向辛勤工作的医院全体员工致以亲切的问候！对长期以来关心、支持医院事业发展的各级领导、各界朋友表示诚挚的谢意！

春风化雨三十载，润物无声香满园。30年来，医院励精图治、自强不息，履行着救死扶伤的神圣职责；30年来，医院志存高远、薪火相传，涌现了众多德技双馨的名医名家；30年来，医院规模从小到大，走出了一条披荆斩棘的创业之路。一代代针灸医院人始终遵循着"传承传扬，求特求精"的院训思想，以精湛的医术、显著的特色，高尚的医德、忘我的奉献，书写着悬壶济世的华丽篇章。历经几代针灸医院人的励精图治，艰苦奋斗，今天的医院已发展成为全国最大的中医针灸专科医院，承担着针灸医疗、教学、科研、预防、保健的重要任务，医院学科建设崭露头角，人才培养成果凸显，特色得到弘扬，优势创新日益增强，服务质量屡创新高，教学科研蓄势待发，辐射力和带动力不断扩大，社会地位和社会影响大幅提高，赢得了社会的广泛赞誉。

刚刚过去的2014年，是全体安中人的收获之年。继大学更名后，学校又成为安徽省"地方特色高水平大学"建设单位，主体搬迁至少荃湖校区，首届博士研究生正式开招、两位院士加盟等一件件大事喜事，表明学校的发展已迈入健康发展、科学发展的新常态，也激励着我们安中人向着更高的目标继续奋进。二附院作为学校的重要组成部分，始终与学校的发展同频共振，学校建设发展的每一个重要时刻，都凝聚着二附院人的智慧与汗水。

三十而立正当年，继往开来绘新篇。中医药卫生事业是造福人民的事业，关系到人民群众切身利益的民生工程。当前，我国正处在医疗卫生体制改革的关键时期，医院作为医疗服务体系的主体，面临着新的机遇与挑战。希望二附院以30周年院庆为契机，系统回顾和总结30年走过的光辉历程，继承和发扬前辈们无私奉献、艰苦奋斗的精神，坚持医疗、教学、科研并重并举，坚持医学、人文、管理高度融合，坚持强专科、精综合的办院思想，坚持服务质量、效益水平、发展速度全面兼顾，在省卫计委、省中医药管理局的关心指导下，在学校党委的领导下，全面推进医院新一轮的改革、建设与发展。要认真规划新的发展宏图，以解放思想为先导，以改革创新为动力，以"三名"建设为根本，以质量建设为主题，以作风建设为抓手，以制度建设为保障，全面推进依法治院、质量立院、品牌兴院、科技强院、和谐荣院的发展战略，努力把医院建设成为一所规模结构合理、特色优势凸显、质量效益较高、管理服务较好，引领全省、辐射全国，高水平、有特色、示范性针灸医院。

以改革创新的精神全面提升研究生
教育质量和水平

——在学校 2015 年研究生导师培训会议上的讲话

金秋是收获的季节！今天，我们在美丽少荃湖畔新校区召开 2015 年研究生导师培训工作会议，围绕研究生培养工作，听取教育专家的建议，学习兄弟院校经验，进一步深化研究生教育理念，提高导师队伍素质。我们非常有幸邀请到资深研究生导师，研究生教育管理专家，浙江中医药大学校长方剑乔教授、上海中医药大学副校长施建蓉教授和安徽医科大学魏伟教授，以及安徽省教育厅科学研究与研究生教育处江贵平副处长，十分感谢他们能在百忙之中对我校的研究生教育给予指导和帮助，让我们以热烈掌声欢迎各位专家莅临与指导！向来自校内外的新聘任的研究生导师表示热烈的欢迎和感谢！

伴随着学校的发展，近年来学校研究生教育的规模、层次和质量取得了显著提升，目前学校已形成中医学、中药学 2 个一级学科博士学位授予点，中医学、中药学、中西医结合和药学 4 个一级学科硕士学位授予点、25 个二级学科硕士学位授予点、4 个硕士专业学位授权点，拥有博士生导师 22 名，硕士研究生导师 500 余名，在校全日制博士、硕士研究生 1000 余人。多年来，各位导师带着对中医药事业的孜孜追求，带着对我校研究生教育事业的挚爱，带着对研究生的关心、关爱，在各自的工作岗位上，默默耕耘，无私奉献，为学校的研究生教育和学科学位点建设付出了艰辛的劳动，为社会培养了一批又一批的高层次人才。我谨代表学校向全体研究生导师表示衷心的感谢和诚挚的问候！

在国家深入贯彻研究生教育改革，推进专业学位研究生培养模式改革，落实医教协同、深化临床医学人才培养改革，学校全面建设地方特色高水平大学之际，我们在这里召开 2015 年研究生导师培训工作会议，进一步加强我校研究生指导教师队伍建设，适应社会经济发展新常态下研究生教育需要，促进我校研究生培养质量进一步提高。在此，结合此次导师培训活动，就加强我校的研究生教育工作和提高导师素质，提出以下几点要求与建议：

第一，适应形势，转变观点

2013 年国家启动的研究生教育综合改革，确立了"以服务需求、提高质量为主线""更加突出服务经济社会发展，更加突出创新精神和实践能力培养，更加突出科教结合和产学结合，更加突出对外开放"的总体思路。研究生教育作为国民教育的顶端和国家创新体系的生力军，承担着"高端人才供给"和"科学技术创新"的双重使命，刘延东同志在全国研究生教育工作会议上深刻指出"实现中国梦，基础在教育，关键在人才"，研究生教育是创新型人才的主要来源和建设创新型国家的重要领域，同时加强应用型高层次人才培养成为当前和今后一段时期更为紧迫的任务。这就要求我们必须突破观念障碍，深刻认识学校研究生教育的战略地位，按照"服务需求、提高质量"的研究生综合教育改革主线，高起点、高标准的部署研究生教育工作，全面提升研究生教育的质量和水平。

第二，牢记责任，勇于担当

一所有作为的大学，她的科研创新能力、创新人才的培养能力、对经济社会的贡献力以及文化的传承和弘扬能力，一定程度地体现在学校学科发展水平及研究生教育规模和水平上。研究生教育作为一所大学办学层次、办学质量、办学水平的主要标志，最能反映大学人才培养水平和学术创新能力，因此也体现了一所大学对服务地方社会经济发展的责任和能力。实现中华民族伟大复兴的"中国梦"，这种重大的责任无时不在提醒着我们在座的各位研究生教育工作者，要站在更高的角度，来思考、审视和规划我们的研究生教育，努力使我们的研究生教育更加集中体现和反映我们的大学追求，更加集中体现和反映我们的大学责任，更加集中彰显服务社会需求的能力。30余年的研究生教育培养工作，我们取得了较为丰硕的成果，积累了一定的经验，我们培养体系得到不断完善，培养规模得到不断增加，培养层次得到不断提升，培养质量得到不断提高。但新的发展形势、新的历史定位，要求我们必须进行深层次的反思。研究生教育的水平如何与新的形势、新的要求相适应，研究生培养的规模、层次和质量如何协调发展，如何进一步加强研究生教育教学改革，如何建立健全研究生教育质量评价与保障体系，将是今后一段时期需要大家共同关注的重大问题，更是我们在座的担任导师的专家们共同责任与担当。

研究生指导教师作为研究生培养的第一责任人，研究生导师团体是一批最有活力、最具潜力、最有发展前途的群体，是我校优质的师资资源，学校把研究生的培养责任托付给大家，大家肩负着培养好他们的担子与责任。研究生导师的学术水平、创新意识、创新能力、指导能力直接影响着研究生的未来发展；你们的责任意识、服务意识将直接关系到研究生培养质量的提高；你们积极的工作状态、严谨的治学态度和拼搏的工作精神将直接关系到我校研究生培养质量和培养水平。希望各位导师倍加珍惜，时刻将人才培养放在导师工作的第一位，为研究生塑造良好的学术形象，勇于开拓创新、不断谋求发展，为中医药事业的繁荣、为经济社会发展、为学校地方特色高水平大学建设目标的顺利实现，担负起光荣的职责。

第三，强化学术，突出特色

早在上世纪初，梁启超先生就慧眼别具。在他看来，中国当有"新学术"，而且唯独有了"新学术"，才可能有"新器物""新道德""新政治""新世界"。导师和研究生都必须加强学术精神、学术规范、学术责任和学术创新的教育。学术精神的灵魂和本质是学者在学术活动中凝聚和升华出来的一种精神风貌，是整个学术界在学术活动中表现出来的一以贯之的基本思想和行为特征；学术活动中应遵循学术基本规则、制度和行为准则；美国大学联合会明确提出"大学领导者的重要任务，是确保校园内的研究在伦理道德和诚信上达到高标准"，作为导师和研究生，我们必须明确要承担哪些责任，如何承担责任；学术的真正使命在于创新，我们必须加强创新思维、创新精神和创新能力培养，充分体现"学术研究必须有所创新，所得的成果要能为科学的积累提供实质意义的知识增量"的要求。各位研究生导师作为科研、临床、生产和管理实践的中坚力量，应以学术为核心，发挥引领和带动作用，切实提高学术层次和水平。在提升学术实力的过程中，进一步强化自身优势，打造和凸显自身特色，要充分认识中医药特色与优势，正确处理好保持与发挥中医药特色优势与中医药现代化的关系。"呦呦鹿鸣，食野之蒿"，前不久屠呦呦研究员获得诺贝尔医学或生理学奖，充分体现了中医药是我国具有原创优势的科技资源，充分体现了运用现代科学技术是发掘中医药宝库精华、发展中医药的有效途径之一，充分体现了中医药对人类健康事业的巨大贡献，充分体现了科学家作用的有效发挥、团队协同创新机制的构建和国家科技繁荣进步是产生世界水平创新性成果的关键。

第四，分类指导，注重能力

随着我国经济社会的快速发展，迫切需要大批具有创新能力、创业能力和实践能力的高层次专门人才。研究生教育需要增强服务于国家和社会发展的能力，加快结构调整的步伐，加大应用型人才培养的力度，促进人才培养与经济社会发展实际需求的紧密联系。教育部将原来的"学术型硕士"和"专业学位硕士"两者放到并重的地位，而且提出"积极稳妥地推动我国硕士研究生教育从以培养学术型人才为主，向以培养应用型人才为主的战略性转变。"研究生的培养更需要注重实践教学活动的开展和应用能力的培养。因此，在研究生教育中，我们将一如既往地加强学术型研究生创新能力、科研素质的培养，同时进一步加强专业学位研究生实践能力和应用能力的培养，加强分类指导，建立健全分类指导下的研究生培养质量评价与保障体系。

第五，为人师表，积极进取

"一年之计，莫如树谷；十年之计，莫如树木；终身之计，莫如树人"。导师的学术水平、综合素质以及教育责任心，对于研究生的培养至关重要；导师的学术视野、事业追求以及人格修养，对学生成长具有重要影响。研究生导师要掌握最新的理论发展动态，全面把握学科发展趋势，了解新技术、新方法，结合学术背景和研究兴趣，形成自己的研究优势，发扬团队协作精神，为研究生培养质量的提高提供坚实的师资保证。希望我们所有的导师能为人师表，做到严谨治学，传道授业，解惑启悟，使学生学有所知，学有所得，学有所悟；做到以人为本，关心学生，竭诚为学生成长成才服务，进一步塑造崇尚学术、求真务实、开拓进取的学术氛围，使研究生在良好的学术环境中感受学术思想、内化学术心境、提高学术修养、提升实践能力。

各位专家、各位导师，国家研究生教育改革的总体目标和学校地方特色高水平大学建设规划，已经把我们的研究生教育置于一个重要的改革关口，我们每一位导师都要着眼于学校发展的大局，以巨大的改革勇气，以创新的改革思路，以全方位的改革举措，深入推进我校研究生教育的改革，全面提升研究生教育的质量和水平，以高水平研究生教育促进高水平的大学建设，振奋精神，扎实工作，开拓进取，以高度的责任感、紧迫感和使命感，不断开创我校研究生教育和学科学位点建设的新局面！

杏林耕耘文存
——治校问学历程中的片段思考

育 人 篇

虚心接受评估，真心加强建设

——在思想政治教育工作评估汇报会上的欢迎词

今天，我们高兴地迎来了省高校思想政治教育工作评估专家对我校思政工作进行实地评估指导。首先，我代表校党委、校行政和全体师生员工向各位专家表示热烈的欢迎和崇高的敬意！向长期以来关心支持我校建设与发展的省教育厅及兄弟院校的领导表示衷心的感谢！

学校创建于1959年，是安徽省唯一一所本科中医药院校。经过近五十年的改革、建设与发展，已成为一所以中医药教育为主体，理学、工学、经济学并重，科研、医疗和生产开发协调发展的高等中医药院校，是安徽省乃至全国中医药高等教育、科学研究、社会服务和国际交流的重要基地。2005年，我们以良好的成绩顺利通过了教育部本科教学工作水平评估。

学校始终坚持社会主义办学方向，贯彻党的教育方针，认真实践"三个代表"，高度重视大学生思想政治教育工作，高度重视从政治上、思想上促进大学生健康成长。我们深切体会到，品德素养对医学院校的大学生具有特别重要的意义。孙思邈的《大医精诚》篇，开宗明义地提出"凡大医治病，必当安神定志，无欲无求，先发大慈恻隐之心，誓愿普救含灵之苦。"提倡为医者必须要有医德修养，必须医术精湛，医德高尚，要发扬救死扶伤的人道主义精神。建校以来，学校狠抓德育工作，强化教学工作的中心地位，培养了一大批医术精湛、医德高尚的高级中医药人才，为祖国医学和我省中医药事业的发展做出了重大贡献。近年来，学校深入贯彻落实科学发展观，以《中共中央国务院关于进一步加强和改进大学生思想政治教育的意见》等文件精神为行动指南，结合中医药院校专业学科特色，坚持"育人为本、德育为先、全员育人"的育人理念，不断创新机制、形式和方法，在加强师德建设、思政队伍建设、校园文化建设等方面进行了有益的探索和尝试，极大地增强了德育工作的针对性、实效性、吸引力和感染力，得到广大学生的普遍欢迎和认可。尤其是迎评期间，通过深入学习评估指标体系，对德育工作有了更加深刻的理解。学校坚持以评促建，德育工作的软、硬件建设得到进一步加强，德育工作和人才培养质量步入一个新的阶段。

思想政治教育工作评估，不仅是一项深化教育教学改革、强化德育优先地位的质量工程，更是一项鼓舞士气、凝聚力量、提升办学水平的人心工程；是提高人才培养质量、办好人民满意教育的重要举措，充分体现了党和国家对高校人才培养工作的高度重视。此次评估是对学校工作的一次全面检阅，更是我们向专家学习的一次极好机会，对我校的建设和发展具有重要的现实意义和深远的历史意义。特别是此次担任我校评估工作的各位专家，都长期从事高等教育教学和管理工作，具有很高的学术水平和丰富的管理经验。通过检查评估，学习领会各位专家的教育思想和管理理念，必定能够给我们带来新的思考和启迪，也必将给学校的发展注入新的活力。能够得到各位专家的悉心指导，我们深感荣幸。我们一定全力以赴，积极配合专家组的工作，确保评估工作顺利完成。

各位专家、各位领导，我们一定会把这次评估作为新的起点，按照专家的评估意见，抓好整改，进一步深化改革、加强管理、提升水平，为经济建设和社会发展培养更多更好的高素质的人才。

寄语 2007 年高考学子

学海茫茫潜巨龙，书山处处育青松。高考之际，衷心祝愿我们的广大考生考试顺利，金榜题名！二十一世纪，是生命科学的世纪，更是充满机遇和挑战的世纪。中国的传统医药学，历史悠久，是中华民族独立创造的人类文明成果，越来越受到世界的关注和赞誉。学校是我省唯一一所本科中医药高等院校，创建于 1959 年。学校秉承安徽"北华佗，南新安"的医学传统，已经形成"弘扬新安医学，培育中医人才"的办学特色，在中医药学科建设、中医药人才培养、中医药对外交流、中医药产业开发与利用等方面形成了自己独特的优势，为社会培养了大批中医药人才，为振兴中医药产业、发展中医药事业、服务地方经济建设做出了自己应有的贡献。学校目前拥有 22 个本科专业（方向）、18 个硕士学位授权点、4 个博士生联合培养基地，拥有 1 个国家级重点学科、3 个省级重点学科、2 个省级重点实验室、2 个省级示范专业、6 门省级重点课程、10 门省级精品课程，具有副高以上职称的教师 428 人，博士生导师 7 人，硕士生导师 114 人。学校在 2005 年以优良的成绩顺利通过了教育部本科教学工作水平评估。"十一五"期间，学校坚持走"质量立校，人才兴校，科技强校，特色弘校"之路，不断提高教学、科研、医疗和国际交流与合作水平，全面推进新一轮跨越式发展。热忱欢迎广大考生填报我校，投身于中医药事业的建设，立志于祖国传统医药学的传承，为人类的健康事业奉献青春！

新的生活　新的挑战

——在 2004 级新生开学典礼暨军训动员大会上的讲话

金秋的九月，我们的校园显得分外生机盎然。在这美好的时节，我们再一次感到喜悦和兴奋。2004 级的 107 名硕士研究生、1672 名本科生、415 名专科生带着父母殷切的期盼，怀着对未来的美好憧憬，走进了校园。请允许我代表全校师生员工向大家表示热烈的祝贺和诚挚的欢迎！

学校是安徽省唯一一所培养高级中医药人才的高等学府，成立于 1959 年，是全国创建最早的高等中医药院校之一。再过十几天，就是我们学校建校 45 周年华诞，生日前夕，学校又迎来 2000 余名致力于中医药事业的莘莘学子，我们倍感自豪和幸福。

历经 45 年的艰苦奋斗，今天，我们的学校拥有 7 个教学院系，22 个本科专业（方向），11 个专科专业，全日制在校本专科生数突破 7500 人。我们的学校拥有 16 个硕士点，现在校攻读硕士学位研究生 239 人。此外，学校与北京中医药大学等重点院校联合建有 4 个博士生联合培养基地。近年来，我们学校备受社会关注，拥有良好的办学声誉，连续几年，文科新生第一志愿率爆满，理科新生第一志愿均在 90% 以上；有的专业录取分数线接近或超过重点大学分数线。近年来，毕业生就业率高达 90% 以上，名列全省高校第一方阵。正因此，我们学校具有良好的生源。现在令人欣喜地看到越来越多的青年学子投身振兴中医药，造福人类健康的伟大事业，这是事业兴旺的重要标志。

我们的学校，拥有良好的教学科研人才队伍。在 421 名专兼职教学科研队伍中，有德高望重的老专家、老教授，他们学识渊博，治学严谨，把青春乃至毕生的精力，都奉献给了中医药事业；有一大批年富力强的中青年骨干，他们风华正茂，敬业爱岗，善于创新，脱颖而出，在教学科研第一线勇挑重担；有近年来毕业于国内外知名院校的年轻教师，他们虚心好学，思路敏捷，视野开阔，执着钻研。"大学，非大楼也，乃大师之谓也。"学校坚持不懈努力打造一支高学历、高水平、高素质、有影响的人才队伍，在他们当中涌现过"全国、全省模范教师""全国、全省师德标兵""省级教学名师"和国家、省级杰出学术带头人或学科骨干，他们中许多人担当着国家、省级科研攻关项目，取得许多重要研究成果。我相信，不久他们就会成为同学的良师益友。

我们学校办学条件不断改善，拥有一批省院级重点实验室、精品课程、教改示范专业；有两所直属省级附属医院，其中，中医附院是全省唯一一所现代综合性三甲中医院，针灸医院是全国第一家针灸专科医院；图书馆藏书23万册，中外文期刊52000种，2个电子阅览室；拥有新安医学文化馆、古籍陈列部、药用植物园、中药标本中心等人文景点和大学生素质教育基地，在我国医学类高校中，中药标本中心搜集的腊叶标本最多；拥有6个高科技研究所，1个国家级重点学科，3个省级重点学科；校园网与中国教育科研网联通，校园信息化水平不断提高，多媒体教学、计算机辅助教学等被广泛应用；拥有22个学生社团，其中"杏林之路"中医药学术研讨会被评为国家级优秀教学成果二等奖，大学生"三下乡"社会实践活动，连续几年受到团中央嘉奖。学校专门聘请3名外籍教师，为同学们掌握和运用一门外语创造了良好的学习条件。

中医药学，是中华民族独立创造的人类文明成果，越来越受到世界的关注和赞誉。在抗击"非典"的斗争中，中医药发挥了重要的作用，联合国世界卫生组织给予高度评价。现在有来自俄罗斯、乌克兰、丹麦、韩国、加拿大、越南、新加坡等国家以及中国台湾、中国香港地区的留学生60多人，在我校学习中医、针灸、中药等专业。据统计，来华学习中医的留学生最多，我校的留学生数在全省位居前列。正因此，学校开辟了越来越多的涉外专业方向，学校的宗旨就是要培养高层次的人才到世界其他国家就业，让祖国医学为世界人民的健康事业服务。

同学们，我们大家喜欢的著名作家老舍先生曾这样说过："人生最值得纪念的是大学生活那一段，它是清醒的、意识的、自动的、努力向上的生活，而且是后半世生活的根基"。此时此刻，当我们从主席台上看到这绿茵场上你们一张张风华正茂的生动脸庞，不由地为你们感到自豪和幸福，你们成功地接受了祖国和人民的挑选，已步入了一座神圣的科学殿堂，选择了一项光荣而神圣的事业，开始了一种崭新的而又富有挑战的生活。在此，我想向同学们提出以下几点希望：

一、要有坚持不懈的拼劲

奥运冠军刘翔，成为亿万青少年心中的偶像和英雄。他不满足于"12秒91"，决心向更高的目标发起新的冲刺，创造新的奇迹、新的辉煌。我们为刘翔感到骄傲和自豪，他应是我们年轻人学习的楷模。

跨进大学校门，绝不是人生奋斗的终点，而是更艰苦、更高层次学习任务的开始。我们应该拓宽视野，从家庭投向社会，从学校放眼世界。大学在管理上更加强调学生自主、自立、自觉和自律,也就是说,自我管理尤为重要;在学习上更具有明显的专业色彩和职业倾向。有人说:大学是人们获得通向社会最后签证的地方,这都表明,大学是一个与中学时代截然不同的阶段。一言以蔽之,走进大学,标志着我们将接受又一场艰苦的人生训练。是选择停止不前的混世,还是坚持不懈地奋斗?如果你草率地选择前者,那么大学就会毁了你的梦想;如果你坚定地选择后者,那么大学将使你受益终生,你就可以赢得一双坚强有力的翅膀载着你的理想高高飞翔。

我们大家所熟悉的比尔·盖茨对自己在大学阶段就半途而废曾表露悔意,他在与中国的大学生对话时告诫中国的大学生要倍加珍惜大学时光,完成系统的专业非常重要。

二、要胸怀远大的理想

当今世界医学科学面临许多新课题,全世界医学科学家正在为攻克世界难题而不懈努力。胡锦涛总书记在接见团中央新一届领导班子时对全国广大青年提出三点希望,即:一是勤于学习;二是甘于奉献;三是善于创造。当代大学生应当具有"爱国之心,报国之志,建国之才,效国之行。""弃燕雀之小志,慕鸿鹄而高翔。"这是时代的呼唤,祖国和人民的期望。作为一名医学生,能够学习掌握医学科学知识,献身人类健康事业,这是多么令人幸福的人生。一位古巴民族英雄在150年前曾这样说过:"虚荣的人只是注视着自己的名字,而光荣的人只关心自己的祖国和事业。"未来10—20年,是我们国家重要战略机遇期。我们生活在一个伟大的时代,我们应以自己的聪明才智来回报这样的时代,来感谢这样的时代,在这样一个时代里,描绘出我们美好的人生蓝图。

我们年轻,不乏理想,但还需要有废寝忘食的勤奋精神。"科学的灵感绝不是坐等而来的,如果说,科学上的发现有什么偶然机遇的话,那么这种偶然的机遇只能给那些学有素养的人,给那些善于独立思考的人,给那些具有锲而不舍精神的人。"我相信当代的大学生为了理想的实现一定会做一个行动者,一个脚踏实地的行动者。

三、要有高尚的品德

爱因斯坦在评价居里夫人一生时:"第一流人物对于时代和历史进程的意义,在道德方面,也许比单纯的才智的成就还要大。"我想,对于一个从事中医药事业的人,从事科学研究的人,养成高尚的品德太重要了。我们要做到:

一是诚信:俗话讲,哀莫过于失信。当代大学生应该诚实守信,不弄虚作假,不考试作弊,严谨治学,刻苦钻研。

二是真实:亚里士多德说过一名名言"吾爱吾师,吾更爱真理。"当代大学生应坚持实事求是,追求真理。不见异思迁,沽名钓誉。著名科学家严济慈就鼓励年轻人既敢于好高骛远，又善于实事求是。

三是爱人：当代大学生应有一颗善良的心，谦让的心，宽容的心，合作的心。要学会尊重别人，关爱别人，与人和睦相处，真诚合作，要有群体意识和团队精神。

四是勤俭：这是中华民族传统美德。我们参观过小平同志图片展，这位世纪伟人一生勤俭节约，艰苦朴素，与他不朽的丰功伟绩一起为人们世世代代所传颂和敬仰。今天，当代大学生更要将此发扬光大，克服虚荣之心，攀比之心。

四、要有顽强的毅力

河南中医学院有一名大学生，父母双亡，家境十分贫寒。但他就是靠捡破烂、打工、勤工助学，没有拖欠一分学费。他与河南中医学院附院高耀洁（她被誉为民间"抗艾第一人"和2002年"感动中国"人物）两个人的名字同被国内外各大媒体传扬。

我们都为这样的年轻人流下感动的泪水，他顽强的毅力催人奋进。同学们，在大学的生活和学习期间，我们必然要面临各种困难和压力，如学业压力、人际压力、经济压力、就业压力、情感压力等等。我们要学会在困难和压力中为理想而勇往直前。明天我们就要开始军训，希望同学们刻苦训练，在体能素质、组织纪律性、意志品质等方面有明显的提高。请同学们记住：不经一番寒彻苦，哪得梅花扑鼻香。

五、要有创新的精神

哈佛大学积极倡导这样一种教育理念那就是大学教育就其最高境界而言就是培养学生理智上的叛逆精神。创造力是一流人才与三流人才的分水岭。大学的学习还有一个显著的特点那就是研究性、探索性、创造性。大学学习不仅是一个获取知识的过程，这也不再是学习的最高目的，还是一个创造新的知识过程。因此，一个问题的答案不再是"非黑即白"，大学的学习需要发散性思维、反常规思维，需要怀疑和批判，需要有追求标新立异，与众不同的勇气，需要有舍我其谁，敢于挑战的霸气。中医药博大精深，许多奥秘等待着我们探解。凡是历史有影响、有成就的名医，如张仲景、华佗、李时珍、叶天士等，都是勇于实践、勇于探索、勇于创新的典范。当然，科学的怀疑必须建立在丰富的知识基础上。当今学科之间越来越相互联系、相互渗透、相互交叉。我们同学必须做到博览群书，在自然科学、社会科学、人文科学领域不断拓宽自身的视野，扩大知识面。只有这样，才能厚积而薄发。

同学们，2005年是我们学校改革、建设和发展的重要一年。我们将接受教育部本科教学水平评估。评估的结果关系到学校未来的生存和发展，关系到安徽高等中医药教育事业的声誉。这是一项艰巨的任务，一项必须胜利完成的任务。学校确定了评估目标就是保良争优。今年以来，学校的迎评工作正在紧锣密鼓准备之中。今年的暑期学校推迟了放假，为的就是争分夺秒地工作。随着正式评估时间的临近，我们的任务在不断加重。我们每一位老师身上有评估指标，每一位同学身上也有指标。教学评估，人人有责，人人有指标，人人有压力。让我们共同行动起来，群策群力，变挑战为机遇，为学校的荣誉和美好明天而努力奋斗。

胸怀理想　脚踏实地

——在 2005 级新生开学典礼上的讲话

今天，我们在这里隆重举行学校 2005 级新生开学典礼暨军训动员大会。首先，我代表学校党政领导和全校教职员工，向 2005 级全体新同学表示衷心的祝贺和热烈的欢迎！祝贺你们通过努力顺利地考入安徽中医学院！

我们的学校，是安徽省唯一一所培养高级中医药人才的本科高等学府，成立于 1959 年，是全国创建最早的高等中医药院校之一。历经 46 年的艰苦奋斗，今天，我们的学校拥有 9 个教学院部，33 个本专科专业（方向），全日制在校本专科生数 7855 人。我们的学校拥有 16 个硕士点，现在校攻读硕士学位研究生 296 人。此外，学校联合建有 4 个博士生联合培养基地。近年来，我们学校备受社会关注，拥有良好的办学声誉，连续几年，文科新生第一志愿率爆满，理科新生第一志愿率均在 90% 以上；有的专业录取分数线接近重点大学分数线。近年来，毕业生就业率高达 90% 以上，名列全省高校第一方阵。现在令人欣喜地看到越来越多的青年学子投身振兴中医药，造福人类健康的伟大事业，这是事业兴旺的重要标志。

我们的学校，拥有良好的教学科研人才队伍。校本部现有 768 名教职工，其中教师 450 人，教授、研究员 55 人，副教授、副研究员 171 人，博士生导师 5 人，硕士生导师 109 人，讲席教授 1 人。硕士以上学历专任教师占专任教师总数比例超过 40%。他们当中，有德高望重的老专家、老教授，他们学识渊博，治学严谨，把青春乃至毕生的精力，都奉献给了中医药事业；有一大批年富力强的中青年骨干，他们风华正茂，敬业爱岗，善于创新，脱颖而出，在教学科研第一线勇挑重担；有近年来毕业于国内外知名院校的年轻教师，他们虚心好学，思路敏捷，视野开阔，执着钻研。"大学，非大楼也，乃大师之谓也。"学校坚持不懈地努力打造一支高学历、高水平、高素质、有影响的人才队伍，在他们当中涌现过"全国、全省模范教师""全国、全省师德标兵""省级教学名师"和国家、省级杰出学术带头人或学科骨干，他们中许多人担当着国家、省级科研攻关项目，取得许多重要研究成果。我相信，不久他们就会成为同学们的良师益友。

我们的学校，办学条件不断改善，拥有一批省院级重点实验室、精品课程、教改示范专业；有两所直属省级附属医院，其中，一附院是全省唯一一所现代综合性三甲中医院，也是安徽省中医院。针灸医院是全国第一家针灸专科医院；学校图书馆藏书70万册，中外文期刊52000种，有2个电子阅览室；在省内外建有实践教学基地140余家，其中省武警医院、芜湖中医院、六安中医院是我校的非直属附属医院。学校拥有新安医学文化馆、古籍陈列部、药用植物园、中药标本中心等人文景点和大学生素质教育基地；学校有9个高科技研究所，1个国家级重点学科，3个省级重点学科；校园网与中国教育科研网联通，校园信息化水平不断提高，多媒体教学、计算机辅助教学等被广泛应用；拥有20个学生社团，其中"杏林之路"中医药学术研讨活动作为第二课堂的教学成果被评为国家级优秀教学成果二等奖，我校的大学生"三下乡"社会实践活动，连续几年受到团中央嘉奖。

中医药学，是中华民族独立创造的人类文明成果，越来越受到世界的关注和赞誉。在抗击"非典"的斗争中，中医药发挥了重要的作用，受到联合国世界卫生组织的高度评价。现在有来自美国、加拿大、俄罗斯、乌克兰、丹麦、韩国、越南、新加坡等国家以及中国台湾、中国香港地区的留学生64人，在我校学习中医、针灸、中药等专业。我们还同港澳台及国外许多国家和地区的高校或研究机构建立了良好的合作关系，学校已连续四年派出学生到韩国韩瑞大学留学。

同学们，30年前，我怀着献身人类健康事业的理想考入了安徽中医学院，今天，同学们也同样怀着献身人类健康事业的理想进入安徽中医学院，我们感到十分高兴和欣慰。借此机会，我以一个老校友身份，对同学们提几点希望。

一、要胸怀远大的理想

当今世界，医学科学面临许多新课题，全世界医学科学家正在为攻克世界难题而不懈努力。当代大学生应当具有"爱国之心，报国之志，建国之才，效国之行。""弃燕雀之小志，慕鸿鹄而高翔。"这是时代的呼唤，祖国和人民的期望。一位古巴民族英雄在150年前曾这样说过："虚荣的人只是注视着自己的名字，而光荣的人只关心自己的祖国和事业。"未来10—20年，是我们国家重要战略机遇期。我们生活在一个伟大的时代，我们应以自己的聪明才智来回报这样的时代。

我们年轻，不乏理想，但还需要有废寝忘食的勤奋精神。"科学的灵感绝不是坐等而来的，如果说，科学上的发现有什么偶然机遇的话，那么这种偶然的机遇只能给那些学有素养的人，给那些善于独立思考的人，给那些具有锲而不舍精神的人。"我相信当代的大学生为了理想的实现一定会做一个行动者，一个脚踏实地的行动者。

二、要尽快完成角色的转变

在中学时代，同学们的任务主要是学习基础知识。进入大学以后，同学们的任务不仅要继续学好更深层次的基础知识，而且要开始培养自己的创新能力。希望同学们在大学的校园中，多学、多看、多问、多实践，尽快地培养出自己对中医药科学的好奇心，找出自己的兴趣所在。在好奇心和兴趣的驱动下快乐地学习。大学生活是一个人一生中最重要的时期，是为你一生的事业成功打下基础的时期。希望同学们不仅学好自己专业的科技知识，而且要培养好自己的整体素质，学会做一个优秀的人。在人类社会中，每个人的命运是与社会息息相关的。因此，一个人要取得一生事业的成功，重要的是要使自己全面健康地成长，使自己成为一个健全的高素质的人，一个善于与别人友好相处、合作共事的人。

三、要脚踏实地地学习

古人说："人才虽高，不务学问，不能致圣。"是说有的人虽然天资很高，但如果不努力学习，最后也不能成材。我想今天在座的同学们在同龄人当中都是非常优秀的，大家能聚集在这里，是你们努力学习的结果。因此，大家就更需要一种端正的学习态度，同时还要特别注意自己的学习方式的提升和改变。我们知道，大学中的学习方式和你们过去所有的训练方式是有质的不同的，很大程度上需要通过努力提升自己的学习能力，改变我们的学习方式，包括向书本学习，包括向社会学习，包括在课堂上学习，包括向你周围的同学学习。在大一、大二这个打基础的重要时期，要特别能吃苦，特别重实干，努力抓好基础课程的学习，避免出现"一年级松、二年级散，三年级、四年级拼命赶"的情况。希望大家互相帮助，在老师的指导下，逐渐摸索出适合自己的学习方法，利用学校和社会提供的条件，特别要充分利用学校的图书馆，学会自主地、自律地、创造性地学习，培养自己发现问题、归纳问题、分析问题和解决问题的能力，并且要敢于挑战那些没有既定方法和答案的问题，培养自己的创新能力，为将来进一步的研究深造打下坚实的基础。

同学们，今年的12月3—9日，教育部专家要对我校进行本科教学工作水平评估。本科教学工作水平评估，既是教育部对我校办学四十多年来教学水平、教学质量的一次大检阅，也是我校持续、健康发展的实际需要，更是我校更新教育思想、转变教育观念、加强教学建设、完善教学管理、不断提高教学水平和人才培养质量的实际需要。本科教学工作水平评估对学校的地位、前途是至关重要的一件大事，它关系到教学条件的优化改善，关系到教学质量的提高，关系到师资队伍的稳定，关系到学校社会声誉和形象，关系到安徽省中医药教育事业的发展，关系到我们师生员工的切身利益。我们每一位老师身上有评估指标，每一位同学身上也有指标。教学评估，人人有责任，人人有指标，人人有压力。学校党委已经把迎评工作列为学校各项工作的重中之重,已经确立了"保良争优"的目标,这是一场前所未有的硬仗,我们只能成功,不能失败。

  学生是学校的主体,学校的一切工作都是为了学生,为了提高教学质量,为了培养高素质的人才,评估最大的受益者也是学生。因此全体学生,包括在座的各位新同学,要积极参与到评建工作中来,人人都要知晓评估,支持评估,配合评估。现在离正式评估只有短短的82天,时间十分紧迫,任务十分艰巨。希望我们全体同学,要以中医学院主人翁的姿态,以优秀的学习成绩和良好的精神面貌迎接评估。我相信,只要我们全校上下共同行动,群策群力,变挑战为机遇,我们就能在评估中交出一份满意的答卷,我们学校的明天将会更加美好!

期待"学会"

——在2006级新生开学典礼上的讲话

今天,我们在这里隆重举行2006级新生开学典礼暨军训动员大会。首先,请允许我代表学校党政领导和全校师生员工,对以优异成绩考入我校的全体本专科生和研究生新同学,表示最热烈的欢迎和最衷心的祝贺!借此机会,也向辛勤培育你们的家长和老师们表示诚挚的感谢。

同学们,中医药是中华民族几千年来与疾病做斗争的智慧结晶,是世界上保存最完整的传统医学体系,历时几千年而不衰。在现代医学高速发展的今天,依然对常见病、多发病甚至许多疑难病具有明显的疗效。随着人类回归大自然、植物药热潮的兴起,中医药越来越多地受到世界广泛的重视。特别是随着疾病谱的变化、老龄化社会的到来,中医药在治疗慢性病、老年病、亚健康状态调整及养生、保健等方面的优势使其有了更大的发展空间。中医药还具有简、便、验、廉的优势,对于降低医药费用,提高医疗保障水平也具有十分重要的意义。安徽是中药材资源大省,安徽的中医药事业历史悠久,"北华佗,南新安",历代名医辈出,著述浩繁,在中医形成和发展史上做出了重要贡献。

同学们,今天,你们跨进安中校园,就是安中的一名重要成员。我们的共同努力将续写祖国中医药事业的新篇章。借此机会,我要向各位新同学提几点要求和希望:

首先要学会做人。在大学不仅要学好知识,更要学会做人。学会做人,就应当炼就良好的思想品德,树立正确的世界观、人生观和价值观。大学时代是"三观"养成的重要阶段,我非常希望安中学子在校期间努力遵循"爱国守法、明礼诚信、团结友善、勤俭自强、敬业奉献"的基本道德规范,塑造自己,养成文明的行为、举止和习惯,养成健康、乐观的心理,养成豁达、积极向上的人格品质,以良好的心态感受世界,努力做一个有高尚道德的人,一个有崇高理想的人,一个为人类健康事业不懈奋斗的人。

其次要学会学习。今天在座的同学们在同龄人当中都是非常优秀的,大家能聚集在这里,是凭你们的勤奋和智慧,也是中医药的魅力所在。态度决定一切,因此大家就更需要一种谦虚、科学的学习态度。我们知道,大学学习生活是一种完全不同于中学的全新模式,很大程度上需要提升自己的学习能力,改变自己的学习方式,要自觉向社会学习,向书本学习,向老师学习,向周围的同学学习。我们每一位考上大学的同学背后都可以说出一段可能平凡但是极其光彩的故事,虽然不起眼但可以让许多人为你骄傲的故事。这么多优秀的同学聚集在一起,本身就是一个非常难得的学习资源。特别要提醒大家的是,跨进大学的校园,绝不是人生奋斗的终点,而恰恰是我们向又一个更高目标冲刺奋进的开始。千万不要以为考上大学就万事大吉,丧失了目标与动力,碌碌无为、虚度光阴,甚至沉溺于网络游戏,以至荒废学业,遗憾终生。

第三,要学会创新。创新就是要勇于探索、勤于思考、富于想象力。古人云:"学而不思则罔,思而不学则殆。"大家要顺利完成从中学到大学的转变,最重要的内容之一也是学会独立地思考、独立地学习、独立地生活,学会发现问题、研究问题、解决问题。如韩愈所说的那样,"师古圣贤人",要"师其意不师其辞",以古人为师,不必拘泥于章句,而要学习其思想、方法,要活学活用,从而"抒意立言,自成一家新语"。对于西方的文明成果,同样也不能盲从,要学会批判性地思考,取其精华、善于借鉴。面对当今社会五彩缤纷的传媒世界,大家更要进行独立的分析与判断,切忌随波逐流、人云亦云。要真正做到不唯古、不唯洋、不唯上、不唯书、不唯闻,只唯实、只唯新,培养崇尚科学、追求真理的精神,力求"苟日新,日日新,又日新"。

第四,学会谦让。"谦让"也是做人的应有之义。在座的同学来自不同的地区、不同的家庭,大家聚集在一起,如何构建一个和谐的群体,如何构建一个和谐的学习集体、生活集体,是一个新问题,但也是一个我们不得不面对的问题。要做到和谐,在很大程度上要做到互相尊重、互相谦让、互相关心、互相帮助。我想,我们的同学风华正茂,就应该拥有一个更大的胸怀,更大的抱负,更高的境界,更远的眼光。大家在学习和生活中要互相谦让,互相理解,把胸怀放大,把眼光放远。实际上,我们相聚时光3—5年,时间很短。而且以我的感受来说,大学同学之间的关系和影响是伴随终生的,你这一辈子都离不开大学同学这个知识圈、专业圈、生活圈、影响圈。所以大家千万别因为一些小事情伤害了同学间的感情,一旦伤害了将来到了社会上就不会给你太多的机会让你来解释,让你去弥补。要成就大事业,必须要有协作精神和团队意识,性格孤僻、遇事孤军奋战难成大器。

古人说:"人才虽高,不务学问,不能致圣。"是说有的人虽然天资很高,但如果不努力学习,最后也不能成才。同学们,在即将开始的大学生活中,大家会面临知识挑战、学习竞争、交友困惑、师生磨合、家长期望等许多新的问题,会遇到人生路上一些"十字路口"等待你去选择,安中也会有些与你们的想象不同或不尽如人意的地方。希望大家坚定方向，学会辨别，调整心态，积极面对，树立战胜困难的信心，提高抵御挫折的能力，在勤奋学习、独立思考中健康成长。我衷心期待你们，在大学生活中，充满朝气，只争朝夕，积极向上，为学校的发展作出自己的贡献！

最后，祝愿大家早日成才，为国家和社会作出贡献！为中医药事业续写辉煌！

新的生活，从零开始

——在2007级新生开学典礼上的讲话

又是一年秋风劲，不是春光，胜似春光。在这美好的时节，我们再一次感到喜悦和兴奋。2007级的166名硕士研究生、2040名本科生、240名专科生带着父母殷切的期盼，怀着对未来的美好憧憬，走进了安徽中医学院的校园。首先，请允许我代表全校师生员工向大家表示热烈的祝贺和诚挚的欢迎！

中医药是中华民族几千年来与疾病做斗争的智慧结晶，是世界上保存最完整的传统医学体系，历时几千年而不衰。在现代医学高速发展的今天，依然对常见病、多发病甚至许多疑难病具有明显的疗效。随着人类回归大自然、植物药热潮的兴起，中医药越来越多地受到世界广泛的重视。特别是随着疾病谱的变化、老龄化社会的到来，中医药在治疗慢性病、老年病、亚健康状态调整及养生、保健等方面的优势使其有了更大的发展空间。中医药还具有简、便、验、廉的优势，对于降低医药费用，提高医疗保障水平也具有十分重要的意义。安徽是中药材资源大省，安徽的中医药事业历史悠久，"北华佗，南新安"，历代名医辈出，著述浩繁，在中医形成和发展史上做出了重要贡献。

同学们，今天，你们跨进安中校园，就是安中的一名重要成员。我们的共同努力将续写祖国中医药事业的新篇章。借此机会，我要向各位新同学提几点要求和希望：

一、努力学习，从零开始。大学的学习任务是繁重的，努力学习是国家、是社会、是父母、是老师对同学们的殷切希望，也是同学们将来立足社会的基本要求。中学阶段，同学们曾经起早贪黑，勤学苦读。进入大学，仍然不能放纵自己，丧失斗志，抛弃刻苦，迷失方向。因为大学只是一个新的起点，人生的道路还很漫长，从知识型社会终生学习的要求来讲，人生的道路有多长，学习的道路就有多远。千万不要以为考上大学就万事大吉，丧失了目标与动力，碌碌无为，虚度光阴，甚至沉溺于网络游戏，以至荒废学业，遗憾终生。俗话说，行为决定习惯，习惯决定性格，性格决定命运。好的学习习惯是终身的财富，要把良好的学习行为逐渐变成习惯。学习要有目标、要有计划，目标是方向，计划是蓝图，按照计划踏踏实实去努力，成功就会成为必然。学习要主动，要有效率。大学的学习内容、学习形式与高中有很大的差异，同学们要尽快适应，要找到适合自己的学习方法。人生有限，学海无涯，因此学习还要有选择，讲效率，只有这样才能事半功倍。

二、学会生活，学会做人。生活是美好的，美好的生活要靠自己去创造。过去，家庭对你们的生活给予了无微不至的关心和照顾，一切都不用自己操心。现在，生活要靠你们自己料理，因此，你们要培养独立生活的能力，这是一个锻炼。一方面，要学会自己照顾自己，安排好衣食起居。一方面，要加强体育锻炼，使自己拥有一个强健的体魄。大学阶段是一个长大成熟的过程，我们的很多活动都是群体性的活动，不仅要学会学习，学会生活，更重要的是要学会做人，学会与人和睦相处。每一位同学都应当争取做一个诚实善良、遵纪守法的人，做一个光明磊落、胸襟宽广的人，做一个认真负责、脚踏实地的人，做一个孝敬父母、尊敬师长的人，做一个与人为善、乐于助人的人，做一个朝气蓬勃、热爱生活的人，做一个吃苦耐劳、勇于进取的人，做一个自主、自强、自尊、自爱的人。

三、学会思考，勇于创新。大学的学习有一个显著的特点那就是研究性、探索性、创造性。大学学习不仅是一个获取知识的过程，还是一个创造新的知识过程。因此，一个问题的答案不再是"非黑即白"，大学的学习需要发散性思维、反常规思维，需要怀疑和批判，需要有追求标新立异、与众不同的勇气，需要有舍我其谁、敢于挑战的霸气。中医药博大精深，许多奥秘等待着我们探解。凡是历史上有影响、有成就的名医，如张仲景、华佗、李时珍、叶天士等，都是勇于实践、勇于探索、勇于创新的典范。创新就是要勇于探索、勤于思考、富于想象力。古人云："学而不思则罔，思而不学则殆。"大家要顺利完成从中学到大学的转变，最重要的内容之一也是学会独立地思考、独立地学习、独立地生活，学会发现问题、研究问题、解决问题。如韩愈所说的那样，"师古圣贤人"，要"师其意不师其辞"，以古人为师，不必拘泥于章句，而要学习其思想、方法，要活学活用，从而"抒意立言，自成一家新语"。面对当今社会五彩缤纷的传媒、网络世界，大家更要进行独立的分析与判断，切忌随波逐流、人云亦云。要真正做到不唯古、不唯洋、不唯上、不唯书、不唯闻，只唯实、只唯新，培养崇尚科学、追求真理的精神，力求"苟日新，日日新，又日新"。

同学们，在即将开始的大学生活中，大家会面临知识挑战、学习竞争、交友困惑、师生磨合、家长期望等许多新的问题，会遇到人生路上一些"十字路口"等待你去选择，安中也会有些与你们的想象不同或不尽如人意的地方。希望大家坚定方向，学会辨别，调整心态，积极面对，树立战胜困难的信心，提高抵御挫折的能力，在勤奋学习、独立思考中健康成长！

衷心祝愿同学们在今后的大学生活中身体健康、思想进步、学业有成，为国家和社会作出贡献！为中医药事业续写辉煌！

珍惜大学时光，扬起理想风帆

——在2008级开学典礼暨军训动员大会上的讲话

在举国欢庆北京奥运会圆满成功、我国运动健儿勇夺佳绩的大喜日子里，我们满怀豪情地迎来了又一批朝气蓬勃的青年学子，美丽的校园因你们的到来而更显生机盎然，更加靓丽多姿。今天，我们在这里举行2008级新生开学典礼暨军训动员大会。在此，我代表学校党委、行政和全校师生员工向你们表示热烈的欢迎和亲切的问候！向光临今天大会的武警消防总队的领导和帮助军训的全体教官表示衷心的感谢和崇高的敬意！

同学们，十年寒窗诚然刻苦，五载春华更须拼搏。大学是青年成长成才的一方肥田沃土，是锤炼自我、塑造自我的熔炉，也是个人逐步成熟以至走向成功的阶梯。你们正值风华正茂的大好年华，一定要珍惜来之不易的学习机会，珍惜自己的美好青春和大好前途。在此，向你们提出几点希望和要求。

一、学会做人与学会学习结合

大学之道，在明明德，在新民，在止于至善。大学，乃大师、大气、大爱之谓也，它的标准是思想和人，培养人、塑造人、完善人的品格、促进人的全面自由和谐发展是大学教育的目标。学习，做学问或者说治学，是大学生的根本任务，角色本份；专业精湛、业务精通以及未来顺利就业都是建立在今日刻苦的努力和成绩优异的基础上的。"不患位之不尊，而患德之不察，不耻禄之不优，而耻智之不博。"希望青年学子将做人与做学问结合，读万卷书，行万里路，知行合一，德才并重。在做人上，要从小处入手，慎微慎独，从培养良好习惯入手，习惯培养性格，性格决定命运；要多接触他人和社会，于接触中长见识，长智慧，学会做人，学会做事，所谓"世事洞察皆学问，人情练达即文章"。在治学上，有"宏约深美"四个字与大家共勉。"宏"就是知识面要广，"约"就是在博的基础上慎重选择，吸收对自己有用的东西；"深"就是钻研精神；"美"就是精益求精达到完美的境界。在做人修身和治学修业中，我想送大家三味药，第一味药叫作"问题丹"，就是要求大家要有问题意识，善于思考，激发理性；第二味药叫作"兴趣散"，就是说专业以外要发展一点业余兴趣，激发我们的活力，提高我们的效率，慰藉我们的心灵，滋润我们的生命，立于技，游于艺，志于学，幸福和劳动并存，创造和享受同生，工作和娱乐融为一体，最大程度地发掘我们天生的创造性、好奇心和浪漫心，使自己不仅学习而且享受学习，使得我们的学业生涯更有意义；第三味药叫作"信心汤"，就是说要有敢为人先的勇气和舍我其谁的自信，不盲从他人，不迷信权威，探索新方法，拓展新思维，创造新业绩。

二、科学精神与人文精神结合

完善的大学教育的基础是科学精神与人文关怀的完美结合。科学精神，是求真求实的精神。求真即是追求真理，善于创造；求实即是追求实在，关注"实实在在"的事和物。科学精神是诚实不欺的精神、创造发明的精神、明白是非的精神、判断真伪的精神以及探求天、地、人各种关系的精神。人文精神是求善求美的精神。求善即是归于至善；求美即是提高审美修养。人文精神以人为本、以人的全面自由发展为目的，尊重人的价值，尊重精神的价值。科学精神与人文精神结合也就是格物、致知、诚意、正心、修身、齐家，最终达到人与人、人与科技、人与自然、人与社会的和谐统一，即中医主张的"天人合一"。诺贝尔奖获得者李政道指出："追求科学与艺术、科技与人文之间的关联和均衡是人的创造力的本能。"希望青年学子以求真务实的态度严谨治学，不图虚名，不骛虚声，相信理性、真理的力量，将科学精神与人文精神结合，进取性、创新性与超越性、前瞻性结合，培养高尚、善良、纯洁、健康的情操以及真善美的生活态度。

三、继承国医与创造未来结合

中医药作为中华民族的伟大创造，是对人类健康和世界文明的伟大贡献；中医药作为独具特色的卫生资源，是我国医药卫生事业的重要组成部分；中医药作为我国原创的医药科学，具有极大的自主创新潜力；中医药作为中华优秀传统文化的瑰宝，是我国文化软实力的重要体现。青年学子要勤求古训，博采众方，苦读经典，发扬精华，善于挖掘中医学的方法和经验，善于继承中医学的优势和特色，保持原有学科体系和内核完整性，使之成为发展的基础。在当今科技飞速发展的时代，中医学更要具备创新意识和创新思维，采用适用于传统医学的现代自然科学研究技术和方法，建立起中医现代研究的各种技术平台，加快和促进中医学理论和实践的突破性进展。同学们选择中医药不仅是选择一份职业，更是一份责任和使命，希望你们在继承的基础上，敢于创造，善于创新，将祖国医学发扬光大，开创中医药学的光明前景。

四、个人价值与祖国命运结合

每位有志青年都追求有意义、有价值的人生，但属于私人的意义是毫无意义的，只有把自己的命运与祖国的命运紧密结合，不断为社会作贡献的人，个人价值才具有合理性基础，才能使自己受到社会的尊重，变得高尚完美，实现大写的人生。"大江歌罢掉头东，邃密群科济世穷。"希望同学们要立志做大事、成大器，而不是立志做大官、成大款，主动将个人的价值与祖国命运结合，培养、激发爱国热情，学习中华民族优秀的传统文化，关心时局和形势，关注国情和政治，树立忧患意识，艰苦奋斗，刻苦磨练，成为国家的栋梁之材。

同学们，大学生军训是国家的规定。学校把军训作为你们入学的第一课，不仅为了掌握必需的国防知识和军事技能，更是为实现上述希望和要求打下良好基础，军训对于培养我们爱国奉献、积极进取的情操，增强奋发向上、勇于拼搏的信念，铸造艰苦奋斗、吃苦耐劳的品格，提高组织纪律性和身体素质，都具有不可替代的作用。希望你们将军训中培养的好习惯、好作风、好品格、好修为坚持下去，不忘军魂，不弃责任，不辱使命，不畏艰险！

同学们，今天你们是杏林的玉树，明天你们是祖国的栋梁。"莫等闲，白了少年头，空悲功。"珍惜大学美好时光，明确自己的责任，树立远大的抱负，扬起理想的风帆，荡起智慧的双桨，以我们的勤奋与拼搏，复兴中医，振兴中华，到达成功的彼岸，实现人生的辉煌！

以德立人　以思善学

——在 2009 级开学典礼暨军训动员大会上的讲话

秋风送爽，送来了收获的信息，送来了幸福的喜悦。总是在这个季节，我们的心情会如潮奔浪涌，最难平息。因为我们刚刚送走了一批学子，又听到了新同学们奔向大学殿堂的脚步声。你们满怀朝气和希望而来，美丽的校园因你们而更显生机盎然、靓丽多姿。今天，我们在这里举行 2010 级新生开学典礼暨军训动员大会。在此，我代表学校党委、行政和全校师生员工向你们表示热烈的欢迎和亲切的问候！向光临今天大会的武警消防总队的领导和帮助军训的全体教官表示衷心的感谢和崇高的敬意！

学校成立于 1959 年，今年将迎来建校 50 周年。五十年来，学校为社会输送了近 2 万名毕业生，目前省内各级各类医院中的中医和中西医结合专业人才基本上是我校毕业生，全省各医院药房、医药生产经营企业、药物研发机构的专家、骨干及管理人才主要也是我校毕业生。

五十年来，我校立足安徽，面向全国，秉承安徽"北华佗，南新安"的医学传统，坚持"弘扬新安医学，培育中医人才"的办学特色，坚持"质量立校、人才兴校、科技强校、特色弘校、和谐融校"，现已成为安徽，乃至国家中医药人才培养、科学研究、社会服务、医疗水平、文化传承和对外交流的重要基地。这是一代代安中人励精图治的结果，是一批批莘莘学子共同奋斗的结果。

今年，欣逢祖国 60 周年华诞，与此同时，学校也喜迎 50 周年庆典，学校以科学发展观为指导，抢抓党和国家扶持和促进中医药事业发展的战略性机遇，乘势而上，精心描绘了校园建设规划和学校跨越式发展的宏伟蓝图。全体师生员工正团结一致，奋发图强，为建成安徽中医药大学而努力奋斗！来到这样一个充满美好发展前景的大学里学习，大家一定会感到兴奋和自豪。

同学们，十年寒窗诚然刻苦，五载春华更须拼搏。大学是青年成长成才的一方肥田沃土，是锤炼自我、塑造自我的熔炉，也是个人逐步成熟以至走向成功的阶梯。你们正值风华正茂的大好年华，一定要珍惜来之不易的学习机会，珍惜自己的美好青春和大好前途。在此，向你们提出几点希望和要求。

一、要学会做人,以德立身

大学之道,在明明德,在新民,在止于至善。在大学不仅要学好知识,更要学会做人。学会做人,就应当炼就良好的思想品德,树立正确的世界观、人生观和价值观。我希望我们安中学子在校期间努力遵循"爱国守法、明礼诚信、团结友善、勤俭自强、敬业奉献"的基本道德规范,养成文明的行为、举止和习惯,养成健康、乐观的心理,养成豁达、积极向上的人格品质,以良好的心态感受世界,努力做一个有高尚道德的人,一个有崇高理想的人,一个为伟大事业不懈奋斗的人。"医乃仁术",从古至今的从医者,尽管时代变了,环境变了,但医德规范的要求却是一脉相承的。"养天地正气,法古今完人","疾厄求救,皆如至亲",这些都是一名医者所必须具备的高尚品德。

二、要学会学习,刻苦钻研

古人云:"人才虽高,不务学问,不能致圣。"学习,做学问或者说治学,是大学生的根本任务,角色本份;专业精湛、业务精通以及未来顺利就业都是建立在今日刻苦的努力和成绩优异的基础上的。同学们来到学校,最主要的任务就是学习,在努力学好政治思想理论知识的同时,要着重学好基础知识、专业知识、专业技能、专业本领。中医药学博大精深,具有浓厚的中华民族传统文化的底蕴和内涵。这就需要学习者具有更多、更广泛、更扎实的基本功和广博浓厚的知识。正所谓"博极医源,精勤不倦",青年学子应勤求古训,博采众方,苦读经典,发扬精华,善于挖掘中医学的方法和经验,树立勤学、善思、尊师、修身的良好学风,珍惜来之不易的学习机会和学习时间,努力拼搏,以优异的成绩完成大学学业。

三、要追求真理,实事求是

汉书上说"修学好古,实事求是",放在今天就是要求我们真正做到不唯书,不唯上,只唯实,培养崇尚科学、追求真理的精神。这种精神是诚实不欺的精神、创造发明的精神、明白是非的精神、判断真伪的精神以及探求天、地、人各种关系的精神。中医药作为我国医药卫生事业的重要组成部分,具有自然科学以及医学科学的属性,青年学子要善于继承中医学的优势和特色,遵循中医药发展规律,保持原有学科体系和内核完整性,以求真务实的态度严谨治学,不图虚名,不骛虚声,不盲从他人,不迷信权威,以"绵绵之事",建"赫赫之功"。

四、要善于思考,勇于创新

创新已成为一个国家和民族进步的不竭动力和源泉。具有创新意识的人才各具特色,但大都具有一个共同之处,那就是勇于探索、勤于思考、富于想象力。要成为创新型人才,必须具有广博的知识和扎实的基础,还要乐于探索、勤于思考、具备一定的批判性思维。中医药作为中华民族的伟大创造，是对人类健康和世界文明的伟大贡献；中医药作为我国原创的医药科学，具有极大的自主创新潜力。在当今科技飞速发展的时代，中医学更要具备创新意识和创新思维，采用适用于传统医学的现代自然科学研究技术和方法，建立起中医现代研究的各种技术平台，加快和促进中医学理论和实践的突破性进展。同学们选择中医药不仅是选择一份职业，更是一份责任和使命，希望你们在继承的基础上，敢于创造，善于创新，将祖国医学发扬光大，开创中医药学的光明前景。

上面我给大家提出的四点希望，是要同学们精于学问，正心诚意，求真务实，继承创新。把这四点浓缩成八个字，就是"至精，至诚，惟是，惟新"，这就是我们学校的校训。同学们，大学教给你们的不单单是科学知识，更重要的是学习的方法、做人的道理。要珍惜学校提供的良好的学习环境，不断地提高全面的素质和能力，包括科学素养、人文素养，获取知识的能力、实践动手的能力、科学研究的能力，勇于创新，不怕失败，把自己培养成真正的复合型中医药人才。

同学们，大学生军训是国家的规定。学校把军训作为你们入学的第一课，不仅为了掌握必需的国防知识和军事技能，更是为实现上述希望和要求打下良好基础，军训对于培养我们爱国奉献、积极进取的情操，增强奋发向上、勇于拼搏的信念，铸造艰苦奋斗、吃苦耐劳的品格，提高组织纪律性和身体素质，都具有不可替代的作用。希望你们将军训中培养的好习惯、好作风、好品格、好修为坚持下去，不忘军魂，不弃责任，不辱使命，不畏艰险！

同学们，今天你们是杏林的玉树，明天你们是祖国的栋梁。人生发展的征程中，没有终点，只有一个又一个起点。大学生活是新的开始，是播种新的希望，耕耘新的梦想，收获新的快乐。"雄关漫道真如铁，而今迈步从头越"，我们应时刻铭记学校的校训，并以此激励、鞭策自己，珍惜大学美好时光，明确自己的责任，树立远大的抱负，扬起理想的风帆，荡起智慧的双桨，以我们的勤奋与拼搏，复兴中医，振兴中华，到达成功的彼岸，实现人生的辉煌！

在创新中追求卓越　在担当中成就事业

——在2010级新生开学典礼上的讲话

金色的秋天是采撷硕果的季节，更是升腾希望与理想的季节。在这美丽的日子里，朝气蓬勃的你们带着丝丝的喜悦与好奇，载着理想与憧憬，来到了这里，成为学校这个大家庭的新成员。今天的开学典礼，标志着你们人生新阶段的开始。站在薪火相继的新起点，在这激动与欢乐的时刻，我代表学校党委、行政和全校师生、医护员工向你们表示热烈的欢迎和亲切的问候！向光临今天大会的武警消防总队教导大队的领导和帮助军训的全体教官表示衷心的感谢和崇高的敬意！

大学是青年成长成才的一方肥田沃土，是锤炼自我、塑造自我的熔炉，也是个人逐步成熟以至走向成功的阶梯。你们正值风华正茂的大好年华，一定要珍惜来之不易学习机会，珍惜自己的美好青春和大好前途。在此，向你们提出几点希望和要求。

一、成才之路，在于勤奋好学

宋代理学家朱熹《观书有感》有句名言"问渠那得清如许？为有源头活水来"，说的其实是为学的道理。只有通过勤奋学习，不断地汲取更新自己的知识和技能，才能不断地成长发展，否则学问即是一潭死水，做人也会一头雾水。作为一所医药院校，我们的学校学科门类齐全，拥有丰富完善的课程体系、图书资料、实验室、实习基地、学术文化活动等学习平台，为同学们学习和成才提供了厚实的基础。在这样的知识殿堂里，同学们不但要乐于学习，还要善于学习，更要坚持学习。人与人之间最小的差距是智商，最大的差距是坚持。希望我们的安中学子既要善于"仰望星空"，又要"脚踏实地"，尽快适应大学学习生活的特点和规律，瞄准新的学习方向，掌握新的学习方式，激发新的学习激情，在乐于学习、善于学习、坚持学习中茁壮成长、成才。

二、卓越之道，在于求是创新

求是系治学之本，创新乃科学之源。大学教育不是灌输知识，而是点燃火炬、启迪思想，鼓励创新。同学们不应该仅仅满足于知识的获取，更应注重培养崇尚科学、追求真理的精神。要学习科学精神，掌握基本的思维方法，进行独立的分析与判断，切忌随波逐流、人云亦云；要培养创新精神，学会批判性地思考，取其精华、善于借鉴，敢于突破，敢于超越。真正做到不唯古、不唯洋、不唯上、不唯书、不唯闻，只唯实，以求真务实的态度严谨治学，力求"苟日新，日日新，又日新"。希望同学们在学习、工作和生活中身体力行，充分发挥想象力和自由思维，有一种中流击水的激情，一种挑战未来的豪迈，一种敢为人先的勇气，敢于从实际出发，敢于向传统挑战，敢于向权威挑战，敢于向思维定式挑战，敢于在不断的探索与否定中寻找正确的答案，在实践求是和创新精神中创造价值，追求卓越。

三、修身之本，在于和谐发展

在即将开始的大学生活中，同学们会面临着生活环境、学习方式、心理、生理等各个方面的许多新变化，会面临着知识挑战、学习竞争、交友困惑、师生磨合、家长期望等许多新的问题。同时，由于学校新校区正在建设之中，学校提供的学习、生活条件与你们的期待也许有所差异或者存在不尽如人意之处。这个时候，希望你们以一种积极进取、永不气馁的精神和宽厚待人的心态，来应对种种挑战和困难，以良好的心态和习惯尽快融入集体中。海纳百川，有容乃大。我们应从北京奥运会中学会共赢，从汶川大地震中领悟坚强，从上海世博会中反思文明。希望你们从自身做起，从小事做起，自警自省，自励自强，加强修养，规范行为，努力养成良好的道德习惯，全身心投入大学生活；希望你们培养和发挥自己的兴趣和爱好，积极参与丰富多彩的社团和社会活动以及社会实践，锻炼自己的才干；希望你们加强身体锻炼，努力使自己成为具有团队精神、身心和谐发展的人，为共建生动和谐的校园文化贡献自己的力量。

四、人生之乐，在于担当责任

曾子曰："士不可以不弘毅，任重而道远。"生命是一种担当，人生也是一种责任。没有担当，生命将显得苍白无力，漠视责任，人生就变得平淡乏味。未来的责任或许很沉重，人生的道路难免有挫折，但当你承担起责任，并为之努力，勇往直前、百折不挠，你就会学到更多的知识，积累更好的经验，取得更大的成绩，你也将体会到生命的价值，享受到人生的乐趣。想要成为卓越的人才，安中学子不但要有宽厚的知识、过硬的本领，而且要有远大的理想和抱负，勇于担当责任。我们所处的时代，既是国家，也是你们可以大有作为的战略机遇期，你们是在党和国家领导人高度重视中医药、国家对中医药投入最大的时刻来到安徽中医学院，这个时期也是学校自建校以来发展最快的时期，从现在开始，你们将肩负起振兴中医药的历史使命，中医药这个伟大的宝库有许多宝藏等待你们去挖掘。安中的学生应自觉秉承"修齐治平"的理想，摈弃"书中自有黄金屋"的功利，知行合一，以天下为己任。希望你们树爱国之情，立报国之志，胸怀祖国的发展，心系民族的未来；希望你们志存高远，脚踏实地，饱学知识，锻炼才能，在担当责任中成就事业，享受快乐。

同学们，"大浪淘沙，方显真金本色；风雨冲刷，更见青松巍峨。"希望在三至五年的大学生活中，你们能够很好地秉承"至精至诚，唯是唯新"的校训精神，从学习中获取知识，从思考中认识自我，从兴趣中攫取快乐，在实践中增强能力，在追求中充实自己，在过程中体验成长，在自立中赢得自主，在休养中提升境界，在成人中逐渐成才。

同学们，新的生活已经开始，你们选择了安中，体现了你们鉴识未来的智慧和眼光；安中选择了你们，包孕着对明天更加优秀的你的期待。我们相信，同学们一定会不负众望，用青春与汗水、知识与毅力，亲手创造和见证学校发展的新的辉煌。我期待着，在三至五年后的毕业典礼上，与你们一道分享成功的喜悦！期待着，明日的安中，因你们而更加辉煌！

海阔凭鱼跃　天高任鸟飞

——在 2011 级新生开学典礼上的讲话

金秋九月，秋高气爽。这是一个承载收获的季节，也是一个充满希望的季节。在这美好的日子里，朝气蓬勃的你们带着拼搏后的喜悦与好奇，载着未来的理想与憧憬，来到了这里，成为学校这个大家庭的新成员。今天的开学典礼，标志着你们人生新阶段的开始。站在薪火相继的新起点，在这激动与欢乐的时刻，我代表学校向你们表示热烈的欢迎和亲切的问候！向光临今天大会的省武警消防总队培训基地的领导和帮助军训的全体教官表示衷心的感谢和崇高的敬意！

每年新生的到来，对于安中古朴的校园而言，都是一次生机的焕发。我们不仅看到了你们风华正茂的青春面孔，更重要的是你们为老师们创造了"得天下英才而育之"的机遇，为历史悠久的中医药事业注入了新的活力。

我们的学校创建于 1959 年。学校是国家博士学位授权立项建设单位、国家中医临床研究基地建设单位、国家中医药国际合作基地、硕士研究生推荐免试单位。是安徽省第七、第八届文明单位。2005 年以优良成绩顺利通过教育部本科教学工作水平评估，2009 年学校以优秀的成绩顺利通过教育部中医学专业试点认证。今年上半年，依托我校组建成立的安徽中医药科学院获省政府批准。学校少荃湖新校区建设也在积极推进之中，目前总体设计规划通过合肥市规委会预审，计划今年年底前动工建设。

我们的学校现有全日制在校生 11000 多人，硕士点 18 个，博士生联合培养基地 5 个，本科专业（方向）29 个。有 12 个二级教学院部，2 所直属附院，4 所非直属附院，10 个中医药研究所。我校具有较强的科研实力和水平，积极开展产学研合作，与黄山市、亳州市等多个地市建立了良好的合作关系，在全国各地建立了 20 多个中医药产学研合作基地。我校与美国、加拿大、澳大利亚等 16 个国家和地区的 30 多个医疗和教育机构建立了友好合作关系，与韩国、日本、瑞典等国家互派留学生。

50 多年来，学校立足安徽，面向全国，秉承安徽"北华佗，南新安"的医学传统，坚守"至精至诚，惟是惟新"的校训精神，坚持"质量立校、人才兴校、科技强校、特色弘校、文化塑校、和谐融校"的办学理念，突出"弘扬新安医学,培育中医人才"的办学特色,现已成为安徽,乃至国家中医药人才培养、科学研究、社会服务、医疗水平、文化传承和对外交流的重要基地。这是一代代安中人励精图治的结果,是一批批莘莘学子共同奋斗的结果。

今年是"十二五"开局之年,站在新的历史起点,学校以科学发展观为指导,抢抓党和国家扶持和促进中医药事业发展的战略性机遇,乘势而上,精心描绘了校园建设规划和学校跨越式发展的宏伟蓝图,全体师生员工正团结一致,奋发图强,为建成安徽中医药大学而努力奋斗!来到这样一个充满美好发展前景的大学里学习,大家一定会感到兴奋和自豪。

同学们,老舍先生说过,人生最值得纪念的是"大学生活"那一段,因为它是清醒的、意识的、生动的、努力向上的生活。大学是青年成长成才的一方肥田沃土,是锤炼自我,塑造自我的熔炉,也是个人逐步成熟以至走向成功的阶梯。你们正值风华正茂的大好年华,一定要珍惜来之不易的学习机会,珍惜自己的美好青春和大好前途。在此,向你们提出几点希望和要求。

一、要学会学习

古人云:"立身以立学为先,立学以读书为本"。同学们来到学校,最主要的任务就是学习。中医药学博大精深,需要学习者具有更多、更广泛、更扎实的基本功和广博浓厚的知识。阅读是最基础的学习手段。读书既要广,也要深。阅读范围不能局限于自己的专业领域,而要全面学习各相关学科的理论和知识,努力增强思维的宽度、厚度和穿透性,尤其要多读经典、原著。我希望你们把大学作为人生的新起点,做好从学习知识到学会如何思考的转变,以开放的态度全身心投入到新知识和新思想学习中,养成良好的读书和独立思考习惯,培养自己的理解力和分析能力;希望你们向师长学习,做好从学习知识到追求卓越的转变,学习做人、学会做事、学做学问,从训练自己成熟健康的心态开始,培养自己的判断力和创新能力;希望你们向实践学习,做好从学习知识到引领未来事业发展的转变,拓宽自己的思路和眼界,把握积极沟通和多文化交流能力,不断地挑战和超越自我。

二、要全面发展

世界的进步与发展,对人才提出了越来越高、越来越宽的要求。胡锦涛总书记在清华大学百年校庆大会上提出"要坚持德才兼备、全面发展的基本要求","努力成为可堪大用、能负重任的栋梁之材"。这就需要我们在掌握知识的同时,努力铸就良好品格;在坚持科学精神的同时,积极拓展人文素养;在"文明其精神"的同时,努力"野蛮其体魄"。希望你们从自身做起,从小事做起,自警自省,自励自强,加强修养,规范行为,努力养成良好的道德习惯,全身心投入大学生活;希望你们培养和发挥自己的兴趣和爱好,积极参与丰富多彩的社团和社会活动以及社会实践，锻炼自己的才干；希望你们加强身体锻炼，努力使自己成为具有团队精神、身心和谐发展的人，为共建生动和谐的校园文化贡献自己的力量。在发展个人兴趣专长和开发优势潜能的过程中，在正确处理个人、集体、社会关系的基础上保持个性、彰显本色，真正实现思想成长、学业进步、身心健康有机结合，在德智体美相互促进、有机融合中实现全面发展。

三、要满怀激情

激情是成就梦想、追求卓越的一种品质。成就事业者大都是善于自我激励、有强烈进取心的人，还要有常人所缺乏的坚定信念和献身精神，它会为我们增添更强的发展动力！激情也是一种坚强，成功是一条漫长而艰辛的路，我们每个人都会遇到新的思想、新的变化、新的困惑和新的挑战，持久的激情可以忍受寂寞、坚持追求，用蕴含无限创造力的激情来换取学习和工作成就！激情还是一种热爱，我们都要常怀感恩之心，在心中不断积蓄对自己、家人、同学、师长的爱，构建起对社会和国家的爱。我建议你们，从自己做起，多关注自己的朋友和同学，当发现有人情绪低落、遇到困难时，我们要富有同情心地伸出援助之手，而不是熟视无睹；当我们自己在困境中能够照顾自己，并接受了别人的帮助时，我们不仅减轻了自己的负担，也得到了同学间的关爱。用爱去欣赏自己、包容别人，用爱去淡泊名利、学会沟通、建立友谊，我相信，你们的求学激情和对生活的热爱将与你们的成功成正比！

四、要勇于担当

车尔尼雪夫斯基曾说："生命和崇高的责任联系在一起"。生命是一种担当，人生也是一种责任。也许，有时你可能会做出错误的选择，然后你就得承担后果，但当你做出决定并承担由此带来的后果时，你也会变得更成熟、更自信，这对你的未来是有益的。缺乏责任会使我们行为无所约束、随波逐流，忽视进取和方向，而且失去责任更会使我们失去人的最基本品质——诚信！实际上，你们选择了安徽中医学院，就是选择了你一生的责任。你们在中国共产党建党90周年的激奋之中，在党和国家高度重视、支持中医药事业发展的大好氛围下、在学校事业发展的"十二五"开局之年来到安徽中医学院，这不仅是历史的机缘，更蕴含着时代的责任！希望你们，从不找借口到找方法开始，积极实践，培养独立思考和质疑精神，养成勇于担当的责任和舍我其谁的气魄，实践安中学子"至精至诚、惟是惟新"的品质，肩负起振兴中医药的历史使命。我坚信，如果你们能将自身的命运与伟大的中医药事业紧密联系，敢于担当，勇于实践，善于创造，就一定能成为祖国真正的栋梁之材！

"海阔凭鱼跃，天高任鸟飞。"同学们，希望在新的大学生活中，你们能自觉担负起时代赋予的光荣使命，以坚定远大的理想励志前行，以孜孜不倦的精神求索新知，以高尚美好的情操培育品德，以锐意创新的激情投身实践，以艰苦扎实的奋斗成就人生，不断创造新的青春业绩，为实现中医药事业的振兴而奋发努力！

同学们，新的生活已经开始，你们选择了安中，体现了你们鉴识未来的智慧和眼光；安中选择了你们，包孕着对明天更加优秀的你的期待。"桐花万里丹山路，雏凤清于老凤声"。我们相信，同学们一定会不负众望，用青春与汗水、知识与毅力，亲手创造和见证学校发展的新的辉煌。我期待着，在未来的岁月里，与你们一道迈开奋进的步伐，与你们一道分享成功的喜悦！期待着，明日的安中，因你们而更加辉煌！

在大学的舞台上亮出精彩的自我

——在 2014 级新生开学典礼大会上的讲话

巍巍学府，地灵人杰，薪火相传，弦歌不辍！

今天，我们在美丽的少荃湖校区隆重举行 2014 级新生开学典礼暨军训总结表彰大会。我谨代表安徽中医药大学全体师生、医护员工，欢迎同学们成为安徽中医药大学大家庭中的一员，祝贺你们踏上人生新的起点！同时，向前来参加典礼的各位来宾表示诚挚的问候！向承担本次军训任务的部队官兵表示衷心的感谢！

"一年之计，莫如树谷；十年之计，莫如树木；终身之计，莫如树人"。大学的根本使命在于培养人才。对于安徽中医药大学而言，你们是一届具有特殊意义的学生。今年学校迎来了建校 55 周年，这是学校建设发展中的历史新起点；学校整体搬迁至少荃湖校区，这是学校办学条件的重大改善。对于同学们而言，能进入这样一所具有中医药悠久历史和深厚积淀的大学学习，你们的人生是幸运的，你们的未来是灿烂的，也意味着你们的责任是重大的。希望大家不负年华，学有所成。

安徽中医药大学创建于 1959 年，其前身为 1952 年创立的安徽省中医进修班（学校）。1959 年，安徽省政府正式批准成立安徽中医学院，郭沫若先生题写校名。2011 年，省政府批准在安徽中医学院的基础上组建成立安徽省中医药科学院。2013 年，教育部同意安徽中医学院更名为安徽中医药大学。

安徽中医药大学在五十多年的发展历程中，秉承"北华佗，南新安"的医学传统，以人才培养、科学研究、社会服务、文化传承、对外交流为己任，主动适应中医药事业发展，主动适应中医药产业发展，主动适应中医药国际化发展，凸显办学特色，优化学科结构，增强办学实力。我校现在是国家博士学位授权单位、国家中医临床研究基地建设单位、国家中药现代化科技产业（安徽）基地、国家中医药国际合作基地、国家药品临床研究基地、硕士研究生免试推荐单位。55 年来，学校向社会输送了近 3 万名毕业生，人才培养质量得到广泛认可。一大批毕业生立足本省，扎根基层，服务百姓，安徽各级中医医院和大型医药企业主要管理者和技术骨干 60% 以上是学校毕业生；一批杰出校友成为中医药领域领军人才。我校现在有 1 名国医大师，2 个国家级教学团队，26 位国家级名老中医，3 名特聘皖江学者讲席教授，11 个省级教学与科技创新团队，191 位教授级专家，63 位特聘客座教授，355 位博导、硕导。

这些宝贵的精神财富，是学校生生不息的精神支柱，也是同学们奋发向上的精神力量。

对于大多数新同学而言，少荃湖校区与你们曾经魂牵梦绕的大学有很大的差距。这里没有北大轻舟摇曳的未名湖水，这里没有清华人文荟萃的荷塘月色，这里没有武汉大学春意盎然的樱花——这里远离华灯闪耀的城区，这里缺少商家云集的繁荣，这里少有传诵千年的胜景。

但是，"四书五经"中的《大学》所推崇的"格物、致知、诚意、正心、修身、齐家、治国、平天下"的人生境界，理应成为我们大学的理想和情怀。

究竟怎样融入大学生活？英国思想家怀特在一个世纪前就说过："在中学阶段，学生伏案学习；在大学里，就应该站立起来，四面瞭望。"学会自己做主是大学生活的前提和归宿。实际上，大学是一个舞台，一个属于你自己的舞台，在这里你既是导演也是主角，精彩的人生节目由你自己主宰。大学提供了人人平等的设施、条件、资源和平台，你面对的是一个自助式的教育环境，要靠自己去设计才能获得良好的大学教育。在这里，你要学会独立思考、学会规划自我、学会自主学习，要积极主动地去发展自我、完善自我。几年后，你们大都能得到一纸文凭，但对于不同的大学生活，这张文凭的意义和价值却大不相同，其含金量与你的积极主动的努力和奋斗成正比。

同学们，大学是人生当中一段重要而特殊的经历，它不仅是你人生观、世界观、价值观形成的重要阶段，还是你一生当中为数不多可以改变未来的机会。从某种意义上讲，拥有一个怎样的大学生活，将可能决定你今后以怎样的姿态步入社会。因此，我希望同学们能珍惜并充分利用好大学的时光，从内心深处去走近大学，去感悟它带给你的点滴，无论是收获、喜悦、欢笑或是失落与挫折，用责任与梦想去重塑心中的象牙塔。

接下来，作为校长，就同学们如何充实、精彩、有意义地度过大学生活，我有四点建议与同学们分享。

一是要学会思考，让自己变得更加从容。大学阶段是一个人思想观念逐渐成熟定型的时期，学会独立和理性地思考，是大学生在校期间的必修课和必须完成的过程。在大学，善于思考，懂得取舍尤为重要。要排除各种外界干扰，自己掌握自己的命运，朝着既定目标执著前行。常言道"静坐常思己过"，自我剖析不仅要思过，还要充分认识自己的优点与长处，思考自己的发展方向与成长历程，在思考中净化自己、完善自己，这样，当你面对充满竞争与压力的时候，你就可以从容不迫，你就可以自在人生。古之成大事者，不惟有超世之才，亦有坚韧不拔之志。志不立，天下无可成之事。任何梦想的实现，都需要一颗进取的心、一份坚定的信念，坚持不懈、永不放弃地去追求、去奋斗。只有那些拥有坚定志向、不断壮大内心世界的人，才能从生活的自觉自主走向人生的自立自强。

提高能力和素质的渠道是多种多样的，学校有各级各类学生社团。在保证学习的前提下，同学们应该主动把握各种锻炼机会，多参加一些公益服务活动、专业竞赛和文体活动、社会实践和专业实习活动、人际交往和社团活动；也可以结合自己的兴趣爱好和专业，加入导师的科研团队。通过参加这些活动，扩大交友面，认识各类优秀同学，收获真诚的友谊；培养自己的沟通和表达能力、领导和协调能力、实践和创新能力，发挥自身的兴趣特长，拓宽自己的发展视野，增强自己的综合素质，为将来的就业、创业和继续深造奠定基础。

二是要学会感恩，让自己变得更加真诚。大学的根本使命是立德树人，不仅要传授知识技能，更要培养全面发展的人，培养拥有完善人格、高尚道德和社会责任感的人，否则我们的教育将是不完整的。大学校园融入了中学时代的纯真，也融入了天南地北与社会方圆，包罗了世间百态、人间万象。要注重内心修炼，培养健康人格，坚守做人原则和道德底线；要树立乐观向上的心态，坦然面对生活中的不愉快；要学会感恩，懂得回报；要多一些宽容，少一些愤世嫉俗；要尊重他人，欣赏他人，重情谊，善合作，讲诚信；要知书达理，不卑不亢；要敢于梦想，乐于追求；相信天道酬勤，功不唐捐。要立德修身，须常怀感恩之心，感恩父母，他们给予我们生命；感恩老师，他们给予我们知识；感恩同学，他们给予我们帮助；感恩社会，社会教会我们成长。要感恩他们给予我们的一切关爱、友善、付出和帮助。学校希望你们，每学年至少要给亲人写一封信、给老师或朋友写一封信。这一纸书信，就是血脉相融、情义相连、心灵相通的见证，也是你们感谢亲人的滋养、感谢老师的启迪、感谢朋友的照顾的最好行动。

古人曾说："文章做到极处，无有他奇，只是恰好；人品做到极处，无有他异，只是本然。"本真做人需要的是思想的精深和灵魂的感悟，需要摒弃贪欲和妄想，需要崇尚返璞归真，守住心灵的纯朴、自然、厚道和善良；本真是我们做人、做事、做学问最珍贵的品质，只有本真做人，才经得起内心的拷问和时间的检验。健康本真的人格能弥补知识的空白，但丰富的知识却难以填补人格的缺陷。只有做人成功，才能做事成功。

三是要学会学习，让自己变得更加睿智。大学生应该怎样学习？近代词人王国维做了生动精彩的回答，他说："古今成就大事业、大学问者，必须经过三种境界，'昨夜西风凋碧树，独上高楼，望尽天涯路。'此第一境也。'衣带渐宽终不悔，为伊消得人憔悴。'此第二境也。'众里寻他千百度，蓦然回首，那人却在灯火阑珊处.'此第三境也。"也就是说，要做好学问、成就一番事业，必须有远大的理想、明确的目标，执着的追求、坚定的自信和坚强的毅力，必须耐得住寂寞与孤独。只有经历过艰苦的努力，无怨无悔的追求，才能收获成功的喜悦，才能实现自己的理想。如果没有勇往直前的牺牲精神，没有坚韧不拔、百折不挠的毅力，没有必胜的自信心，学问是做不好的。学习是一份重大的责任和使命。希望同学们更加注重学习能力、独立思考、创新思维与科学精神的培养，为中医药事业发展贡献自己的力量。学校希望你们，常去三个地方、养成三种习惯——每天都去一次运动场，养成一种爱好体育运动的习惯；每周至少去一次图书馆，养成一种阅读经典的习惯；每月至少去一次学术报告厅，养成一种倾听名师智慧播撒的习惯。运动给你健壮的体魄，阅读给你宽阔的视野，听报告给你先进文化精髓的滋养。

四是要学会继承，让自己变得更加儒雅。同学们来到安中大，首先接触的历史层面的传统医学和传统文化。这必然需要有一个逐步认识与认同的过程。其实，优秀传统文化是一个国家、一个民族传承与发展的根本。如果丢掉了，就等于割断了精神命脉。习近平总书记最近在纪念孔子诞辰2565周年国际学术研讨会上指出："不忘历史才能开辟未来，善于继承才能善于创新。只有坚持从历史走向未来，从延续民族文化血脉中开拓前进，我们才能做好今天的事业。"中医药是中国优秀传统文化最典型的代表。中国传统思想文化，比较集中的体现着中华民族世世代代在生产生活中形成和传承的世界观、人生观、价值观、审美观，其中最核心的内容，已经成为中华民族最基本的文化基因，是中华民族和中国人民在修齐治平、尊时守位、知常达变、开物成务、建功立业过程中逐渐形成的有别于其他民族的独特标识。中国人民的理想和奋斗，中国人民的价值观和精神世界，是始终深深植根于中国优秀传统文化土壤之中，同时又是随着历史和时代前进而不断与日俱新、与时俱进的。因此，希望同学们尽早学会继承，要科学的对待优秀的传统文化。要坚持温故知新，古为今用，以古鉴今，善于把弘扬优秀传统文化和发展现实文化有机统一起来，在继承中发展，在发展中继承，坚持有鉴别的对待，有扬弃的继承，努力实现传统文化的创造性转化，创新性发展。在不断发掘和利用人类创造的优秀思想文化和丰富知识充实自己的过程中，努力使自己变得儒雅而更加有内涵、有品格。

五是要学会生活，让自己变得更加丰润。生活是学习和思考的基础，是同学们在大学里应该重视和解决的一个重要问题。学会生活，要能够合理安排时间，规划好你们的人生，要具备既有理想、志存高远，又能脚踏实地的精神，要逐步建立自信，管好自己，不放任自己。你们的大学时光正如一张白纸，而生活注定是一个大染缸，装满了赤橙黄绿青蓝紫，你们将要在大学里将自己的人生描绘成什么样的图案，决定于你们的生活方式与生活态度。人生很长，一步很短，但是，很多时候，一步就是一生——一步就决定你一生的方向和品质。学校希望你们，积极参加四种活动，绚烂七彩人生。每学期至少参加一次慈善公益活动，让爱心与善意弥漫在你心灵的山水间；每学期至少参加一次社会实践活动，让梦想与现实与你紧密相连；在校期间至少加入一个学生社团，学会如何与不同专业的同学交流，发现自己的不足是进步的开始，发现他人的不足是创新的萌芽；在校期间至少要参加一项创新创业活动，让学术的光辉永远闪烁在你人生的天空，让科学的精神永远伴随你一生的旅程。

同学们，尽管我们老师无法提供给你们所需要的全部知识，但愿能提供给你们获取它的方法；恐怕我们老师也难以赋予你们人生的全部智慧，但愿能点燃你们智慧的火花；虽然我们老师不敢担保你们都能成才，但愿能和你们共同探讨成才之道；我们老师不能陪你们去经历未来的攀登，但愿能指给你们上山之路。

同学们，大学生活是一本书，它的扉页已经揭开，我今天只为你们题写了序言，精彩的篇章还需要你们自己去书写和完成。希望你们在中医大的每一天都因收获而快乐，因进步而幸福，让青春的花蕾带着美丽的梦想在这里傲然盛开，祝愿同学们人格健全，内心幸福，学习出彩！

不负韶华，展青春风采

——在2015级新生开学典礼大会上的讲话

每一年的这一刻，对于我们而言，都是一个重大的节日。因为，来自全国各地、五湖四海的新同学和我们齐聚在此，共同进行一场放飞梦想、点燃希望、精彩人生的奠基仪式。在这个美好时刻，我谨代表安徽中医药大学全体师生、医护员工，向所有新同学的到来表示最热烈的欢迎，祝贺你们踏上人生新征程！向承担本次军训任务的陆军军官学院的官兵表示衷心的感谢！向与同学们朝夕相处的辅导员和全体军训工作人员表示诚挚的问候！

56年来，安徽中医药大学汇聚新安之灵气，承袭华佗之神韵，积淀了浓郁厚重的人文气息，烙下了奋斗不息的历史印记，成为一本值得翻阅的文化书篇，一部值得回味的创业史诗。从最初的安徽省中医进修班，到安徽中医学院，再到安徽中医药大学，学校以砥砺奋进的发展姿态，久久为功，秉承着"北华佗，南新安"的医学传统，养成了"至精至诚，惟是惟新"的校训精神，培养了一批又一批有理想、有素质、有担当的安中学子。如今的安徽中医药大学，是国家中医临床研究基地、是国家博士学位授权单位、是国家中医药对外交流基地、是安徽省重点建设的地方特色高水平大学。

同学们，我们现在身处的这片土地，便是安徽中医药大学位于少荃湖畔的新校区。这里远离了市区的热闹繁华，缺少了霓虹灯流光溢彩的点缀，可她却是一块潜心学问、陶冶情操的圣地。迎着黎明破晓的晨曦，你可以寻一僻静处读书、冥思；踩着落日黄昏的余晖，你可以在操场上自由的漫步、遐想。在安徽中医药大学，厚重的中医文化传统、严谨的治学氛围、昂扬的创造激情，丰富的校园活动、生动的学术讲座、广泛的文化交流都将成为你们最可宝贵的财富。在今后的生活、学习中，这所大学将与你们相伴相随，与你们血脉相连。我希望你们能感受她的古朴灵动之美，理解她的百折不挠之魂，体验的她卓越发展之道，希望你们亲近她、守望她、荣耀她！

今天，于同学们而言，也是一个崭新的开始。过了这一天，你们就将结束艰苦的军事训练，真真实实的走近大学生活，走进大学课堂，走向学术殿堂。几年的大学时光应该怎样度过？如何才能不虚度青春，不枉负韶华？子曰："志于道，据于德，依于仁，游于艺。"意思是作为人，要追求全面发展，立志要高远、行为要若水上善、内心要仁爱、知识要广博精湛。大学，正是这样一个地方，在你遵循她的生存法则，不懈努力的前提下，她能带你领悟天道、人道，带你徜徉知识的海洋，能磨练你的意志，塑造你的人格，提升你的品味，使你全面进步，成为真正为社会有用的人才。

接下来，作为校长，就同学们如何充实、精彩、有意义地度过大学生活，我有四点建议与同学们分享。

一、心怀梦想，以仁者的情怀追求生命的卓越

夫仁者，已欲立而立人，已欲达而达人。"仁爱"是中华文明的精髓，也是人类文明的最高境界。以仁者的情怀去关照社会，关怀他人，关爱自己，你的生命才能因此而卓越。

心怀一个梦想，放大生命生存的价值，是达到用仁者的情怀追求生命卓越的前提条件。很多的美丽，都源于梦想的存在，昨天的梦想，可以成为今天的希望，凝结成明天的现实。不管你是梦想着雄鹰高飞华丽动人，还是梦想着紫燕低回的低调平凡，听从心灵深处最纯洁的呼唤，学者也好，医生也好，教师也好，只要有梦想，生命就会有为之奋斗的动力，就会有存在的意义。

梦想不是幻想。没有钢筋水泥的筑铸只能是海市蜃楼的惊鸿一瞥。一个纯粹明净、有益于生命的梦想，需要我们彰显人格魅力中的核心品质——克己复礼、宁静致远、上善若水、仁爱天下。约束自己的言行，使自己谨言慎行；开放自己的心胸，使自己守得住内心的安静；凝练自己的人格，使自己厚德载物；提升自己的志趣，使自己心怀万物。拥有这样的品质，就可以摧毁一个渺小的自我，成就一个伟大的生命。

同学们，从现在起，我们要修身立德，与人为善，少一些愤世嫉俗的抱怨，多一些虚怀若谷的宽容；学会知书达理，恭谨勤俭，少一些骄傲自大的浮躁，多一些谦虚谨慎的沉淀，坚持以仁爱的博大胸襟回馈人生，追求人生的精彩卓越。

二、悦读群书，以学者的姿态迎接生命的挑战

非学无以广才，非志无以成学。堪称学者的人，集智慧、知识、美德于一身。大学的青春时光只有短短几年，把握时间，以一个学者的高标准来要求自己，才有从容应对生命挑战的资本，才能终有一天，成为真正的学者。

悦读群书，博学多识，才敢说以学者的姿态面对生命的挑战。读书有多重要？一个人的精神境界有多高取决于一个人的阅读；一个社会是提升还是沉沦，就看阅读能植根多深，影响多广；一个国家和民族是强大还是懦弱，就看是谁在读书，有多少人读书，读哪些书。读书，可以增长见识，提升能力；开阔眼界，放大格局；陶冶情操，优雅气质。作为一个读书人，必定要爱读书，勤读书，广

读书，精读书。

在这个碎片化阅读风靡世界的新媒体时代，网络阅读鱼龙混杂，因此，要守得住最能抚慰心灵的港湾——在传统的书香墨韵中徜徉、浸润。吾生也有涯，而知也无涯。在读书的过程中，要掌握一定的方法技巧，适当取舍，博专兼顾。具体而言，就是取经典名著，舍芜杂糟粕。对于专业领域的书籍，要循序而渐进，熟读而精思，最终升华且内化于心；对于非专业领域的书籍，要广泛涉猎，增长见识，丰富内涵。

同学们，医者，书不读则理不明，理不明则识不精。既然选择了中医类院校，选择了和中医药密切相关的专业，就更应该勤求古训，博采众方，使读书成为大学生活的主旋律。建议同学们从现在起，每天早起一个小时，找个安静的地方或者看书，或者读书，或者背书；每周末留一天的时间，专心致志的泡在图书馆，读名著，读经典，读精华。这样四年、五年下来，你生命中将会迎来崭新的自我。

三、敢为人先，以勇者的风采担当生命的重任

"我自横刀向天笑，去留肝胆两昆仑"。这是在国家民族危亡时刻，谭嗣同以勇者的风范敢为天下先的壮举，年仅33岁的他用生命诠释了其作为人的责任担当。和平年代，不需要抛头颅，却仍需要洒热血。同学们这一代，在前辈的庇佑下得以生活在和平安宁的大环境中，但要牢记民族和时代的重托，义无反顾地承载中华民族伟大复兴的光荣使命，顺应时代的发展，以勇者的风采担当生命的重任，召唤历史的车轮滚滚向前。

敢为人先，就是要拿出面对生活和学习不怕难、不怕累的决心；要拿出面对困厄和荆棘不怕疼、不怕苦的恒心；要拿出面对历史和未来勇于挑战，敢于承担的雄心。敢为人先，是要以足够的理智和修养敢做应该做的事，摒弃绝不能做的事。唯有如此，你人生的一切才会因为你的勇气和担当而熠熠生辉。

同学们，少年智则国智；少年富则国富；少年强则国强！从现在起，锻炼自己的体魄，提升自己的人格，学会独立的生活、学习、思考，遇到事情不推诿，遇到问题不退却。从现在起，承担起作为子女的责任，孝敬和体谅父母；承担起作为学子的责任，感恩和尊重老师；承担起作为朋友的责任，关心和爱护同学；承担起作为青年的责任，回馈和报效社会；承担起作为中国人的责任，振兴和推进民族繁荣昌盛。

四、知行合一，以智者的头脑回归生命的本真

生命的本真在于至诚、至善、至美，当诚、善、美齐齐归于人心，直抵人性的最本真，才能促进文明生生不息的绵延和发展。

生命的本真，需要以智者的头脑去追寻，去探索，去挖掘。大道至简，知易

行难,知行合一,得到功成。理想和行动必须相生相随,才能推动生命的延续和进步。躺下写一百个计划,也比不上站起来迈出一步。现实是此岸,理想是彼岸,中间有一条湍急的河流,只有架起行动的桥梁,才能完成质的飞跃。做到了知行合一,便是完成了理想的升华,每一个阶段的知行合一,将会为下一个阶段的成就铺垫道路,最终,便是抵达生命的本真,达到人生意义的极致——回归诚、善、美!学校"至精至诚,惟是惟新"的校训精神正是对知行合一的完美诠释。凡为医者,既要有精湛高超的医术,更要有诚挚高尚的品德,唯有实事求是,知行合一,博极医源,精勤不倦,不断创新,才能做好至精至微之事,成就大德大医之道。

同学们,吾尝终日而思,不如须臾之所学。从现在起,脚踏实地地走好每一步路,心无旁骛的听好每一节课,认真完成老师布置的每一项任务。从现在起,我希望在校园的每一棵大树下,每一片草坪上,每一个清晨和黄昏,听到你们读书的声音,看到你们锻炼的身影,感受到你们行动的力量!

同学们,大学时代,恰同学少年,风华正茂。这个阶段,你们会碰到很多道人生的选择题,当你们选择了吃苦,也就选择了收获;选择了奉献,也就选择了高尚。挫折和磨难是必经之路。要历练宠辱不惊的心理素质,坚定百折不挠的进取意志,保持乐观向上的精神状态,化挫折和磨难为动力,从中吸取教训,启迪人生,使生命获得升华和超越。请你们记住,只有进行了激情奋斗的青春,经历了顽强拼搏的青春,为社会作出了无私奉献的青春,才会留下充实、温暖、持久、无悔的回忆。

同学们,此时此刻,你们的生命已经来到了新的起跑线上。"凿井者,起于三寸之坎,以就万仞之深。"希望你们从现在开始,励精图治,蜕变一个崭新的自我。今时往后,安中医将与你们同呼吸、共命运,为你们加油喝彩!我相信,你们的蓬勃朝气定能与安中医的人文底蕴日新交相辉映,你们的青春梦想定能与安中医的自强不息砥砺前进。祝愿同学们不负韶华,不负青春,学业有成,生活愉快!

远处着眼　大处运筹　小处用力

——在 2004 届硕士研究生毕业典礼上的讲话

今天是个庄严而又神圣的日子，我们在中医学院的学术报告厅隆重举行 2004 届研究生毕业典礼，向学校第 23 届硕士研究生和硕士学位获得者颁发学位证书，我们感到非常高兴。我谨代表学校领导，对你们顺利地完成学业，顺利地走完人生的一个重要阶段表示热烈祝贺。祝贺 52 位研究生获得医学和理学硕士学位，祝贺 10 位研究生获得优秀硕士学位论文奖，祝贺 7 位毕业研究生考上博士生。

此时此刻，在分享你们万分喜悦之际，我也别有一番感慨在心头。不知不觉中，我们一起携手走过了三年的人生岁月，毕业典礼举行的时刻，也是我们彼此将要分手的时刻，突然之间觉得有许多话要说，我们彼此之间，因为有在安徽中医学院从事学习研究的这段经历而结下了深厚的师生情谊、同学情谊，并已成为人生中无法抹去的最宝贵的经历和记忆。

我认为，我们成长和成熟的过程，就是在振兴中华民族、献身医药事业、服务人类健康的这个大前提下，不断塑造自己，不断提升自己的过程。我们需要走出围墙，在更广阔的平台上培养自己的创新能力；我们需要进入前沿，在与时俱进的过程中，让自己的思想观念和知识技术跟上时代步伐；我们需要面向世界，在经济、文化、科技全球化的态势中，大胆参与国际学术舞台上的交流与合作，展现中国青年一代的学术风采。我们每个人好比是一幅正在描绘中的杰作，而今天就是这幅杰作中一个出彩的色块。三年的学业顺利地结束了，紧接着就应该规划一下自己的下一个奋斗目标，设想一下自己的下一个美好前景，要不断寻找挑战来激励自己，要时时保持一种进取的精神、一种乐观的态度、一种宽阔的胸怀、一种高尚的境界。

事业总是在发展，时代总是在进步，我们的前景总是更美好，但我们的道路则不会始终平坦，困难和挫折随时都会光顾和遭遇。所以我们要勇于面对未来的竞争，勇于面对未来的挑战。竞争给了我们许多宝贵的经验，无论你有多么出色，总会山外有山，天外有天，而超越别人又远远没有超越自己更重要，所以，我们要更深刻地认识自己现有的潜在的才能，不管走到哪里，都要满怀信心，都要成为团队和群体中的积极因素。我们的思想要解放，观念要更新，但治学要严谨,处事要从容,为人要诚信,科研工作也好、教学工作也好、临床工作也好,每一件小事都要认真去做,尽心去做,哪怕是一个微小的细节,只要做得与众不同,做得没有遗憾,都是一种成功,都是一种积累。近几年来,学术界浮躁之风盛行,需要呼唤健全的学术人格。而健全的学术人格至少具备专一、坚韧、朴实三种基本品格。所谓专一,就是在现实环境的种种影响下能够专心致志地从事学术研究,不为得失所干扰,不为名利所左右,这是作为一个学术最可宝贵的主体精神。所谓坚韧,就是在学术研究的逆境中执着追求,在思想创造的天地里安身立命,这是一个学者为学术而献身的崇高品格。所谓朴实,就是尊重已有思维成果,尊重有关学术背景的严谨学风。用我们新安医学程钟龄的话来说,就是"此道精微,思贵专一,不容浅尝者问津;学贵沉潜,不容浮躁者涉猎。……其操术不可不工,其处心不可不慈,其读书明理,不至于豁然大悟不止。"我们须养成好的学风,充分把握好、利用好年轻时这段珍贵的时光,循序渐进,为一生打下扎实可靠的基础。我们不妨大胆设想,但观察却要全面细致,实验却要准确可靠,分析要客观周到,立论要有根有据,推论要适可而止,结论要留有余地,让思考与创新在学习与实践中相结合、相交融。

二十一世纪,是生命科学的世纪,更是充满机遇和挑战的世纪,美国经济学家蒙代尔曾指出:"人类进入21世纪,一些国家在创造历史,一些国家在书写历史,一些国家在阅读历史,中国正在创造着历史。"中国的传统医学,可以说历史悠久,名医辈出,前人的遗产中有不少有用的东西,新的历史条件下又增添了许多新的内容。今天随着我国社会主义现代化建设的发展和国际地位的提高,世界越来越看重中国的声音。在中医药学领域,我们更应该看到东方科学文化正在复兴,我们应该奋发有为,对得起这个时代,既不能抱残守缺,又不能妄自菲薄,而应努力培育好的学风,在世界面前发出中国自己的声音,形成自己的风格,走出一条自己的路。

我们今天在座的每位同学,可以说都生逢其时,时代给我们提供了很好的发展机遇,学校给我们提供了良好的发展条件,导师给我们指点了正确的发展途径。下一个新的目标,更给我们展现了美好的前景和蓝图。我深深地祝愿大家在未来的人生旅程上远处着眼,大处运筹,小处用力,抓住机遇,勇往直前,不断成功。如果有一天你们都如愿以偿地成了真正意义上的专家教授、知名学者,成了真正意义上的杰出人才,请不要忘记为中医药事业发扬光大!请不要忘记为你们提供机会的母校,不要忘记精心指导你们的老师,不要忘记曾经互相帮助、共同切磋、携手共进的同窗好友!

认清形势　把握规律　强化责任
奋力开创我校学生工作的新局面

——在新学年学生工作暨就业工作会议上的讲话

在深入贯彻落实全国教育工作会议及《国家中长期教育改革和发展规划纲要》精神的新形势下，今天我们在这里召开新学年全校学生工作暨毕业生就业工作会议。这是新学年学校层面召开的第一个重要的会议，表明学校对学生工作的高度重视。应该说我们学校的学生工作及就业工作是做得很出色的，一直受到上级主管部门及兄弟院校的好评。这次会议既是一次工作总结会，也是一次工作部署会，更是一次工作表彰会；既是一次全国教育工作会议及中长期教育改革与发展规划纲要精神贯彻的会议，也是一次学生工作再动员、再加压、再上台阶的会议。值此，受大鹏书记的委托，我代表学校党委、行政向受到表彰的先进集体、先进个人表示热烈的祝贺，向辛勤工作在学生工作一线的60位辅导员和各二级学院、各职能部门的同志们致以亲切的问候和崇高的敬意！

在学校所有工作中，学生的工作最琐碎，但在学校所有的工作中，学生的工作最重要，是第一位的。班主任的职位最基层，为社会的贡献最大，是最应受到尊敬的。

刚才彭代银副院长宣读了学校的表彰决定；学生处、招生就业处就上一学年的工作进行了总结并就本学年工作进行了布置；几位先进集体和先进个人代表进行了大会交流发言。会议时间不长，但内容丰富，效果较好。今天到会的有各相关职能部门、各二级学院的党政领导。我相信大家听了这些工作总结与经验交流之后，一定会有许多收获与感想。

2009—2010学年，在学校党政的正确领导下，在学校各部门、各学院的密切配合和共同努力下，我校学生工作坚持以科学发展观为指导，紧紧围绕学校中心工作，以维护校园稳定为重点，以思想政治教育为中心，以培养合格人才为根本，以构建和谐校园为目标，以加强辅导员队伍建设为抓手，努力在高效性、针对性和实效性上下功夫，学生综合素质进一步提高，班风、学风、校风进一步好转，辅导员队伍建设进一步加强，学生日常管理进一步规范，圆满完成了各项学生工作任务，开创了我校学生工作的新局面。

与此同时，在社会就业总体形势依然严峻的情况下，在高校毕业生人数持续增加的情况下，我校认真贯彻国家毕业生就业工作的政策和文件精神，尽早谋划、精心组织、开拓进取、扎实工作，毕业生就业工作取得了明显的成效，为毕业生提供的有效岗位数明显增多，就业率较去年同期明显提高，传统专业考研率明显提高，到基层就业比例明显提高。截止今年6月30日，学校毕业生就业率达86.42%，较2009年同期提高4个百分点，阶段性就业目标提前完成。

这些成绩的取得是非常不容易的。近年来，我校的办学规模不断扩张，办学层次逐步提高，两地办学四处住宿的格局及硕、本、专、留、成兼有的学生结构等因素使学生工作面临新的形势和挑战。同时，在学生工作队伍、工作机制、硬件设施等方面还有待进一步健全和完善，给学生管理工作带来一定的困难。面对这些情况，学校党政高度重视，师生员工共同努力，特别是全校从事学生工作及毕业生就业工作的同志，在压力下工作，在探索中前进，在规范中创新，学生的教育管理和服务既注重打牢基础，又力求形成特色，学生工作及毕业生就业工作取得了较为显著的成绩，为学校提升人才培养质量，促进又好又快发展作出了积极的贡献。在此，我代表学校党政领导对在学生工作及就业工作中付出的辛勤劳动的同志们表示衷心的感谢！

目前，我校正处在上升和发展时期，新校区建设在积极推进之中；国家博士学位授权立项建设、国家中医临床研究基地建设正在紧锣密鼓地进行之中；安徽省中医药科学院正在组建成立之中；学校"十二五"发展规划正在科学谋划、认真研究制订之中。这些，对学校各项事业提出了更高的要求，也给我们学生管理工作及毕业生就业工作提出了新的要求、新的任务。就如何做好学生工作及毕业生就业工作，我讲几点意见，供同志们参考。

一、认清形势，把握大局，切实增强做好学生工作的使命感

当前，国际国内形势的发展与高等教育改革的不断深化，尤其是全国教育工作会议的召开及《国家中长期教育改革和发展规划纲要》的颁布，既为我们进一步做好学生工作提供了难得的机遇，又使学生工作面临新的挑战，我们必须深入思考，认真分析，适应形势，有所作为。

第一，认清国际国内形势的深刻变化，切实增强做好学生工作的主动性。当前，世界多极化和经济全球化趋势不断加强，科技革命日新月异，综合国力竞争日趋激烈，各种思想文化相互激荡。以市场经济为基础的经济全球化、科技现代化、市场开放化、信息多元化的时代背景，经济成分、组织形式、分配方式和利益关系多样化的外部环境，给学生工作带来了一系列新情况新问题。如何引导大学生正确认识当今世界错综复杂的形势、正确认识国情和社会主义建设的客观规律、正确认识自身肩负的历史使命，努力成为社会主义合格建设者和可靠接班人，每一位教育工作者都应当高度重视，不断增强做好学生工作的主动性。

第二，认清高等教育改革发展的趋势，切实增强做好学生工作的紧迫性。当前，高校的竞争越来越体现为核心竞争力的较量，高校在完成规模扩张之后，进入了内涵大提高时期。《国家中长期教育改革和发展规划纲要》指出，要把提高质量作为教育改革发展的核心任务，高等教育要全面提高高等教育质量，提高人才培养质量。这对学生工作提出了新的任务和要求，传统的学生工作理念、模式、方法越来越不适应形势的发展变化。主要表现在：高等教育从"精英化教育"迈入"大众化教育"，学生的结构日趋复杂，工作任务迅速加大；信息无选择、无甄别、全方位浸入学生头脑，使解决大学生深层次思想问题和维护学校稳定成为学生工作的难点；高校快速发展和资源相对短缺的矛盾使人才培养质量面临考验，难以满足学生、家长、社会对高校的人才培养提出的要求；社会人才需求形势的变化，就业相对困难、就业面不宽、就业层次不高，使得思想教育的成效难以充分发挥；多校区办学的现状、校园周边环境治理的困难等要求学校学生工作必须有所调整以适应变化；贫困生问题凸现、学生心理问题加剧等。这些矛盾和问题是当前和今后一个时期应当认真研究解决的课题。

第三，认清当代大学生的思想特点，切实增强做好学生工作的针对性。大学生是十分宝贵的人才资源，他们的主流是好的，是积极、健康、向上的。绝大多数学生关心国内外重大事件，拥护党的路线方针政策，高度认同中国特色社会主义理论体系，对坚持走中国特色社会主义道路、实现全面建设小康社会的宏伟目标充满信心，具有正确的世界观、人生观、价值观和远大的理想追求。但随着对外开放不断扩大、社会主义市场经济的深入发展，一些大学生在政治信仰、理想信念、价值取向、诚信意识、艰苦奋斗、团结协作、心理素质等方面不同程度地存在着一些问题。学生工作必须遵循学生成长规律和人才培养规律，从当代大学生实际出发，指导和帮助学生妥善处理成长需求与就业需求、物质需求与精神需求、现实需求与未来发展、个人需求与群体需求的关系，不断提高学生工作的针对性和实效性。

最近一段时期，我一直在思考，大学是培养各类专门人才的重要场所，而人才培养必须着眼于学生知识、能力、素质和精神的协调发展。我们在坚持强调学科专业知识教育的基础上，必须要特别突出大学生四种能力的培养，即实践能力、创新能力、就业创业能力以及自主学习能力的培养，以适应当前经济社会发展对高素质人才的需求，同时也是学生自我发展和增强就业竞争力的现实要求。各相关职能部门、各二级学院都应该在如何强化学生这四种能力上多做思考，多下功夫，多出成效。

二、端正思想，统一认识，正确把握做好学生工作的基本规律

在认清新形势的基础上，把握学生工作的基本规律，确立做好学生工作的基

本理念和指导原则，这是做好学生工作的基本前提。

第一，在指导思想上，要从"三个高度"重视学生工作。一是要从关系党和国家事业的高度重视学生工作。大力加强大学生思想政治教育和专业知识技能教育工作，把培养社会主义合格建设者和可靠接班人作为我们办人民满意大学的首要任务。二是要从关系到人才培养质量和学校事业发展的高度重视学生工作。做好学生工作从根本上说是关系到我们"为什么办大学、办什么样的大学、怎么样办大学"的问题。培养素质全面、能力突出的高质量的中医药应用型人才，是学校的第一使命和责任。三是要从关系学生家庭幸福和个人成长的高度来认识学生工作的重要性。青年大学生在学校的成长，关乎个人前途，涉及千家万户。做好学生工作，使学生具备终身学习能力、实践应用能力和可持续发展能力，这是应对知识经济挑战、走出校门、踏上社会、实现自身价值的客观现实需要。

第二，在基本理念上，要真正落实"三育人"，形成学生工作大格局。一是要落实"教书育人"，充分发挥课堂教学的育人功能，加强师德建设，规范课堂教学，使课堂教学体现教书与育人的统一。二是要落实"管理育人"，坚持以人为本，突出管理的人性化要求，围绕促进学生成才来抓管理，通过科学的管理来促进学生成才。三是要落实"服务育人"，所有从事高等教育与服务工作的人员，都要树立良好的育人观念与服务意识，以优质服务来培养学生，以优良环境熏陶学生，以良好形象影响学生。

第三，在基本思路上，要真正突出"三个为主"，牢牢掌握学生工作主动权。一是要突出教育引导为主，把学生工作的立足点放在教育学生树立正确的观念和成才意识，从思想上解决问题，引导他们抵制和摒弃错误的观念，知荣明耻，崇德尚能。二是要突出主动管理为主，特别重视事前管理，把管理关口提前，防患于未然，并适时采取措施，防止酿成事端，尽量避免出现后果再去处理的情况。三是要突出正面激励为主，多调动学生中的积极因素，多发现学生中的正面典型，多发挥学生的长处特点，鼓起学生的自信心，激励他们自尊自爱，自立自强。

第四，在工作方式上，要着重把握"三个结合"，进一步提高学生工作质量。一是要坚持思想理论教育与能力素质教育相结合，着重解决思想教育与提高能力的"两张皮"的问题，统筹课堂教育和课外活动、思想政治教育和能力培养、集中教育和社团活动的关系。二是要坚持教育引导与解决实际问题相结合，重视教育的实效，既循循善诱解决思想性问题，又实事求是地解决学生最关心、最需要解决的实际问题，为学生的学习生活创造比较好的条件，增强学校的亲和力、凝聚力，增强教育引导工作的说服力、影响力。三是要坚持教育者的教育管理与学生的自我教育管理相结合，培养学生自我教育、自我管理的能力，同时也要充分发挥学生干部队伍在团结学生、组织学生、教育学生、活跃学生工作中的重要作用，要重视在学生干部中发展党团员，树立先进典型。

第五，在工作手段上，努力做到"三化"，切实提升学生工作水平。一是要做到个性化，针对学生特点，特别是"90后"学生的个性特点，有针对性地开展学生工作，指导和帮助学生妥善处理成长需求与就业需求、物质需求与精神需求、现实需求与未来发展、个人需求与群体需求的关系。二是要做到多样化，切实把制度的统一要求和学生多样化发展紧密结合，建立和完善鼓励学生多样化发展的体制机制，用制度规范保证多样化，以实际工作推进多样化。三是要做到现代化，加大投入，提升学生工作的规范管理和网络管理水平，充分利用现代化手段，特别是网络手段，提高学生工作的现代化水平，使学生工作适应新形势要求，跟上时代步伐。

第六，在工作途径上，要不断探索、不断创新，积极开创我校学生工作新局面。结合我校学生工作实际，要在原有的基础上进行总结和探索，创新学生工作的思路、方法、途径，不断改进我校学生管理工作。一是要加强学生工作长效机制建设。要从制度建设入手，大力推进学生工作体制和机制的创新，不断制订和完善与学校发展形势、二级管理体制、科学管理要求相适应的学生工作管理制度，建立高效、快捷、协调的工作机制，不断提高学生工作的管理和服务水平。二是要不断创新学生党建工作新模式。积极做好大学生党员的教育培养和发展工作，特别是加强学生党员的后期教育和管理，继续深入探索和完善党建工作进社区、进公寓新模式。三是要充分发挥校园网络的作用。积极探索网上思想政治教育工作的有效形式，使校园网络成为大学生思想政治教育和校园精神文明建设的重要阵地。四是要切实加强大学生心理健康教育。构建大学生心理问题高危人群预警机制，有效地开展心理健康教育活动，防止因心理问题出现意外事件。五是要进一步加强和完善安全教育机制。做好学生的思想政治工作，将突发事件、恶性事件解决在萌芽状态，确保学生的政治、经济和人身安全，确保学校大局的稳定。六是要进一步创新就业指导工作的方式、方法，紧密研究市场、跟踪市场、开发市场和维护市场，建立一套比较完善、操作性强的就业指导工作制度和流程，引导和鼓励学生面向基层就业、自主创业，通过为学生提供优质的服务，使学校的毕业生就业指导与服务工作成为一项在学生心中的"民心工程"。

三、加强领导，强化责任，充分调动全校学生工作的积极性

加强对学生工作的领导，建设一支思想素质好、学历层次高、工作能力强的精干的专兼职学生工作队伍，是做好学生工作的根本保证。

第一，要积极推进学生工作大格局的形成。刚才久胜处长就新学年学生工作从6个方面作了部署安排，并提出了"8个重"（重引导、重关怀、重预防、重

环境、重建设、重激励、重研究、重养成）工作要求。我认为，学生工作无小事，学生利益是大事。党委和行政要切实加强对学生工作的领导，把学生工作放在突出的位置，列入重要议事日程，及时研究解决工作中遇到的新情况、新问题，在实际工作中真正落实"三个一切"（一切为了学生，为了学生的一切，为了一切学生）。要形成党政齐抓共管，专职学生工作队伍、专任教师队伍、其他干部职工队伍、学生干部队伍等几支队伍一起抓的学生工作大格局。学校的其他工作或许有分工，唯有学生工作是需要所有人参与的。学校的教学、科研、医疗、管理、后勤等几支队伍都要树立"以生为本"的理念，共同促进学生的成长成才。

第二，要进一步提升辅导员队伍的整体素质和水平。辅导员是高校教师队伍的重要组成部分，是开展大学生思想政治教育的骨干力量，是大学生健康成长的指导者和引路人。要按照政治强、业务精，纪律严、作风正的要求，建设一支数量充足、结构合理、素质优良、专兼结合的辅导员队伍。构建有利于辅导员干事业、求发展的政策保障体系，建立健全辅导员队伍建设的领导和管理机制，营造关心和重视辅导员队伍建设的良好氛围，充分调动辅导员工作的积极性、主动性和创造性。要结合实际，不断完善辅导员队伍选拔、管理、培训、考核等标准和配套制度，建立学生工作队伍建设的长效机制。

第三，要进一步优化指导服务，加强就业工作队伍建设。刚才先荣处长提出了学校2011年就业工作目标任务，努力实现就业人数、升学人数、到基层就业人数、创业人数四个增长，这是一个严峻而富有挑战性的目标，也是一项重要而需要不懈努力的任务。做好毕业生就业工作，是事关学校全局的一项长期性任务。建设一支高素质的专业化、专家化的就业工作队伍是做好就业工作的重要基础。我们要按照一定的比例配备专职人员，注重提高学历层次，改善知识结构。各学院都要在辅导员中落实专人负责就业工作，保证工作的稳定性、连续性。要加强就业工作人员的思想教育和职业道德教育，增强队伍的责任感、使命感，以满腔热情和敬业精神投入工作。要进一步优化就业服务工作，要在现有学生工作信息平台的基础上，健全信息网络，丰富网络功能，建立健全与学生就业密切相关的主要数据库，常年与校友、用人单位、地方就业主管部门保持密切联系，不断拓宽毕业生就业渠道；同时在就业咨询服务中要做到关心、热心、耐心，进一步提高就业咨询质量。

在这里特别要指出的是，全体学生工作人员，包括辅导员、班主任、毕业生就业指导工作人员等，都要加强学习，勤于思考，善于总结，在做好工作的同时，积极开展工作研讨，要把工作中积累的好的成功的经验做法加以理论提升，形成一批质量较高的学生工作理论成果，争取在理论研究上取得突破。当前，大家要重点学习胡锦涛总书记、温家宝总理在全国教育工作会议上的讲话精神，学习《国家中长期教育改革和发展规划纲要》的精神，结合实际，深刻领会。大家平时工作事务多、压力大，空余时间少，但学习是要靠挤时间的，是需要养成学习习惯的。管理是一门科学、一门艺术，学生管理同样是一门科学、一门艺术。较好的理论素养，满腔的工作热情，细致的工作方法，平等的交流沟通和严格的教育管理必然会提高工作效率。我们的辅导员与班主任、我们的学生管理部门的工作人员，不能总是以管理者身份出现在学生面前，要在学生中有威信，靠的是知识、素质、能力和水平，光有权力威信不行，要在学生中树立信服威信，在学生的信服中提高思想政治工作的实效性。

今年我校与长春中医药大学、福建中医药大学进行学生交流，三校互派学生。希望各有关部门及中医临床学院要高度重视此项工作，要有具体工作思路与方案。

同志们，培育人才是我们的工作职责，人才培养质量是学校发展的生命线，做好学生工作是我们工作中永恒的追求，抓好毕业生就业工作是我们义不容辞的责任。让我们以这次会议为新的起点，深入贯彻落实科学发展观，牢固树立以人为本的理念，以促进学生成长成才为己任，统一思想、凝心聚力、扎实工作、开拓创新，以求真务实的工作作风和奋发有为的精神状态，不断开创我校学生工作的新局面！

肩负崇高使命　成就无悔人生

——在 2012 届硕士研究生毕业典礼上的讲话

今天是一个特殊的日子，我们欢聚一起，共同分享同学们毕业的兴奋与喜悦。在此，我谨代表学校，向顺利完成学业的 289 位同学表示热烈的祝贺！向为同学们的成才倾注心血和汗水的各位研究生导师表示诚挚的感谢！向全力支持同学们完成学业的各位家长和亲友们，致以崇高的敬意！

时光如水，岁月如梭，我们在这里送走了一届又一届的毕业学子。年年岁岁人不同，岁岁年年情相似，心中既为你们的成才而欢欣喜悦，又为你们即将远离而依依不舍。你们在安中生活学习的点点滴滴，母校永远也不会忘记。你们在安中深造的这几年正是学校大发展、大建设、大提高，实现弯道超越的时期。学校新校区建设已经破土动工，博士点授权立项建设即将全面验收，安徽省中医药科学院已经挂牌，国家中医临床研究基地大楼已顺利封顶，更名为安徽中医药大学的工作正在积极推进之中。学校事业的每一点进步都凝聚着你们的青春汗水，学校前进的每一个步伐都留下了你们拼搏进取的印记，"至精至诚、惟是惟新"的安中精神也早已潜移默化地融进你们的血液，并将影响着你们未来的生活。在此，我要代表学校向你们道一声谢谢，感谢你们为母校的发展留下了美好的记忆。

大学生活之所以美好，是因为毕业之后面临的社会非常现实，从即日起大部分同学就要离开这片你们挚爱的校园、老师和同学们，临别之际，作为师长，我有几句临别赠言，与大家共勉：

一、坚定信念，弘扬中医

中医药作为源远流长的世界医学体系的重要组成部分，是中华民族对人类的重大贡献，是中华文明几千年传承不衰的重要载体。希望同学们"坚定中医信念，弘扬中医精神"。坚定中医信念，就是要坚信中医的功效，坚信中医的理念，坚信中医的优势，坚信中医的政策；弘扬中医精神，就是要弘扬人天和谐精神、辨证论治精神、仁心仁术精神、济世活人精神。随着科学技术的不断进步，中医药发展的前景和空间更加广阔，发展中医药事业是时代的要求、历史的责任，同学们应以满腔的热情、扎实的作风，献身中医药事业，掌握过硬本领，为振兴中医药事业、提高人民健康水平作出新的贡献，你们肩负着这一崇高的历史使命，任重而道远。

二、学之以恒，探索新知

现代医学发展速度较快，希望同学们树立终身学习理念，不断探求新知，用于追求卓越，以只争朝夕的紧迫感，如饥似渴地学习，既认真学好基础知识又及时进行知识更新，既刻苦钻研专业知识又广泛涉猎其他知识，既重视学习医学理论又努力掌握实用技能，不断充实自己、提高自己、丰富自己。继续学习深造的同学，要弘扬"至精至诚，惟是惟新"的校训，取得更加优异的成绩；即将走入工作岗位的同学，要在这个充满机遇的时代，把握发展机会，遇逆境而不馁，遇不适而调整，遵循社会规则，贡献智慧能力，服务社会大众，在医学实践的熔炉中增长见识、砥砺品质、强化本领，努力成为可堪大用、能负重任的栋梁之材。

三、包容宽厚，学会共处

经济的发展，科技的进步，越来越注重团队意识和协作精神。同学们要想成就一番事业，就必须要有海纳百川的胸襟、豁达宽容的气度，爱岗敬业，乐于奉献，严于律己，宽以待人，善于向不同的人学习，与不同的人合作，和睦相处，互帮互助，努力营造团结和谐的工作氛围，以乐观豁达的心态和自信，直面人生的高潮与低谷，失落与坎坷，用你们不断丰富的学识、不断升华的境界，成就有意义、有价值、有创造的未来。

四、脚踏实地，成就自我

九层之台起于垒土，千里之行始于足下。远大的理想和高远的境界，需要脚踏实地，付诸行动。希望同学们要求真务实，不浮躁，不虚夸，耐得住寂寞，抗得住诱惑，守得住清贫，管得住小节，持之以恒、扎扎实实地做好每一项工作。我相信，只要你们把勤奋学习作为人生进步的重要阶梯，把深入实践作为成长成才的必由之路，把奉献社会作为不懈的追求，你们一定会在改革创新、科学发展和民族复兴的伟大事业中创造出无愧于时代的业绩，成就无悔的人生。

我清楚地知道，同学们在学习生活过程中遇到过一些不尽如人意的事情，学校在服务同学们的成长中也有一些做得不够到位的地方，但这些都是学校发展进程中的不良衍生物和不愉快的小插曲。"风物长宜放眼量"，学校会倾听你们心声，关心你们疾苦，尽力为你们学习、生活提供良好环境和条件，为你们的成才铺平道路。同时也希望你们把母校当作自己的驿站与家园，当作人生的起点与港湾，有成绩来汇报，有委屈来倾诉，有能力来支持，有需要来求助。

此时此刻，请同学们想一想，你们手中的这份研究生毕业证书意味着什么？

是硕士课业成绩单吗？不是。是发表学术论文的证明吗？也不是。是你们研究成果的奖状吗？还不是。对这个问题，希望同学们用心去思故，用行动做解答。

　　中医药面临难得的发展机遇，我坚信，同学们一定会不负重托，不辱使命，在全面构建和谐社会的高度，深刻理解中医药在提高人民健康水平、全面建设小康社会中的重要意义，增强发展中医药事业的责任感和使命感。"十二五"时期，是我校全面深入贯彻落实科学发展观，抢抓发展机遇，全力建设新校区，促进学校规模、结构、质量、效益相协调，不断构筑发展新平台，建设富有特色、卓有贡献、高水平有影响的中医药大学的重要历史时期。我深信，学校的声誉一定能通过你们得到进一步传播和提升，学校的明天一定会在你们的关注下建设得更加美好！

思源感恩　行善致远

——在2012届本科生毕业典礼上的讲话

今天，我们欢聚在一起，共同见证同学们圆满结束大学学业，挥手告别校园春秋，迈向精彩纷呈的世界。首先，请允许我代表全校师生员工，向你们以光荣的安中人之名顺利毕业表示最热烈的祝贺！同时，我提议，请全体毕业生以最诚挚的敬意和最热烈的掌声，向辛勤培育你们的老师，向倾情服务你们的教职员工，向拳拳关爱你们的父母亲人，向默默支持你们的朋友，表示深深的感谢！

这些日子，穿着学士服的你们成为安中校园最美的风景，校园的一草一木，一楼一宇，回荡着你们的欢笑，珍藏着你们的不舍。数年前，你们胸怀梦想，踌躇满志地走进了这座中医药学府。这些年来，你们在一个充满活力的城市生活，在一个充满知识的校园探索。在这里，你们的独立思考能力得到了发展，你们学会了批判性思维；在这里，你们的人文素养得到了提升，你们开始关注国家和社会发展中的重大问题；在这里，你们的团队精神和实践才能得到了强化，你们参与的校园文化生活是如此的丰富多彩。你们是"至精至诚、惟是惟新"安中精神的践行者和受益者。在这四、五年中，你们感受到了追梦之路的困惑与迷茫，也遇见了前所未有的机遇和挑战。奥运盛事的辉煌，地震旱灾的困厄，世博盛会的精彩，金融风暴的席卷，你们都感同身受。你们学会了如何面对失败，如何宽容别人，如何应对人生的困惑迷惘和挑战。在这四、五年中，你们与老师们一起，推动着学校的改革和发展，见证着母校的成长：学校成为了国家博士学位授权立项建设单位、硕士研究生推荐免试单位，国家中医临床研究基地建设单位；安徽省中医药科学院正式成立，少荃湖新校区开工建设，学校确立了建设富有特色、卓有贡献、高水平有影响的安徽中医药大学的宏伟目标。学校的进步离不开你们的智慧、汗水与热情。我要说，谢谢你们，因你们的关注与参与，安徽中医学院才能越来越精彩！

光阴似箭，时光流逝。今天，你们收拾行囊，依依惜别，将从这里走向广阔的人生舞台。你们热切的眼神和自信的脸上，已然是离愁别绪未下眉头，壮志豪情已上心头。古道长亭，终有一别。临行前，作为你们的师长，我想送给大家三句话。

一、思源感恩，行善致远

大学数载，对一生来说也许只是弹指一挥间，但是不要忘记你们的父母、你们的老师、支持你的朋友和国家纳税人，他们为培养你们付出的心血，远远超过你们的想象。所以，在遇到困难的时候，要自强，不要怨恨；在取得成就的时候，要感恩，不要自大。在任何合作中，都不要把全部的荣誉和利益留给自己。你们作为高等教育培养的人才，承担着重塑社会道德观的重任。任何一个国家的大学都是这个国家的思想、精神和道德的制高点，都是这个社会的良心、公平和正义的最后堡垒。大学毕业生的精神和道德修养，决定着国家社会未来的面貌。我希望我们安中学子走上社会后，不要做高高在上、漠不关己的旁观者，要努力做勇于担当责任、甘于奉献的践行者，用自己的心灵去养护社会的心灵，去延续安中的精神。

二、不畏困厄，坚守理想

理想是事业成就的必要条件。梦想有多远，你就能走多远。理想的树立，是一生的追求和精神的原动力。理想，就像天上的北斗星，就像心里的指南针。它让你远离人云亦云的平庸，激励你为了伟大的目标不懈地奋斗。人生如果没有理想，就如同河中的小草随波逐流。要知道，走得最慢的人，只要他不丧失理想，就比漫无目的人走得要快。都说机遇只垂青那些有准备的人，如果，你有理想，你就永远是那个准备最好的人。没有人愿意生活在贫穷困厄中，可是，人生的路没有坦途，永远的一帆风顺即便在童话里也不存在。理想就像黑夜里海上的灯塔，它让你在挫折和失败中永远怀抱着希望，而有了希望才会坚持，只有坚持，不抛弃，不放弃，才会有最后的成功。

三、敢为人先，追求卓越

进入大学，就已经证明你们是同龄人中的佼佼者，我相信你们不会甘于因循守旧的平庸。你们都很喜欢张扬个性，而张扬个性的最好方式，就是敢为人先，追求卓越。当今世界，经济政治格局正在发生快速变化，中华民族目前正处在人类历史上最伟大的复兴进程中。这是一个充满机遇和希望的黄金时代。创造和创新，成为国家和民族对你们殷切的期待。"天将降大任于斯人也"，我殷切希望同学们顺应潮流，胸怀祖国，放眼世界，引领变革，把个人放在国家和历史的大格局中，把成就你们事业的几十年与国家现代化的历史进程紧密地契合在一起。无论你们所学习的是中医、中药，还是人文、理工和管理，你们必须以更高的公民责任心响应时代的召唤，你们必须用过人的智慧和奉献的精神去提升国家知识创新的水平和核心竞争力。未来的 30 年，是你们职业生涯发展的青年和壮年期。你们将成为这个国家的中流砥柱，引领这个民族甚至世界的前进方向。这是一个属于你们的时代!

  同学们,你们即将步入社会这所大学,尽管工作中可能再也没有"60分万岁"带来的压力,但这个课堂上也同样没有"补考"的后路可选,无论你们将来从事何种职业,母校都希望你们可以学有所用,业有所成,青春有所为,人生有收获。我衷心地希望,在你们走出这个校门之后,依然踌躇满志,依然胸怀梦想!我衷心地希望,在你们走出这个校门之后,有更多让母校骄傲的故事被传唱,有更多让母校荣耀的时刻被点亮。衷心的祝福你们,前程似锦,事业有成,梦想成真,一生幸福!

学子超越之日乃母校荣耀之时

——在 2013 届本科生毕业典礼上的讲话

在"神舟十号"成功飞天的喜庆日子里,又一届毕业生从母校启航,迈向人生新的征程。年年相似,送走的是青春跃动的身影,留下的是我们值守校园的难忘记忆。在这走与留之间,便有了我们今天这份留恋和期盼。首先,请允许我以安徽中医药大学的名义,代表全校师生、医护员工,向你们以光荣的安中人之名顺利毕业表示最热烈的祝贺!同时,我提议,请全体毕业生以最诚挚的敬意和最热烈的掌声,向辛勤培育你们的老师,向倾情服务你们的教职员工,向拳拳关爱你们的父母亲人,向默默支持你们的朋友,表示深深的感谢!

同学们,今天毕业典礼后,你们将告别母校踏上新的征程,绝大部分同学将走向社会,建功立业;还有相当一部分同学将到国内外各个大学攻读研究生,继续深造。此时此刻,我想,同学们的心中一定是心潮澎湃、感慨万千:既有圆满完成学业、顺利拿到毕业证书的那份激动与喜悦,也有与恩师、同窗将要离别时的那份眷恋与不舍,还有对未来新生活的美好期待,也会有对前途命运的忐忑不安。唐代大诗人孟郊诗云:"慈母手中线,游子身上衣。临行密密缝,意恐迟迟归。"作为你们的校长和老师,在你们即将离开母校的这一刻,我想跟大家讲几句心里话,送上一份希望和嘱托。

安徽中医药大学,从 1959 年建校到 2013 年更名,54 年风雨兼程,半个多世纪奋斗跨越。50 多年来,几代安中人秉承"至精至诚、惟是惟新"的校训理念,弘扬"南新安、北华佗"的医学传统,在安中这片热土上,彰显出"人才培养、科学研究、社会服务、文化传承、对外交流合作"的特色优势,谱写出学校"磨砺奋进、根深叶茂、春华秋实、桃李芬芳"的美丽篇章。尤其是最近几年,在座的你们作为学校的主人,与老师们一起,参与并推动着母校的改革和发展,见证着母校的成长:学校成为硕士研究生推荐免试单位,成为博士学位授予单位,成为国家中医临床研究基地建设单位,正式成立安徽省中医药科学院,建设少荃湖新校区并即将投入使用,更名安徽中医药大学并已揭牌等。你们的进步离不开学校的改革、建设与发展,学校的进步更离不开你们的智慧、汗水与热情。所以我要说,谢谢你们,因你们的关注与参与,安徽中医药大学才能越来越精彩！正因为母校在发展，发展中还面临不少的困难和问题，学校的办学条件与规模的发展存在不小差距，不少学生服从学校安排，理解学校的困难，在北区、工大新区、大学生公寓住宿学习，克服困难，潜心钻研，展现了安中学子的良好素质与风采。所以我还要说，谢谢你们，因你们的理解与支持，安徽中医药大学才能越来越和谐！

临别之际，提出四点希望与大家共勉。

一是希望同学们能够尽快转变角色，适应生活。同学们走出校园走向社会，将步入一个全新的环境，迎来一个崭新的生活，这将是对你们人生的一次新的考验。面对着大千世界、芸芸众生，也许你会带着几分书生意气感叹世态的炎凉，在失望与苦闷中，饱尝世事的艰辛；也许你会带着满腔豪情感叹命运的不公，在无奈与无助中，品味人生的酸楚。刚入校时的豪言壮语，毕业时的踌躇满志，也许经不住社会大熔炉的无情炙烤。但是，不管同学们遇到什么样的困难和风浪，我都希望你们不要放弃自己的理想和操守。要学会正确地看待社会现象，正确地看待周围的人和事，正确地对待个人的境遇。一帆风顺时，切忌得意忘形；身处逆境时，不要悲观绝望；遭遇不公时，更不能心灰意冷。要经得起磨难，忍得住委屈，守得住清贫，努力适应新的环境、新的生活，抵得住各种诱惑；要以坚定的意志，宠辱不惊的态度，做到淡泊明志，宁静致远，百炼成钢，矢志不渝地向着自己的理想迈进，向母校、老师和家人交上一份放心的答卷。

二是希望同学们能够始终坚持学习，不断超越。社会是一门大学科，也是一部无字书，人生有尽，学海无涯。在你们新的征程中，竞争无时不有，挑战无处不在，机遇也会常伴左右。我们要有敢于竞争的勇气，要有迎接挑战的胆识，更要有抢抓机遇的智慧。特别是身处知识经济的浪潮中，新知识、新技术、新问题层出不穷，需要我们不断地获取新知识，掌握新技能，解决新问题，开拓新领域。希望同学们今后无论工作如何繁忙，压力如何巨大，岗位和环境如何改变，都要保持在学校养成的勤奋学习的好习惯，树立起终身学习的好理念，不仅要向书本学习，更要向实践学习，向前辈和同事学习，切实做到在不断的学习中求进步，在不断地进步中求发展，在不断的发展中求价值，努力闯出一片新天地，创出一番新业绩，实现人生的新跨越，使自己能够成为国家的栋梁和社会的中坚。这也是母校和老师们最大的期盼。

三是希望同学们能够善于与人合作，保持大度。大度是一种风度，一种境界，一种魅力，更是一种宝贵的精神气质。俗话说，"海纳百川，有容乃大"。心胸广阔的人有一种容人之美。萧伯纳曾说："如果你有一个苹果，我有一个苹果，彼此交换，我们每人仍然只有一个苹果；如果你有一种思想，我有一种思想，彼此交换，我们每人就有了两种思想。"我们比以往任何时候都需要一种胸境与思想的大度。

未来的生活，充满摩擦。然而"机器的摩擦耗费成本，人际间的摩擦损耗心灵"。与其把所有可能成为伙伴的人得罪光了，还不如用心把他们变成朋友来得实惠。因此，希望大家时时保持一种大度。"被人误解的时候，能够微微一笑，这是一种修养；受委屈的时候，能够坦然一笑，这是一种大度；吃亏的时候，能够淡然一笑，这是一种豁达；无奈的时候，能够达观一笑，这是一种境界；危难的时候，能够泰然一笑，这是一种大气；被轻蔑的时候能够平静一笑，这是一种自信；失恋的时候，能够轻轻一笑，这是一种洒脱"。

四是希望同学们能够永远关注母校，心系母校。每年暑假和国庆假期，各届校友不断地回到母校举行毕业十年、二十年、三十年聚会。只要我在家，我都尽量参加校友活动。每次参加校友活动，我都会被校友们对母校割舍不断的深厚情感与深情表白所感动。尤其令我感动的是，学校在发展的关键时刻，总有广大校友在摇旗呐喊，积极支持，无私奉献。我深深地感到，校友们对母校的情感，随着时间的推移，会越来越浓厚，越来越强烈。我也深知，同学们在校学习生活这几年，学校有一些让你们不尽满意的地方，难免会让同学们产生抱怨。但无论如何，都请你们记着，自从你们迈入安中校门的那一刻起，这段求学经历已经成为大家生命中不可磨灭的一部分，你们的成长也已经和学校的发展紧密的融为一体，成为母校发展中的重要部分。我坚信，多少年后，同学们再回过头来看，也许令你们最魂牵梦绕的地方，仍然是青春记忆里这个不大但有着中医药文化底蕴的校园。我更期待着，再过若干年，你们当中能够涌现出一批药界新秀、中医大家乃至政界精英、商海名流，当然，也许你们当中，更多的人会默默无闻、平凡工作。但是，无论你身在何方，无论你位居何职，无论你贫富弱强，母校都与你血肉相连，请你们记着自己永远是安中人，请你们能够永远心系母校，关心和支持母校的建设和发展。母校也会时刻关注和支持你们的发展，关注和支持每一位同学，母校永远是你们的精神家园！

同学们，你们即将走出安中校门，步入社会这所大学。我衷心地希望，在你们走出这个校门之后，依然踌躇满志，依然胸怀梦想！我衷心地希望，在你们走出这个校门之后，有更多让母校骄傲的故事被传唱，有更多让母校荣耀的时刻被点亮！

最后，我想把世界大文豪泰戈尔的一句诗送给同学们，"无论你走得有多远，你的心总和我连在一起；无论黄昏时树的影子有多长，它总是和树根连在一起。"

祝同学们，鹏程万里，前程似锦！

心怀感恩，逐梦起航

——在 2014 届本科生毕业典礼上的讲话

又是桃李芬芳日，莘莘学子圆梦时。

今天，我们相聚在这里，为 2014 届毕业生举行隆重的毕业典礼，和同学们分享桃李的芬芳，共话别离的眷恋。在此，我代表学校党政领导，向即将奔赴新生活或继续深造的你们——亲爱的全体毕业生表示热烈的祝贺！向为同学们顺利完成学业付出辛勤劳动的广大教职工和家长们表示诚挚的敬意和衷心的感谢！

几年前，同学们满怀憧憬进入安中大，在激情燃烧中度过了你们的学习生涯，度过了你们一生中最难忘的岁月。图书馆里曾点燃多少憧憬与渴望，林荫道上曾记录多少凝思与遐想，田径场上曾挥洒多少激情与汗水，课堂内外曾展示多少自信与昂扬。难忘的大学生活奏响了同学们青春的华彩乐章。几年来，你们不仅在学业和思想上取得了长足进步，而且也在学校发展的历史画卷中留下了辉煌的一页。我为能和你们一起与安徽中医药大学同行而感到自豪，为你们的成长和进步而感到欣慰，更为你们即将走向社会，承担起崇高的社会责任而感到骄傲！

母校留下了同学们成长的轨迹，同学们也见证了母校日新月异的发展变化。50 多年来，几代安中人秉承"至精至诚、惟是惟新"的校训理念，弘扬"南新安，北华佗"的医学传统，在安中大这片热土上，彰显出"人才培养、科学研究、社会服务、文化传承、对外交流合作"的特色优势，谱写出学校"磨砺奋进、根深叶茂、春华秋实、桃李芬芳"的美丽篇章。尤其是最近几年，在座的你们作为学校的主人，与老师们一起，参与并推动着母校的改革和发展，见证着母校的成长：学校成为硕士研究生推荐免试单位，成为博士学位授予单位，成为国家中医临床研究基地建设单位，正式成立安徽省中医药科学院，建设少荃湖新校区并投入使用，更名安徽中医药大学并已揭牌等。你们的进步离不开学校的改革、建设与发展，学校的进步更离不开你们的智慧、汗水与热情。所以我要说，谢谢你们，因你们的关注与参与，安徽中医药大学才能越来越精彩！正因为母校在发展，发展中还面临不少的困难和问题，学校的办学条件与规模的发展存在不小差距，不少学生服从学校安排，理解学校的困难，在"一校三校区"的办学格局下，克服困难，潜心钻研，展现了安中大学子的良好素质与风采。所以我还要说，谢谢你们，因你们的理解与支持，安徽中医药大学才能越来越和谐！

临别之际，作为你们的校长、师长和学长，提出几点希望与大家共勉。

第一，志存高远，脚踏实地。"宝剑锋从磨砺出，梅花香自苦寒来。"人类的美好理想，都离不开筚路蓝缕、手胼足胝的艰苦奋斗。梦在前方，路在脚下。自胜者强，自强者胜。同学们要牢记"空谈误国，实干兴邦"，立足本职、埋头苦干，从自身做起，从点滴做起，用勤劳的双手、一流的业绩成就属于自己的人生精彩。每一个优秀的人，都有一段沉默的时光，耐得住寂寞，才能守得住繁华。用能力去改变能改变的，用胸怀接受不能改变的，用智慧去分辨这两者的区别。当你不能改变整个世界，先改变你自己。立足当下，才能远眺前方，扎根现实，才能攀登梦想。请你们记住，人生没有彩排，你的每一天都是现场直播。挂科可以补考，人生只有一次！

同学们即将离开学校，走向工作岗位，开创自己的事业，参与国家的各项建设事业。希望同学们要永远保持学习和思考的热情，求知若渴，虚心若愚，不断探求新知、追求真理，永葆思想的活力；你们要树立远大的理想和抱负，长存敢为天下先的勇气、永不言退的锐气和积极进取的朝气，在中国特色社会主义事业的历史进程中，在人类文明进步的伟大实践中，成就自己的理想和事业。特别是我们作为中医药大学的毕业生，毕业后从事的都是以呵护生命为职业或相关职业的人，救死扶伤就是我们的天职，这是我们必须时刻牢记的。同学们，你们选择了中医药事业，接受了中医药高等教育，我希望大家能够在今后的人生道路中坚定自己的选择，坚持自己的梦想。从中医药的学术本源上去传承，站在科学研究与学科建设的前沿，借助现代科学技术的进步去创新，做出无愧于前人和时代的成就与业绩。我想，这不仅是你们个人的梦，也是中医药事业之梦，是全体中医人的中国梦。

第二，锤炼品格，精彩人生。"功崇惟志，业广惟勤。"理想指引人生方向，信念决定事业成败。没有理想信念，就会导致精神上"缺钙"。中国梦是全国各族人民的共同理想，也是青年一代应该牢固树立的远大理想。同学们要不断强健体格，砥砺意志，锤炼人格，陶冶性情，以豁达的心态直面人生的高潮与低谷，以宽容的性情对待人生的失落与坎坷，始终自信地去成就有意义、有价值、有创造的未来。同学们要把正确的道德认知、自觉的道德养成、积极的道德实践紧密结合起来，自觉树立和践行社会主义核心价值观，带头倡导良好社会风气。国无德不兴，人无德不立。在激烈的社会竞争中，希望同学们能够守住道德的底线，守护灵魂的纯净，守望人性的善良，"诸善必乐为，诸恶不忍作"。用你的阳光照亮自己，温暖别人。你可以不可爱、可以不美丽、可以不温柔，但是一定要诚实和善良。学会迎风起航，逆风飞翔，守护和传递青春的"正能量"。希望同学们要加强道德修养，注重道德实践，善于明辨是非、善于决断选择，扎扎实实干事，踏踏实实做人，立志报效祖国、服务人民，于实处用力，从知行合一上下功夫，使社会主义核心价值观成为自己的基本遵循，努力在实现中国梦的伟大实践中创造自己的精彩人生。

第三，海纳百川，有容乃大。豁达是一种人生的品格，更是一种生活的智慧和艺术。拥有豁达，我们才能珍惜今天的一切，才能真实地热爱社会；拥有豁达，我们才能保持积极健康的心态，做到乐观自信，荣辱不惊；拥有豁达，我们才能具有开阔坦荡的胸襟，做到大度包容，达观洒脱。同学们马上要踏入丰富多彩的社会。希望同学们保持自信、理性、平和的心态，防止急功近利与浮躁的情绪，真正沉下心来，建设国家，造福社会。低头在思考中成熟，抬头在信心中前行。低头要有勇气，抬头要有底气。同时，我还希望大家要具有"海纳百川"的气度，以开放谦虚的心态学习他人的优点，博采他人的长处，宽容他人的缺点，融入团队，营造自身发展的良好环境。青春同样伴随着成长的责任与担当。毕业后的你们，当面对社会现实，请不要"把欲望当理想，把世故当成熟，把麻木当深沉，把怯懦当稳健，把油滑当智慧"。须知明智为高、知足为富、慷慨为帅，纯净为白、心丽为美。

第四，勤学不辍，与时俱进。学习是成长进步的阶梯，实践是提高本领的途径。古人说："学如弓弩，才如箭镞。"说的是学问的根基好比弓弩，才能好比箭头，只要依靠厚实的见识来引导，就可以让才能很好发挥作用。同学们应该把学习作为首要任务，让勤奋学习成为青春远航的动力，让增长本领成为青春搏击的能量。当今社会，知识技术的发展日新月异，我们已经步入了一个终身学习的时代，大学学业的完成只是新的学习的开始。在今后的工作生活中，同学们必须不断学习新的知识和技能，始终保持旺盛的求知欲和创新能力，与时俱进，才能在日益激烈的社会竞争中保持优势，迈向成功。

第五、心怀感恩，逐梦起航。"谁言寸草心，报得三春晖"，同学们你们今天毕业了，要做的事情很多，人生的舞台等着你们去拼搏，但是有件事千万别忘了，你们应该感恩父母的养育之情，他们含辛茹苦地支持你们完成学业，牵挂你们成长的每个足迹，其实他们只需要多一声问候，多一份惦记；你们应该感恩同窗挚友的帮扶情谊，你们因缘分相遇相知，你们同行几年可能从此分离，其实他们只希望能够与你分享快乐与失意；你们应该感恩母校和恩师的教诲，你们每一点成长进步，都凝结了他们的心血与汗水，努力为每个学生提供真正适合自己的教育，其实母校只盼望你们自由全面成长，取得更多成绩；你们还应该感恩人生的磨砺，生活的点滴让你们学会了思考和独立，人生的逆境增长了你们的意志和阅历，其实生活只需要你们享受快乐，善待自己；你们更应该感恩党和国家对自己的培育，中华民族的复兴和国家的崛起，为你们建功立业创造了历史机遇，其实党和国家只期盼你们明天更美好，早日以实际行动创造无愧于人民和时代的业绩！

衷心地希望你们将来不论走到哪里，都不要忘记曾经培育过你们的母校。读书人要有眷恋母校的情结，什么是"母校"？就是那个允许你一天骂他八遍却不允许别人骂的地方。"常回家看看"，以各种方式扶助母校，让你们并不富裕的母校不断地发展壮大。老师会为你们所取得的成就而骄傲，母校会为你们的成功而自豪。

同学们，此时此刻，母校更对你们心存感恩，今天，你们的成长让母校更具活力和魅力；明天，你们的成功必将使母校的发展更添动力、更有实力。同学们，就让我们彼此约定，相互把这份感恩铭刻在心里，母校将永远感念你们，始终关注支持你们的发展；你们也要时刻感恩母校，记得常回家看看！

同学们！从今天开始，你们站在了人生又一个崭新的起点上。愿你们满怀壮志豪情投身到火热的新生活，实现美好的理想！你们记住，无论今后你身处何方，母校永远是你们开创事业的后盾，是你们寄托情感的精神家园！也希望你们心系母校，继续关注和支持母校的发展。我期待着你们把电话留下，把邮箱留下，把地址留下，方便的时候回母校走一走，别忘了给老师送去问候；我期待着你们在漫长的人生旅途中珍惜友情、爱情和亲情，常回家看看，陪陪守望的亲人。

亲爱的同学，让我们一起珍藏昨天，让我们一起把握今天，让我们一起开创明天！

做人、学习与担当，明天的路更长

——在 2015 届本科生毕业典礼上的讲话

今天，我们在此相聚一堂，隆重举行 2015 届本科生毕业典礼，深情送别又一届安中学子。首先，请允许我代表学校党政领导，代表全校教职员工，向每一位即将扬帆远航的毕业生表示最热烈的祝贺！向辛勤培育过你们的所有老师表示深深的感谢！向一直为你们操心劳累的父母亲人表示深深的敬意！

白驹过隙，草长莺飞。求学数载，你们的一点一滴，一言一行，都渗透在安中医的每一个角落里。还记得你们在初入校园时欣欣向往的眼神；记得你们在课堂上专注执着的神情；记得你们在考试前夕挑灯夜读的背影；记得你们在操场上挥汗如雨的英姿；记得你们在林荫道上漫步时的呢喃；记得你们在微博、朋友圈里晒出的青春毕业照……精彩的校园生活，哲思与遐想齐存，憧憬与渴望并行，苦闷与彷徨同在。如今，你们的脸上少了几分青涩与稚嫩，多了几分成熟与自信。在安中医的学府里，你们通过专业教育学会了独立思考、理性思维；通过各类竞赛体验了激烈竞争、团结合作；通过社会实践初尝了市井百态，人情冷暖；通过志愿服务明白了感恩社会、责任担当。在这数年之中，不只是你们在母校的庇护下茁壮成长，母校也在你们的努力中发展前行：如今，美丽的新校区依偎在少荃湖畔，夕阳美景尽收眼底；地方特色高水平大学建设项目申报成功，安中新的蓝图正在绘就；学校办学条件持续改善，人才培养质量稳步提高，科研实力大大加强，医疗服务水平不断提升。这是一条用艰辛和汗水铺就的成功之路，它离不开同学们的期许和支持，离不开同学们的拼搏和奋斗。作为"至精至诚、惟是惟新"安中校训的践行者和受益者，你们为母校的史册增添了荣誉与光彩。母校感谢你们，也为你们的成长感到无比的欣慰和自豪！

马蹄踊跃驰千里，羊角扶摇上九霄。同学们，让我们放下万般离愁别绪，壮志凌云，开启更广阔的人生新篇章。临别之际，作为你们的校长、师长和学长，提出三点希望与大家共勉：

首先，立身之本，在于做人。

一要做一个正派的人。只有行得正，做得端，顶天立地，堂堂正正，襟怀坦荡，光明磊落，才能问心无愧、无私无畏，赢得别人的信任。

二要做一个善良的人。"不以恶小而为之，不以善小而不为。"同学们，生活中，素昧平生，赠人玫瑰，此乃小善；身为医务工作者，发大慈恻隐之心，誓愿普救含灵之苦，此乃中善；而祖国和人民需要之时，赴汤蹈火，舍生取义，是谓大善。爱人者，人恒爱之，一个善良的人才能赢得别人的爱戴。

三要做一个宽容的人。"千里修书只为墙，让他三尺又何妨。"宽容是一种美德。世界上广阔的是海洋，比海洋广阔的是天空，比天空广阔的是人的胸怀。只有成为一个容人、容言、容事的人，才能心胸豁达、风度高雅，才能赢得别人的尊重。

其次，成才之路，在于好学。

一要勤奋好学，常怀精诚进取之心。医道是"至精至微之事"，习医之人必须"博极医源，精勤不倦"。同学们，你们能够顺利进入到大学校园，选择医药学作为专业追求，开启你们的逐梦之旅，说明，你们一定是虚心向学、勤奋不辍的好学生。在信息化时代，知识更新的速度越来越快，大学学业的完成，只是新的学习阶段的开始。希望你们在离开大学校园以后，仍然保持热爱学习的良好习惯。要下定"笃学精业"之决心，做好博览群书之打算。希望你们持之以恒，以一颗勤奋好学、勇于进取的心，不断追求进步，放飞梦想！

二要虚心向学，常守求真务实之风。所谓"求真"，就是要不断地认识事物的本质，把握事物的规律。真理的前提是怀疑。求真知，就要敢于向传统挑战，敢于向权威挑战，敢于向思维定式挑战，敢于在不断的探索与否定中寻找正确的答案，在实践求是中创造价值，追求卓越。所谓"务实"，是要在规律性认识的指导下去实践，务实是勤勤恳恳的耕耘，不是坐而论道的清谈。治学，既要有仰望星空的理想，又要有脚踏实地的实干。"不积跬步，无以至千里"，世界上本没有一蹴而就的事情。无论你们是即将走向工作岗位，还是选择继续深造，我都希望你们能以"求真务实"的态度一步一脚印地去学习，去实践，成为一个"一心向学，天天向上"的人。

三要乐观善学，常有不怕失败之勇。医学博大而精深，社会纷繁而复杂，在认知、学习、钻研它们的过程中，难免会遇到很多挫折与失败。同学们，请你们不要灰心，不要气馁，历史上许多伟大的科学家都经历过失败。人生最大的光荣，不在于从不失败，而在于能屡仆屡起，屡败屡战。巴顿将军曾经说过"衡量成功的标准，不在站立顶峰的高度，而在跌入低谷的反弹力。"所以，请保持一颗积极、乐观、阳光的心，去面对学习道路上的重重困难，始终保持着"千磨万击还坚韧，任尔东西南北风"的勇气。

最后，卓越之道，在于担当。

一要勇于竞争、善于合作。现代社会是一个充满竞争的社会，但同时也是一个更加需要合作的社会。竞争能提高热情，激发潜能；合作能取长补短，提高效率。同学们在未来的工作中既要有竞争意识，又要有合作精神。

二要勇于坚持、敢于放弃。坚持是一种品质，唯有坚持不懈，才能取得事业的成功；放弃是一种智慧，唯有敢于退一步，才能有海阔天空的豁达。同学们，你们既要有"黄沙百战穿金甲，不破楼兰终不还"的凌云壮志，也要有"留得青山在，不怕没柴烧"的聪明智慧。

三要乐于奉献、勇于担当。想要成为卓越的人才，你们不但要有宽厚的知识、过硬的本领，而且要有远大的理想和抱负，勇于担当责任。我们所处的时代，既是国家发展的战略机遇期，也是你们可以大有作为的人生机遇期，你们肩负着振兴中医药的历史使命，应自觉秉承"大医精诚"之理念，知行合一，摈弃功利，以天下为己任。希望你们在未来的深造和工作实践中，树爱国之情，立报国之志，胸怀祖国的发展，心系民族的未来；希望你们志存高远，脚踏实地，锻炼才能，将祖国医学不断发扬光大，在担当责任中成就事业，享受快乐。

同学们，前程似锦，来日方长！此刻你们已经挂起了风帆，鸣响了汽笛，即将驶向广阔的未来，成功的明天。念去去，千里烟波，你们一个个如雏鹰展翅，乳虎啸谷，跃跃欲试。临行前，再多几句叮咛。外面的世界，精彩纷呈，要学会分是非，辨荣辱；外面的世界，风风雨雨，要学会知进退，明得失。大浪淘沙，浮起来的终是泡沫，沉下去的才是珍珠。希望未来的道路上，你们能戒骄戒躁、坚持不懈、坚忍不拔，敢于拼搏，在最好的年纪里创造最美的人生，为自己挣未来，为母校添荣光，为中医赢希望，为民族圆梦想！

我深知，离别之际，同学们有难以割舍的留恋。母校同样感同身受。你们在母校的过去，都将成为母校最亲切的怀念。在此，我希望同学们在以后的人生道路上，无论是成功了或是失败了，高兴着或者伤心着，都能回过头来看看母校。因为，无论你身在何方、位居何职，无论你是贫穷还是富贵，母校都与你血肉相连，不离不弃，母校始终是您随时可以依靠的港湾。

此地一为别，孤蓬万里征。远航吧！安中学子，峥嵘岁月，相聚是缘；

浮云游子意，落日故人情。保重吧！安中学子，携手同行，归期有时；

挥手自兹去，萧萧班马鸣。少荃湖畔，轻轻地你走了；安中家人，默默地，牵挂你，祝福你！

衷心地祝愿各位同学，信心百倍，一往无前，事业有成，梦想成真，创造辉煌！

远志去寻使君子，当归何必问泽兰

——在 2016 届本科生毕业典礼上的讲话

此刻，我们相聚一堂，隆重举行 2016 届本科生毕业典礼。在这个收获与荣耀满载，希望和理想充盈，告别与启航同在的时刻，请允许我代表学校党政领导，代表全校教职员工，向每一位即将扬帆远航的毕业生表示热烈的祝贺！向辛勤培育过你们的所有老师表示由衷的感谢！向一直为你们操心劳累的父母亲人表示深深的敬意！

今天的安中校园，欢声笑语里融入了些许离愁和别绪。曾几何时，你们在大学的殿堂里上下求索，在人生的道路上懵懂前行，在飞扬的青春里有欢有乐，如今，化羽成蝶、整装待发，即将奔赴崭新的人生征程。犹记得你们第一次步入安中医大门时兴奋又好奇的眼神；犹记得你们第一次参加义诊服务时认真又热情的身影；犹记得你们第一次临床实习时紧张又激动的心情……

几度春华秋实，千余晨钟暮鼓。仲景楼后的枫树叶红了又绿，少荃湖畔的白云走了又来。数年间，恩师培养了你们孜孜不倦的求学态度，环境磨砺了你们独立生活的坚强意志，社会实践锻炼了你们团结协作的群体意识，而母校则孕育了你们"至精至诚、惟是惟新"的文化精神……跟随你们成长脚步的，还有母校一点一滴的变化。2013 年母校更名大学，我们欢呼雀跃；2014 年学校站在新的起点上，全面推进地方特色高水平大学建设，我们满怀希望。如今，少荃湖畔的新校区，春日里海棠树梢花姿摇曳；夏日里绿荫底下清风徐来；秋日里运动场上余晖暖照；冬日里沁馨亭外白雪纷飞。然而，再美的景致都不过是陪衬，只有青春飞扬的你们才是真正的主角，才是校园里最美最有生机的一道风景线。那年，你我相逢在这芳香的安中家园，微风吹过，芙蓉千朵；今天，你我又在此别过，一切都将成为过去，你远去的背影一如从前那般靓丽！

同学们，此时此刻，我和你们一样，回忆过往，有一些激动和眷恋；展望未来，有一些期待和盼望。送你离开千里之外，母校心中有许多牵挂和不舍，更有许多话想和你们说。也许这是我作为校长、作为师长，最后一次给深爱的学生们上课——一堂关于如何走好未来道路的人生课。内心深处，希望我的一些人生经验和感悟能够对同学们有所启发，能够使同学们未来的旅程走得更顺，走得更好！因此，我想以我的人生"七字真言"和大家共勉：厚、高、宽、实、诚、信、新。

一、所谓"厚"，是指厚在底蕴，未来的路才有基础

我所说的底蕴，主要是指你们在文化和学术上所应体现出来的修养。许多思想都是从一定的文化修养上产生出来的，就好像幼芽是长在绿枝上一样；许多成功，也绝非一蹴而就，一定是有底蕴在助力。一个有内涵、有文化、有知识的人，才是真正有益于国家发展，有益于社会进步，有益于民族昌盛的栋梁。中医博大而精深，同学们从事与之相关的事业，更需要有精透的中医文化知识，深厚的传统文化修养来保驾护航。

大海之阔，非一流之归；大厦之成，非一木之材。深厚的文化修养、深厚的专业知识、深厚的学术造诣是未来道路上价值连城的无形资本，是最为可靠的基石。"厚"从何而来？学无止境。无论是在校园里，还是在工作岗位上，都需要不间断的、持续的为自己充电，只有这样，你的人格，才能散发魅力，你的行走，才会充满力量，你的未来，才能绽放光彩。

二、所谓"高"，是指高在道德，未来的路才有情怀

"高山仰止，景行行止，虽不能至，然心向往之"。同学们无论是走向社会，还是继续深造，都需要提升个人的道德修养，追求高尚无私的道德情趣。只有这样，你们未来的格局才能放大，未来的情怀才能宽广。一旦失去了对道德底线的坚守，失去了对更高道德境界的追求，就很容易突破外在的约束，在错误的道路上越走越远。

一个人的人生境界能够达到何种程度，主要看他的道德情操能够有多高。做一个道德高尚的人，高在哪里？见善如不及，以先进为榜样，以楷模为标杆，扫除杂念，三省吾身；见不善如探汤，常怀敬畏之心，不因为蝇头小利而鼠目寸光，不因为一时荣耀而急功近利。未来的人生路，欲望不能太强，否则，容易迷失心智；怨怼不能太多，否则，容易滋长戾气。面对纷繁复杂的社会，守住道德涵养的一泓清泉，才能无愧于良心，无愧于家庭，无愧于社会。同学们，作为安中医的学子，我希望你们始终如一的坚持着"悬壶济世，救死扶伤"的医者仁心；"虚怀若谷，不骄不躁"的为人风范；"忧国忧民，勇于担当"的家国情怀。

三、所谓"宽"，是指宽在眼界，未来的路才有前景

一个人的定位和眼界可以决定多年后人生的高度和最终所能成就的事业。田鼠、青蛙和蚕再勤奋，永远不能与雄鹰相提并论，因为它们的视野不同，所以就有鼠目寸光、井底之蛙、作茧自缚一说。要想在未来的道路上多一些选择，多一些可能，就需要有宽广的眼界、开阔的视野。

宽在眼界，宽在胸怀，要做到视野宽、心胸宽和角度宽。视野宽就是要有世界眼光、有国际视野，能够胸怀天下；心胸宽，就是为人大度，善于包容，虚怀若谷；角度宽就是要思维活跃、不拘小节，能够多层次、全方位考虑问题。如何才能做到眼界宽阔？多掌握一门语言、多理解一种文化、多研读一本经典、多涉及一些领域、多进行一些交往、多经历一些磨难……都会使你站得更高、看得更远、想得更长。到那时，定能"海到无边天作岸，眼界无穷世界宽"。

四、所谓"实"，是指实在做事，未来的路才有成果

年轻人，要满怀仰望星空的激情，也必须坚守脚踏实地的意志。每一个美好的理想，都离不开脚踏实地来成就。实在做事，就是要在工作和学习中踏实、稳重、镇静。所谓踏实，就是脚踏实地，不驰于空想，不骛于虚声，以求真的态度做踏实的功夫；所谓稳重，就是理智稳妥，不猖狂自彰，不急于求进，做事拎得出轻重，分得出缓急；所谓镇静，就是要耐心沉着，不毛毛躁躁，不慌慌张张，静若处子但又动若脱兔。

医学的事业，容不得半点马虎和将就。你们选择了中医，就已经选择了与严谨和认真为伴。今后，尤其是在医护工作岗位上的同学，一丝一毫的差池，都有可能铸成大错，追悔莫及。记住，惟有踏实、稳重、镇静的工作态度，才能汇聚未来路上一点一滴的成就。

五、所谓"诚"，是指诚在态度，未来的路才有机缘

君子养心，莫在于诚。真诚，就是不能信口开河，以谎言和假话哄骗他人，没有哪一个人因为谎言而美丽，没有哪一件事因为假话而成功。真诚，还不能虚与委蛇，不能怀着应付的心思，抱着侥幸的心理，以无所谓的态度对待人和事。

同学们即将踏入社会，人在江湖，身不由己，情仇难却，恩怨无尽。如何处理复杂的人际关系？在我看来，唯有"真诚"二字。正所谓"精诚所至，金石为开"，以诚感人者，人亦诚而应。只要我们将心比心，推诚接物，以诚的理念为人处事，定能早日融入社会，人情练达，把握机遇，赢得人缘。要提醒大家的是，在今后的工作当中，还应该具备群体意识，要知道，一个人如果不真诚，必然很孤立，必然没有朋友，也很难真正融入可以同心协力的团队。

六、所谓"信"，是指信在道义，未来的路才有温暖

在《西游记》中，孙悟空教会了我们一句人生格言，就是——"人而无信，不知其可"。他保唐僧西天取经，只因当初的一个承诺，虽有路在何方的困惑，更有一路向西的执着和信念。

人之所以为贵，以其有信有礼。工作当中，守信重义，是最可宝贵的财富。一个缺乏信义积累的青年，他的人生必定是被虚伪和难堪所裹挟。同学们，无论

今后你们走向哪里，请时时刻刻履信思顺。讲信用，言必行，行必果；讲义气，义薄云天，铁肩道义。未来的路，才走得暖心，走得舒坦！

七、所谓"新"，是指新在创造，未来的路才有闯劲

所谓新在创造，就是要与时俱进，能够适应新环境、把握新情况、迎接新挑战。以吐故纳新的姿态，及时更新理念、改变方法、创新思维，跳出既定框架，从而占领时代的高地，用创新带来机遇，用闯劲营造辉煌。

墨守成规是前进的绊脚石，真正成功的人骨子里流得是叛逆的血。在信息化高速发展的时代，需要创造的灵感飞扬。同学们，年轻的你们，活力四射、敢想敢干，不因循守旧、不抱残守缺，未来的中医药事业，要在"互联网+"的时代里传承、超越，还是要靠你们的智慧和创新来缔造。

前路漫漫，道阻且长！无论选择何种职业，从事何种工作，同学们一定要学会努力和勤奋。未来人生也不可能一帆风顺，虽说天道酬勤，然而天公未必作美。成功固然可喜，失败也是一种风景。但求耕耘，莫问收获；苦乐随缘，烦恼即去。大丈夫能屈能伸，能咽能忍，未来需要以豁达的心态去面对生活，充满着热情和希望，方能宠辱不惊，去留无意。

同学们，今天，你们即将背上行囊，各奔征程。不管去向何处，希望你们都能够踏实工作，优雅生活，真诚感恩，回馈社会！不管你们身在何方，母校，依然守候在美丽的少荃湖畔，为你们留着门，为你们开着灯，等待你们吹响平安的号角，捷报成功的喜讯。远志去寻使君子，当归何必问泽兰。请你们记住，安中医是我们共同的家！困了、累了、倦了，回家看看，家是你们最温暖的港湾。

多少离别语，都在无言中！再次感谢亲爱的同学们，把你们最美的青春和最好的记忆留给了安中医。

相离莫相忘，且行且珍惜！再次祝福亲爱的同学们，未来的人生路要快乐、健康、阳光、幸福。

涵养医者仁心，静待生命花开

——在2016级新生开学典礼上的讲话

最是一年金秋季，人间绝美九月天。我们的学校又迎来了一批朝气蓬勃的新同学，少荃湖畔的安中家园因此增添了新的生机和无限活力。此景，多彩绚丽，动人心弦；此刻，欢聚一堂，无比喜悦！我谨代表安徽中医药大学全体师生、医护员工，向所有远道而来的新同学们表示热烈的欢迎，向前来参加典礼的各位来宾表示诚挚的问候！

同学们，今天是你们离开父母、踏上独立求学之路的崭新起点。古话说，千里之行始于足下。现在，请允许我成为你们的"向导"，带着你们走进安徽中医药大学，领略校园之美、体悟中医之道、探寻人生之路，但愿能燃起你们心中的激情、拨开你们思想的迷雾、坚定你们人生的方向，为你们未来的成功奠基，为你们未来的幸福导航。

安徽合肥，对许多同学来说是一个陌生的城市。她，物华天宝、人杰地灵；她，历史悠久、文风馥郁。安徽中医药大学创建于斯，发展于斯。自1959年建校以来，安徽中医药大学风雨兼程、砥砺奋进，以"北华佗，南新安"的医家传统，致力于"人才培养、科学研究、社会服务、文化传承和对外交流"的目标任务，形成了"至精至诚，惟是惟新"的安中校训，培养了一批又一批有理想、有素质、有担当的安中学子。而今，安徽中医药大学已然站在地方特色高水平大学的崭新起点上，向着更高、更强、更远的目标扬帆奋进。同学们，希望你们尽快熟悉校园环境，真正意义上走进大学、融入大学。因为，这里的一砖一瓦、一草一木都烙下了历代安中人凝心聚力、锐意进取的印迹，凝结着安中医独有的气质、情怀、视野和追求。

一个好的大学，是可以开阔学生视野、健全学生人格，强健学生体魄的，是能够提升学生主动学习、独立思考、大胆质疑能力的，并能够帮助学生完成从依附到独立、从遵循到创新、从优秀到卓越的蜕变。同学们，梦想的舞台，安中医已经为你搭建。在这里，有宁静的教室、淡雅的书香、皎洁的月光、盛开的海棠与你为伴；在这里，可以抛开红尘的杂念，忘却世俗的喧哗，一头扎进知识的海洋；在这里，到处升腾着自由和希望的气息，谈笑有鸿儒，往来无白丁。你可以和满腹经纶的师者坐而论道，也可以和怀抱理想的同学畅谈人生。然而，大学生活里，除了美好，诱惑和放纵也无处不在。丝竹乱耳，应酬劳形。没有了班主任词严厉色的训导；没有了父母千叮万嘱的"唠叨"，当你独立面对选择时，你是否能够稳住心神，坚定方向？

因此，未来大学生活，我希望大家"涵养医者仁心，静待生命花开"，作为你们的校长、师长，我提出四点建议和同学们分享。

一、心怀理想，构筑梦到远方之志

追求理想是一个人进行自我教育的最初动力，而没有自我教育就不会有完美的精神生活。所以我们常说生活里除了苟且，还有诗和远方。理想，譬若星辰，虽然遥远，但只要肯抬头仰望，定能找到前行的方向。

理想有大有小，但要切合实际。你是雄鹰，就要做翱翔云端的梦，你是蚕茧，就要做羽化成蝶的梦。同学们，尽量把自己生命的价值抬的高一点，你释放生命的能量就会大一些。对于你们来说，既要有"医者仁心、救死扶伤"的职业理想，也要有"宁静致远、上善若水"的人生旨趣。理想从来离不开脚踏实地的奋斗和持之以恒的坚守。大厦之成，非一木之材；大海之阔，非一流之归。一个远大的理想，既要我们有只争朝夕的干劲，也要我们有神农尝百草的耐心。大学生活里，需要我们为了梦想，锲而不舍，不忘初心；为成大事，发"洪荒之力"，矢志不移。

二、厚德载物，修身沐涵仁爱之心

国无德不兴，人无德不立。立德修身，以德润身是大学的必修课。厚德载物就是要坚守为人处世的根本之道，追求止于至善的卓越境界。

常言道，君子怀德。对于我们同学们来说，就是要怀有一颗感恩的心。要时刻感恩父母，是他们给了我们生命；要懂得感恩老师，是他们教会了我们知识；要知道感恩朋友，是他们给予了我们帮助；要学会感恩社会，是社会提供了生存和发展的环境。我们还要怀有一颗仁爱之心。用微笑和阳光面对生活的困苦和艰辛，用善意和爱心对待身边的每一个人，无论是同学、老师还是食堂大叔、宿管阿姨、快递小哥。不抱怨、不愤懑、不嫉恨，始终用大度、宽容、仁爱之心去理解和回馈社会，这是作为一个人格健全、格局高大的安中学子的基本要求，更是作为一个未来医者的职业准则。

三、敢于担当，精诚铸就大医之魂

大事难事看担当，逆境顺境看襟怀。担当，体现着一个人的魄力与责任，作为新时代的大学生，敢于担当是一种青年志气，是一种思想境界，是一种行为操守。

"大医精诚"是安中医矢志不渝的精神追求。这种追求，在历代安中人的身上不断发扬光大。同学们，无论你们所学什么专业，都是医药卫生和健康事业发展很有前景、大有可为的专业。因此，你们选择了安中医，就选择了至精至诚的价值追求，选择了治病救人的责任担当。步入大学，你们要尽力摆脱稚气、走向成熟，以满腔热血奋发图强，博极医源，精勤不倦；安定神志，普救众生。苟利国家生死以，岂因祸福避趋之，这样的家国担当，是中华民族历久弥新的不灭之魂。同学们还要加强自身的责任和使命意识，做一个有社会责任感、有家国情怀的人。

四、博学多思，潜心汇聚智慧之力

博学，就是要博览群书，凡有用之书，皆为我所取；多思，就是要好学深思，凡疑难杂症，皆穷究其理。勤学善思，方能明志履责。古人云：学而不思则罔，思而不学则殆。一个大学生如果不愿学习、不肯钻研，在应对未来社会的挑战中，就会失去素质保证。

中医药作为中华民族传承至今的文化瑰宝，博大精深。中医药既是传统的，又是现代的；既是中国的，又是世界的。中医药的发展迎来了前所未有的天时、地利、人和的大好时机，要继承好、发展好、利用好中医药，使之更好地服务于人类的健康，贡献于健康中国的建设。同学们要养成博学多思的学习习惯，才能对中医多一分理解，多一分敬仰，才能更好地为传统中医文化走向国际化舞台搭桥开路。希望同学们用尽可能多的时间去图书馆、去实验室；用尽可能多的精力去钻研学识、拓宽眼界。要多在中国传统文化修养上下功夫，多在中医经典的攻读上下功夫，多在中医临床的实践上下功夫，多在现代生命科学与传统医学的结合上下功夫。这样四年、五年下来，你们的心境会更加开阔，底蕴会更加丰厚，智慧会更加光芒，机遇也将比他人更胜一筹，而你们所留下的遗憾也将比他人更少一些。

你从远方来，恰好我也在。感谢来自五湖四海的新同学们，感谢你们选择了安中医，成就了你我于千万人中彼此邂逅的机缘。真诚的希望同学们在未来的大学生活中，站得更高一些，看得更远一些，积淀得更深厚一些，思考得更深邃一些，做一个人格上有高度、思想上有深度的好学生，以梦为马、朝乾夕惕，不辜负父母的期望，不挥霍自己的青春，不枉费老师的教导。一路春光，一路荆棘，未来的路也可能会有挫折和磨难，不要害怕，沉得住气、静得下心，用我们的胸襟和气度去容纳和接受那些暂时不能改变的事实，用我们的智慧和双手去改变那些能够改变的生活。有一天，你终将会成就自我，精彩人生。

同学们，等你们学成毕业之时，大家还会再次深情相聚，拨穗正冠，互相见证羽化为蝶，生命花开的美好时刻。行动起来吧，让我们在接下来的每一个清晨和黄昏，微笑、奋斗，让我们拥抱梦想、怀揣激情、脚踏实地，用哲思和仁心演绎青春传奇！

最后，祝大家鹏程万里，学业有成！

杏林耕耘文存
——治校问学历程中的片段思考

述 评 篇

对非物质文化遗产"西园喉科"论证意见

新安医学是中国传统医学中文化底蕴深厚,流派色彩明显,学术成就突出,历史影响深远的重要研究领域,也是重要的非物质文化遗产。西园喉科,是新安医学中具有代表性的组成部分,为全国有影响的喉科流派之一。

西园喉科,实是歙县郑氏喉科的一源双流之一。郑氏行医始于明嘉靖年间,当时以内科蜚声医林。清康熙五十年,郑氏24世祖郑以显携子于藩、于丰客商江西南丰,时以显患阴结(喉闭),危在旦夕,经当地名医黄明生先生一诊而愈。黄为闽人,精于喉科,于患者轻以药物,重用针灸,每获辄效。以显慕其医道精湛,以厚礼相赠,欲其授术于己及子辈。日久,黄感郑氏为人诚实,便言传身教。三年后,郑氏父子得其喉科秘传,学成归里,悬壶济世,代代相传。

康熙六十年,兄弟分居,郑于丰居南园,世人称之为"南园喉科",郑于藩居西园,世人称之为"西园喉科"。从此一源双流,均以医道精湛闻名于世。其中南园郑于丰之子郑宏刚(字纪原,号梅涧),继承家传衣钵,擅用汤药和针灸疗法治疗咽喉疾病,著《重楼玉钥》,是我国喉科医学史上第一部专著,并开创了喉科学上的"养阴清润派"。其长子承瀚,又创制"养阴清肺方",对治疗当时流行的白喉病有明显疗效,因而在喉科医学史上有重要影响。郑于藩同样临床成就突出,经验著述丰富,且代有传人,自清至今,已历12代,是新安医学中至今还在现实医疗实践中发挥重要作用的特色医学流派。西园喉科不仅具有历史悠久、医术精湛、医德高尚、注重实践等特点,而且在喉科疾病的治疗方面积累许多宝贵经验。轻则以内服药丸,佐以洗、敷、吹、噙诸法;重则刀、针、灸、熏、烙并用,尤其喉科吹药,直达病所,药轻力宏,是很有效的外治法。郑氏喉科吹药品种繁多,据家藏资料考证,历代自制和选自秘方的吹药达280多种,从中筛选,精益求精,从而形成独具疗效的郑氏喉科吹药系统。西园喉科11代传人郑铎率子女在前人经验的基础上,依据筛选祖传秘方,采用纯天然药物配制,又进一步创制西园喉宝、西园咽舒、西园鼻药、西园复方回声灵等一系列具有独特疗效的喉科用药,是对前人学术经验的继承与发扬。

总之,西园喉科作为郑氏喉科的一源双流之一,具有很高的历史价值、学术价值、临床价值、文化价值和经济价值，是重要的非物质文化遗产，及早地对其加以保护和开发利用，不仅是必要的，而且是紧迫的。因此，建议作为省级名录加以保护，并可推荐为国家级名录。建议进一步搜集、整理历代郑氏喉科秘方和临床记录，组织力量对喉科古籍进行校注整理，充分利用现代科技手段保存郑氏喉科有关资料，拨出专项经费修缮西园喉科故居，对西园喉科有效验方进行现代研制开发。

"大家"的风范

——《医学大家杨任民》序言

杨任民教授是国内著名的神经学专家,他在中西医结合治疗神经内科疾病领域所取得的成就,有目共睹,早有定论。值此杨任民教授八十华诞之际,《医学大家杨任民》也同时出版,这无疑是一件很有意义的事。我由于工作关系,与杨老常有接触,每从其为人处事、治学从医的点点滴滴中看到一位医学大家勇于创新、勤于实践、严于治学、忠于医道的风范和品格。

杨老是个好医生。古人有云:"不为良相,必为良医"。正是因为医生担负着救死扶伤的崇高使命,先贤们才把悬壶济世和治国安邦放在同等重要的位置。"德为医之本","医乃仁术","上医医国,中医医人,下医医病""大医精诚",历代医家都强调为医者要以德为本,以仁爱之心治病救人。杨老先生正是这样一位以仁善之心肠追求"大医精诚、仁心仁术"的大家。杨老对党忠诚,对事业忠诚,积极践行医生的天职,顽强拼搏,奋发有为,为中西医结合临床研究和学科建设,造福人类健康贡献自己的聪明才智。自从五十年前与"肝豆"结缘,杨老即以患者之痛为痛,以患者之期盼为动力,淡泊名利,倾毕生之力、之智,专注于攻克肝豆状核变性这一罕见病魔。他以自己独创的治疗方法,使该病的治疗总有效率达到93.16%,从而向世人表明,"肝豆"并非不治之症。

杨老是个大学者。孔子云:"吾非生而知之者。好古,敏以求之者也。"杨老正是这样一位既注重继承创新,又勤奋追求知识的人。杨老治学师古而不泥古,大胆探索,兼容中西,攻克了多项疑难病症。其治学之刻苦,学风之严谨,成果之丰硕,独破陈说之胆识,赢得了海内外学界的由衷钦敬。一次,杨老问一位年轻医生:"你多高?"年轻医生不知道老先生到底要问什么,便怯怯地回答说:"我1.75米。""你知道吗?我做的读书笔记比你个子还高。"杨任民淡淡地说。此足见他超人的勤奋与专注。以此勤奋与专注,杨老几十年来全身心致力于从中西医结合角度对HLD的病因、发病机制、诊断、分型、治疗、疗效评价及分子生物学方面等进行了系统研究,取得了重大的、创造性的成就和贡献,提出了一整套较为完善的中西医结合理论体系和临床疗法,提高了该病症状的缓解率,降低了病死率,在国内外享有盛誉,被医学界公认为中西医结合治疗肝豆状核变性的奠基人和该领域最具权威的专家。

杨老是位老前辈。杨老几十年如一日，致力于教学、科研、医疗，取得了巨大成就，成为我们安中人学习的典范。说教学，杨老"桃李满天下"；论科研，成果"汗牛充栋"，谈医疗，可谓是悬壶济世的杏林高手。杨老还呕心沥血先后创办了学校神经病研究所及其附属医院，带出了一支整体水平领先国际的专家队伍，从而使更多的患者得以享受他的科研成果。杨老用自己的行动诠释了"人生是施与，不是索取"的格言，体现了一种"甘当路石、甘为人梯"的奉献精神，展示了杨老"平和、豁达"的胸襟。正是这种精神和胸襟，激励了广大神经病学研究所职工乃至全校师生、医护员工传承中医药的责任感和使命感。当前，杨老的学术思想、学术经验和技术专长正在安中这块热土上不断得以继承与发扬。

杨老虽年事已高，却依然才思敏捷，笔耕不辍，坚持门诊；依然全心致力于医学教育、科研和传承；依然为中西医结合的医学事业而殚精竭虑，耄耋之年，壮心不已，诚为"大医"。《医学大家杨任民》记录了大量珍贵的历史资料和鲜为人知的故事，力图在真实的时代背景下，展现杨老独特的生命历程与探索精神；以一个个典范式的例证，反省个人与时代、医学与人文的重大主题，并在弟子们不经意的讲述中领略人生的真谛，掘取文明的碎金。《医学大家杨任民》值得一读，值得品味，值得收藏。

值杨任民教授八十大寿来临之际，我们谨向学校的这棵"不老青松"致敬！

是为序。

续修四库全书伤寒类医著集成序

《续修四库全书伤寒类医著集成》的出版,标志着由江苏科学技术出版社牵头的重大中医药古籍出版工程——《四库全书系列伤寒类医著集成》皇皇巨著至此就全部出齐了。整理出版大型古典医著是一件很耗时费力且不易见功的事业,对此,笔者是深有体会的。从现在上溯二十多年,我参与过新安医学文献编纂整理,也组织过众多人手去集体编纂整理中医药古籍,个中滋味,非亲历者,不能道其艰辛。对总其事者来说,其中一个较为突出的艰辛,就是规模的大。规模一大,其面临的困难与学术问题,是编纂小篇幅图书所无从想象的。《四库全书系列伤寒类医著集成》由《四库全书伤寒类医著集成》《四库全书存目伤寒类医著集成》《续修四库全书伤寒类医著集成》三大块构成。即以《续修四库全书伤寒类医著集成》一部,就从学术难度上、从规模上,超过我以往亲历的任何一套书。借此机会,谨向直接参与编纂工作的专家学者及出版社编辑表示祝贺与敬意。

依笔者之见,这套书的选题之佳与规模之大,当世无有能出其右者,可以肯定地说,这套书的出版将对整个中医药学术研究起到极大的推动作用。按一般规律,续修之作的重要性理当低于被续者,但在《四库全书系列伤寒类医著集成》中,这个规律似乎不起作用。因为《四库全书》的编纂原则之一是在世者的著作不收,再加上一些去世学者的优秀著作由于种种原因没有收入四库馆,而在四库编纂期间出现的乾嘉学风,正好是我国的一个学术高峰,受此风波及,同时期的伤寒类医著的学术严谨性也多超越前人。像《续修四库全书伤寒类医著集成》中的《伤寒来苏全集》《重编张仲景伤寒论证治发明溯源集》《张仲景伤寒论贯珠集》《伤寒论直解》《伤寒论本旨》《伤寒温疫条辨》等,不仅是整部丛书中的精品,即使在整个伤寒学界,长期以来也享有盛誉。当然,入选《续修四库全书》的医著远不止这些,就伤寒类医著而言,还包括《四库全书》所漏收的《金匮玉函经》《脉经》等重要著作。这些医著的遴选也体现了清末民初倡导续修工作的学术精英的远见卓识。可以说,《伤寒论》与仲景之学的突出成就、形成因素、主要特色、代表医家、后世价值等研究方面的重要环节,在这套书里都有充分体现。合之于此前的《四库全书伤寒类医著集成》与《四库全书存目伤寒类医著集成》,整个系列书的内容构成了《伤寒论》研究及仲景之学的精品书系。

长期以来，我们谈论中医药工作的前景与规划时，谈得最多的就是继承与发展。一旦具体到如何继承、如何发展，则很难拿出具体的措施。而《续修四库全书伤寒类医著集成》这套书，不仅勾勒出伤寒之学的完整传承链，而且为如何继承如何发展，作出了某种示范。纵览整套书，可以说仲景之学的继承与发展都得到了很好的反映。我们讲传承，从内涵上来说，包括了文本的传承，学术的传承，研究方式的传承，这些在本套书中都有涉及。如这套书里的《辅行诀五藏用药法要文本研究》，即说明了仲景之学并非凭空产生，也是有所继承的：其所承，就是伊尹汤液经法；而其传，则经王叔和整理《脉经》《金匮玉函经》《伤寒杂病论》之后，又有《千金翼方》《太平圣惠方》《宋本伤寒论》等对后世影响极大的传本。我们讲发展，应该包括学科的发展、学术纵深的发展、学术内涵的发展，仲景之学，本身就是对《内经》理论的应用性发展，继伤寒学派兴起的温病学派，又是对仲景之学的发展，本套书中的《伤寒温疫条辨》《温热暑疫全书》，就特别彰显了伤寒与温病的关系，表明后世大行其道的温病之学，乃是伤寒派的延伸。再如明清之际出现的伤寒错简之学，也是一种发展。错简学派是自明代新安医家方有执《伤寒论条辨》倡导错简说后兴起的一个新学派，错简一说成立与否，学界向有不同看法，但以此为由头，形成了一个学术研究方向则是无可辩驳的。直接以《伤寒论条辨》立名的著作就有《伤寒论条辨》（见《四库全书伤寒类医著集成》第四册）、《伤寒论条辨续注》（见《四库全书存目伤寒类医著集成》下册）、《伤寒论后条辨》（见《续修四库全书伤寒类医著集成》第三册），这三种错简派的代表作，其作者不仅同为新安人，且其著作恰恰又均匀地分布在我们这个书系的三个部分，日后当传为新安医学的一段佳话。其实，以错简说为职志的医学大家远不止此，可归于此派的大家，有《四库全书伤寒类医著集成》中的喻昌，《四库全书存目伤寒类医著集成》中的黄元御、张璐、吴仪洛，《续修四库全书伤寒类医著集成》中的章楠。清末民初，国门大开，西学东渐，外来知识与本土文化的交融，又开启了人们的心智，唐宗海补正陈修园的《伤寒论浅注》，就大量运用外来的新知识以明晰对仲景学说的理解，他的这种尝试给后人的启发是，西学与中医也并非没有融合的门径。而这些内涵也为今后的研究提供了思路，指明了方向。

作为一个出生于新安王氏医学世家的安徽人，笔者还欣喜地看到在续修乃至整个系列书中都有着较为突出的安徽元素乃至新安元素。古代作者，像朱崇正、朱橚、孙一奎、方有执、江瓘、吴谦、郑重光、程应旄等都是著名的新安医家，而刊刻整理其中某些著作的程林、吴勉学、程衍道等也是著名的出版家。当今学者，像这套书的总主编张其成先生不仅是我们安徽人，也是新安医学的后代；各分卷主编、副主编百分之八十以上是我们安徽学者；尤其对整个书系起到关键作用的王旭光先生是我们学校文献学领域的专家；出版社方面发起并主持此事的编辑周骋先生不仅是我们安徽人，并且还是我们学校的毕业生。我也以我们安徽中医药界能承担这一宏伟工程，并在其中出力甚钜，而感到自豪。在整理编纂这套书时，我们安徽中医药界也积累了大量宝贵经验，这些经验今后可以广泛应用于我们的安徽地方的医学文献及新安医学文献的研究与整理。在欣喜之余，笔者也清醒地意识到，传统医学的厚重，与传承之路之漫长。长期以来，我们虽然是传承与发展并重，而在实际行动时，往往是重发展而轻传承，至少是在传承方面下的力气不足。其实，有人类创造的产生，就有了传统的积淀。优秀的传统，无疑是十足的创造，至少是由上古直到昨天的地道创造。正确地看待传统，正是历史、客观地看待前人们崇高的创造。历久弥新的中医经典，作为一种优秀的传统，理应视为往昔之新。今日公认的所谓新思路、新学说、新理论，势必成为明日的传统。轻视传统、忽视经典，正是出其意料地把创新也纳入轻视、忽视的范畴。因此，创新并非是对传统的推翻和战胜，而是对传统的延伸和光大。这是笔者面对如此厚重的文献集合时的切实感受。

张仲景是我们整个中华民族的，研究继承张仲景的医学精粹是整个中华民族的事情，如何继承仲景之学，《续修四库全书伤寒类医著集成》及整个书系，提供了一个很好的范式。通过这个工程，笔者对中医未来的发展，又有了新的思考，即作为传统文化遗产的中医药科学体系，其发展并非只有走高新技术这一条单行道，向传统找出路，向学术的纵深处发展，这一点古人已经做出了很好的榜样，即不满足已有成果，继续寻求细化精致化，像有了成无己注之后，后世的学者还在进一步探索求真，以使仲景之学能得到更完整准确的解读。重大成果往往非一人一时所能完成，常常需要一个团队一个集体，耗费大量精力时间，才能成功，我们看到《续修四库全书伤寒类医著集成》乃至整个书系中的许多著作都是家族或师徒合作完成的，如《伤寒论后条辨》就是程应旄师徒合力完成的，《名医类案》是江瓘父子、《伤寒论浅注》是陈修园父子、《伤寒缵绪二论》是张璐父子等等先后完成的，这些事例给我们的启示是，发展之事慢不得，也急不得，当务之急是要尽可能地建设一支稳定的长期潜心中医传统学术的研究团队，才有可能取得重大突破。因为我们目前的学术团队尚不具备前人的学术根基，与前人的用功用力及专心也有所不如，而我们肩负的责任之重大又超过前人，这就要求我们在加强研究探索的同时，需要大力增强自身的研究功力，争取做到在继承的同时求发展。

《续修四库全书伤寒类医著集成》及整个书系给人的冲击与启迪实在太多，谨略陈一二，与同道共勉。

继往开来，追求卓越

——学校《学报》创刊 30 周年寄语

在国家"十二五"规划的开局之年，在学校实现跨越式发展的重要时刻，《安徽中医学院学报》迎来了她的 30 华诞，这是值得庆贺的日子。30 年来，学报在各届领导的关心呵护下，在各届编委和广大专家的悉心指导下，在广大作者和读者的大力支持下，已跨入而立之年，成为我国中医药期刊中的重要组成部分，更是学校及安徽省中医药学术品牌，为中医药事业的繁荣发展奉献了一份力量。

岁月如歌，承载着领导、专家、作者和读者的厚望，学报 30 年来奋斗不息。1981 年创刊伊始，学报即以"传扬中医药学术，繁荣中医药事业"为己任，建立严格的选稿用稿制度，实行"四校次定清样"和"轮校互校"制度，形成严谨的编辑风格，确立"立足安徽，面向全国，走向世界""以提高为主，注重实用"的办刊方针；1987 年起，国内外公开发行；1993 年告别传统的活字印刷，实行计算机排版、胶版印刷；1996 年由季刊改为双月刊；1999 年改为大 16 开本；2009 年第 4 期开始正文改为 80 页，提高了信息容量；2010 年开始内文改为铜版纸印刷，彩图随文彩印，图片清晰、精美，印刷质量明显提高。目前已形成理论研究、文献研究、新安医学研究、临床研究、临床经验、针灸经络、实验研究、方药研究、教学研究和综述等栏目，其中新安医学研究是学报的特色栏目，为新安医家及其学术思想的整理、发掘、推广和应用作出了较大的贡献。

砥砺进取，繁荣着中医药文化，学报 30 年来业绩辉煌。学报的总被引频次和影响因子一直处于全国中医院校学报的先进行列，目前是中国科技核心期刊，中国学术期刊综合评价数据库、"中国核心期刊（遴选）数据库"来源期刊和中国期刊全文数据库来源期刊，长期被中国《中文科技资料目录·医药卫生》《中文生物医学期刊文献数据库-CMCC》《中文科技资料目录·中草药》《中国医学文摘·中医》《中国药学文摘》《中国医学文摘·护理学》等文摘期刊收录，今年 5 月份又被美国《化学文摘》收录。学报先后十余次被教育部、卫生部，安徽省科技厅、教育厅和新闻出版局评为优秀学报（期刊）。学报在培养人才、发现人才方面也取得明显的社会效益，有些中医名家和杰出的中医药人才，其处女作就是发表在学报上。

　　使命在肩，跨越向前，昔日的荣誉和辉煌虽令人欣慰和鼓舞，但更要面向未来，迎接新的挑战，追求新的卓越。世界正对传统的中医学越发青睐，我们正处在国家大力发展中医药事业的美好春天，学校也正处于大发展的关键时刻，面对大好的发展机遇，学报应着力践行科学发展观，更加坚定中医信念，弘扬中医精神，至精至诚，惟是惟新。要紧跟学术期刊国际化、网络化发展的步伐，把握中医学术发展的大势并积极参与其中，推进学报的电子网络化建设，努力使学报进入国内外著名的检索系统，提高学报的学术影响力；树立精品意识，明确自身定位，打造特色栏目；优先录用国家级和省部级基金项目论文，提高学报的基金论文比，减少发表时滞；严格执行各种编排规范，紧抓编校质量，形成严谨的编辑风格；学报编辑要甘当孺子牛，全心全意办学报，无怨无悔作嫁衣，努力使学报成为反映中医药学术发展趋势的前沿阵地，成为展示中医药研究成果的窗口，成为广大中医药学者进行学术交流的平台，成为广大作者和读者的良师益友，为中医药文化传承和学术创新作出更大贡献。

中医经典序

中医中药是我国优秀传统文化的重要组成部分，数千年来，在人民群众医疗卫生保健方面发挥了重要作用，为中华文明的发展作出了重要贡献，也对世界文明的进步产生了积极影响。《黄帝内经》《伤寒论》《金匮要略方论》以及温病学名著等重要医籍，是历代医学家"勤求古训，博采众长"进行长期医疗实践的经验结晶，是构建中医学理论体系的重要支柱，在中医学发展史上先后被约定俗成地视为经典著作，成为传统中医学理论体系与临床经验的重要载体。熟读这些经典著作是学习、继承中医学，认识人体生命活动规律，提高疾病防治水平的必由门径。

继承是发展的基础和前提，发展是在继承基础上的提高和超越，创新是在继承与发展基础上的突破。历代名医和当代著名医学家，无不熟读经典，善于继承，勤于实践，勇于创新，不断推动和促进中医学的学术进步。因此，重视和加强中医经典著作的学习，对于训练临床思维方法，提高辨证论治水平，培训优秀临床人才，实现中医事业的持续、健康发展，具有十分重要的意义。

我校历来注重学生中医经典的学习，将"诵经典、读名著"作为深化中医基础理论、夯实中医基本功的重要环节。"将升岱岳，非径奚为？欲诣扶桑，无舟莫适。"为此，我校组织有关专家将中医经典著作重要内容编辑成册，为同学们诵读经典提供一部切于实用的便携读本，这是非常有意义的。相信对广大同学熟读经典，传承学术，提高素养，指导临床，打下扎实的中医基本功能起到积极的作用。是为序，并推荐。

《中西医结合内分泌代谢疾病诊治学》序

当今，医学科学的发展日新月异。内分泌和代谢病学作为内科学的一个专业，虽然起步较晚，但进展极为迅速。其与基础医学和其他临床医学有着广泛而密切的联系，是"生命科学"中的一个重要组成部分。从早先的腺体内分泌学发展到今天的分子内分泌学，一些旧的观点和理论被新的知识与理念所取代，新的诊疗技术也不断涌现。其发展之快，使人们常常感受到更新知识、紧跟时代步伐的迫切性。

欣闻由方朝晖教授主编的《中西医结合内分泌代谢疾病诊治学》即将面世，这应该是一项很值得高兴的学术成果。故欣然接受邀请为之作序。方朝晖教授长期以来一直致力于中西医结合治疗内分泌代谢疾病的临床研究工作，他目前是国家中医药临床研究基地糖尿病研究的首席专家。他不仅在传统中医药学术经验的继承方面用功甚勤，而且在跟踪学科进展、科技探索创新方面更是不遗余力。2010年我们曾一起赴欧洲数国进行学术访问交流，他在与国内外同行合作的领域也深受好评。他所发表的一系列研究论文都很有见地和价值，是一位颇有学术建树又值得关注的年轻学者。该书总结了近年中西医结合临床实践经验，汲取国内外研究精华，跟踪医学发展动态，重点论述了内分泌和代谢性疾病的规范化诊疗策略。全书集科学性、系统性、严谨性、新颖性和实用性于一体，强调对读者临床思维能力的培养，图文并茂、言简意赅，极具临床实用价值。

学校第一附属医院作为国家中医临床研究基地重点研究病种糖尿病建设单位，内分泌学科在20余年的建设中，始终坚持医、教、研并重且相互结合，不断深化原有研究，拓展中医药防治内分泌领域，形成新的研究方向；建立了广泛的科研协作网络，培养了一支高素质、多学科交融的科技人才队伍；在总体实力上成为国际领先、国内一流的中医药防治糖尿病研究中心。

参与编写者大多数为长期从事临床工作的内分泌和代谢病专科医师，他们不仅具有广博的理论知识，又有丰富的临床实践经验。该书是他们的辛勤工作与集体智慧的结晶。本书内容广泛，条理清晰，专业性、科学性及实用性强，书中较全面地反映了内分泌系统各疾病，特别是常见内分泌疾病中西医结合的基本理论知识、病因病机、临床表现、实验室检查、诊断与鉴别诊断、治疗等方面的国内外最新进展。在中医学对常见内分泌疾病的认识、辨证论治等方面的内容也十分充实、丰富、重点突出。因此，是一本较完善的中西医结合内分泌代谢疾病诊治的书籍。

我在临床诊治实践中于内分泌代谢系统疾病也颇多关注。这一方面是现代疾病谱的变化对医学科学提出新的挑战需要我们主动去应对，另一方面则是中医药的诊治思路和临床经验在解决疑难杂病方面不断显示其特色和优势。我和方朝晖教授的每一次见面和交往，都无一例外地进行这方面的交流和探讨。他的一些思路和经验常常给我以裨益，而我从事的新安医学既往学术经验的研究也曾给他的临床科研带来一些启发。我们前不久共同承担了国家科技支撑计划的研究任务。我相信本书的出版必将对开展中西医结合内分泌代谢疾病的防治实践具有重要的参考价值。

是为序。

中医疗效不传之秘的科学破译

——读仝小林教授《方药量效学》

自古有言"中医不传之秘在于量",清代医家王清任亦认为:"药味要紧,分量更要紧",可见方药剂量的选择一定程度上决定着中医药的临床疗效。尤其当今随着中医药现代化科学研究的不断深入,深入探讨方药存在的最佳量效关系,无疑将为中医药基础研究及临床实践所追求的"安全稳定、标准统一、疗效确切"三者高度统一提供坚实的理论依据。祖国医学经过几千年的发展,无论在内、外、妇、儿各科,还是在理、法、方、药各层面都为我们留下了宝贵的经验。然而,在方药剂量领域的系统研究仍然未受足够重视,中医临床工作者只能靠在临证中的经验积累来把握药物剂量,未能形成一套完整的方药剂量理论,致使方药的剂量成为中医"千古未解之谜"。可见方药剂量理论的深入系统研究是时代的迫切要求,也是中医药自身继承、发展、创新所必须解决的问题。

仝小林教授是从事中医学临床、科研、教学工作近30年,积极探索,勇于实践,学验俱丰,在诸多领域都取得了丰硕成果。我一直很关注他的研究工作。他继力作《重剂起沉疴》出版并引起积极反响之后,新近又推出《方药量效学》专著。今有幸研读其大作,深为他对中医药事业发展的执着追求和作出的巨大贡献所感动,细细读来,收获良多,感悟颇深,在此简列些许,与诸位同仁共勉:

一、特色与创新

1. 框架结构完善,学术视野开阔

全书分总论和各论两大部分。总论对方药量效关系做了简要概述,论述了其研究进展及研究的关键问题和策略。各论从九个方面全面系统论述了方药量效关系科学内涵及其科学研究面临的诸多问题。书中阐述了"以人为本体"的方药用量策略和"以药为本体"的剂量规律,并介绍了方药量效关系的影响因素,着重阐发了研究方药量效学的科学方法体系和多学科交叉在方药量效学研究中的应用。针对方药量效学中的用量安全性问题、节约药材问题等各列专章做了具体论述,最后列举了临床实践过程中具体如何应用方药的剂量问题,再附以古今医案以验证不同剂量具体应用。

研究的方法及视角具有高度的覆盖面和系统性，全书从古今文献、传统中药学、现代药理学、药物化学、代谢组学、系统生物学、临床评价、临床各科实践等多学科、多角度、系统地论述和总结了方药量效学的主要内容、研究方法及主要成果，同时注重对方药量效学理论认识、科学研究、临床实践、古今医案的总结分析，做到了理论和实践的互参互用。

2. 研究方法独特，学科领域广泛

对于国家《药典》所规定的用药剂量与现代实际临床用量之间的矛盾，书中提出了要合理构建临床中药合理剂量的科学方法体系。采用"四层面""五阶段""螺旋提升"的研究模式，从文献、临床、毒理、药效学四方面系统开展有关方药剂量的研究，从以上四层面的研究到数据挖掘整合，形成中药临床合理剂量草案，并在此基础上进行中医临床专家及中药学专家的量化评估，形成临床推荐合理剂量的范围，然后再将研究成果进行临床推广应用。最后以临床推荐剂量范围在临床应用中不断形成新的文献资料，来补充原有的量效关系数据库，形成不断完善、不断提升的研究模式。在此方法体系的基础上，然后再系统展开对中药复方量效关系的临床研究、实验研究、文献与理论研究，深层思考和对比研究，对方药量效关系系列问题进行了综合分析和规律总结，并建立以临床疗效评价为中心，与实验研究和文献研究相结合的多学科为基础的方药量效关系研究模式。

在学科领域，汇聚了中医学、中西医结合医学、中药学、药学、循证医学、系统生物信息学、生物化学等多学科知识，有机地运用于中医药现代化研究。以人体系统生物学而言，书中提出将中医药诊疗过程中患者的血、尿、便样品在系统生物学理论框架下采用代谢组学、元基因组学、转录组学、蛋白质组学等相关系统生物学技术，从而实现了对中医药的现代科学内涵的诠释，对剂量影响产生的疗效问题进行了现代医学标准的论证，且进行了"网络靶标"与中药方剂网络药理学研究等综合分析论证。

3. 运用辩证思维，把握用量策略

通过对中医辨证理论体系的深入思考，本书明确指出中医辨证论治要在理、法、方、药之后，须加一个"量"字，即理、法、方、药、量，也明确提出了解开剂量之秘将推动中医药进入"量化时代"的观点，同时也是全面提高中医药临床疗效的重要途径之一。肯定了临床实践"因病施量、因证施量、因方施量、因药施量"的临证基本用量策略，同时注重患者因年龄、性别、老幼、体质、家庭背景、地域环境差别而造成的用量的区别对待。

药物的剂量选择有其自身内在的规律，本书在各论中开篇即对病、证、方、药各自的针对性用量特点进行了具体阐释，并提出了"中病即止""已知为度"

"首剂加倍""蚕食""递增""佐药控制""调整服药间隔""初始量—中量（维持量）—尾量"八大临证用量的基本原则。并从历史发展观的角度进行多重文献挖掘整理，总结分析了方药用量策略，首先通过对《伤寒论》《金匮要略》等原文的用量策略进行分析研究，其次通过对国医大师经方验案的用量策略进行研究，最后对现代名老中医经方验案进行用量策略研究，最终构建以经方为示范的方药用量策略。

4. 科学应用煮散，提高药材效用

国内中药行业规模不断扩大，同时国际市场对中药的需求量也在逐年增加，虽然我国中药材种植面积和产量也在大幅增加，但这并不能满足市场日益增加的需求。据统计，每年单个品种中药的消耗平均在数千吨左右，有的甚至达上万吨。此外，野生动植物资源被过度采挖和利用，造成大量动植物种类生态环境被破坏，濒临灭绝，致使我国野生药用资源逐步匮乏。这种供求矛盾已严重制约了中医药的发展。同时，仝小林教授所带领的团队在对方药量效关系的研究中也发现，现代医学疾病谱上的一些急、危、重、难病证需要用到的一些特殊药材在市场上竟然难以寻求，这已表明我国中药材资源尤其是中药材种类已整体上面临短缺的尴尬局面。

有限的中药资源已成为目前制约中医药发展的瓶颈。如何保护生态环境、提高中药资源利用率，已成为全社会关注的焦点问题。针对这一关键问题，如何在不影响疗效的前提下而又尽可能地减少药材用量，已引起医药科研工作者的极大关注。仝教授通过长期对剂量问题的研究，恰如其分地提出了解决方案：提倡中药煮散。

煮散始于秦汉时期，历史悠久，《五十二病方》中即有记载，经过五代十国至宋末明初400余年的发展，在宋代达到了鼎盛，以当时官方修订的《太平惠民和剂局方》和《圣济总录》为标志。明清以降，因"辨药之难"等原因逐渐被饮片取代，建国初期被岳美中、蒲辅周等老一辈中医名家再次提倡。

《方药量效学》中指出："中药煮散是指中药材粉碎成一定的粒度与水共煎，去渣取汁制成的中药液体制剂。"煮散并不是一种新的剂型，不同于现代剂型中的免煎颗粒与超微粉，而是与饮片、服散一样乃中医药传统剂型之一。

药物中的有效成分能否完全被浸出直接影响着药物的临床疗效，而溶质在溶剂中的溶解度与其表面积成正比关系、与其粒子的半径成反比关系，也就是说饮片的半径越小，有效成分浸出的速度越快、有限时间内浸出量越多。故药材经粉碎成一定粒度之后，既增大了原体积药材的表面面积，又缩小了半径，其可溶性成分的浸出量与浸出速率都大大增加，很大程度上减少了饮片使用量和煎煮时的能源消耗。

二、价值与贡献

1. 回归临床，始终服务于实践

服务于临床实践是中医药研究的出发点和落脚点。《方药量效学》一书通过对方药量效学理论的详尽阐释后，回归于临床应用。最后两章对临床实践过程中具体的方药用量策略做了举例说明，如对临证过程中影响用量最主要的因素病、证、方、药进行了"因病施量、因证施量、因方施量、因药施量"四个方面简要论述，简称为病量效、证量效、方量效、药量效，在此基础上附以具体医案以明确应用。

中医药发展历史上一些著名医家对方药剂量有擅用大剂量和擅用小剂量之别，如"金元四大家"之一李东垣提倡用药轻灵，明清时期新安医家同样有"用药轻灵、圆机活法"的临床风格，而近现代医家如祝味菊、李可等则擅用重剂等，对于此，书中总结得出"重剂有其功，轻剂有其妙，大小剂量两相宜。"且列举了古代医家医案对小剂量、大剂量的不同应用及作用规律，这也表明了病、证、方、药的量效关系的研究和探讨并不是如今中医学届才有的，该书进行了系统挖掘整理，结合实际进行了总结分析以期找出动态规律和辩证化标准，这在如今种种客观因素存在的情况下，无疑将会对中医临床面临的量效关系的辩证性、个体化、动态观的实践要求产生重要的积极的影响。

2. 提倡煮散，节省有限中药资源

书中积极提倡煮散，这对节省有限的中药材资源、保护生态环境、最大限度提高药材利用度及临床疗效具有良好的现实意义。煮散既保持了传统汤剂的特性、遵循中医理论的基本原则，又以其特有的节省药材、煎煮时间短、有效成分煎出率高等优势运用于临床，势必为今后中药煎煮法所青睐。在当前医药资源匮乏、药价上涨明显的状况下，仝教授提倡煮散，并进行了积极探索和应用推广，这是顺应现今我国经济社会和中医药事业发展的时代要求，将对中药的剂型改革以及完善不同药材加工方法的标准体系具有积极的推动和完善作用。

3. 古今合参，构建科学方法体系

仝小林教授领衔的团队积极进行了方药临床合理用量科学研究方法体系的构建探求，分别从《神农本草经》到历代本草中有关中药剂量的规定、中药临床应用剂量现状与权威剂量规定的矛盾、中药权威剂量规定与现代临床用量的矛盾等方面进行了综合分析，深入探讨，提出了中药临床合理剂量的科学方法体系的初步构想，对于方药量效关系基本规律的科学阐释，中药剂量与安全性、标准化、有效性的关系的正确处理，中医临床疗效的标准化确定，中药材利用度最大程度的提高，都将具有重大意义，这将是方药量效学的科研方法学的一个里程碑，具有承前启后的时代意义。

总之,《方药量效学》的问世,将给中医方药量效关系的标准性、系统性、辩证性研究提升一个新的台阶,同时为中医药现代化研究提供重要的量化标准和依据,随之兴起的"方药量效学"也必将成为中医药基础与临床研究需遵循的重要新兴学科,使得中医理论体系更加科学而完善,使我们充满生命力的中医药学得到不断继承与创新的发展动力!

《刘晓鸿养生功法》序

汉代名医华佗指出"人体欲得劳动,但不当使极平,动摇则谷气得消。血脉流通,病不得生,譬如户枢不朽是也"。这就是说身体要活动,但不宜过累,身体活动有利于人体新陈代谢,血液循环得以流通,所以不易生病。即"人欲劳其形,百病不能成"。中国养生学的重要思想之一,就是坚持自我锻炼,保持阴阳的平衡与经络气血的通畅。但要坚持锻炼,必操之法行之有效且简便易行。青年中医保健专家刘晓鸿一直从事保健功法的研究与实践。在本书中介绍的"临床常见病的自我保健功法"及"养生保健三十法",简单易学,通俗易会,且易于见效,它不需任何器械、药材,不讲究特定的时间、环境,不依赖他人,每个人只要通过常年操练就能达到宣通气血,疏通经络,改善周身气血循环,提高自身免疫力和未病先防的功效。同时也可以调整人体失调的机能,祛瘀化滞,减轻和消除因组织破损而带来的病痛,促进人体组织损伤的修复而达到祛病延年的功效。

晓鸿天性淳厚,有很好的品德与文化修养,受其家学的影响,自幼勤奋刻苦,习医同时,得高人指点,习武行功,功力深厚,并在继承传统中医理论和实践经验的基础上苦心钻研、大胆创新,不断地向众多名老中医潜心求学,在二十多年的临床实践和担任国家领导人保健工作中,不断总结完善,形成了一整套独特的"未病先防""治未病"的理论体系和保健方法。这套保健方法和治疗手法能有效地缓解和恢复人们在日常生活中所积累下来的身体和心理上的疲劳,在提高人体免疫力和抗衰老方面颇有成就。临床上晓鸿对治疗慢性疲劳综合症、肿瘤、顽固性失眠、中风后遗症、胃肠疾病以及颈肩腰腿痛等慢性病、老年病的康复保健都有独特的疗效。

"人身流畅,皆一气之所周通,气流则形和,气塞则形病"。相信晓鸿介绍的这套养生功法一定会在当今全民健身运动中起到很好的指导和帮助作用。是为序。

含英咀华　见微知著

——品读岳冬辉博士《温病论治探微》

《温病论治探微》一书，是教育部霍英东教育基金会青年教师奖获得者、长春中医药大学岳冬辉博士编著的一部力作，新近由安徽科技出版社出版。知名的温病学专家、南京中医药大学马健教授为之作序，给予了很高的评价。一书在手，首先映入眼帘的，是庄重典雅的封面设计。玫瑰紫色的基调下，上页淡墨山水与下页的浓墨色块虚实对应，纵向的双鱼尾内大字书名与多列小字的简介内容贯通上下，组成了一个阴阳互通、博古融今的现代中医图式，既体现了中华传统科技文化的内涵和底蕴，又体现了现代中医稳重厚实而不失灵活变通的品质与审美，突出了本书以历史脉络为线索研究温病学的思路与方法。

中医学对温病的认识由来已久，积累了丰富的防治经验。但从商周典籍关于"疫"与"温疫"的记载，到《黄帝内经》伏寒化温与运气致疫理论的发萌，先秦两汉以至晋唐，温病皆隶属于伤寒范围；经过两宋金元时期的变革发展，温病始脱离伤寒的藩篱；至明清时期，才逐步总结出了一套系统完整的理论体系和诊治方法。该书从源流发展、代表性医家、防治方法和流行性感冒研究四个方面谋篇布局、归纳整理，分上篇《温病源流与发展》、中篇《历代医家对温病的认识与诊治经验》、下篇《温病的防治策略与治法》和附篇《流行性感冒现代研究思路与方法》四个篇章，为人们提供了一个全面系统地了解、学习和掌握中医温病学理论体系的新视野、新角度，颇有新意。

温病学在中医学发展史上占有重要的历史地位，其理论体系的形成具有里程碑的意义。该书上篇《温病源流与发展》，分"初起认识""逐步发展""深入研究""成熟完善"四个时期来论述，对温病的形成发展历程及其相应时期的学术发展水平，做了较为深入的考察、梳理和研究。这四个时期分别对应的是先秦两汉、魏晋隋唐、两宋金元和明清时期，不同于现代《温病学》教材中"战国隋唐萌芽阶段""两宋金元成长阶段""明清形成阶段"和"新中国成立以来的提高时期"的四期划分，是一种创新的提法，独辟蹊径，也比较符合客观的历史进程，有一定的合理性。四期的论述详略有别，重点放在温病学作为独立学科形成的明清时期，尤其对以吴又可为代表的温疫学派和四大温病学家叶天士、薛生白、吴鞠通和王孟英为代表的核心学派作了详细精当的解说。

温病代表性医家的学术经验，是温病学理论的核心内容，是温病学认知与实践的鲜活体现。中篇《历代医家对温病的认识与诊治经验》，从生平事迹、时代背景、代表性著作、创新提法、特色理念、辨治思路、治法创方、用药特色、主要成就和社会影响等各个层面，对历代14位代表性医家的学术思想和诊治经验做了较全面的梳理和总结，如庞安时的寒温分治，刘河间的火热致病论和寒凉泻火之治，张凤逵的暑病论治，吴又可的温疫学说，周扬俊的温、热、暑、疫之辨，戴天章对瘟疫、伤寒的辨识和运用，杨栗山治疫从大运辨温寒入手，余师愚从运气论疫、强调君相二火加临变衍，吴鞠通的三焦辨证体系，雷少逸论治时病的寒温合一、新感伏气并论，柳宝诒的伏气温病观，张锡纯的伤寒统治温病和温疫以"毒"立论，程门雪的寒温统一观和温病用苦寒的见解，王乐匋的寒温并重并用与护阴化湿泄热之治，各家观点和辨治异同互见、各具特色。一代又一代的医家不断地辩论争鸣、取长补短，不断地交流碰撞、渗透融合，新旧理论不断更替变革，学术内涵不断拓展深化，辨治方法不断改进提高，有力地促进了温病学理论认知和临床辨治水平的提升。中篇既承接上篇，对温病学发展历程作了补充和说明，又开启下篇，对温病的临床辨治做了铺垫和引导。

温病学的防治方法与方药运用，一直有效地指导着临床实践。下篇《温病的防治策略与治法》包括治疗与预防两方面。该篇首先阐述了温病的治疗策略，认为治疗策略的确定是选择治疗方案的关键，应注意审因论治，辨明病邪性质；据证论治，确定证候类型；兼顾邪正，察明邪正消长；详审标本，辨明本证兼证；因人施治，注意体质差异；知常达变，灵活掌握病情。在辨证治疗上，辨分温病的病因性质、病机变化及其规律，总结归纳出泄卫透表法、清解气热法、和解表里法、祛湿清热法、通下逐邪法、清营凉血法、开窍息风法、滋阴生津法、扶正固脱法、温病外治法及兼夹证治疗等11种温病常用治法，内容详实具体，理论阐发有深度，临床应用有广度，既系统全面又切合实际，更有作者深刻的理解和切实的体会，于临床颇有参考价值。

附篇《流行性感冒现代研究思路与方法》包括"流行性感冒中医学研究概述"和"中医药防治流感病毒实验研究概述"两部分，系统研究了流感的临床诊治、理论探索及其防治的生物学机制，对包括SARS和禽流感等烈性传染性流感在内的温病，均有了较全面的认识，是作者主持国家自然科学青年基金项目研究的同时，对近年来流行性感冒的现代研究进展所做的系统回顾与总结，具有一定的现实指导意义。这种从文献整理出发，又能结合中医临床与现代实验研究的科研思路，正是研究中医学不同学科所应遵循的，以此更能将中医学理论与实践系统化，体现了融会新知，与时俱进。

温病尤其是急性外感热病，发病急、传变快、病情重，危害性大，从2003年的SARS流行到2009年甲型N1H1流感疫情，从近年来国内一直存在的禽流感疫情到国际上艾滋病的一直存在，从以往的非洲疟疾疫情到今年非洲埃博拉疫情的爆发，烈性传染性疾病不断地威胁着人类的健康和生命，人类根除和控制原有传染病的速度，已经远远跟不上新发致病微生物发病传染的速度。使传染病防治再次成为全球医学界共同面临的新挑战，而中医药防治传染病的优势正日益受到国际医学界的关注。中医温病学的理论、防治方法和方药运用特点，是历代温病学家的医学思想精华和丰富临床经验的凝练和结晶，归纳、总结、整理和研究温病诊治理论和方法，对于现代传染性和感染性疾病的有效防治，有着十分重要的指导意义和价值。岳冬辉博士在长期潜心于《黄帝内经》及其五运六气学术研究的同时，更是用心研究温病学领域的学术问题，潜心钻研、静心琢磨、用心思考，在温病学学术源流、历代温病医家的学术思想、温病防治经验与方法、方药运用规律等研究上深有造诣，发表了一系列有分量和具有独到见解的学术论文，深得同行的好评，现又由博返约、取精用弘、提纲辑要、把握要领，编撰出版温病学研究专著，同中析异、辨明其微言大义，科学地辨析历代各家温病学思想理论、学术经验、防治方法、用方用药的细微之殊，显示出了较为深厚的学术功底和理论水平。

综观全书，其视野开阔、见识深邃、功底扎实、致用确切、思维新锐的特点颇为突出。

著者从历史学的角度，追溯源流，对温病的发展做了细致划分及系统梳理。对于各个时期的介绍，均征引相应时代的医学名著有关温病的论述为证，并对相关论著所涉及的温病认识作了总结概括。其所涉历史年代纵跨数千年，涉及历代众多医家医著，而能不为一家之言所囿。见其视野之广。

书中对每位医家的学术特色均作了归纳总结，异同互见，表述客观。如明张凤逵氏，所著《伤暑全书》仅两万多字，书中亦仅论及暑病，但其对前人"寒毒藏于肌肤，至春变为温病，至夏变为暑病"明确提出异议，认为暑病"皆是暑火所感而成，与冬之寒气毫不相涉"，为明清医家完善和系统化的温病学说奠定重要基础，且张氏生卒早于吴又可，而《伤暑全书》行世也早于《瘟疫论》。著者将《伤暑全书》作为温病专书之始，不无道理。见其识力之深。

书中综合"六经辨证""卫气营血辨证"和"三焦辨证"思路，梳理归纳出十一种温病常用治法和兼夹证治疗，各法之中，审因辨性、辨证分型、邪正标本、对应方证、所用方药、配合运用、注意事项等，是吸取了众多医家应验之法，屡验之方而得出，法中有法，法中寓方，方中有变，因证制宜，很切临床实际运用，为临床诊治温病提供具体准则，对初学者而言颇切实用。由此见其致用之切。

就著者对所选每部温病学著作的总结和评价而言，其能将各医家医著置于所在时代环境中去认识，而非以今视昔，苛责古人，难能可贵。如治暑病名方"清暑益气汤"，向来有"东垣清暑益气汤"和"王氏清暑益气汤"之分，致后学者时有困惑。著者对此二方的认识，推崇当代新安名医王乐匋经验之言，认为二方区别关键在于辨别"暑热"和"暑湿"之偏重及素体因素的不同。这一认识颇为深刻，见其功底之实。

对众多医家著作里药物、方剂的运用，采用数据挖掘方法和频次统计，来归纳分析其处方用药特点，如通过对周扬俊《温热暑疫全书》中所用方剂使用频次的统计，得出清热剂是治疗温热暑疫病最常用的一类方剂，全书四卷均可见清热类方剂，说明温热暑疫病变过程中最易出现热证，同时佐证了《伤寒论》中温病"发热而渴，不恶寒"和后世温病学家称温疫之邪为温邪的论断。由此见其思路之新。

医学乃"至精至微之事"，《温病论治探微》一书之所以冠名"探微"二字，推测其目的就是要探索温病学微妙之理、察知温病学的微细之殊。纵观古今中外，一切知识和学问的难点，不在于察其大体、辨其迥异，而在于善识微妙精义、洞察秋毫之末，包括温病学在内的中医药学当然也不例外。而要做到这一点，需要医者长期地专注于某一学术领域的研究和实践，方能逐渐"炼"就一双能够辨别真伪、辨识微殊的"火眼金睛"。清代医学家程钟龄在《医学心悟》中明确指出："殊觉此道精微，思贵专一，不容浅尝者问津，学贵沉潜，不容浮躁者涉猎。"难能可贵的是，本书编著者潜心斯道近10年，在温病学领域练就出了这样一双善于辨识的慧眼。同其他各项事业一样，中医的未来需要有志有为的青年一代。值得欣喜的是，小荷已露尖尖角，接天映日会有时。在当代中医学术界，有一批像岳冬辉博士一样的中青年才俊正在脱颖而出，他们思接源头，思维活跃，视野开阔，脚踏实地，又富有创新精神，善于知常达变，显示出了长江后浪推前浪的强劲势头。我们有理由相信，中医药学术后继有人、传承发展有望矣。

《壶天秉烛》序

安徽中医药大学第一附属医院主任医师，全国首批老中医专家学术经验继承工作指导老师胡翘武先生乃医林之耆宿、新安之英才。今值胡老先生百年诞辰之际，其哲嗣胡国俊主任等整理其学术和临床经验，撰成力作《壶天秉烛》。当是于杏林学界非常有意义和价值的学术研究成果。

昔人有云。"不为良相，即为良医。"诚以济人为急。相之良则安天下，医之良则自乡而国，罔不获济。其中虽隐与显有殊，而名闻于一时，眼前收效，是亦君子之所以用心而不敢忽视也。第操是术者，非探其奥旨，有以洞见肺腑，讵可轻为尝试！先生家学渊源，幼承庭训，诵四书、读五经，文史弥笃，稍长医宗家传，复得师承，更兼力学，弱冠即悬壶皖南，以济世活人之验而卓然成家。先生于岐黄生涯七十余载中，潜心取法经典，广览百家，孜孜不倦，躬身践行，学验精深，誉满杏林，于新安医学更是承扬有加。我在八十年代初涉猎新安医学之际，曾经通过家父的介绍，先后有过与先生的几次接触和请教，深知先生秉承新安医学，尤精于中医内科疑难病证及外感热病之诊治，善融古训与新知于一体。其后在拜读先生的学术与经验总结中，益见其医道之高明与不凡。我近期反复拜读《壶天秉烛》后，更知其论病则切理餍心，源流俱澈，绝不泛引古书；用药则随证化裁，活泼泼地，从不蹈袭成方，于其"食古期乎能化，裁制贵乎因时"中见出先生的独到风格与特色，很值得效法和借鉴。

先生于内科病证中强调脏腑辨证，重视燮调阴阳、活泼气血。先生认为祛邪同时，合理地调补脏腑，促进其本身功能与祛邪药物共同发挥最大效应，对增强疗效，缩短病程，预防复发等可收到事半功倍之效。于外感热病中，重视将伤寒与温病学术融为一体，擅使伤寒六经与温病卫气营血、三焦辨证有机的结合，尤重视舌质、舌苔、舌形变化之观察，急重病证善大剂频投，一日两剂，四次分服，常挽狂澜于既倒，救险恶于顷刻。认为长江两岸湿热居多，然湿热之邪又最易伤阳耗阴，故于清热化湿法中时时顾护阴阳；审证入微，不放纤毫，擅捕独处藏奸之症；用药轻灵，讲究一药多用，尤重药味及剂量之增减，常于轻描淡写中屡建奇功。

先生主张辨证与辨病相结合，但仍强调辨证论治是中医疗病取效的关键。他认为辨病用药一定要与辨证论治相一致，才能相互协同、提高疗效，否则易致事与愿违。如五味子之降转氨酶，只适用于肝肾阴虚或湿热症状不明显者。若湿热壅盛，或热毒内蕴者，纵有暂时之降酶效果，但移时必会反弹，且临床症状益加，后果不堪设想；其他如降脂、降压、降糖之辨病用药也易犯与五味子降转氨酶一样的毛病。

先生崇尚实践，厌恶空谈，在躬行验证与随证临床之中，发现一些峻猛攻伐之品并非皆如书本上所言的那些危言耸听之毒副作用：如泻肺峻药葶苈子不但可用于体质虚弱之人，于小儿也无所禁忌，且大量重剂之止咳平喘利水消肿、改善心肺功能作用尤捷。曾自嚼吞服20克也无任何不良反应；另如蜈蚣于类风湿关节炎治疗中，原体焙研吞服，其祛风镇痛之效远优于煎剂；鲜车前草洗净捣汁，熬服，其清热凉血作用明显增强，是治疗小便尿血的最佳方药；还有一些被药典视为反、畏之药，经其反复的运用并特作临床验证也未发现有反、畏之毒副作用。如本书之"人参不怕五灵脂"一文就是最好的说明。先生选用《冷庐医话》疳门《证治准绳》"集圣丸"为实验方药，十五年中运用此方疗治小儿疳疾，并验证人参与五灵脂的"相畏"关系，如法配制成丸药不下五十剂之多，不但所治小儿皆获痊愈，而且无一例出现不良反应。在繁忙临床诊疗中，如此重实践、厌空谈、自身试验、亲身制药的老年中医工作者，诚难能可贵。

先生对脾胃病之调治，除宗仲景、东垣及天士之甘温益气清润等法外，尤重新安医家吴师朗《不居集》之"理脾阴"学术，认为不但补东垣之不逮，且与叶氏"养胃阴"之法也相得益彰，脾阴及脾阴虚之病机之所以易被忽略，实因长期囿于"脾为阴土，喜燥恶湿"，"太阴湿土，得阳始运"之学说，强调脾虚之证必虚其阳，虚其气，故健运脾土之法皆宗，"脾喜刚燥"之药，临床医家大多喜温中补气刚燥之剂。殊不知脾有气阳之虚，更有营阴之亏。当洞悉明察胃有虚实寒热偏颇之不同，脾有气阳营阴偏虚之异差，故先生在论治此等病证时，皆能宗各家学术，辨症结之所在，求虚实之真谛，恰到好处地使虚者得补，实者得泻，使中土之恙在得平则安中日渐康复。

先生一向谦逊和蔼，平易近人，对病人如亲人，对学生同子徒，深得病者与学生们的爱戴与尊敬。先生几十年如一日地除丰学自身的同时，一刻也未忘启迪后学。他深知中医成才慢、成才难，在中医后继乏术、乏人的当下，如何能使岐黄之术继承发扬，新安医术后继有人，这是他经常为之思考的问题。在繁忙紧张的工作之余，他还将自己的临床经验、学习心得、读书体会，一字一句地记录下来，以期为传承岐黄、振兴中医、提携后学做出自己的学术贡献。他分门别类的医事笔记不下百万言，著有《中医临证三字决》《老中医经验集·胡翘武专辑》《橘井一勺》等书，并在国内中医期刊上发表多篇学术论文。几十年来，经他师承带教不下数十位学子，皆早已名噪一方，造福一隅。子女中有五人皆为新安传人，目前均在临床一线为民服务，且皆有成就。次子胡国俊先生现为我校第一附属医院中医主任医师，国家级名老中医，南京中医药大学兼职博士研究生导师，其国家级名老中医工作室正着手整理胡氏学术思想及临床经验。本书《壶天秉烛》为其即将付梓之一本，其后尚有《杏林耘耪》《肺恙求真》等专著也将相继问世。胡国俊先生之子胡世云原由我校毕业后考上广州中医药大学博士研究生，现为广东省中医院主任中医师，在中医临床领域已有颇深的造诣。诚可谓薪火相传，胡氏医学后继有人、新安医学承扬有望。是为序！

《新安医学临证求真》序言

　　中医药学是中华民族在繁衍发展过程中形成的独特科学体系，也是中华民族几千年积淀的宝贵文化遗产。安徽北有华佗，南有新安，是中医药的重要发祥地，而从新安江流域这片文化土壤中生发的新安医学，更以其鲜明的地域特色，深厚的文化底蕴，丰富的临床经验，卓越的理论贡献，在中国传统医学发展史上产生了重要的影响，是极具代表性的一大地域性医学流派，后继门人桃李天下，薪火相传至今。

　　新安医学的发祥地古徽州，风景如画，自然生态环境得天独厚，蕴藏着丰富的中药材资源，由于四面崇山峻岭的阻隔，形成了具有相对独立性的区域医学与文化。新安医学始于宋，盛于明清，迄今已有800多年，它以歙县、休宁、祁门、绩溪、黟县、婺源为核心区域。自西向东的新安江，是横贯其中的主要水域，其西北以黄山山脉与长江水系为邻，其东南以天目山脉和白际山脉与浙江、江西两省接壤，延绵数百里与千岛湖接通。徽州、杭州山水相连，属钱塘江水系上游的新安江，加上一条由徽州先民开通的徽杭古道，成为徽杭经济、文化联系的纽带。因深厚的文化底蕴是其形成的基础，天然的药材地理环境是其形成的条件，雄厚的徽商经济是其发展动力，牢固的家族世医是其传承纽带，新安医学不仅成为徽文化的重要组成部分，而且伴随着徽学的兴旺而发达。

　　新安流域历史上医家众多，人物荟萃。明代汪机所开创的新安医学"固本培元派"，对浙江的赵献可和张景岳、江苏的缪希雍和李中梓等医家的学术思想形成均有直接或间接的影响，起到了一定的促进作用，对后来的孙一奎、徐春圃、吴澄、程杏轩、汪付护等新安医家学术思想的形成和发展均有直接的影响。

　　清代喉科医家郑梅涧《重楼玉钥》，其子郑枢扶著《重楼玉钥续篇》，立"养阴清润"治疗方法，创"养阴清肺汤"治疗白喉病，在喉科学上形成了郑氏父子倡导的养阴清润派。至今，歙县郑村的"南园、西园"喉科，"一源双流"闻名全国。

　　清代程国彭著《医学心悟》，倡导"八纲辨证"，首创"医学八法"，对中医学辨证论治体系的补充完善作出了积极贡献。他所创的"止嗽散""消瘰丸"诸方备受世人推崇。

自北宋以来，名医世家崛起，世医家传三代以上乃至三十代的共有63家。如名医张扩首传于弟张挥，再传侄孙张杲，历经三代，约130年。歙县黄孝通于南宋孝宗时，御赐"医博"，历经二十五代，代不乏人。其后兴起的新安王氏内科、西园南园郑氏喉科、吴山铺程氏伤科、休宁舟山唐氏内科、梅林江氏妇科、蜀山曹氏外科等都以医学世代相传，名声远扬，经久不衰。明清两代讲学盛行，新安名医徐春圃在北京发起组织了"一体堂宅仁医会"，开展讲学活动，交流学术，钻研医理，切磋技艺，是我国最早的医学学术团体，成为新安医学学术兴旺发展的一个重要标志。

近年来，中医学界十分重视新安医学流派的继承弘扬，做了很多有益的工作，如搜集文献资料，整理出版新安医学古籍著作，并相继成立了新安医学研究所，新安医学研究中心，建立了中医学术流派传承工作室和新安医学文化馆，并举办多次"新安医学论坛"等学术研讨会。芜湖市中医院的全国名老中医郑梅生主任，治学严谨，潜心临床近40载，在中医防治心血管疾病方面积累了丰富的经验，善于运用中医理论指导临床，擅长治疗高血压、冠心病、心律失常、难治性高血压、心衰、动脉血管硬化等疾病。她临床之余，带领学科团队，十几年来深入民间，挖掘整理新安医学流派治疗高血压、心血管疾病的古方、秘方，筛选出治心血管疾病的有效方药，研制出多种中药院内制剂。继而深入到新安江流域，访医采药，了解新安医家临证方药，求真务实，对其学术思想进行梳理和归纳总结，编撰了这部《新安医学临证求真》医著。他们一方面对新安医学进行挖掘、整理和研究，深入探讨新安医学文化内涵、核心理念和价值观念，进而从临床角度对中医药疗效和地道中药进行精辟分析，既有引人入胜的医案医话，又有新安医家简廉验便的临证方药，目的在于使流传了800多年的新安医学重放异彩，展现其独特魅力，并按照中医临床评价体系与标准去评价、去发展，通过临床实践进行科学研究，体现其临床疗效和特色。

全书上篇为新安医学的学术特色，主要介绍新安医家形成的文化渊源及学术传承，列举了历代医家、名医世家和近现代医家学术成就，对新安医学的学术特色，进行理论探索与创新，临证实践探索与创新及新安医学的精神特质进行解析。下篇为新安医家用药特色，概要阐述了新安医家临证用药风格，关于本草的发明，以及医贵变通、药在合宜，重视药材选择、炮制的中医思想，让人们了解新安医学这门古老医学的渊源与贡献。具体阐述每一味药的形态、采摘、炮制、性味、功效、临床应用、新安医家临证用药、新安医家病案举例及作者的心得体会。

我认真拜读全书之后，受益匪浅，倍感欣慰！新安医家在长期的临床实践中，积累了丰富的临床用药经验，创立了许多行之有效的名方。如新安医家中对本草进行全面研究者，首推明代医家陈嘉谟的《本草蒙筌》。李时珍在《本草纲目》第一卷的开头，专门列出了自己曾经参考过的历代本草文献，其中陈嘉谟的《本草蒙筌》赫然在目，并评价本书"颇有发明，便于初学，名曰蒙筌，诚称其实。"方剂学发展史上第一部方论著作出自明代新安医家吴昆的《医方考》，该书精选临床各科常用方剂780余首，对每一方剂的命名、组成、功效、方义、适应证、用药、加减应用、变通得失、禁忌等等，详加考释与辨析，是一部理、法、方、药具备，完整而又系统的方论专著，开创了方论之先河，促进了方剂理论体系的形成，对后世中医方剂学的发展产生了重要而深远影响。如今芜湖市中医院高度重视对中医传统的继承和发展，尤其是对新安医学临床与用药经验的挖掘研究和传承弘扬，做了大量的工作。这本书集中展现新安医家的临证用药特色，临床经验总结，见解深刻，内容丰富，特色鲜明，切于实用，相信对中医临床、科研、教学均有很好的参考价值。是为序。

厚德济生先读书

——荐读《中国古医籍整理丛书》

西汉刘向曾有一句名言："书犹药也，善读之可以医愚。"

书籍是人类精神文明的遗产，读书明志、读书修德，读书可以提升境界，净化心灵，陶冶情操，健全人格，多读书可以形成志存高远的理想和抱负；

书籍是一所没有围墙的大学，读书明理、知书达理，读书可以启迪智慧，拓宽视野，丰富知识，增长才干，多读书可以养成不平凡的思路和胸襟。

"鸟欲高飞先振翅，人求上进先读书"，青年学子要想成就一番事业，唯有孜孜不倦地读书，认真扎实地做学问。但人类书籍浩如烟海，读书做学问，要有所选择、讲究方法。一是书籍的选择。精读的书不在多，宋初宰相赵普半部论语治天下。从古到今流传下来的经典著作，是经过时间的淘筛留下的精华，是先贤前辈智慧的选择，是祖先留给后人最优质的遗产，可以根据自己的需要选择精读。二是如何读。有些书思想原理往往深奥难懂，不可能都引人入胜，读通读懂并非易事，必须专心致志，列出计划、限定时间，久而久之就能啃出个中滋味来。带着问题去攻读无疑是一个好方法，每次围绕一个中心议题，反复读，慢慢地就会生根、开花、结果。三是要处理好博与专的关系。"读书万卷始通神"，朱光潜先生说过，世上没有孤立绝缘的学问，不能通则不能专，不能博则不能约。在现代，多读书、广涉猎，文史哲、数理化、天文地理，要有一个系统的知识结构，有了全面深厚的根基后再专注于某一学科，才能得心应手、游刃有余。当然博学也不是漫无边际，术业有专功，研究目标越专越好，不可迷失方向。四是把握"得鱼忘筌"与"书读千遍"两法的辩证运用。陶渊明好读书、会读书，"得鱼忘筌"，"不求甚解"，其主要目的，在于掌握书中的精神实质，为己所用；但对于专业性基本功训练的内容，我的体会是要反复诵读，口诵心惟，咀嚼烂熟，透入身心，所谓"书读千遍，其义自见"。即使是年少时囫囵吞枣，其实也已存于心里，日后某一时刻，触景生情，就恍然大悟了。我年少时背诵的中医经典，后来在实践中突然就顿悟了，感觉就像是穿越千年与古代圣哲心灵相会一般，那种美妙真是无法形容。五是做学问要养成"不动笔墨不读书"习惯。攻读典籍要做笔记，随笔记下，所谓"六经注我，我注六经"，日积月累，积少成多，成就自然天成。

中医学成才，重视"读经典，融各家，跟名师，做临床"。而博览医籍是中医成长成才最根本的路径之一。中医药古籍作为学术与经验的知识载体，承载着丰厚的历史和文化内涵，凝聚着中华民族特有的精神价值、思维方法、医学理论和实践经验，体现了中华民族充沛的文化创造力，不仅对于传承中医药学术具有不可替代的历史价值，更是现代中医药科技创新和学术进步的源头活水和根基所在。

为了奉献给世人一个完整的中医古籍体系，2010年财政部、国家中医药管理局设立了"中医药古籍保护与利用能力建设项目"，在全国各地发掘和精选了四百种近60年未曾出版的古籍，交由中国中医药出版社策划编撰《中国古医籍整理丛书》，内容涵盖了医经、基础理论、诊法、伤寒金匮、温病、本草、方书、内科、外科、女科、儿科、伤科、眼科、咽喉口齿、针灸推拿、养生、医案医话医论、医史、临证综合等20个门类，跨越唐、宋金、元、明以迄清末。鸿篇巨帙，内容翔实，蕴含有大量防病治病的理论与经验；底本上乘，绝大多数是第一次校注出版，一批孤本、稿本、抄本更是首次整理面世；校勘权威，一批德高望重的专家学者以深厚的学术功底，勘误纠偏、去伪存真，精勤不懈、精心打磨，最大限度地保持了原书风貌；设计典雅端庄，朴素大方，突出中医特色，结合中国传统文化元素。这批珍稀古籍具有很高的保护利用、学术研究和临床实用价值，对于展示中医药文化的丰富内涵和独特魅力、强化中医药的血脉传承，对于弘扬民族精神、提高中华文化的软实力、增强中华民族的凝聚力和创造力，都有积极的促进作用。我极力建议中医学子在耕耘学术、提高素养的过程中，要根据自己的需要精选几本加以专心通读，潜心钻研，用心参悟，日积月累，一定会有无限的受益。

"书不尽言，言不尽意"，读书意在探索未知，重在追求真知，贵在经世致用。我们既要专注书本又要躬身实践，知行合一，活学活用，有所发现，有所发明，有所创造，达到读书的最高境界。

亲近书籍，与文明相伴；阅读经典，为人生奠基。让我们在书的世界里，展开梦想的翅膀，穿越时空的隧道，与古今中外的大师们对话，并最终加入到大师们的行列中去。

融新安医学之精华　集痹病研究之大成

——《中医痹病学研究丛书》读后

中医药临床重点学科的建设，一方面需要提高临床水平，同时也需要提高学术水平。由安徽中医药大学第一附属医院刘健教授领衔总主编、十余名风湿病学专家主编的《国家中医药重点学科中医痹病学研究丛书》，日前由安徽科学技术出版社正式出版发行。丛书包括八个分册，共约210万字，每个分册自成体系。本丛书重点突出临床实用性、科学性和中医药优势，着力体现新安医家治痹经验的挖掘、总结及应用，使本丛书更具地域特色，是一套全面反映风湿病古今学术观点和当今中医诊疗最新进展的大型学术丛书，更可作为国家中医药重点学科学术建设的一个重要成果。

《风湿病新安医学探源》揭示新安医家对痹病病因病机的独特见解，从痹病理论及治痹方药两方面对其详细剖析。并首次采用现代信息技术对新安医家治痹常用方药进行数据挖掘分析，总结了新安医家的治痹遣方用药规律，凝练了新安医学治痹之精华。

《风湿病中医临床思维》对风湿病的中医临床思维方式、模式、规律进行研究和探索，有利于提高风湿病中医诊疗水平，为促进和提高风湿病临床、科研、教学水平及理论知识提供参考。

《风湿病从脾论治研究》探索痹病从脾论治的理法方药和现代文献研究现状，为痹病从脾论治提供理论支持，为临床和科学研究提供借鉴。

《风湿病中药研究开发》结合中药现代药理知识，对治疗中医痹病的中药研究和开发进行总结与探索，并展望了治痹中药在药理、药学、药效、毒理等研究与开发的新思路和新方法，为开发治痹中药提供了范例。

《风湿病中医临床保健》重点突出了临床实用性和科学性，体现了中医药在风湿病的临床保健与康复方面的特色和优势。

《风湿病中医临床实践》对现代中医风湿病学科的新理论、新知识、新方法进行了系统全面的总结，为促进和推动中医风湿病学临床水平的提高提供了重要的参考。

《风湿病中医名词术语》对中医痹病名词术语进行了规范化探索，为中医痹病学科建设打下了坚实的基础，对促进痹病学科规范、有序的发展，使其走向世界起着重要作用。

《风湿病名医诊疗经验》为新一代年轻的风湿科临床医师继承前辈宝贵经验、扩展临床思路、提高诊疗效果提供了帮助，有利于提高中医风湿病的诊治水平。

纵览全书，本套丛书具有以下几个方面特点：

（一）鲜明的新安医学特色：新安医家治疗痹病临证用药独具风格，立方简洁精纯，严谨周密，变化灵活，大有经方法度。本套丛书从文献理论角度详细阐述新安医学医家对于痹病病因病机的认识、治疗痹病的辨证论治和循证施药。作者从古代新安医学理论出发，根据临床应用实际，分析出痹病从脾论治特色，这既是对新安医学理论的传承，也是对中医治疗痹病理论的飞跃，这对于新安医学的继承和发扬具有重要意义。

（二）系统的基础理论研究：本套丛书中的风湿病中医诊疗思维、风湿病从脾论治探讨、风湿病名词术语释义等部分，着重从理论研究出发，论述风湿病病因病机、证候诊断、辨证论治规律、转归预后规律，从中医学理论基础、中医临床思维原则角度系统阐明风湿病的理论。痹病系统的基础理论研究对中医痹病学科的内涵和外延具有完善作用，为学科理论体系的建立积累了丰富的理论资料和知识，这对于痹病学科建设长足发展具有促进作用。

（三）科学的临床实践规范：随着中医痹病学学科的不断发展，痹病学临床医疗研究越来越严谨，在多中心开展合作、实施统一的治疗模式，本套丛书对于提高中医痹病临床诊疗水平具有重要意义。本套丛书系统详细地介绍了常见风湿病的病因病机、诊断标准、临床治疗标准的制定。在具体运用中遵循参悟病史、审证求因、谨守病机、病证结合、三因治宜等临床规范，对中医风湿病临床诊疗进行思考，重点突出临床应用中的科学性和规范性，体现中医药在临床治疗风湿病方面显示独特的优势和潜能。

（四）较高的临床应用价值：本套丛书在介绍临床知识同时，还进一步探索中医风湿病的临床保健、康复知识及治疗痹病的效验方，丰富了本套丛书的阅读范围。本套丛书不但以本专业的风湿科临床医师、研究生等为读者对象，同时对其他医务人员、中医院大中专在校学生、医疗科研人员、甚至是普通患者亦有一定的参考价值。本套丛书从文献到临床、从理论到实践、从医学到药学、从治疗到保健，内容丰富，操作性强，具有高效的实践应用价值。

刘健教授作为国家中医药重点学科痹病学科的带头人，一直刻苦钻研，善于思考，勇于实践，勤于总结。他在坚持开展中医临床和研究的同时，善于继承新安医学的学术与经验，承担了国家科技支撑计划等多项课题，取得了一系列关于痹病的研究成果，在同行中很受好评，是很有发展潜力的中青年临床学科带头人。本丛书集中医痹病研究之大成，系统总结了中医痹病学的文献、临床、基础、药学、康复、保健之研究成果；融新安医学治痹之精华，全面挖掘了新安医家的治痹经验、方药及医案，并创造性地将新安医学的治疗理论应用于现代风湿病的诊疗过程中，指导临床实践且进行了系统深入规范的研究。既有其深度，又有其广度；既有理论探讨，又有经验总结。本套丛书无疑是一部承前启后、继往开来的学术巨著，必将对我国中医痹病学科发展产生深远的影响。

《杏林拾穗》序言

　　徐经世先生是我非常敬重的老师。他当年为我们主讲《中医内科学》，指引我们学习门径的情形历历在目，时时在心。他医德高尚，医术精湛，平易近人，金针度人，始终深受同行和百姓的好评。我一直在内心期待着能有一本系统介绍先生传承世家、严谨治学、精研临床、巧妙用药的医书问世，用以传承学术、传授经验，播惠杏林。恰值先生行医60年之际，由他倾心指导编著的《杏林拾穗》一书终将付梓，这是安徽中医药学术之幸事，也是先生多年来的愿望。

　　徐氏祖籍安徽巢县黄麓，书香世家，至其祖父徐恕甫则以医鸣世，为民国年间合、巢两地名老中医，因其医术精湛，厚德广施，深得合巢百姓尊崇与赞誉。生于世医之家，继受家中崇文精医之熏陶，先生自幼即饱读经史典籍，从祖父研习医家经典，由文入医，博览历代医理方伎之书，奠定了坚实的国学国医功底。20世纪50年代，为响应国家发展中医药事业的号召，安徽省卫生厅广邀省内医林名宿协同成立"安徽省中医进修学校"（即学校前身）。徐恕甫先生因德术并重，被聘为研究员，从事中医教学及临床诊疗工作。徐经世先生亦一并被推荐入校系统学习，毕业后留校执教，教学相长，使其对中医理论的理解，对各家学说的领悟更胜以往，于临证审因，处方用药已初步形成自己的风格，成为当时我省中医界中青年队伍里的佼佼者。

　　先生数十年来，坚持勤求古训，博采众家，虽身居巢庐，却学秉新安之旨趣，于中医经典和新安医家程钟龄、叶天士诸名家之著作用功尤勤。强调尊古而不泥古，继承与创新并重；注重"集思广益，贵在实践"，精于疑难杂症的诊治。在临证施治上有自己的独到见解，他认为"临床之难，难在内科"，"杂病论治，注重于脾"，脾胃之强弱又取决于肝胆之制化。在脾胃的调理上，主张一要掌握证治规律，明晰脾胃的生理特性，遵循"理脾守东垣，和胃效天士"之旨，在具体治疗过程中须掌握"补不峻补，温燥适度，益脾重理气，养胃用甘平"的原则；二要掌握方药的选择，治疗用药既不能克伐太过，有伤脾胃，又要适度掌握方药配伍及剂量大小，针对不同病情，常以平和多效方药，并采用双向调节，以达到脾胃升降平衡，五脏即随之而安。正合景岳"善治脾胃者，即可以安五脏"之言。

"圆活变通",是先生在方药把握上的精妙之处。他认为治疗用药在于心悟,既要抓住主要矛盾,又要综合权衡,统筹兼顾,效成法而不拘。尤其于药对之宜,生制之异,唯求协同以增其效,制约以矫其偏。

对于日渐增多的疑难杂症,先生皆能以中医辨证施治为着力点,细察其病邪之峻厉,或正气之不支,或宿疾兼新病,或内伤兼外感,明辨虚实寒热,而不拘于西医诊断之病名。强调辨证清晰,分型合理,立法严谨,处方用药则参以数十年经验,坚持"病千变,药亦千变"的原则,但其"变"则本于疾病之因机,而非漫无边际。选方用药则采取"调养""调节"之法,又注重把握变方与守方的关系。他认为疑难杂症多半病势缠绵,治疗不可操之过急,只要辨证无误,方药切中病机,就不必轻易改弦更张,而应守法守方,缓以图之。鉴于疑难病症机因复杂,在用药上往往超出常规,另辟蹊径,取以"兼备"或"反佐",正如古人"假兼备以奇中,借平和而藏妙"之说。

先生勤学多思,精研医理,临床不辍,善于总结创新。20世纪80年代即提出"'尪痹'非风论",其观点被诸多学者所认可和引用;近年所研制的"消化复宁汤""止咳宁""复方凤尾冲剂"等,经过反复临床应用,为胆胃疾病、顽固性咳嗽、尿路感染患者解除了临床痛苦,其组方皆被列入医院制剂。

先生始终关注中医药的传承与发展,摈弃门户之见,在繁忙的诊疗之中编撰了《二十世纪中国百年百名临床家——徐恕甫》一书,将其祖父遗存的大量医案医论加以发掘整理,飨之杏林,对我省名老中医经验继承和发扬起到积极推动作用,并获2006年中华中医药学会首届中医药传承特别贡献奖。先生被遴选为全国第二、三、四、五批名老中医药专家学术经验继承指导老师,将自己数十年学验毫无保留地传授给带教学生,深得学生钦服与爱戴。

60年医路历程中,先生始终秉承"医德为本,病人至上"的行医准则,以自己精湛技艺解除了万千患者的痛苦,却不慕名利,甘于清贫,退休后始终坚持在附院"名医堂"坐门诊。先生常说医生就要直接为广大百姓服务,只有通过扎实的临床工作,才能积累更为丰富的经验,解决更多病患的痛苦。如今先生已年届八旬,仍业志不减,依然保持旺盛的精力与极大的热忱坚持每周2个半天的门诊,并且担任着2名国家级名老中医学术继承人和多名省级中医学术继承人的临床带教工作,将其毕生精力献给了病人和中医事业。

2008年先生已着手将自己几十年临床积验整理编撰成册,并于2011年由安徽科技出版社出版问世,读者反映良好,同行高度评价。已被评为安徽省科技成果三等奖。但先生仍感前书有未尽之意,遂携学子再辑新案以为之续,此即本书创作之由。书中以实录形式将先生临床杂病证治经验完整再现,让读者更为直观形象地了解其诊疗思路和用药技巧,医者若能深研,必大有裨益于临床。

  为人、处事、治学、行医,唯有精诚者,才能达到广受敬重的境界和高度,先生是有大境界的人,是精诚之良医,启悟之良师。如今先生又有《杏林拾穗》一书付梓问世,必将成为流芳千古之好事,播惠九州之良书。是为序。

一本注重学生能力培养的好教材
——评王忆勤教授主编的规划教材《中医诊断学》

《中医诊断学》是中医学专业重要的基础课程之一,对学生中医诊断基本知识、基本技能、诊断思维模式的培养起到了重要的桥梁作用。上海中医药大学王忆勤教授长期以来一直致力于教学改革和教材建设,她继案例式《中医诊断学》教材获得成功之后,最近主编的全国高等中医药院校"十二五"规划教材、国家精品课程主讲教材《中医诊断学》更是颇具特色,很受欢迎,值得关注。

本教材主要分为诊法学和辨证学两个部分,在诊法学当中,主要侧重于获取临床信息,并对所采集的信息进行病机分析;辨证学则着重于证候的辨别。两个部分的内容又并非独立,而是相互渗透、相互联系的,且本教材注重前后内容的一致性与联系性。将本教材与以往教材作比较,我认为有以下几个特点:

一、表述的规范性

1. 诊断的规范化　对于疾病的诊断,给出规范化的诊断标准,如第13页对于"中风",作出了明确的定义,"是指突然昏厥,半身不遂,语言謇涩,口眼㖞斜,偏身麻木为主要表现,并具有起病急,变化快,如风善行数变特点的疾病。"

2. 病名的规范化　本教材规范了病名,并且能做到前后一致,如第14页在"脱发"中不仅提及"斑秃"这一病名,而且明确给出"脂秃",并将其定义为"头皮发痒,头发油腻、多屑、易落而头发稀疏,甚至露出光亮头皮,称作'脂秃'。"又如,教材第26页将"脑漏""脑砂""脑泻"统归于"鼻渊",把原先复杂多样的病名尽可能地统一起来。

3. 引用原文出处的明确标注　本教材十分重视对于所引用的原文,标注出明确的出处,如"至虚有盛候""大实有羸状"两句,明确标注出自《内经知要》,又如《格致余论》中有"肥人痰多""瘦人火多"两句,亦作明确提出,这一点与以往教材相比较,可谓是一种进步,能够将原文出处明确标出,有利于初学者方便快捷地返回到原著作,从而更加便于理解和掌握原文的意思,并且增加了学生的阅读兴趣,也提高了学习的效率。另外,对于篇幅较大的文献,本教材还明确出二级标题,如P6"得神者昌,失神者亡"一句标注出出自《素问·

移精变气论》、"问而知之谓之工"出自《难经·六十一难》，对于平脉的生理变异则引自《医宗必读》中"脉法心参"部分等，诸如此类，不胜枚举。

4. 字、词、句、标点的规范化使用　本教材重视字、词、句及标点的规范化使用，文字描述更加简练，能做到详略得当，对于基本知识、基本理论的解释或阐述避免了冗长、赘述，使得学习者阅读和理解能够更加轻松。标点符号的使用则更加规范化，尤其是引号和省略号的恰当使用。

二、内容的全面性

1. 引用原文的完整性　本教材注重引用文献的完整性，对于所引用的原文尽可能地保持其某一句话或某一个观点的完整性，如第40页关于舌诊的意义引用的《临症验舌法》中的舌诊与杂症的关系，与虚实、脏腑、阴阳的关系，以及对于危难杂症、妇科、儿科的关系："凡内外杂证，无一不呈其形，著其气于舌……据舌以分虚实，而虚实不爽焉；据舌以分阴阳，而阴阳不谬焉；据舌以分脏腑，配主方，而脏腑不差，主方不误焉。危急疑难之顷，往往无证可参，脉无可按，而唯以舌为凭；妇女幼稚之病，往往闻之无息，问之无声，而唯有舌可验。"可谓细致详尽。又如以往教材对"有诸内者形诸外"仅此一句，本教材则完整地反映出来："欲知其内者，当以观乎外，诊于外者，斯以知其内。盖有诸内者形诸外，苟不以相参，而断其病邪之顺逆，不可得也。"并指出该句出自朱丹溪之言。如此之处甚多，一方面避免了断章取义之弊，一方面又便于原文前后的对照联系，给学习者提供了诸多便利，使寓意的完整和全面性得到比较充分的体现。

2. 补充说明的内容　本教材在以往教材的基础上，增加了相关内容，使得《中医诊断学》的内容更加丰富，更符合时代特征，更具有适应性。如第105页在病性辨证内容中增加了"毒""毒证"的辨证方法，并从"病因学"的角度出发，将其含义归纳为4点："某些具有强烈传染性的特殊病因""某些有毒性作用的特殊病因""邪盛病重之证""外科疮疡类疾患"。这一部分内容的增入可谓填补了中医辨证尤其是中医病性辨证之不足，将以往不便于归类的病证恰当的补充到中医诊断学中来。另外，中医学的现代研究中，对于"毒"的认识亦是越发的重视，并将"毒"与临床各科疾病相联系，尤其是与中风、心血管疾病联系，这其中有"毒损脑络""毒损心络"等新兴学说的创立。因此，对于这一部分内容的增入，使得本教材更具有时代特性，更能够适应于现代临床。其他补充的内容有多从原教材内容基础上，加以补充者，如第15页"狮面"、第21页"关节畸形"、第25页望排出物内容中新增"望涕"、第45页"辨鼻鼾"、第46页"辨振水声"等，均是在原有内容基础上新增者，使得教材内容更加充实丰富，也使教材更具全面性。另外，教材第53页问诊中在原来"十问歌"基础上自编了新的"十问歌":"一问寒热二问汗,三问疼痛四头身,五问饮食六问便,七问情绪八睡眠,九问妇女十问男,十一儿科皆全占。"能够将问情绪、问男科体现出来,恰当地与本教材的内容安排相衔接。

三、结构的系统性

1. 行文结构的安排　本教材总结以往教材的内容,在此基础上进行整合,将行文的结构安排的更为合理,条理更清晰,系统性更强,如望诊中将"望小儿指纹"并没有单独提出来,而是安排在"望肢体"部分中等等。

2. 辨证方法　本教材诊法学内容中关于辨证方法主要就是从病性辨证和病位辨证两个方面进行介绍,病性辨证则介绍了寒热辨证和虚实辨证,在虚实辨证当中将以往的气、血、津液辨证,病因辨证的内容融合其中,并增加了"毒证"的辨证;病位辨证则介绍了以往八纲辨证中的表里辨证以及脏腑辨证、经络辨证、六经辨证、卫气营血辨证、三焦辨证等内容,既有以往教材作为基础,又有自己的创新之处,不脱离以往的教材,又不囿于以往的内容。

3. "神乱"的分型　本教材第6页将"神乱"分成五种类型,即"烦躁昏谵型""恐惧焦虑型""狂躁妄动型""精神抑郁型""神昏抽搐型",这五种分型,既是对望诊中"望神"内容的补充,又是将"神乱"这一部分知识进行系统的归纳总结。

四、概念的准确性

1. 对各证型进行精简,并对各证型的概念及辨证要点进行补充和完善,与原版比较,证型及其概念与辨证要点更加明确,且保持了全书的统一。第117页肺与大肠病辨证中将原先的证候类型凝练成10种,保留了与脏腑密切相关的证型。

2. 本教材恰当地结合现代医学知识,在一些问题的诊断方面提供了具体数字的表述,有助于客观化诊断标准的建立,同时也为生理病理的规范提供了准确性的依据,如身体质量指数BMI的引入、不同阶段小儿头围的正常值、颈项活动的角度(第19页)、关节的活动度范围等等。

五、形式的新颖性

本教材在纸质教材的基础上配有数字课程,内容包括有教学设计、名词术语、学习辅导、视频与动画、图片、音频、典型案例训练、习题、拓展资源等。使得更加形象、直观、生动地说明问题,既便于教学也利于学习。既可以提高学生的学习兴趣,又可以培养学生的实践能力。

每一章节都配有学习辅导,是对该部分内容的概括和总结,方便于学生课前的预习及课后的复习。

名词术语，是将该部分内容中所涉及的专业性术语以中英文对照的方式加以整理总结，显得一目了然，另外，也是对中医诊断学内容中名词术语的规范。

对于文字表述难以明确的，则配有相关图片，有的则在图片的基础上配有音频、视频及动画，可以说图片是对文字描述的补充说明，如望色、望舌等，图片补充了文字描述的不足，而文字表述则是对图片的完善的说明。对于涉及的具体的声音，尤其是闻诊中"听声音"部分的内容，在加入音频以后，学生可以听到切实的喘、干咳、咳声低微、咳声紧闷、咳嗽、哮、虚喘、有痰咳等声频。遇到一些晦涩难懂的基本理论的讲解时，往往配有动画，用动画与音频结合来描述，既容易理解又不显得枯燥乏味。另外，具体的诊断操作过程，如按诊，则结合现代医学的检查手段与方法，用视频的方式呈现，将原本字面上的内容，生动地表达出来，不仅便于理解，更便于记忆，还可以有效地提高学生的动手能力。在辨证方法的章节中，将病位辨证中各种证型的辨证要点，全部以动画的形式展现出来，与以往仅仅只有纸质教材说明问题相比较，大有裨益。另外，临床上对于病史的采集也是通过与患者的沟通所得到的，配有动画之后，既显得生动形象，又能够贴近于临床实际，更容易被学生接受，提高了兴趣，同时也可以让学生轻松理解与记忆，对于学生诊断思维模式的培养起到重要的作用。

每一章节都配有习题，可以让学生及时考核对所学内容的掌握程度，而典型案例训练则可在理论知识的基础上，进一步提高其分析问题与解决问题的能力。数字课程中适当地增加了拓展资料，可以让学生对目前中医诊断学的相关研究有一定的了解和认识，拓宽了学生的专业知识。

总之，本教材的编写，遵循了中医诊断学的教学规律，体现了理论与实践紧密结合的教学理念。在吸取以往《中医诊断学》教材经验的基础之上，注重基本理论、基本知识、基本技能训练，诊法部分重点在于介绍望、闻、问、切四诊的知识；辨证部分则从病性辨证和病位辨证两个部分进行讲解，这其中，病性辨证又融合了八纲、病因、气血津液辨证；病位辨证则主要辨别的是脏腑辨证和其他辨证。尤其是本教材积极探索教学方法和形式的改革，配有数字课程，与纸质教材的内容有机结合，相互呼应，是对纸质教材的重要补充和扩展，突出了中医诊法技能强化训练与临床辨证思维训练，有助于提高学生发现问题、分析问题的能力，同时也有助于提高中医诊断学直观、形象的教学效果。未来的医学教育，更加注重学生的能力培养和思维训练，相信本教材的出版和使用必将对于提高学生的临床实践能力发挥重要的作用。

《针灸治疗学》序言

针灸治疗学,是运用中医基础理论和经络、腧穴、刺灸法等基础知识来研究针灸预防、治疗疾病的一门学科。它属于临床实践性很强的课程。如何让学生更好地掌握临床实践技能,有两条途径可寻:一是尽可能多地让学生亲临实践,二是尽可能多地给学生介绍前人的经验。

医学临床实践的真实记录是医案。学习医案是探索前人辨证立方之技巧,拓展自身临床诊治之思路,提高临床疗效的有效捷径。总结历代一些中医大家的成才之路,重视医案的研习是成才的重要因素之一。近代名医张山雷指出:"医书论证,但纪其常,而兼症之纷渲,病源之递嬗,则万不能条分缕析,反致杂乱无章。惟医案则恒随见症为迁移,活泼无方,具有万变无穷之妙。俨如病人在侧,謦咳亲闻,所以多读医案,绝胜于随侍名师而相与晤对一堂上下议论,何快如之!"晚清医家周学海说:"宋后医书,唯案好看。不似注释古书之多穿凿也。每部医案中必各有一生最得力处。细心遍读,是能萃众家之所长矣。"这些论述其实都反映了一个核心论点,医案学习是掌握医学实践技能的一个最佳切入点。

20世纪初,哈佛大学首次提出了"案例教学法",即围绕一定培训的目的把实际中真实的情景加以典型化处理,形成供学员思考分析和决断的案例。通过案例教学方式利于学生的独立研究和相互讨论,利于使枯燥乏味的课堂授课变得生动活泼,利于课堂上师生之间的双向互动交流,更利于提高学生的分析问题和解决问题的能力。因此,此类教学方法很快成为当今世界教育界的主流方法而受到广泛重视和应用。

在中医教学过程中,从医案入手进行临床治疗学的教学一直是老师们最常探索的教学方法,这与当今世界主流教学方法是不谋而合的。然而,一直以来,与这种先进教学理念相匹配的相关中医教材建设却一直尚未引起充分的重视。今有幸得读由上海中医药大学刘世敏教授、吴焕淦教授与安徽中医药大学胡玲教授共同主编,全国多位针灸学专家共同参与的《针灸治疗学》案例引导教材,感到非常高兴。此教材的最大创新点就是紧扣"案例导引",从典型案例分析入手,各科病症皆按案例、主症分析、诊断与鉴别诊断、辨证分析、治疗方案等条例,遵循临床治疗规律一环扣一环地进行编写的,最后还附有按语,进一步介绍相关的"病证识别""疗效特点及影响""预后和调养""古代经验"内容。教材所举医案皆具有一定的典型性和合理性，具有举一反三、触类旁通的作用，有助于学生从各个方面对所学理论加以理解，引导学生从中得出正确结论。这种创新性教材编写是一个值得进一步提倡的有益探索，对中医教学的改革发展具有积极的意义。

总结此教材的特点，我认为以下几方面尤其值得关注与肯定：

第一，重视辨病与辨证相结合。教材认为："当今的中医临床，强调传统辨证与现代辨病分期论治相结合，以提高疗效，缩短疗程，减少副作用，降低复发率，并努力避免医疗纠纷与事故。'辨病'作为'辨证'的辅助手段是十分必要的。"的确，很难想象一个对颈椎病抑或高血压，甚至脑炎、脑肿瘤都没有了解的医生，会对"头痛"这一上述疾病过程中普遍出现的常见症状能有卓越的疗效。其实针灸学作为中医药领域与时代发展联系最紧密的学科，从西医学传入中国的最初阶段就与西医概念中的"病"的治疗相结合，头痛一证的治疗若能立足中医理念同时，延伸至对高血压、颈椎病、脑血管疾病的调治视野，这利于提高针灸治病的层次，拓宽针灸的适应范围。将针灸治疗辨病与辨证的有机结合过程，是学科与现代科技发展接轨的尝试过程，也是针灸现代化、国际化的大势所趋。所以本教材开篇第一章第一节既是"辨病与辨证"，并努力尝试探索"在近代最新疾病分类学的统一基础上结合中医学从实践中积累的丰富治疗经验，建立起一套中西医融会贯通的诊治方法"。

第二，有机融汇中西医诊断方法。重视贯通中西医诊断是本教材的特点之一。在每一病症条例下，现代医学的"诊断与鉴别诊断"与中医的"辨证分析"内容相举并重。如：头痛一证的现代医学诊断，强调首先要分清是原发性头痛与继发性头痛，还是仅仅作为其他疾病的症状之一。同时介绍针灸临证中常见的功能性头痛疾病"偏头痛""紧张性头痛""丛集性头痛"的临床特点，最后提醒一些有针对性的鉴别诊断检查：诸如颈椎X线平片、经颅多普勒及血脂等检查，以排除血管性头痛的可能；对头痛剧烈者，根据情况可行腰椎穿刺脑脊液检查，以排除颅内感染。总之，充分借助于现代高科技手段，来有效地弥补针灸临床诊断技术层面的不足是必要的。科学技术突飞猛进，人们越来越享受高科技带给人们的便利，医疗行业受惠最著。针灸学科作为中医治疗领域中与现代科技联系最紧密的学科，没有理由在辨证过程中远离高科技。知己知彼，方能百战不殆。

第三，立足于传统，坚守针灸技术特色。在明确中西医诊断基础上，坚守中医诊疗技术。纵览本教材编写框架可见，突出的还是"以中医为纲"的特点，不仅在上篇主要介绍了"针灸配穴处方""针灸治疗作用""针灸治疗原则"等针灸基本理论，下篇所列的各科病证基本都是临床上针灸治疗的优势病种或特色病种，足见编者们的用心之处。每一病证下都尽述中医病因、辨证分析，治疗上一律采用针灸方法，随证选取针灸的系列疗法，包括针刺、灸法、温针、火针、头针、耳针、穴位贴压、腕踝针、三棱针、拔罐、电针、穴位注射法、脐疗法、皮肤针、穴位割治法、捏脊法、药熨、穴位激光照射法、小针刀、芒针、指针、梅花针等等特色疗法。尤其是，每一病证下都附有"古代经验"文献选读，以加强学生追本溯源的意识。

第四，圆机活法，知常而达变。师古而不泥古，是对学生入门学习的基本要求之一。知常，就是要了解掌握针灸配穴处方的基本选穴原则、配穴方法、治法种类的选择，尤其是每一病症的基本处方。达变，就是要掌握随症加减、灵活变通的本领。本教材在每一病证下都附有按语，此内容最能反映编者们的临证功底和独到之处。如何用精炼的语言总结辨证及临证要点，如何能精确地分析"疗效特点及影响因素"，其水平一目了然。如头痛的疗效特点："取决于头痛的原因和类型，功能性头痛的针灸疗效优于症状性头痛。其中，紧张性头痛的疗效最好，神经性、血管性头痛的针灸疗效次之，脑膜受刺激或占位性病变所致的头痛针灸疗效最差。"这显然是临证经验的总结。在介绍影响本病针灸疗效的关键因素基础上，进一步介绍辨证加减取穴的方法，头痛"以通络止痛为基本治疗原则。选穴上注重辨经选穴和辨证选穴相结合，根据头痛的不通部位，循经选穴。""一般而言，巅顶部痛（厥阴头痛）常选百会、通天、正营、阿是穴等；前额部痛（阳明头痛）常选印堂、头维、上星、阳白、阿是穴等；后枕部痛（太阳头痛）常选天柱、风府、后顶、阿是穴等；侧头部痛（少阳头痛）常选率谷、太阳、曲鬓、阿是穴等。各型头痛还可结合经脉循行，选择肘膝关节以下的特定穴配合使用。"这样纲举而目张，有规矩而利成方圆。

医学是与时俱进的。在当今科学文明以日新月异高速发展的社会，人们在期待什么样的中医针灸大家呢？现代社会还能照模照样地翻版出华佗、张仲景、朱丹溪、杨继洲等古代名医吗？在多元的当今社会，作为高等中医院校教育模式下培养出来的大规模中医毕业生，将成为面向医疗市场、治病救人，以实用技术为主导的一线临床主流中医临床工作者。成为中医大家是不应该以拒绝接受现代高科技为前提条件的。传统中医学科需要发展与提升，靠什么？当然要靠那些能够博古通今、贯通中西，而又能走在学术潮流最前沿的、同时对弘扬传统文化有一种使命感的人。"登高而招，臂非加长也，而见者远；顺风而呼，声非加疾也，而闻者彰。"只有站在时代巨人的肩上，我们的视野才能更加辽阔。

虽然说，本教材编写涉及的一些具体细节内容还有待进一步商讨与完善，但有一点是肯定的，那就是本教材把握住了教育的规律，把握住了时代的脉搏。既有继承性，又有创新性。值得推介，值得关注！

《寒温统一纵横》序言

我与作者蔡六保医师的相识，是缘于2011年8月在安徽黄山召开的全国第三次中医学术流派交流会议上。他的有关寒温合论方面的研究论文引起了专家的关注，我们将其收录在全国第三次中医学术流派交流会《论文汇编》中的"经典学术研究"范畴内，并请其在会上做了重点发言和学术交流，受到了与会者广泛的好评。古往今来，寒温争论，各有见地，互相发明。但仁者见仁，智者见智，始终未能见到能被大多数中医学者认同的寒温统一性专著。而作者首先将现代医学对热性病的分期方法，即"病之初、中、极、末"四期的辨证方式和将《黄帝内经》中"因其轻而扬之；因其重而减之；因其衰而彰之"的三大治疗法则应用于寒温统一的思路中，我通篇读后觉其不无道理。其观点，既有继承，又有发挥；言简意赅，条理清晰；独具特色，承前启后；切合临床，颇为实用。

这次作者将其近30年的潜心钻研所撰写的学术著作《寒温统一纵横》即将由人民军医出版社出版之际，多次诚恳邀请我给予指导，并撰写"序言"，为此我颇感一些压力。所言恐有不当，但又却之不恭。为了继承发扬光大中医药事业，鼓励他和年轻的学子们在中医学术领域辛勤探索并能形成一些有价值的研究成果，我欣然答应了他的要求。

蔡六保医师潜心中医临床与研究多年，习医经历中，曾经得到安徽著名老中医陈可望先生的指导，因而从一开始就打下了很扎实的中医功底，其后在对中医系统的学习和研究中，又逐步形成自己的心得和体会，并在临床实践中不断有新的经验积累和独到见解。本专著是其勤奋钻研所取得的学术成果。全书主要分成上下二章，第一章为"总论"，分别论述了"伤寒"与"温病"的异同和寒温统一的必要性；以及"伤寒"与"温病"的起源、发展、趋势，并且指出寒温统一的重要性；又对伤寒"六经"辨证论治与温病"卫、气、营、血"及"三焦"的辨证论治做出了进一步概括性论述。第二章为"各论"，分别阐述了"伤寒"与"温病"的舌质、舌苔、舌觉的分辨和验齿、望舌脉的分辨；以及"伤寒"与"温病"的脉象分辨；为"伤寒"与"温病"的辨证论治提供了重要依据。同时对"伤寒"与"温病"中常见症状的鉴别诊断和临证治疗十大法的进行了收集和归纳，为"伤寒"与"温病"正确灵活的应用理、法、方、药，提供了可靠的保障。书后附有"寒温方剂汇编"，它主要包括方剂的来源和组成及主要参考书籍目录。前者为了避免临证辨证用药时出现差错，后者为了便于读者查找原著原文等。

书中有几种观点是作者独特的经验观察和规律总结，值得予以关注。

一、作者认为："伤寒"为病，是"保得一分阳气，可得一线生机"；与温病学派提出"养得一分阴，保得一分命"的观点有异曲同工之妙。八十年代早期，作者曾在治疗几例阴黄患者的过程，发现阳气不足问题突出，遂以茵陈术附汤类加减治疗，而获临床治愈。因此，在治疗阴黄过程中逐步体会到茵陈、附子不可少；若阳回则阴黄更易消退，恢复更快。正如伤寒学者郝万山指出："对于少阴寒化证的预后来看，总以阳气的存亡为判断预后的关键，阳回者生，阳亡者死，留得一分阳气在，便留得一线生机。"

二、作者认为，在外感急性热病的发展过程中"肌表"或"皮毛等的密切接触与"眼睛和"眼睛"之间的近距离对视，均可能被感染或传染等观点。作者认为，"杂气由口鼻入三焦"之论，还应包含人之"眼睛"及"皮肤"或指"皮毛"或指肌肤；例如西医的"流行性出血性结膜炎"是一种暴发流行的、剧烈的急性结膜炎，俗称"红眼病"。"红眼病"的传染性极强，只要健康的眼睛接触了病人眼屎或眼泪污染过的物品，例如毛巾、手帕、脸盆、书、玩具或门把手、钱币等，均会受到传染；作者进而认为在近距离的对视中亦会被传染或感染。例如在2003年"非典"肆虐的临床实践过程中有专家、学者观察到"非典"病毒可能由"眼睛"及"皮肤"或可指"皮毛""肌肤"感染而传播。所以，在中后期的防治"非典"的过程中，广大医务工作者均穿带多层防护服装以及中、后期还加戴防护眼镜等。

三、作者提出，夏季长时间在温度过低的空调房间享受或工作，或在冷库工作者等，因为他们缺乏中医的治未病的理念或健康的防护意识，所以均有可能患得"夏伤寒"，即麻、桂汤证。恰似冬季因气候反常变暖而有冬温汤证一样。二者区别是：一乃人为因素，一是非自然力量所能左右。它又与暑病挟有表寒之证，即冒暑，俗称"寒伏暑"或称"夏月伤寒"，有着本质的区别。前者"夏伤寒"可用麻、桂汤之类治之，后者"夏月伤寒"应治以疏表散寒，涤暑化湿。药如香薷、厚朴等，新加香薷饮为本法代表方剂。作者在临床上曾遇见多例患者，例如夏季产后因贪凉而患太阳中风证；又如若禀赋虚弱，在夏季常时间长期逗留于较低温度的空调房间或冷库工作的均更易患太阳伤寒证。伤寒学者郝万山曾指出："近年来发现，有些长时间在冷气场所工作的人员患外感病，也可能会出现太阳伤寒表实证的表现，用麻黄汤也有很好效果。"

四、作者认为，以"病之初、中、极、末"四期的辨证方式和将《黄帝内经》中"因其轻而扬之；因其重而减之；因其衰而彰之"的三大治疗法则应用于寒温统一形式中，既可以起到层次分明的作用，又可以达到执简驭繁的效果。作者希望通过寒温统一的标准化研究，有利于中医学教学、医疗、科研工作的广泛深入地开展；并且更有利于中医辨证论治方法的系统化、规范化。为外感热病学的发展作出了有益的贡献。

应该指出，中医学有关外感热病的辨证纲领虽然有《伤寒论》之"六经"辨证与温病学的"卫气营血""三焦"辨证的不同，但它们都是中医学理论体系的重要组成部分。张仲景《伤寒论》是当时实践经验的总结，对中医学的发展起着重要作用。而温病学的理论是以《伤寒论》的思想体系为基础的，温病学说的发展，则使急性热性病的理、法、方、药更为完备，实可补《伤寒论》之不足。二者之间是密切相关的，在临床实际运用上常可互相补充而相得益彰。伤寒与温病，虽然各自体系不同，但其研究的对象同是外感热病，只不过两种学说论述的角度不同，各有侧重，也各有其局限性。从其发展源流和临床运用来看，两种学说互补互通，它们都是以脏腑经络气血病变为基础，所采用的辨证方法，都是中医的望闻问切四诊方法。治疗上虽然各有侧重，但温病的治疗方药很多是从伤寒的方中演化和发展而来，而且在治疗温热病方面又有新的拓展和丰富，这些都说明两种学说是有其可趋于统一的基础的，也只有把两种学说有机结合，才能对外感热病的认识更为全面而完善。近代医家程门雪曾极力倡导寒温统一，认为"伤寒是基础，温病在伤寒基础上有较大的发展，在临证运用时应取两者之长，不要过于拘泥，不应相互排斥。"程门雪伤寒受师于汪莲石，温病得之于丁甘仁的亲炙，两学皆造诣精深。他以临床实践为依据，提出伤寒与温病融合，进而根据辨证而用其方的理念，在中医学界是很受认同。从这个角度看，我认为蔡六保医师在这一领域所做的潜心研究和思考及其在实践基础上总结形成的这一专著，应该说是学术渊源有自，理论切合实际，而且是很有学术意义和价值的。相信该书的出版有助于人们进一步深化对伤寒、温病两种治疗思路和方法的理解，并进而指导人们更合理而有机的加以结合运用会起到一定的借鉴和帮助作用。是为序。

用文化阐释医学 从经典解读文化

——王庆其《〈黄帝内经〉文化专题研究》述评

《黄帝内经》作为中医学的奠基之作,其学术和临床价值一直为中医界所重视,而上海中医药大学王庆其教授独具慧眼地从文化视角研究《内经》,其专著《〈黄帝内经〉文化专题研究》已正式出版发行。是书采用文献资料法、比较分析法、逻辑推理法,由明晰概念、分析字义入手,从哲学思想、思维方式、医学观念和人文精神四个方面,首次对《内经》文化内涵、文化渊源与价值、天人观、心身观、生命观、三才观、"和"文化、"治未病"思想、养生文化等做了深入系统的研究,读后深受启迪。在先秦两汉传统文化的时代背景下,结合文献、临床、实验研究成果和现实社会生活,审视和剖析《内经》文化的作用、地位和意义,是本书的主要特色,很值得关注。

一、论述了《内经》与诸子百家之间相互通应的关系

所谓中医药文化,作者认为其内涵是以中华传统文化为母体,解读中医学对生命、健康、疾病、生死等问题的价值观念、独特的认知思维方式、人文精神和医德伦理等。显然,以先秦文化为根基的《内经》,更是集中地反映这一点。生命议题是人类文化不能回避的中心问题,与《内经》同时代的诸子百家都有过深入的思考。是书追根溯源,围绕《内经》文化这一主题,介绍了诸子百家的探索,阐述了两者之间相通相合、互相呼应的关系。

《内经》与先秦两汉诸家都把人置于"天地人一体"的整体系统中来加以考察。在天人关系上,二者有惊人的相似之处:儒家有《中庸》"(人性)可以赞天地之化育"而"与天地参"之论,《孟子》由此提出尽心—知性—知天的"性天相通"说,《左传》还载有"民受天地之中以生"之论;道家有《老子》"人法地,地法天,天法道,道法自然"说,《庄子》进而提出"天人一也",认为"天地与我并生,而万物与我为一";而《内经》也有"天人相应"说,认为"人以天地之气生,四时之法成","人与天地相参,与日月相应也"。表现在世界观上,《周易》有天地人"三才之道",儒家有天时、地利、人和"三才观",道家有道、天、地、人"四大"说;而《内经》则有"上知天文,下知地理,中知人事"的医学要求。再具体一点说,如《荀子》有"制天命而用之"说,

《内经》有"人能应四时"说;汉儒董仲舒创建了"阴阳五行天人同构"系统,《内经》构建了"四时五脏阴阳"体系。

气是中国古代哲学的核心概念,作者详述了气的含义及其形成演变过程,在论述了《老子》"冲气"、《庄子》"通天下一气"、《论语》"血气"、《孟子》"浩然之气"、《荀子》"自然之气"、《管子》"气生万物"之精气、稷下学宫"道即是气"之精气、《易传》"统一万物"之精气、《左传》"六气"、《国语》"阴阳二气"、《淮南子》"形气神"、《春秋繁露》"元气"之后,指出诸子气说为中医学走出巫术的丛林、摆脱鬼神的阴影提供了理论依据。《内经》之气主要指宇宙的本原、构成万物的基本元素,与道家之说基本一致;但"正气存内,邪不可干"之说显然又是受到了儒家的影响,其人体"正气"与《孟子》"浩然之气"有某种内在必然联系。气作为本原又如何化生万物,《易经》认为"阴阳二气感应,万物化生",《老子》认为"一生二,二生三,三生万物",《列子》认为"有形生于无形,有形化为无形",《淮南子》认为"阴阳和,则万物生矣",《论衡》认为"天地合气,万物自生";而《内经》也认为"在天为气,在地成形,形气相感而化生万物""天地气交,万物华实"。在结合阴阳阐明气生万物的原理上,二者表现出了高度的一致性。具体到人,《庄子》曰"人之生,气之聚也。聚则为生,散则为死",《管子》曰"有气则生,无气则死,生者以其气";而《内经》也认为"天地合气,命之曰人""人以天地之气生""生气通天"。在生命起源的哲学解读上,二者同样表现出高度的一致性。比较而言,《内经》与道家更为一致;但《灵枢·寿夭刚柔》篇对人体阴阳刚柔不同体质类型的讨论,又与董仲舒"气禀人性论"颇相接近。

作者同时指出,诸子百家在病因和生死问题上的记述,同样与《内经》密切相关。殷商之后人们从现实自然因素中寻找病因,《庄子》有情志致病和过劳致病的描述,《左传》记载了医和提出的"六气病因说""女室说"和子产提出的"饮食哀乐说",《管子》《吕氏春秋》《淮南子》有外感邪气、饮食不当、地理环境因素和情志致病的论述,为《内经》摆脱巫医神术的束缚、客观分析病因提供了线索和切入点,而孔孟"中庸之道"对《内经》"生病起于过用"疾病观的提出也有一定影响。在生死观上,儒家重生,道家"观死",持"生游死归"的态度;而《内经》则融合了儒道两家的观点,认为"生长壮老已"是生命规律,主张养生以"尽终天年",并提出了"不治已病治未病"的观点。其"治未病"思想脱胎于先秦文化的忧患意识,《周易》有"安不忘危,存不忘亡,治不忘乱"之论,《内经》有"上工救其萌芽"之说。在养生观上,《内经》受道家的影响最大,其"顺应四时""恬惔虚无,真气从之""法于阴阳,和于术数"等论述,都能在老庄著作中找到渊薮;但节欲养生又最早来自《荀子》"以礼节欲"论,其"虚邪贼风,避之有时"和"气血以流通为贵"论,则是效法于《吕氏春秋》"知本去害"论和"流水不腐,户枢不蠹"说。

思维方式是文化的深层本质,书中还对《内经》整体系统思维、取象比类思维、辩证思维、灵感思维做了解读,充分展示了中华传统文化的独特魅力。其"天人合一、五脏一体"之系统思维,五脏与四时五方相协同,构成人与自然内外相应的五行图式,与诸子百家思维高度统一。其"候之所始,道之所生"之意象思维,系以时间象为本位,秉承了《易传》"立象以尽意"之思维,与象形、指事、会意、形声等六书造字思维也有关。其"藏象"一词即是从外"象"把握内"藏"本质之意,明显打上了"以表知里"思维的烙印。其"智者察同,愚者察异""揆度奇恒"之比类思维,既含有孔子"正名"别异之意,更与墨家、稷下学宫和《荀子》注重从实践去概括"类"相一致,但不同于《孟子》先验地规定"类"的概念;作者赞同"儒家今文五脏五行说是从中医那里拿过去的"[1]观点,但思维又是受到了《吕氏春秋》《易传》"类故相召""同气相求"的影响。其"人生有形,不离阴阳""动而不已"之辩证思维,既源于《老子》"万物负阴而抱阳""反者道之动"的启示,更源自《易传》"一阴一阳之谓道""变动不居"的高度概括。其"慧然独悟""昭然独明""若风吹云"之灵感思维,显然接纳了道家"虚静体道"的无念体验;而其"以意和之""藏之心意,合于心精"的直觉思维,则是对儒家"志意心悟"之有念领悟的继承。《内经》对人体运行周身之气的认识,有来自呼吸之气、饮食谷气的启示,也有茹毛饮血时代生物蒸腾热气的感悟,还有源于导引、气功之丹田运气之类的体悟。

医学是人学,要有人的温度,是书对《内经》人文内涵也作了充分表述。如何看待生命,《尚书》"惟人万物之灵",《春秋繁露》以人为"超然万物之上而最为天下贵",《内经》曰"天覆地载,万物悉备,莫贵于人",可见儒家与医家都发出了相同的声音。医乃仁术,《内经》认为"病为本,工为标",要求医者要"念其痛",设身处地为病人着想,必要时"闭户塞牖,系之病者,数问其情,以从其意",这显然是《孟子》"恻隐之心"的具体体现。《灵枢·师传》还明确要求诊治中要"入国问俗,入家问讳,上堂问礼,临病人问所便",要耐心地进行心理疏导,解除病人恐惧心理:"人之情,莫不恶死而乐生,告之以其败,语之以其善,导之以其所便,开之以其所苦,虽有无道之人,恶有不听者乎?"积极践行"仁者爱人"的思想,在人文关怀上表现出了与儒家的同质性。但在人生境界上,《内经》又持"恬憺虚无,精神内守"的人生观,完全沉浸于道家内心平和、物我两忘的"自然无为"之中。

《内经》大量吸收和融合了诸子百家的精华,并深深地植入中医学的骨髓之中。作者从为其引入骨架般的哲学思想、为其建立血肉般的医学观念、为其注入灵魂般的人文精神三方面，论述了《内经》为构建中医学理论体系奠定了文化基础。

二、阐明了《内经》独特的科学文化内涵

《内经》作为医学著作，在汲取百家争鸣的学术成果后，又做了实用理性的医学改造和创新[2]。是书进一步论述了《内经》在哲学命题上的科学探索和创新思维，分析和阐述了《内经》与诸子百家的不同。

"天人合一"是中国传统哲学的核心理念，作者赞同其原始含义是"指自然界和精神的统一"[3]、"是一种内心修养理论"[4]的观点，在论述了道家"自然之天"、儒家"义理之天"、墨家"主宰之天"以及"物质之天"与"命运之天"的区分后，指出《内经》与汉代黄老学派一致，天系指自然界，不是有意志的天，而是不以人的意志为转移的客观世界本身；其"天人相应"是指人与天地相应，但天地不能与人相应，与"天人合一"的原始含义不尽相同，尤与孔子的"天地人心"、孟子的"合于人生"迥然有异，更与董仲舒"天人感应""神人合一"有原则的区别。天地人同源，《内经》着眼于人体生命现象，认为人是天地自然的产物，人的生存与自然环境相适应，人体生理病理与日月运行、气象变化、四季昼夜、四方地理息息相关[2]，其"生气通天论""藏气法时论"蕴含有日节律、月节律和年节律等丰富的时间医学内容，其"四气调神大论""异法方宜论"还提出了因时、因地、因人制宜的防病治病方式，其"五运六气""谨候气宜"关于时空方位气候变化规律的探索十分微妙，甚至针灸还有"视天""司地""观人"的用针法则。这是诸子百家无法比拟的，其科学价值正有待深入挖掘。

先秦各家在论述天人关系时，并没有明确提出立论依据，言其然而未言其所以然，而《内经》则阐明了"人与天地相参"的根本原因在于天人乃同气所化。

《内经》之气与生命现象有非同一般的关系，与孔孟的伦理之气不同。《内经》将生命放在宇宙自然中来考察，儒家更多地将生命置于社会关系之中去考察。

《内经》之气与道家基本一致，而且都认识到气的运动性和活泼性，但《老子》没有进一步讲明气是如何运动的，而《内经》给出了答案："气之升降，天地之更用也。""天气下降，气流于地；地气上升，气腾于天。故高下相召，升降相因，而变作矣。"通过气的升降出入聚散运动，新事物不断孕育，旧事物不断消亡，自然界新陈代谢，整个宇宙充满生机。

一气分阴阳，气的升降出入，《内经》又是结合阴阳来说明的。《内经》和《易传》《黄老帛书》都有阴阳二气为万物始源的类似描述，但阴阳变化的规律

是如何发生的,先秦诸子没有作具体回答,《内经》给予了说明:"动静相召,上下相临,阴阳相错,而变由生也。"一体两面,结合阴阳学说对气的运动变化原理做了相互呼应的回答。

关于阴阳学说,《内经》有"阴阳者,天地之道也,万物之纲纪,变化之父母,生杀之本始,神明之府也"的著名论断,指出"人之有生,不离阴阳",又有阴精、阳气具体属性的分类,还提出了三阴三阳学说,以具体指导疾病的理性分析和治疗用药,较之于各家内容更广,思维更加缜密,理论更为系统化。另外,《内经》中相互依存的阴阳不是处在同一地位,有主有从,"阴阳之要,阳密乃固""阳强不能密,阴气乃绝"。这种以阳为主导的思想,也是诸子百家所未涉及的。

先秦诸子已将气与阴阳学说结合起来,而《内经》进一步融会了五行学说,有所谓"五运之政"论。《吕氏春秋》也有五行循环运动现象的描述,但未深入,《内经》则具体提出了两套自行调节的机制:一是正常情况下的五行生胜机制,二是反常情况下的五行胜复机制,后者是《内经》独到的见解。五行相生相克循环往复、自我调节,若有一行过于亢盛(胜气),动态平衡被破坏,按相克次序依次制约,最终引起受制一行旺盛(即复气),以制约其偏盛,"有胜之气,其必来复也",使五行复归于动态平衡,形成了"五行胜复"的反馈机制。可见,在五行运行变化机制的认识上,《内经》更进了一步,这是诸子各家所不能比拟的。"五行胜复"运用于病理分析上,《内经》又提出了五行生克乘侮理论,子复母仇,胜复反馈,"气有余,则制己所胜而侮所不胜;其不及,则己所不胜,侮而乘之,己所胜,轻而侮之",较好地解释了五脏病理传变这一复杂的医学问题。

在《内经》中,人体生命活动是通过气、精、神来体现的,而三者之中气为根本。严世芸曾指出,《内经》所确立的是"气、精、神"的生命观[5]。作者在严先生的启发下,明确提出了《内经》"气—精—神"的生命核心理论。

就生命的生成本原来说,与诸子百家截然不同的是,《内经》既有"天地合气生人"的哲学抽象,又有"人始生,先成精""精化为气"的医学认识。《内经》认为,人体生命的本原是"精"而非"气","生之来谓之精","两神相搏,合而成形,常先身生,是谓精",生命来源于男女交媾、两精相搏。其实诸子各家也都意识到这一点,如《管子》曰"人,水也。男女精气合,而水流形",《易传》曰"天地氤氲,万物化醇,男女构精,万物化生"。古人通过生殖繁衍的观察体验,认识到精为生命之源,是构成胚胎的原始物质。但当时诸子几乎一致地由此引申推导出阴阳交感合和、化生万物的普遍规律。无论《老子》《庄子》论精,还是《管子》《易传》《吕氏春秋》《淮南子》论精气,也无论是从人类生命起源的宏观视野出发,还是从个体生命诞生的微观结构谈起,其论精或精气都回归到了哲学的高度,汇流为万物本原的气。精、精气、气成为同一的哲学概念,包括《内经》中也有极少一部分宇宙本原之精的论述。生命之精,包括先天生殖繁衍之精在内,追溯其源,在生命起源、人类始祖诞生时,确实也是禀受于宇宙中的精气。但就人体层面而言,《内经》之气、精是有严格区别的。人一身之气由先后天之精所化生,并与吸入的自然界清气相融合而成,人的脏腑、组织、器官并不是人体之气所构成的,而是由精所化生的。

人体之气虽不是形体的构成本原,但却是人体生命的维系。是书在论述了气含义的演变、诸子各家对气的认识后,指出《内经》强调人和自然是气化的产物,气化是脏腑、经络、器官等机能活动的本质和核心。这就跨越了物质层面,直接进入并牢牢抓住了生命的运动变化层面进行探索。气究竟如何气化,《老子》有"冲气以为和"说,《庄子》有"人生气之聚散"论,但没有更具体明确的分析。而《内经》进一步提出形气转化说,认为"精化为气""气归精",而以气为主导,"余闻人有精、气、津、液、血、脉,余意以为一气耳",气是生命变化、发展的内在动力和原始动因,"温分肉""充身""荣四末""内注五脏六腑"。可见本书提出的"气-精-神"理论,并不是儒道两家"精、气、神"概念简单的顺序变化,而是有其深刻的内涵。《内经》进而阐述了人体之气升降出入以维持和调控生命进程的原理:"出入废则神机化灭,升降息则气立孤危。故非出入,则无以生长壮老已;非升降,则无以生长化收藏。"气的升降出入作为生命运动的基本形式,这是先秦诸子所没有论及的。

气是《内经》中出现频率最高的实词,书中共谈到180余种气;人体之气是一个具体的概念,分化为不同层次。《内经》结合哲学抽象作了推陈出新的科学改造,赋予了更丰富的医学学科内涵。[2]

精在《内经》中绝大多数时候指的是人体之精,包括禀受于父母的先天之精和从水谷中获得的后天之精,是构成生命的最基本物质。五脏藏精,肾又受"五脏之精而藏之",主导了"生长壮老已"整个生命过程。

神本意指神灵、天神,儒家"敬鬼神而远之",而《内经》对鬼神之说更持彻底否定和完全摒弃的态度,认为"道无鬼神,独来独往""拘于鬼神者,不可与言至德"。但《内经》又与《周易》《荀子》一样,保留了天神主宰的哲学内涵,"神"或"神明"泛指天地万物运化规律的外在显现,《内经》"阴阳不测谓之神"之说就直接取自于《周易》;更为重要的是,《内经》之神偏重于生命主宰之义,特指生命的功能活动和精神活动,狭义指人思维、意识、感觉、情感。其来源,《内经》认为"两精相搏谓之神",人体之神为精的产物,精足气华而生神;其居处,《内经》认为心主神明,五脏藏神;其作用,《内经》认为神统精、主气、协调五脏、调控生命活动。

作者在细致分析后指出,气为动力之源,精为物质基础,神为主宰之机,从生命起源来说统一于气,从生命过程起始来说统一于精,从生命主导作用来说统一于神,三者构成生命的内涵和基本要素;生理病理上呈递进关系,从伤神到伤气再到伤精,依次由浅入深、由轻至重,到伤精这一层次就伤及根本了。可见《内经》对形神关系的认识比诸子深刻得多。由宏观到微观、由抽象到具体,《内经》为传统文化注入了医学科学的内涵、活力和生机[2],其理性思考的工夫是诸子百家所未能达到的。

三、表明了《内经》参与和完善了中华传统基本哲学思想的构成

对生命的关怀是中华传统文化的基本精神,天人合一、气一元论、阴阳五行和以人为本作为中华传统哲学思想,本身就是以生命为出发点构建起来的。在人类文明早期,医学与哲学并没有明确的分野,《内经》以其独特的视角,参与了当时哲学领域一系列重大问题的探讨,具体论证、完善并参与了中华传统哲学的形成,成为中华传统文化的重要组成部分。[2]《内经》以"天人相应"说来诠释人的生理病理与自然的关系,充实了"天人合一"的哲学内涵。国学大师季羡林就把"天人合一"理解为人与自然的和谐统一[6]。《内经》认为,气是万物生成的原始根源和万物化生的内在动力,人和自然都是气交气化的产物,并提出了"肇基化元""揔统坤元"之说,为东汉王充将"气为万物生成中间环节"的理论改造为"元气本原论"[7]奠定了基础,也为明清最终贯彻和落实"气一元论"思想[7]提供了依据;而其"百病生于气"说,则可视为"气有常也有变"哲学思想的具体运用。《内经》认为,生命是阴阳二气所化生,"生之本,本于阴阳",病理上"阴胜则阳病,阳胜则阴病",诊断上"先别阴阳",治疗上燮理阴阳,"谨察阴阳所在而调之";阴阳二气又化生五行,五行配位五脏,生理病理上生克乘侮,全面完善和发展了阴阳五行的思维模式和理论体系,提高了阴阳五行的学术价值。而《内经》"病为本,工为标"的观点,可以说是儒家"人本"思想在医学中的具体体现。《内经》从天人相应整体观出发,以气为本体,以阴阳五行为结构模型,在构建中医学理论体系的同时,也丰富和发展了中华传统哲学广博的内涵。

中华传统文化气势恢宏、博大精深,《内经》功莫大矣。

四、结合实际论述《内经》文化的指导意义

为了更好地诠释《内经》文化的作用,是书还根据实际情况,或结合后世发挥,或结合现代研究,或结合医疗和生活实践展开论述。

是书在比较《内经》和诸子天人观的异同时,还引用了后世宋明理学"天人一理""天人一心"做比较,这就使传统学术发展的脉络更为清晰明朗了。论

述天人整体思维方式时，则借助现代人体科学"复杂巨系统理论"[8]等来加深印象，很有说服力。其说明"异法方宜论"，还结合环境地质学和地理医学知识来论述；阐述"必先岁气，无伐天和"的治则，则结合金元李东垣"冬不用白虎，夏不用青龙"、明代吴崑"用药必明乎岁气"等应用来加深理解，非常客观具体。作者还结合现代人类中心论[9]、生态环境的破坏、大自然的报复，畅谈《内经》"天人相应"的生态学意义；还结合现代"大生态医学"[10]、"天地人三才医学模式"[11,12]等学术探讨，来解说《内经》"三才一体观"的现实意义。

除了天人观外，"和"思想也是中华文化对人类的独特贡献。作者将《内经》"血和""卫气和""志意和""寒温和"的论述，概括为气血和（脏腑和）、心身和、天人和，指出疾病就是天人、身心、气血失调的结果，健康就是人体内外、气血、身心的和谐状态，这与世界卫生组织的健康新概念有异曲同工之妙。新健康概念就包括躯体和精神两方面的完好状态与良好的社会适应性。作者还结合现代社会竞争压力大、生活无规律、身心疲乏的状况，结合免疫学研究的成果，阐述了形神合一身心观的重要性。书中进一步结合当代医学界的焦点热点问题，譬如科技的异己化、生物医学的局限性、疾病谱的变化、医学模式的转变等，阐述了《内经》"和"文化的价值。

中华文化在思维方式上也有其独特性。作者指出，《内经》"动而不已"的思想，比希腊哲学家赫拉克利特"人不能两次踏入同一条河流"的思想更为精细。在论述灵感思维的创造性时，作者还借助清代医学家程钟龄"心学心悟"和吴鞠通"进而病谋，退与心谋"来解说，富有启迪性。在说明《内经》五行生克乘侮思路时，还结合《难经》"东方实，西方虚，泻南方，补北方""虚则补其母，实则泻其子"之说做进一步论证，显得更为明晰。《难经》《金匮要略》还不约而同地提出了"见肝之病，知肝传脾，当先实脾"的命题，五行传变学说也体现出了"既病防变"的治未病思想，这样的结合论述一举而两得。

治未病是医学的最高境界，《内经》162篇，开篇就提出了养生命题。作者结合唐代孙思邈"医分三等"之说，联系现代生活方式病、医源性疾病、过度医疗的危害、全球性的医疗危机，结合国家推行的治未病健康工程，阐明了治未病的重大现实意义，并进一步结合生活实际，解读了基于天人相应的四季顺时法、源自道家的淡泊清静法、出自《内经》的谨和五味法与气血流通法、出自儒家的"仁者寿"法等养生法，极具现实指导意义。譬如老年多滞多瘀，实验研究也证明，老年人存在不同程度的微循环障碍、血液流变学改变，通畅气血对于老年保健养生、延年益寿十分重要。

根植于先秦文化沃土之上，《内经》上承《周易》，下启医学，与诸子百家互动互源、互相影响，其文化包容性大、涉及面广，用气吞寰宇来形容也不为过。也正因此，《内经》文化研究是一项起点高、难度大的重大工程，没有深厚的学术功力是难以完成的。作者王庆其教授学识渊博，著作等身，每多言人所未言、建人所未建，常为新且常为先，闪光而不凡的思想与流畅而优美的文字相得益彰，在业界是少出其右的。这次执掌牛耳，率领他的博士生团队攻坚克难，"用文化演绎医学，从经典解读文化"，思考深刻，分析到位，给人们提供一个立体式的《内经》文化图式，是一次积极有益的尝试和探索。《内经》是中华传统文化的精华所在，《内经》文化研究的成果，也恰恰印证了习近平同志的一句名言："中医药学凝聚着深邃的哲学智慧和中华民族几千年的健康养生理念及其实践经验，是中国古代科学的瑰宝，也是打开中华文明宝库的钥匙。"

（作者：王键　黄辉）

参考文献

[1] 王玉川．运气探秘［M］．北京：华夏出版社，1993：94.

[2] 王键，黄辉．中医学与中华传统文化（二）［J］．中医药临床杂志，2011，23（2）：99-109.

[3] 李存山编．张岱年选集［M］．长春：吉林人民出版社，2005：326-337.

[4] 潘志峰．近20年关于"天人关系"问题的研究［J］．新华文摘，2003，(12)：19.

[5] 严世芸．中医学术发展史［M］．上海：上海中医药大学出版社，2004.

[6] 季羡林．"天人合一"新解．见：季羡林谈国学［M］．北京：华艺出版社，2008.

[7] 王键，黄辉．中医学与中华传统文化（一）［J］．中医药临床杂志，2011，23（1）：5-17.

[8] 钱学森．论人体科学［M］．北京：人民军医出版社，1988：97-101.

[9] 赵晓红．从人类中心论到生态中心论——当代西方环境伦理学评介［J］．中共中央党校学报，2005，(4)：37-40.

[10] 陶功定．《黄帝内经》的现代启示——关于大生态医学模式的研究［J］．鄱阳湖学刊，2010，(3)：99-106.

[11] 匡调元．论"天地人三才医学模式"［J］．中国中医基础医学杂志，2002，(5)：3.

[12] 孔凡涵．《黄帝内经》"天地人三才"一体医学模式与思考［J］．光明中医，2012，(1)：22-24.

《梁文珍妇科临证精华》序

中华民族有着丰富的历史积淀，孕育着深厚的文化基础和哲学观念，也产生了诸多的著名医家，并形成了独特的学术思想和临床经验，对中医学的发展，起到了不可磨灭的作用。许多医家在特定的历史条件下，通过对疾病发生、发展、演变规律的观察与临床诊疗实践，形成了独特的学术思想，提出了独到的学说观点，进而加深了对疾病的认识，丰富了中医学的思想宝库和实践经验。中医妇科学是中医药学中专业特色和临床优势尤为凸显学科之一，纵观医史，证实了其学术基点的源头活水在临证。几千年来的发展，正是由于众多医林志士，临证留案，灯下撰文，才汇集了医学史上丰富多彩、百家争鸣、各领风骚的大好学术氛围。众多医贤的前赴后继，不断促成了感性认知的升华和理性经验的形成，继而推动了学科水平的进步和飞跃。安徽科学技术出版社一直重视当代名老中医的经验总结与专著出版，通过总结研究有代表性医家的学术思想和临床经验，吸取他们的智慧，对于创新中医学术，促进中医药发展，具有重要的意义。最近推出的全国著名老中医梁文珍教授的《梁文珍妇科临证精华》专著，正是梁文珍教授40余年的临证实践与智慧的结晶。从理论到技能，摸索、归纳、总结的对妇科疾病临证辨治的经验、体会和见解，不乏独到之处。我有幸认真拜读了全书的内容，有些章节，甚至读过数遍。这应该是一本有所获、有所验、有所思、有所悟，很有学术内涵和丰富经验的妇科学著作，读后真是获益匪浅、启发良多。

梁文珍教授是我很敬重的老师。2007年至2009年期间，我们曾经在一起整理总结新安医学文献，并一起编写《新安医学精华丛书》，她负责主编其中的《新安医学妇科精华》，她的严谨治学、一丝不苟、深厚功底和丰富经验，给我们留下深刻印象。她自1969年本校毕业留校供职于第一附属医院妇科后，一直坚持医、教、研工作至今，其间虽曾短期参与医院管理工作，但始终潜心医典，勤于临证，登堂执鞭，传道授业，从未懈怠于一时。其起疴拯急，病证合参，唯求一效；带教解惑，诲之谆谆，唯求育人；医学研究，求真务实，唯求其当；读书求知，宁静致远，唯求实学；临证有得，随即笔掇，唯求留案；为人处事，坦诚相见，唯求诚信。在学校师生中一直深受好评。我们倡导这种严谨临证，诊余勤思，有所已见，笔耕留文的治学精神。期盼当今杏林，都能不辞付梓之劳，成书于世，为传承岐黄，弘扬大道，而乐于奉献，有所作为。

任何一本具有学术价值的书，首先必须具备的就是她的真实性、科学性、实用性、指导性。本书所录，源于临证，验于实践，查有所出，询有所实。篇篇不离临床，字字不离析理，评方论药，谈古论今，临证审因、辨析真伪，既借鉴西医相关检查、诊断，又紧扣中医哲学思辨，丝丝入扣，顺理成章。所述病症，均为今之临床所论、所惑较多之话题。所用方药，如"常用药对、药组""常用自拟方"等随手可撷。有不少是作者的切实体会，有许多是作者的经验之谈。可见作者为本书内容能最大限度贴近临床、实用临床而竭其所力。

中医药学是传统的，也是现代的；是中国的，也是世界的。而今，中医药学正在全球范围内得到丰富和发展，中医妇科学作为中医药学的一枝奇葩，也必将大放异彩。梁文珍教授虽年事已高，仍不辍学问，实为可喜。"好事流芳千古，良书播惠九州"。相信本书的出版，必将受到同行的关注，必将对提高中医妇科学的学术与临床水平起到积极的作用。是故乐而为序也。

《杏林跬步》序言

中国传统医学的形成发展与地域文化有着非常密切的关系。安徽，以山川秀丽、人文荟萃而著称，既有江南水乡之俊秀温婉；又有中原腹地的粗旷豪迈，不同的地域和文化也孕育了不同的医学流派。皖南有新安学派，名医辈出，著述丰富，医风细腻，绵远流长；皖北有以华佗为代表，精通内外各科，独创五禽戏、麻沸散，开阖纵横，影响深远，故自古就有"南新安，北华佗"的美誉。

张杰主任来自华佗故里，1979年参加全国选拔优秀中医药人才考试，以阜阳地区第一名的成绩，被选调到当时的安徽中医学院从事中医临床和教学，由此，我与他也逐渐成了彼此常有交往的同事和朋友，并且时有学术的交流和切磋，每有受他启发之处。现掐指算来，至今已是第三十五个年头了。三十多年来，他无论是教学、临床，还是为人处世，都得到师生、同事、友人的一致好评，而他的医术之精湛、医德之高尚、医风之朴实更是被病患和百姓经常称道的。他在主持学校国医堂工作期间，着力彰显中医药临床特色和中医药传统文化，使安徽中医药大学的国医堂日益成为省内外富有影响力的中医品牌。他现为安徽中医药大学主任医师，是全国名老中医，国家中医药管理局名老中医专家学术经验继承工作指导老师，安徽省国医名师。

今欣闻张杰主任的临证经验集《杏林跬步》即将付梓，这无疑是值得期待的第一等好事。新近认真拜读之后，更是受益匪浅。该书由本人自撰和门人整理而成，包括我的学医之路、学术思想、临证医案、跟师心得、张杰验方与随笔等几个部分，在学术与经验两方面集中展示了张杰主任数十年临床积累和学术造诣。与当代其他名老中医的学术经验文集相比，自有其作为一代良医所具有的独到的治学风格，独特的治疗思路，独有的用药特色，独显的临床疗效，很值得学习和借鉴。于是我首先联想到，新安医家历来就有"不为良相，则为良医"的价值取向。盖以良相、良医皆可救斯人之疲癃残疾，而不忍坐视其颠连而莫告也。然非识学兼到，相固不能济世，即医亦不能济人。古之名相，无识何以旌别淑慝，求贤以辅治？为学何以本仁祖义，鉴古以善今？古之名医，无识何以审病源之虚实，而调剂得其平？无学何能明脉理之精微，而制治有其要？是可知医国、医人初无二理，为相良固难，为良医亦不易也。披览张杰主任的医论医案，不难看出其精通脉理，洞见病源，辨析病机，法合医理，按证酌方，用药尤能智圆行方，胆大心细。每遇疑难病症，则法有变通，方有新奇，授以汤丸，无不效验，时见其良医因心之妙用。于此我进而联想到，中医学术发展中应当如何把名老中医的学术经验和思辨方法加以继承的问题。应该看到，名老中医的临证思辨特点，是名老中医在长期临证实践中形成的独具特色的诊疗思辨着力点；在名老中医学术经验的总结中具有核心地位；在名老中医学术经验传承中具有启迪作用；名老中医的临证思辨往往具有独特体验、独特认知、独家原创的特点。中医诊疗活动的最大特色，是医疗行为主体凭借"四诊"的信息，通过因时、因地、因人的"合参"思辨，获得对医疗行为客体的认知，其思辨涉及见病、识病、断病、治病的全过程。由于各自的学养、经验的差异，其思辨的着力点就存在着必然的差异，名老中医由于学养丰厚、经验宏富，思辨的着力点独具特色。名老中医临证思辨特点，就是对名老中医在辨证论治过程中独家思辨特点的经验性、具象性、创新性的总结。继承整理研究名老中医的学术经验，医案医话是最值得下功夫的地方。医案是医疗实践的原始记录，能客观反映名老中医的处方习惯、用药特点乃至辨证思路；医话是对老中医学术思想、经验心得以及医风医德的真实还原。现值张杰主任临床经验集《杏林跬步》即将出版，无疑给我们整理研究名老中医学术经验和思辨特点提供了很好的范例。相信对于中医学术经验的传承，对于指导中医临床实践，对于提高中医临床水平具有一定的作用和价值。是为序。

《张道宗通督调神实用技术》序

全国著名老中医、针灸学临床专家张道宗教授,从事针灸临床、教学五十余年。新近总结数十年钻研学术所得和临床经验积累,撰写完成了《张道宗通督调神实用技术》一书。细观全书内容,很有其特色,其中尤从理论和临床两方面对督脉的认识和体悟,不乏创新和独到之处。张道宗教授认为,督脉为纲都之脉,十四经之首,是唯一既属于脑又络于脑,既属于肾又络于肾之脉,既与多条经脉相交会,又与多个脏腑相联系,这就构成了它对多系统疾病都有治疗作用。为此他提出了"通督调神"治疗思路,并在临床实践中加以应用。观其临床治疗,涉及心脑血管、神经、运动、内分泌等系统,涵盖内、外、妇、儿等学科,广泛应用于外感、中风、癫痫、眩晕、头痛、截瘫、痹证、小儿脑瘫、儿童多动症、月经不调、不孕不育等病变的治疗,并取得满意的治疗效果。

张道宗教授早年毕业于安徽中医学院。在五十余年的临床、教学和科研历程中,严谨治学,刻苦钻研,孜孜不倦,不断摸索,传承创新,学验俱丰,深受同行好评。我曾经在八十年代末期有幸聆听其针灸教学课程,对其结合临床辨证论治,介绍针灸处方的思路与经验留下深刻印象。许多学生更对其紧密结合临床的针灸教学风格给予很高评价。观其临床治病救人之理念深受"北华佗,南新安"学术思想的熏陶,即诊断疾病之时以辨证为主,辨病为辅,得中医临证之精髓;治疗疾病之时以立法为先,选穴次之,识针药为用之妙契。盖古之医家集大成者,无不针药结合宜治之,未闻只药不针、只针不药者也。《张道宗通督调神实用技术》一书,比较集中体现了通督调神,施针用药的研究成果和临床经验。书中上篇为理论篇,主要总结张道宗教授多年来对督脉的系统深入研究成果和"通督调神"的学术思想;中篇为方法篇,总结了两千多年来中国针灸治病的各种方法、特点、功用及适用症;下篇为病案篇,也是本书的含英咀华之笔,主要介绍张道宗教授对数十种临床疑难病证的治疗经验及其独到的心得体会。尤其张道宗教授所主张的"通督调神"学术思想在临床施治过程中得到了淋漓尽致的体现,很见其学术造诣和临床特色,具有重要的临床指导价值。

针灸疗法,历史悠久,是中国人的原创。针灸疗法,效果明显,受国内外的认可。针灸的生命力，在于能解决临床许多疑难病症问题。张道宗教授作为国家级名老中医，在中医学术经验的继承创新中，立足临床，积极探索，善于针药结合，擅长通督调神，形成了自己独特的学术思想和临床经验。相信《张道宗通督调神实用技术》一书的出版，必将对丰富针灸理论内涵，提高针灸临床水平起到一定作用，对广大针灸临床工作者更具有重要的参考价值。是为序。

《李业甫推拿术》序

李业甫教授出身贫寒，是新中国培养出来的中医推拿专家，受到过系统的中西医两套理论的科班教育，特别在新中国成立后我国第一所推拿学校——上海中医学院附属推拿学校学习三年，得到朱春霆等一大批推拿界老前辈手把手地亲传身教，手法娴熟，医术高超，深受患者欢迎。曾忆当年，还在我就读中医本科和研究生的20世纪七八十年代，李业甫教授就已担任学校附属医院推拿科主任和学院推拿教研室主任。临床上，推拿科风生水起、门庭若市，是当时医院里病人最多的科室，也是第一批开设病房的科室之一；科研上，他琢磨出一套独具特色的定位旋转复位法治疗颈椎错位，首创牵引推拿复位术治疗腰椎间盘突出症，参与设计并研制出我国第一台牵引复位床；教学上，他编制了中医推拿保健的教学录像、科教片和电教片，并在海外推广交流。无论是临床、教学还是科研，李业甫教授都走在了全院的前列，发表的论文和出版的著作更是名列前茅，获奖无数，成绩突出，成果丰硕，事迹感人，是我心目中学习的楷模和榜样。

推拿治疗范围广泛，对内、外、妇、儿、骨伤、五官、神经各科200多种病症都有疗效，尤其是对颈腰椎疾病、颈肩腰腿疼痛、肌损伤、关节炎、风湿痛和胃肠消化系统疾病疗效独特，治疗无痛苦、无副作用、安全平稳，正如清代新安医家余懋在《推拿述略》一书中所指出的那样，"推拿之效，助正退邪"，可使正气流通，邪气自退，不需用药往往就可收效，较之其他治病方法，无损而有益。随着社会经济文化的飞速发展、生活方式的改变、人类寿命的延长和疾病谱的变化，人们对生活质量和健康保健的需求日益提高，自然而灵验的推拿保健术，因免去了"求艾采苓"之繁，男女老少咸宜，将会大有作为。我国政府自2014年以来出台了一系列促进和加快健康服务业发展的政策，2015年从国家层面到各省级层面，都发布了《中医药健康服务发展规划（2015—2020年）》，对于推拿事业来说也是一个利好的消息。

李业甫教授一心扑在中医推拿事业上，杏林扶健，妙术生人，持之以恒，广施仁爱，五十多年如一日，深得患者的信赖，是我省中医推拿事业的领军人物，培养了一批年轻有为的推拿专业人才，《李业甫推拿术》就是这批接班人总结归纳老师医术的一部力作。李业甫推拿术综合了各家所长，融会贯通，刚柔相济，筋骨并举，手摸心会，一拨见应，达到了清代新安医家吴谦《医宗金鉴·正骨心法要旨》所说的"一旦临证，机触于外，巧生于内，手随心转，法从手出"的境界。本书内容理论与实践相结合，符合实际，切合实用，适应了中医药健康服务发展的形势，想必要很受欢迎，我为之感到高兴。高兴之余，也借此书出版之际，祝福李业甫教授生命之树常青，推拿之术永驻。

是为序。

永恒源于经典

——为《传统华佗五禽戏》所作的序

我对运动养生学一直颇有关注。五禽戏最早记载于《后汉书》和《三国志》中,是东汉医学家华佗所创,通过模仿虎、鹿、熊、猿、鸟(鹤)五种动物的形态、灵性,结合中医阴阳五行和人体气血、脏腑、经络等理论,创编而成的一种健身方法。其要义在于"人体欲得劳动,但不当使极尔。动摇则谷气得消,血脉流通,病不得生,譬犹户枢不朽是也。"五禽戏开创了中国体育医疗的先河,成为中华民族养生文化之宝典、传世之经典。究其本源,可上溯至先秦道家的思想,早在《庄子》中就有"熊经鸟伸,为寿而已矣"的记载,而长沙马王堆三号墓出土的帛画中也描绘有模仿鸟、鹞、鹤、鹯、猿、猴、龙、熊等八种动物形神的导引图。可见,模仿动物体态进行形神养生是中国人一个十分古远的原始创造。至今,虽几经历代医家和养生学家的传承发挥,但其基本精神和运动方式却犹存未变,显示其无限"生生之气"的魅力。

接过哈磊先生《传统华佗五禽戏》手稿,喜不自禁,卷不释手。其魅力"如空中之音、相中之色、水中之影、镜中之象,言有尽而意无穷"。华佗五禽戏的历史传承,蕴藏着中医运动养生学的博大精深,镌刻着先贤古人无穷的智慧。这部《传统华佗五禽戏》所研究的功法套路,在华佗故里亳州已流传1800余年,其传人谱记真实,术式源于典籍,功法合于医理,其形神运动皆体现动静、虚实、开合、吐纳等中医阴阳法则,堪称华佗五禽戏不可复制的活化石,原生态之经典。作者在简雅文字和高清图片的有机融合中,既可让我们品味华佗五禽戏养生文化至深至厚的易理和医理,又可欣赏古典仿生运动至简至朴的形体之大美。正是代代守护经典、记录经典、传承经典的仁人志士的坚守,经典才成为永恒。

至诚当可贵,此著立意于传统,落脚于传统。哈磊先生不以犀利之笔,发激宕之论,处处体现力行、笃实。不迎合社会浮躁浅薄之心理,不博名图利。诚属难能可贵。书中经典之处,在于作者以科学严谨的态度,用中医理论做准绳,诠释传统华佗五禽戏养生机理,揭示经典之真谛,总结术式要点及健身功效。并体悟归纳习练五禽戏的四个层次和九宜九忌。此著具有较高的学术价值、文化价值、医疗价值、养生价值和推广价值，对中医养生文化的整理研究与传播，具有里程碑式的贡献。

此著传统华佗五禽戏版本，已列入国务院2010年非物质文化遗产名录。五禽戏独特的健身养生，防病疗疾的文化价值日益凸显。我相信，《传统华佗五禽戏》一书的出版，当会被广大五禽戏习练者和爱好者所钟爱，并将有效地推动和促进研究和练习五禽戏，给广大民众以正确的健康养生指导，使传统华佗五禽戏这一中华养生文化瑰宝得到有效保护、传承并发扬光大。是为序。

杏林耕耘文存
——治校问学历程中的片段思考

交 流 篇

论文

在中华中医药学会科研产业化分会年会暨第二届中医药产学研高层论坛上的致辞

初冬季节的黄山，景色依旧迷人。今天，中华中医药学会科研产业化分会年会暨第二届中医药产学研高层论坛在这集世界三大遗产——文化遗产、地质遗产、自然遗产于一身的黄山召开了，这是我们中华中医药学会科研产业分会的一件大喜事，也是安徽中医药界的一件盛事。首先，我谨代表安徽省中医药学会、代表安徽中医学院，对本次大会的胜利召开表示热烈的祝贺！向前来指导工作、参加会议的各级领导、各位嘉宾、各位代表表示最诚挚的欢迎！

中医药是中华民族优秀传统文化的重要组成部分，是世界医学界的一枝奇葩，是最具有原始创新性的学科领域，是中华民族得以健康延续、繁衍和发展的重要因素。科学研究是传承、创新优秀文化的重要手段。中华中医药学会科研产业化分会在国家中医药管理局、中华中医药学会的领导下，积极、全面推进中医药科技的产业化，面向地方、面向基层、面向企业，充分发挥中医药院校及中医药科研院所的人才技术密集、创新平台完备、科研实力较强的优势，拓宽渠道，探索有效的合作形式和合作机制，与地方政府和中医药企业开展广泛的科技合作，进行联合攻关，为促进地方经济发展和中医药事业的发展，发挥了重要作用。

十七大报告指出，要"加快建立以企业为主体、市场为导向、产学研相结合的技术创新体系，引导和支持创新要素向企业集聚，促进科技成果向现实生产力转化"。目前，科研产业化分会汇集了全国中医药界科研、产业开发等领域内的专家和骨干，已成为一个颇具影响力的学术组织。相信，在十七大精神的指引下，中华中医药学会科研产业化分会将为我国中医药事业的发展、为我国增强自主创新能力，服务和谐社会建设做出新的更大贡献。

学校成立于1959年，是全国高等中医药教育、科研战线中的重要一员，也是安徽省唯一一所中医药本科院校，是我国中医药教育和科研的重要基地。在近五十年的发展历程中，我们秉承"北华佗，南新安"的医学传统，以人才培养、科学研究、社会服务、文化传承、对外交流为己任，主动适应中医药事业发展，主动适应中医药产业发展，主动适应中医药国际化发展，凸显了学校的办学特色，优化了学校的学科结构，增强了学校的办学实力。目前学校有1个国家局级重点学科、3个省级重点学科、3个省级重点实验室、3个省级中药工程技术中心、2支省级科技创新团队，4个博士联合培养基地、18个硕士点、24个本科专业（方向）。学校不断加强产学研工作，对地方经济建设的服务能力在不断增强，学校的社会知名度和影响力在不断扩大。我们学校的改革、建设与发展得到了中华中医药学会、各兄弟院校、各级领导及各位专家教授的大力支持，在此谨代表学校向大家表示衷心感谢！

在我校今后的科技工作中，一个重要方面就是要积极、全面推进产学研结合，结合地方经济社会发展需求，充分发挥我校人才、科研优势，拓宽渠道，优化机制，与地方政府和广大中医药企业开展广泛的科技合作，提高地方中医药产业的技术创新能力，促进中医药事业的发展。通过联合、共建、融合等方式，设立校外研发中心或研究院，全面推进校市、校企的科技合作、人才培养、技术推广、成果转化、科学普及等科技工作，以此推进学校科技与地方经济结合不断向广度和深度发展。

我们相信，在安徽省委省政府的领导下，在各位医药界同仁一如既往的大力支持和帮助下，安徽中医学院一定能够更好、更快的发展，为中医药事业发展添砖加瓦，再立新功！

本次大会得到了国家中医药管理局领导、科研产业化分会全体顾问和委员、全国中医药院校主管科技产业的领导、全国中医药科研院所及各大中医药企业的大力支持和积极响应，群贤毕至，高朋满座。作为东道主，我们感到十分荣幸，十分高兴。安徽的中药资源丰富、文化底蕴深厚、新安医学及著名医家辈出。希望各位领导、各位专家教授在皖期间多走走，多看看，为我们的改革、建设与发展多提宝贵意见和建议。

抓住机遇 锐意进取 笑迎未来

——在 2009 年新春团拜会上的致辞

鼠去牛来辞旧岁,龙飞凤舞庆新春。弹指一挥间,我们送走了硕果累累的 2008 年,迎来了充满希望的 2009 年。在这辞旧迎新之际,我代表学校党委和行政向长期关心、支持学校改革、建设与发展的省教育厅、省卫生厅、省发改委、省财政厅、省食品药品监督管理局、省保健委及兄弟单位的领导表示衷心的感谢!向一年来昼夜奋战在教学、科研、医疗、管理、服务岗位上的广大干部职工致以最崇高的敬意和最亲切的问候!

岁月流金,盛世丰年。与之握手告别的 2008 年,在上级主管部门的直接领导下,在各有关部门的大力支持下,全校上下紧紧围绕教职代会院长工作报告分解的任务目标,积极贯彻落实第三次党代会精神和省委省政府领导来校调研讲话精神,深入学习实践科学发展观,振奋精神,攻坚克难,锐意进取,各项工作扎实推进,办学水平、核心竞争力明显提升,社会影响力显著增强。

在这一年里,省委副书记王明方、省政府副省长谢广祥率合肥市及省有关厅局领导来我校专题调研,省政府发布《支持安徽中医学院发展的专题会议纪要》;在中医中药中国行安徽站活动期间,国家卫生部副部长、国家中医药管理局局长王国强来我校视察指导;省委常委王秀芳出席学校中医药博士论坛并做重要讲话,为学校发展带来新的机遇。试点开展深入学习实践科学发展观活动,积极开展纪念改革开放 30 周年活动,促进了学校各项工作的开展。胜利召开第三次党代会,明确了未来五年的目标任务。启动第三轮内部机构改革,科学设置岗位,优化机构布局,积极选拔干部,办学活力进一步增强。面对家乐福事件、抗震救灾、举办北京奥运会等重大事件,我校广大师生员工表现出高度的政治觉悟、强烈的爱国热情和过硬的综合素质。学校获得免试推荐硕士研究生单位资格,中药学、针灸推拿学相继成为国家特色专业建设点,中医学学科被批准为第三批省级 A 类重点学科,新增 5 门省级 B 类重点学科。药学、中西医临床医学被批准为省级特色专业,中医学专业教学团队成为省级教学团队。安徽中医药大学第一附属医院获国家中医临床研究基地建设单位,安徽中医药大学第二附属医院获授国家"中医药国际合作基地"。成立安徽现代中药内科应用基础与开发研究实验室、安徽省中医研究试验研发服务能力建设项目。获3项国家自然科学基金资助，2项国家973项目的课题，获各级各类科研项目资助123项，资助经费共600万元。积极参与中医中药中国行安徽站活动，成功承办安徽中医药继承与创新博士科技论坛。学校荣获第八届"安徽省文明单位"称号，被评为全省高校就业工作先进单位。被确定为安徽省对外交流与合作重点单位，被授予世界针灸学会联合会安徽教育基地及国际针灸水平考试分部。全校上下凝心聚力、励精图治，营造了团结和谐、创业创新的校园氛围，呈现出人心齐、士气旺、事业兴的大好局面。

我们满怀自豪和欣慰审视今天，我们更要怀着自信和力量迎接未来！2009年，是我校改革发展中的关键一年，是实施"十一五"发展规划的攻坚年。这一年，我们将迎来国庆60周年、建校50周年。学校正处在五十年的积淀与新五年的发展交汇点上，故步自封就会丧失良机，犹豫彷徨就是自甘落后。我们要高举中国特色社会主义伟大旗帜，全面贯彻落实科学发展观，主动适应地方经济和社会发展的需要，适应中医药事业和产业发展的需要，适应中医药国际化发展的需要，继续走"质量立校、人才兴校、科技强校、特色弘校"之路，不断提高教学、科研、医疗和国际交流与合作水平，全面推进学校新一轮跨越式发展。

"千秋大业，实干为基，宏伟蓝图，落实为要"。在新的一年里，我们要深入开展好学习实践科学发展观活动，继续争取学校发展空间的突破与拓展；要全力以赴，力争获得博士学位授予权立项建设；要积极运作，努力实现学校办学条件的实质性改善；要科学规划，着力提升学校科研实力；要扎实工作，深入实施高等学校教学质量与教学改革工程；要积极准备，认真做好50年校庆的筹备工作；要深入调研，进一步推进我校人事分配制度改革；要广集民意，着力解决事关师生员工切身利益的突出问题，进一步增强师生员工的凝聚力和创造力，努力开创学校改革发展的新局面。新的一年，我们殷切期盼各级领导一如既往地关心、支持我校的改革、建设与发展，希望全校上下能一如既往，同心同德，在各自的岗位上，做出新的更大成绩。

祝贺严世芸老校长从医从教 50 年

大学的第一属性是学术，大学的第一尊重是知识，大学的第一资源是人才，大学的第一生态是风尚。今天，嘉宾云集、群贤毕至，大家同济一堂，在共有一种学术与文化认同的背景下，共同分享严老从医从教 50 载的收获与喜悦。其意义不同寻常，其效应不同凡响。我很高兴应邀参加上海中医药大学隆重举行的严世芸老校长从医从教 50 年研讨会，特别向严世芸老校长表示热烈的祝贺！

悬壶济世五十载，桃李芬芳满天下，严世芸老校长作为高等中医药教育的实践者与改革的先行者，其前瞻的战略思维、渊博的学术知识、严谨的治学态度、先进的管理思想、精辟的学术见解、精湛的医疗技能，为我们树立了学习的榜样。

他首先属于上海中医药大学，但他同时也属于全国的高等中医药院校。

严老从医从教 50 年，坚持理论联系实际，严谨求实，传承不泥古、发扬不离宗，勇于创新，敢于开拓，思想上常为新，改革上常惟先，形成了富有特色的学术与管理思想与思路，在中医临床、科研、教学、管理的实践中，积累了丰富的经验，为中医药事业的发展做出了突出贡献，赢得了社会各界群众的爱戴与尊敬。严谨治学、无私奉献、开拓创新、为人师表，是严老的一贯追求，无疑也是他人格与学术魅力的真实写照。

作为中医基础理论及中医医史文献学科的带头人，他在上海中医药大学讲台上，辛勤耕耘了 50 年，他长期致力于高等中医药教育教学内容和课程体系改革，积极推进"中医人才培养模式的研究和实践"、"以学生为中心、继承和创新并重"等方面的研究，为中医药事业的传承与创新做出了积极的贡献。

作为"海派丁氏内科传人严苍山流派"传承人，他长期致力于中医学术发展史研究、中医历代各家学术思想研究、中医内科心血管疾病的临床研究以及中医科研思路与方法研究、中医药文化研究与传播等方面研究，理论建树突出，临床疗效显著，是全国著名的当代中医学家。

担任校长期间，在他的顶层设计和带领下，上海中医药大学取得了一系列标志性改革与实践成果，在全国中医药高等教育产生了重要的影响，发挥了标杆性、示范性作用。

上海中医药大学大力加强学科建设，开展课程体系和教学内容改革，对传统的中医基础课程进行大胆的分化与重新的整合，形成了内涵清晰、科学合理的富有新意的中医基础课程体系；

上海中医药大学深入探索教学方法改革，认真开展PBL教学法实践，促进学生自主学习能力的提高；探索改革人才培养模式，在全国高等医学教育中率先全面推行完全学分制教育管理制度改革，实现了多规格、多模式培养人才，促进了学生的个性发展；

上海中医药大学研究和实践了高等中医人才"早临床、多临床、反复临床"的培养制度，建立临床基地网络和导师队伍，着力提高学生的临床实践能力；转变体制，整合资源，加大投入，建立全校性的教学实验中心，以科研引领教学，组织学生开展综合性、设计性实验，努力培养学生创新意识、创新思路、创新能力；

上海中医药大学主动与各类综合性大学联合办学、办专业，多学科交叉融合地培养中医药的创新人才；深入探索教学方法改革，促进学生自主学习能力的提高；努力推进大学生综合素质教育，着力基地建设，着力通识教育，升华学生的人文精神和道德修养。

回顾严老从医从教50年，他孜孜不倦，德艺双馨，是广大中医药工作者学习的楷模。此时此刻，作为中医人，我们应该很好地从严老的成长、发展、成就的进程和里程中去感悟我们应该从严老身上去学些什么。

第一，他是教育家。我们要学习严老"常为先、常惟新"的精神风格。在中医教育界一提起严世芸，人们会联想到名医、名师、老校长，都会把他戏称为"严老大"，但长期以来他给大家的印象是一个精力旺盛、不停思考、不断求变的可爱长者。甚至有学者把他从20世纪80年代中期开始延续至今的这一段中医教育改革的活跃期，称之为"严世芸时代"。尽管他本人一直反对这样的称谓，但从一个侧面反映了人们对他敢为人先、孜孜以求地寻求中医教育新路的一种崇敬之情与高度认同。他是名医后代，但又是一位积极的中医药教育反思者和开拓者，他是一位举重若轻的改革者，但同时也是孜孜不倦的学者和老师，在他的身上传承着老一辈中医大家诲人不倦、精诚为人的美德。

当有人质疑现代中医高等教育时，他不是简单地回答是与否，而常常思考的是现代环境下中医药人才培养的最佳路径在哪里？

当传统的中医课程体系还沉浸在传统的"一本书论学、一本书开课"的模式时，他却看到了与现代高等教育在理念上的差异。

当国内的许多学者在讨论中医与西医教学内容的比例时，他想到的是所开设相关课程中应从知识灌输转到突出中医学生对中医学思维与方法学的掌握上来。

当人们探索"早临床、多临床"教学模式时，他从自己的切身体会中，悟到了临床实践的极其重要性，认识到中医教育是带有经验性、感悟性很强的一个学科，中医的最终目标不是放在博物馆里供人欣赏，而是要融入社会，在临床实践中解决问题，为人民服务。

第二，他是大医家。我们要学习严老以人为本、大医精诚的医德医风。严老尽管年事已高，仍然辛勤工作在临床一线。他特别擅长中医内科，对中医治疗心脑血管疾病及疑难杂症，疗效显著，享誉海上。他视患者如亲人，对全国各地来的患者总是百问不厌，悉心诊治。对经济困难的患者，给予特殊照顾。医生，是与人生命最接近的职业，在严老眼中，医生的职业，始终是神圣的。他时刻捍卫着这份神圣，他从不愿放下病人最基本的诉求。他常说作为一名中医药工作者，一切荣誉都是党和人民给予的，是社会给予的，要回报社会。多看病，看好病，就是对社会的最大贡献。人生的高尚境界，就在这平凡的工作中得以充分体现。

第三，他是大学者。我们要学习严老精勤不倦、不断创新的学术态度。严老从医从教五十载，学验俱丰，师古而不泥古，善于继承，敢于创新，在长期的临床实践中，坚持以临床为基础，从不断提高疗效中总结理论，发展理论，并以临床疗效为第一追求，不断探索中医的思路与方法，不断提高诊疗的技术和水平，更好地满足人民群众的就医需要，特别是在继承创新的基础上，发展中医药事业，从祖国医学史上浩瀚的文献中、从深厚的临床实践中，去探索创新中医的学术理论和方法技术，积累了丰富的临床经验和精湛的医技医术，形成了独具特色的中医诊疗理论，为丰富和发展中医药学术做出了积极贡献。

第四，他是教学名师。我们要学习严老甘为人梯、诲人不倦的大师风范。严老十分重视年轻中医药人才的培养，他不顾高龄，多年来坚持教书育人，临床带教，言传身教，提携后进，培养了一批中医药领军人才。我们学习严老，就要学习他忠诚事业、无私奉献的赤子情怀。学习严老热心于培养年轻的优秀人才，探索中医药培养人才的规律，把自己的学术成果和经验毫无保留的传授给后人，使他们得以发扬光大；严老虽然在教学、临床、科研中做出了卓著的成绩，得到了广大学生和病员的认可，但是他依旧保持着谦虚、和谐、包容的学术本色，他总是将所取得的成绩归功于他的同事、老师、学生，他有着博大的胸怀，他爱才、惜才，甘为人梯，甘当中医教育事业的一块铺路石。

第五，他是文化人。我们要学习严老深厚的中医药文化底蕴。任何一门学科都生长在特定文化的土壤之中，都有自己的根系与渊源。中医的根系就是中国的传统文化，这一点不论到什么时候都不会改变的，学习中医的人，对自己的文化之根，对自己的学术渊源，是绝对不能抛弃的。严老身体力行，针对具体病例，结合经典理论加以讨论，让学生对经典知识有了切身的体会和感悟，在实践中理解了中医辨证思维的魅力。对中医药的深刻的领悟与他的文学思想、国学理念和中医药文化的精神,特别是中医药仁心仁术、大医精诚的良好医德医风,和谐的医患关系,这都是我们当代当今社会特别需要学习和倡导的风尚。

老骥伏枥,志在千里。如今,严老已经75岁高龄,但他仍然心系中医药事业发展,坚持工作在一线,为广大患者解除病痛,为广大学生传道授业,解惑启悟,为中医发展勇于担当,献计出力。这种高尚的品德和崇高的精神境界,值得我们认真学习和发扬光大。

标杆的作用,在于倡导,在于示范,在于引领。相信本次活动的效应,必将激励众多的学者,必将产生深远的影响。祝愿严老健康长寿!祝愿严老学术之树常青!

在"中药资源可持续利用国际学术研讨会"暨"两岸常用中药材品种整理与质量研究研讨会"上的致辞

初冬季节，我们相约黄山。今天，"中药资源可持续利用国际学术研讨会"暨"两岸常用中药材品种整理与质量研究研讨会"在这集世界三大遗产——文化遗产、地质遗产、自然遗产于一身的黄山召开了，这是我们中药学界的一件喜事、一件盛事。在此，我谨代表学校对本次大会的胜利召开表示热烈的祝贺！向前来指导工作、参加会议的各级领导、各位嘉宾、各位代表表示最诚挚的欢迎！

中药资源是中医药最根本的物质基础。中药资源的开发、利用与保护，直接关系到中药饮片、提取物、中成药、中药保健食品、中药农药等多条生产和销售链的正常运作，具有明显的经济、社会、生态效益，是我国中医药事业发展的基础。在生物经济时代到来的今天，资源优势大于资本优势，中药资源作为生物工程及生物制药的基础和治理生态灾难的战略性资源，其战略地位愈加重要。作为现代中药产业链的"源头和基础环节"，中药资源的规范与优质是实现中药现代化的先决条件。中药资源可持续发展关系到中药产业的生存和发展，建立中药资源可持续发展技术和管理体系具有重要的现实和战略意义。"中药资源可持续利用国际学术研讨会"的召开，对于我国中药资源现状与未来的分析，对于中药资源开发与利用的探讨，对于中药资源与生态环境协调发展的研究，对于中药资源可持续发展与利用对策的寻求，都具有重要的现实意义与战略意义。

本次大会得到了全国广大中药学界专家教授的积极响应和社会各界的大力支持，今天的会场可谓是群贤毕至，高朋满座。作为东道主，我们感到十分荣幸，十分高兴。

学校是安徽省高等教育和全国高等中医药教育中的重要一员，也是安徽省唯一一所中医药本科院校。建校50多年来，我们秉承北华佗、南新安的医学传统，以人才培养、科学研究、社会服务、文化传承、对外交流为己任，主动适应中医药事业发展，主动适应中医药产业发展，主动适应中医药国际化发展，凸显了学校的办学特色，优化了学校的学科结构，增强了学校的办学实力。现有全日制在校生10000余人，26个本科专业（方向），18个硕士点，5个博士生联合培养基地，11个二级教学院部，2所直属附院，3所非直属附院，10个中医药研究所，近30家中药产学研合作基地。目前，学校是国家中医临床研究基地建设单位、是国家新增博士学位授权立项建设单位、是国家中医药对外交流与合作基地、是硕士研究生免试推荐单位，少荃湖新校区建设正在积极推进之中，安徽省中医药科学院已经省政府批准成立。

中药学学科，是我校传统优势学科，也是安徽省重点学科。多年来，我们依托安徽中医药深厚底蕴，围绕安徽特色中药资源开展了一系列开创性研究，系统整理和研究了安徽省中药资源分布，采集9万余份药用植物腊叶标本，建设了全国医药院校珍藏标本最丰富的中药标本中心。2008年，"安徽中药志编著与安徽中药资源研究"获得安徽省科技进步二等奖；2010年，"丹皮药用成分调控血脂及炎症发挥抗动脉粥样硬化和抗脂肪肝作用"获得安徽省科学技术二等奖。

各位专家、各位代表：安徽中医学院改革、建设与发展所取得的成绩离不开各级领导、各兄弟院校及各位专家教授的大力支持，在此谨代表学校表示衷心感谢！面向未来，希望继续得到各位专家、领导及各兄弟院校的关心与支持！让我们携起手来，加强交流与合作，加强继承与创新，共创中医药事业的新辉煌！

在全国中药高等教育研究会 2011 年年会上的致辞

欢迎参加由安徽中医学院承办的全国中药高等教育研究会 2011 年年会。在这样一个美好的日子里，我们十分荣幸地邀请到各位嘉宾共聚一堂。在此，我谨代表学校党委、行政以及万余名师生员工，对各位专家、各位朋友的到来表示诚挚的感谢和热烈的欢迎！

中药学是祖国传统中医药学的基础，是传统产业，也是朝阳产业。中药高等教育经过 50 多年的建设和发展，教育层次不断完善，教育规模不断扩大，基本形成了多形式、多层次、多专业的中药教育体系，培养了一大批中药专业人才，为弘扬和发展我国的中医药事业做出了巨大的贡献。近年来，全国各高等中医药院校坚持中医药特色，在推进中药高等教育体制和教学领域改革、优化教育结构、全面提高中药高等教育质量和办学效益、全面适应现代化建设对中药高等人才培养的需要方面也进行了大胆地探索与实践，取得了可喜的成绩。

随着中药现代化的发展，中药领域新学科、新行业不断涌现，高等中药人才的素质结构、知识结构、能力结构受到了严峻的挑战。高等中医药院校如何应对挑战、深化改革，培养适应社会需求的各类复合型新型中药人才，成为当前中药学专业发展过程中需要面对和思考的一个问题。

中药教育研究会自 2004 年 5 月成立以来，一直致力于高等中医药院校中药研究型、应用型等高层次人才教育改革的研究，积极开展高等中医药院校中药学专业教学改革，为国家行政管理部门提供咨询与服务，为全国高等中药教育教学的改革提供了一系列研究成果及建议，为推动和促进高等中医药教育事业的发展做出了积极贡献。近年来，全国中药高等教育研究会还积极贯彻落实《国家中长期教育改革和发展规划纲要》和《国务院关于扶持和促进中医药事业发展的若干意见》精神，致力中药高等教育教学改革，在研究高等中药教育的发展规律、改革思路、发展举措，为构建中医药院校教育质量评价体系、促进中药教育教学事业可持续发展等方面取得了一系列的成就。

本次大会得到了全国广大中药学界专家教授的积极响应和社会各界的大力支

持，今天的会场可谓是群贤毕至，高朋满座。作为东道主，我们感到十分荣幸，十分高兴。

学校是安徽省高等教育和全国高等中医药教育中的重要一员，也是安徽省唯一一所中医药本科院校。建校50多年来，我们秉承北华佗、南新安的医学传统，以人才培养、科学研究、社会服务、文化传承、对外交流为己任，主动适应中医药事业发展，主动适应中医药产业发展，主动适应中医药国际化发展，凸显了学校的办学特色，优化了学校的学科结构，增强了学校的办学实力。现有全日制在校生10000余人，26个本科专业（方向），18个硕士点，5个博士生联合培养基地，11个二级教学院部，2所直属附院，3所非直属附院，10个中医药研究所，近30家中药产学研合作基地。目前，学校是国家中医临床研究基地建设单位，是国家新增博士学位授权立项建设单位，是国家中医药对外交流与合作基地，是硕士研究生免试推荐单位，少荃湖新校区建设正在积极推进之中，安徽省中医药科学院已经省政府批准成立。学校改革、建设与发展所取得的成绩离不开各级领导、各兄弟院校及各位专家教授的大力支持，在此谨代表学校表示衷心感谢！面向未来，希望继续得到各位专家、领导及各兄弟院校的关心与支持！让我们携起手来，加强交流与合作，加强继承与创新，共创中医药事业的新辉煌！

在安徽省中药资源普查试点工作动员大会上的讲话

首先，我代表安徽中医学院，向前来参会的詹夏来常务副省长、高开焰厅长、专程从北京赶来指导中药资源普查工作的国家中医药管理局领导及专家、省中药资源普查试点工作领导小组成员、承担普查试点任务的市县政府分管领导、普查试点工作专家指导委员会及技术专家组全体成员表示衷心的感谢！向来自全省各地的普查队员表示诚挚的问候！

安徽北有黄河故道，中有长江横贯，得天独厚的地理区位而使历代名医辈出，地道及常用药材荟萃。安徽的中医学优势形成了南新安、北华佗的格局，在全国有很大的影响力。作为全国中药资源普查的六个试点省份之一，通过对安徽野生及栽培中药材资源的生产及供需现状调查，建立中药材资源数据库及安徽主产药材动态系统监测站，将有助于掌握安徽中医药资源的现状与优势，保障基本药物目录中中药饮片和中成药原药材供应，扶持和促进我省中医药事业的发展，更好地满足我省人民群众对中医药服务的需求。今天的启动会标志着安徽省第四次中药资源普查试点工作正式启动。下面我就此次普查工作的内容及特点从以下几个方面做一个简单的介绍。

一、资源普查代表性地区的选择

安徽境内，南有皖南山区，西有大别山区，东有皖东丘陵，北有淮北平原。我们根据安徽省地形地貌、中药资源特色、中药资源丰度、珍稀濒危药材等多种信息，选择了皖南山区的黄山区、歙县、宁国、青阳；大别山区的舒城、霍山、金寨、潜山；江淮与沿江丘陵的全椒、凤阳、明光、南谯区、天长、南陵、铜陵、和县、含山；淮北平原的谯城区、太和县以及平原丘陵过渡区萧县等20个试点县（市、区）作为此次资源普查的代表性地区。

另外，将分别在亳州、六安、宣州、黄山、铜陵、滁州食品药品检验所建立中药动态监测与预警系统监测站。

二、安徽的地道与特色药材丰富

安徽中药资源丰富，总种数居华东之首。安徽的地道药材主要有：霍山石斛、黄山贡菊、宣木瓜、亳芍、凤丹、安苓等；特色药材有：前胡、黄精、白术、薄荷、断血流、覆盆子、太子参、明党参、光慈姑等。此次资源普查，我们将对安徽野生和栽培的332种中药材（涉及原植物464种）进行调查，并对其中200种重点品种进行重点调查。

三、在技术方面，本次资源普查应用3S空间信息技术等新技术

与前三次中药资源普查不同的是，本次资源普查将应用3S空间信息技术（GPS、RS、GIS）、网络技术、数据库技术、数码影像技术等大量的新技术。特别是3S空间信息技术的应用，进行空间定位之后，我们可以做到任何信息点的不重不漏，便于核查、便于监控、便于数据的汇总。与前三次普查相比，将是质的飞跃，有利于中药资源的实时监管和长期的动态监察，可以进行长期的监控和对比分析。

四、在组织方面，各部门领导高度重视

本次资源普查，从国家到省政府、各地区、各有关部门都非常重视。省政府成立了由省相关领导为组长、相关厅局分管领导为成员的安徽省中药资源普查试点工作领导小组，领导组办公室设在省中医药管理局。安徽中医学院为本项目的承担单位，负责本项目的具体实施与日常管理；各市县分管领导在省领导组的领导下，协助试点县调查工作的组织与落实；6个试点市的药品食品检验所负责安徽省常用、大宗和珍稀中药材动态监测与预警系统的建立。同时，以安徽中医学院为主，结合其他高等院校，兼顾当地部分中药专业技术人员，根据二十个试点县的具体情况，组建了20支力量强大的调查队伍。这些给顺利开展中药资源普查试点工作提供了非常有利的条件。

五、普查工作计划

按照国家统一安排，安徽省中药资源普查试点工作将在1年时间内完成，2月底召开启动会，3月份在20个试点县（市、区）开展全面踏查，各个县（市、区）根据踏查结果确定调查线路、重点品种。3~4月份，对春季植物进行普查；6月份开展夏季中药普查，8~9月份重点进行秋季中药普查，并补充未完成的工作。同时，开展普查工作的中期检查、调查工作小结与经验交流会；并开展调查的内业整理工作；建设安徽省珍稀濒危中药资源数据库。12月份，课题全面总结及结题。

我们应该充分认识到，全国第四次中药资源普查不是一般的专题工作，也不是一般意义的科研，而是一项国家的战略，是国家的一种特殊需求，肩负着特殊的使命，具有重要的国际影响。对我国中药资源进行第四次普查，确切了解中药资源的真实蕴藏量，是我国制定切实可行的中药资源保护策略的前提和基础，对我国保护生态环境、维护生物多样性、维护中药可持续发展具有十分重大的

意义。

我们今天所担当的这项任务，是一件利国利民的大事，是一个公益事业。与此同时，我们一定要清楚地意识到，此次资源普查工作量大、任务重、要求高、时间紧。野外调查中，存在动物伤害、恶劣环境、迷路等许多安全隐患。我们一定要齐心协力，紧密团结，发扬顾全大局、勇挑重担、艰苦奋斗、战胜一切困难的精神，为促进中药资源可持续发展，为我省的中医药事业做出自己的贡献。

在中医系 77 级毕业 30 周年联谊会上的讲话

在这美好的金秋时节，我们中医系 77 级各位校友重返母校，相聚于华佗像下，共叙母校情、师生情、同窗情，令人心潮澎湃、感慨万千。在这激动人心的时刻，我谨代表母校全体师生医护员工，向百忙之中莅临大会的各位校友表示热烈的欢迎！对这次聚会活动的成功举行表示热烈的祝贺！对各位校友所取得的成绩感到由衷的骄傲和自豪！

作为安徽中医药人才培养的摇篮，安徽中医学院已经走过了 53 个春秋。53 年来，学校在艰苦中创业，在曲折中进步，历经几代安中人的不懈奋斗，母校各项事业发生了巨大的变化，取得了累累硕果。办学规模上，现有梅山路、史河路、少荃湖三个校区，校园总面积 1200 多亩；形成了博士（立项建设）、硕士、学士及专科教育 4 个办学层次，全日制高等教育、成人高等教育、留学生教育等 3 个办学类型的完整的人才培养体系；教职医护员工 2400 多人，专任教师 700 多人；各类在籍学生近 2 万人。办学水平上，现有 2 个博士点立项建设学科、5 个博士联合培养基地、25 个硕士点、29 本科专业方向；2005 年学校接受教育部本科教学工作水平评估获得"良好"等次，2009 年在国家教育部中医学专业试点认证中获得"优秀"成绩。目前，学校是国家新增博士学位授权立项建设单位、国家中医临床研究基地、国家中药现代化科技产业（安徽）基地、国家中医药国际合作基地，是硕士研究生免试推荐单位。

当前，学校正在深入贯彻落实科学发展观，抢抓党和国家扶持和促进中医药事业发展的战略性机遇，围绕学校确定的五项大事，即更名为安徽中医药大学、少荃湖新校区建设、博士点立项建设、国家中医临床研究基地建设及安徽省中医药科学院建设，乘势而上，奋发图强。其中，大学更名工作已经顺利通过安徽省高校设置评议委员会专家的实地考察，安徽省人民政府已将我校作为更名院校之一正式上报国家教育部，学校正在为接受教育部专家实地考察作最后的冲刺准备；少荃湖新校区建设正在积极推进之中，占地面积近 1000 亩，按计划明年 9 月一期工程竣工、学生入住；博士授权点立项建设工作于去年 8 月以优异的成绩通过国务院学位办组织的中期检查，今年将迎接终期验收，明年可招收母校历史上第一届博士生；安徽省中医药科学院已经省政府批准在我校基础上成立，与母校一个机构二块牌子,今年5月28日成功揭牌;国家中医临床研究基地是国家发改委和国家中医药管理局的重大项目,前后投入将达4个亿,目前,基地的糖尿病病种研究深入开展,临床疗效不断提高,得到了国家中医药管理局专家的高度认可,现正全力以优异成绩迎接明年3月份国家终期检查。

校友是一所大学的育人成果和社会声誉的最好体现,校友工作是学校教育工作的延伸。对一个大学来说,校友是学校最宝贵的财富,校友是大学办学业绩的标尺,是学校最可贵的潜在资源。母校维系了校友、凝聚了校友、是校友们的家园;母校的文化因校友而传承,母校的历史因校友而延伸,母校的盛誉因校友而传扬。我们的办学发展过程中,凝聚着广大校友的心血,是一代代校友的足迹形成我们的办学传统和深厚底蕴。学校50多年来取得的发展成就,是一代又一代安中人奋力拼搏的结果,更与包括在座各位校友在内的所有海内外校友的大力支持和真诚帮助密不可分。在此,我代表学校向长期以来关心支持母校发展的广大校友表示崇高的敬意和衷心的感谢!

人们常说"校以人兴",在座的各位校友如今大多有自己的事业,也正是社会阅历丰富、年富力强的年龄。昔日,你以母校而自豪;今天,母校因你而骄傲。无论你身在何方,无论你位居何职,无论你贫富强弱,母校都与你血肉相连。因为有你的智慧,所以母校焕发光彩;因为有你的努力,母校才积淀起深厚的文化底蕴;因为有你的成就,母校才美名远播。在今后发展的道路上,母校希望得到你更多的关注和支持,母校将与你一路携手同行,共创新的辉煌!

各位校友!安中发展的蓝图已经绘就,安中的未来无限美好。要实现安中的奋斗目标,创造安中辉煌的未来,需要全体安中人的不懈努力,更需要我们全体校友的共同奉献。让我们携起手来,求实创新,建功立业,共谋发展,以我们的进取和追求,以我们的拼搏和成就,为安中增添荣誉,为人生增添光彩,创造无愧于前人的新时代的光辉业绩!

亲爱的校友们,情到浓时已无语,千千心结绕灵魂。我们热切希望你们在百忙中常回家看看,常来母校走走,见师长、会同窗、叙情谊,加强联系,增强沟通,共谋和谐。

致果德安教授的贺信

果德安教授：

　　欣闻您荣获2012年国家科学技术进步奖励，我谨代表学校并以个人名义向您表示热烈祝贺和崇高敬意！

　　长期以来，您秉持勇于探索、开拓创新之精神，以严谨细致、科学求实的作风，勇攀科技高峰，取得了一系列骄人成绩。此次"中药复杂体系活性成分系统分析方法及其在质量标准中的应用研究"荣获国家自然科学二等奖，对构建现代中药质量标准，推进中药国际化和现代化起到了指引、示范作用，意义重大，影响深远。同时，这也是中药项目首获国家自然科学奖，填补了中医药在此领域的空白，这必将给我国中医药研究领域带来极大的振奋和信心。

　　作为学校客座教授，学校衷心希望与您进一步加强联系，增进友谊，团结合作，携手共进。真诚欢迎您对学校改革、建设与发展多提宝贵的意见和建议，为推动中医药事业发展，服务大众健康做出新的更大贡献！

　　衷心祝您身体健康，工作顺利，阖家幸福！

在首届全国方剂组成原理高峰论坛上的致辞

初秋季节的黄山，景色依旧迷人。今天，"首届全国方剂组成原理高峰论坛"在这集世界三大遗产——文化遗产、地质遗产、自然遗产于一身的黄山召开了，这是我们中医方剂学科工作者的一件大喜事，也是安徽中医药界的一件大喜事。首先，我谨代表安徽中医学院对本次大会的胜利召开表示热烈的祝贺！向前来指导工作、参加会议的各级领导、各位嘉宾、各位代表表示最诚挚的欢迎！

方剂是中医药学理、法、方、药的一个重要组成部分，是中医临床用药的主要形式和手段。方剂学是中医基础学科之一，是在历代医药学家广泛实践的基础上发展成熟的，是介于中医药理论与临床用药之间的桥梁。方剂学的基础研究，是发展中医药学、促进中医药现代化的重要环节。方剂其配伍规律有着深刻的科学内涵，"方以药成""方从法出""法随证立"，反映了中医药学从实践到理论，又以理论指导实践的发展过程。"首届全国方剂组成原理高峰论坛"的召开，对于创新方剂研究思路，加强对中医方剂的作用机制及其物质基础研究，注释和阐明方剂的组成原理和配伍规律的新成果，促进中医药理论创新和临床实践都具有十分重要的意义。

本次大会得到了有关部委主管领导、知名院士、业界权威专家及全国广大中医方剂学专家教授、老师及研究生的积极响应和社会各界的大力支持，今天的会场可谓是群贤毕至，高朋满座。作为东道主，我们感到十分荣幸，十分高兴。

安徽中医学院是安徽省高等教育和全国高等中医药教育中的重要一员，也是安徽省唯一一所中医药本科院校，为中国中医学和安徽医药界培养了大批优秀人才。在五十多年的发展历程中，我们秉承北华佗、南新安的医学传统，以人才培养、科学研究、社会服务、文化传承、对外交流为己任，主动适应中医药事业发展，主动适应中医药产业发展，主动适应中医药国际化发展，凸显了学校的办学特色，优化了学校的学科结构，增强了学校的办学实力。目前，学校是国家中医临床研究基地建设单位、国家新增博士学位授权立项建设单位、国家中药现代化科技产业（安徽）基地、国家中医药对外交流与合作基地，是硕士研究生免试推荐单位。少荃湖新校区建设正在积极推进之中，安徽省中医药科学院已经省政府批准在我校基础上成立。当前，全校上下正以饱满的工作热情和扎实的工作作风，积极推进学校新一轮跨越发展。我们学校的改革、建设与发展得到了各级领导、各兄弟院校及各位专家教授的热情关心和大力支持，在此谨代表学校表示衷心感谢！

中医药是中华民族优秀传统文化的重要组成部分，是世界医学界的一枝奇葩，是最具有原始创新性的学科领域，是中华民族得以健康延续、繁衍和发展的重要因素。我们相信，地处中药资源丰富、文化底蕴深厚、新安医学及著名医家辈出的安徽，在安徽省委省政府的领导下，在各位医药界同仁的大力支持和帮助下，学校一定能够更好、更快的发展，为中医药事业发展做出新的更大贡献。

最后，祝各位领导、各位专家朋友、各位嘉宾会议期间身体健康、心情舒畅、生活愉快！预祝大会圆满成功！

在第六届全国扶阳论坛暨第三届国际扶阳论坛上的致辞

初冬庐州，风清气爽。今天，我们在美丽的合肥迎来了由中华中医药学会和安徽省中医药管理局主办，安徽中医药大学和安徽省中医药学会承办的"第三届国际扶阳论坛暨第六届全国扶阳论坛"。首先，我谨代表安徽中医药大学对本次论坛的胜利举行表示热烈的祝贺！向前来指导工作、参加会议的各级领导、各位嘉宾、各位代表表示最诚挚的欢迎！

百年论坛百年事。扶阳论坛迄今虽只经历了六个春秋，但它为中医教育和中医传承开辟了一条新的途径。扶阳思想强调"阳主阴从"的关系，认为阳气是机体生命活动的原动力。几百年来，在大量的中医理论和临床探索实践中，扶阳思想得到很好的传承和发展，逐步发展形成了一套独到的理论体系和临床经验，确立了一系列治病防病的原则、方法和具体方药，为中医药的繁荣发展做出了卓越贡献。安徽是黄河文化和长江文化的交汇地区，物华天宝，人杰地灵。安徽中医历史悠久，著述浩繁，历代医家辈出。自宋元以来，百家争鸣，不限一科，不偏一家。他们注重家传师承，注重经典医论，注重临床实践，学术思想活跃，医学流派纷呈，其严谨的治学态度、深厚的文化底蕴和卓有疗效的临床实践，逐渐形成了独具特色的新安医学流派，不仅在安徽独树一帜，影响更波及江浙，声闻海内。

新安医学与扶阳学派，作为中国医学的重要组成部分，一脉相承，相互促进，各具特色。扶阳学派强调"阳主阴从"，创立四逆之法。新安医家把疾病看成是人体正气失调的外现，同时认为外症必根于内，从整体恒动观、辨证论治、经络学说等基础理论和临证入手，重视脾胃、肝肾，强调固本培元、调养气血，培补正气，治外必治乎内，用药讲究轻灵平和。新安医学与扶阳学派，治法不同，理论如一，殊途同归，共同为促进人类健康事业而努力。相信，扶阳论坛活动的成功举行，对促进中医药理论创新和临床实践，增进人民健康意识，传播中医药文化，必将产生积极而深远的影响。

安徽中医药大学创建于1959年，是安徽省高等教育和全国高等中医药教育中的重要一员，也是安徽省唯一一所中医药本科院校，为中国中医学和安徽医药界培养了大批优秀人才。在五十多年的发展历程中，我们秉承"北华佗、南新安"的医学传统和"至精至诚、惟是惟新"的办学理念，以人才培养、科学研究、社会服务、文化传承、对外交流为己任，主动适应中医药事业发展，主动适应中医药产业发展，主动适应中医药国际化发展，凸显了学校的办学特色，优化了学校的学科结构，增强了学校的办学实力。目前，学校是国家博士学位授权单位、国家中医临床研究基地、国家中药现代化科技产业（安徽）基地、国家中医药对外交流与合作基地，是硕士研究生免试推荐单位。少荃湖新校区一期工程基本竣工，3000名学生入住；安徽省中医药科学院已于去年在我校基础上成立。当前，全校上下正以饱满的工作热情和扎实的工作作风，积极推进学校新一轮跨越发展。我们学校的改革、建设与发展得到了各级领导、各位专家教授及各兄弟单位的热情关心和大力支持，在此谨代表学校表示衷心感谢！

  党的十八大非常重视中医药的传承和发展，特别强调了要扶持中医药和民族医药事业的发展。面对新形势新任务，进一步以临床实践为基础，深化中医基础理论研究，促进中医各流派学术交流，百家争鸣、百花齐放，既是中医药事业发展的需要，也是更好保障民众健康福祉的需要。今日，嘉宾相聚合肥，共襄盛会，交流经验，切磋技艺，齐绘蓝图，同谱华章。作为东道主，我们深感荣幸！

在第八届世界养生大会暨2016中医药健康养生产业展览会上的致辞

春日庐州,万象更新。在健康产业发展方兴未艾、健康中国积极推进的时代背景下,今天我们相聚一堂,隆重举行第八届世界养生大会暨2016中医药健康养生产业展览会,这是世界养生领域的一件盛事,也是我省中医药领域的一件大事。首先,我谨代表安徽中医药大学党委和行政向大会的胜利召开表示热烈的祝贺!向前来指导工作、参加会议的各级领导、各位专家、各位嘉宾表示最诚挚的欢迎!

中医药作为中华民族的伟大创造,是我国独特的卫生资源、潜力巨大的经济资源、原创优势的科技资源、优秀的文化资源、重要的生态资源,无论在疾病防治还是养生保健方面都具有显著的特色和优势,发挥着不可替代的作用。近年来,党中央、国务院对健康产业、中医药事业高度重视,党的十八届五中全会,提出了"推进健康中国建设"的新目标、新方向,健康中国建设已成为国家战略。《中医药健康服务发展规划(2015—2020年)》,提出构建医疗康复、老年护理、健康管理、健身养生等新兴产业组合发展的崭新格局。国务院日前印发的《中医药发展战略规划纲要(2016—2030年)》,明确了未来十五年我国中医药发展方向和工作重点,提出要大力发展中医养生保健服务,促进中医药与健康养老、旅游产业等融合发展,中医药振兴发展日益成为国家的重要战略。召开世界养生大会,实为应时而动、因事而谋、顺势而为。

本次大会,既是一次学术研讨会,也是一次成果展览会。大会得到了国家卫生与计划生育委员会和安徽省人民政府的大力支持,得到了世界健康养生领域的积极响应,数十个国家和地区的200多位政要、领导、知名院士、国医大师、专家学者、企业精英等,云集合肥,共话发展,可谓高朋满座,群贤毕至。作为东道主之一,我们感到十分荣幸,十分高兴。

安徽,襟江带淮,承东启西,物华天宝,人杰地灵。安徽是华佗故里、新安医学的发源地;中药资源丰富,华东第一。植根于此,安徽中医药大学是安徽省唯一一所中医药本科院校,是安徽省地方特色高水平大学重点建设单位。在五十多年的办学历程中,学校秉承北华佗、南新安的医学传统,以人才培养、科学研究、社会服务、文化传承、对外交流为己任，主动适应中医药事业发展，主动适应中医药产业发展，主动适应中医药国际化发展，凸显办学特色，优化学科结构，增强办学实力。现已成为一所以中医药学科为主体、多学科协调发展、优势集聚、特色鲜明的高等中医药院校。学校是国家中医临床研究基地、国家中药现代化科技产业（安徽）基地、国家中医药国际合作基地、国家药品临床研究基地。第一附属医院是全省最大的三级甲等综合性中医医院；第二附属医院是全国首家也是规模最大的三级甲等针灸专科医院；第三附属医院是国家第三批重点建设的中西医结合医院，都成为开展中医药健康服务的重要力量。

  一直以来，学校的改革、建设和发展从未稍离各位领导、专家的关爱和支持。今天，欣逢佳期，群英荟萃，各位领导、专家的真知灼见、智慧启发必将对学校进一步加强中医药健康养生学科建设，开展中医药健康养生研究，弘扬中医药健康养生文化，推进中医药健康产业发展产生积极而深远的影响。我们相信，地处中药资源丰富、文化底蕴深厚、著名医家辈出的安徽，在国家卫生与计划生育委员会的亲切关怀下，在安徽省委省政府的正确领导下，在各位领导、专家的大力支持和帮助下，安徽中医药大学一定能够更好、更快地发展，为我国中医药事业发展和健康中国建设做出新的更大贡献！

在安徽中医药大学与黄山市人民政府签订合作协议仪式上的讲话

去年9月份,我们齐聚安徽中医药大学少荃湖畔,就"传承新安医学,发展地方经济,实现资源共享、互惠双赢"展开了深入探讨。时隔小半年,我们在美丽的黄山再度聚首,很高兴参加与黄山市人民政府合作协议的签订仪式。我谨代表安徽中医药大学对参加签约仪式的各位领导、各位嘉宾表示诚挚的问候!对双方全面战略合作协议的签署,表示最衷心的祝贺!

自古以来,黄山聚新安之灵气,文风馥郁、底蕴深厚。作为新安医学、徽文化的重要发源地,黄山在中医药发展史、中国传统文化发展史上地位突出、贡献卓越、影响深远。与黄山市人民政府深入开展战略合作,我们寄予了极大的信心和充分的信任。一直以来,我们双方都保持着良好的合作伙伴关系。在此,我由衷地感谢黄山市人民政府对我们学校的关注与支持,愿我们的合作情谊地久天长!

安徽中医药大学作为安徽省唯一一所中医药类本科院校,在传承新安医学、培育中医药人才、开展安徽道地药材研究、服务安徽地方经济等各方面有着义不容辞的责任和义务。目前,学校是国家中医临床研究基地、国家中药现代化科技产业(安徽)基地、国家中医药国际交流合作基地、国家药品临床研究基地,拥有本、硕、博及成人教育于一体的教育体系。站在地方特色高水平大学的新起点上,学校的办学规模不断扩大,办学层次不断提高,对于医疗、教学、科研、人才、文化、养生、康复、中药资源等各方面的要求也越来越高,深入开展全方位、深层次、高水平的合作需求也越来越强烈。与黄山市人民政府的全面合作将是我们双方共同跨越、共同发展的良好契机。一方面,此次全面合作,有利于我校发挥人才培养、科技创新、服务地方、文化传承的优势,全面推动新一轮的"产学研"合作创新,促进科研成果转化;另一方面,又有利于发挥黄山市区域、资源、文化、产业优势,进一步推动黄山市经济和医疗服务的发展进步,促进黄山中药资源的保护、开发与利用。

风物长宜放眼量。抓住此次全面合作的重要机遇,不仅仅对我校顺利开启"十三五"规划,推进地方特色高水平大学建设,发展我省高等中医药教育事业具有重要意义。同时，对于合作双方共同推进"服务中医药事业，服务安徽省地方经济，服务人民健康事业"的共同夙愿也具有深刻意义。

今天，安徽中医药大学与黄山市人民政府全面合作协议签约，是双方合作历程中一个崭新的里程碑，为双方在不同层面进行不同形式的交流合作开启了新的华丽篇章。

"资源共享、优势互补、互惠双赢、共同发展"是此次合作的指导原则，这既是对以往合作的深刻总结，也是对未来合作的郑重承诺。我相信，在将来的合作中，我们的合作关系将更加亲近，我们的合作经验将更加丰富，我们的合作事业将迈上一个新的台阶。希望我们共同努力、携手共进，谋划大手笔、塑造大格局，一起为安徽的地方经济，为国家的中医药事业做出我们应有的贡献。

在六安市"一谷一带"绿色发展项目推进会上的讲话

前不久,4月9日,我们在安徽国际会展中心,借助第八届世界养生大会的平台,我校与霍山县人民政府以及霍山县相关企业签署了一揽子合作协议。今天,时隔一个月,初夏季节,我们相约大别山,在美丽的六安再度聚首,很高兴参加六安市"一谷一带"绿色发展项目推进会。我谨代表安徽中医药大学对本次推进会的胜利召开表示热烈的祝贺!向前来指导工作、参加会议的各级领导、各位专家、各位嘉宾表示最诚挚的欢迎!

中药资源是中医药最根本的物质基础。中药材的开发、利用与保护,直接关系到中药饮片、提取物、中成药、中药保健食品、中药农药等多条生产和销售链的正常运作,具有明显的经济、社会、生态效益,是我国中医药事业发展的基础。在生物经济时代到来的今天,资源优势大于资本优势,中药资源作为生物工程及生物制药的基础和治理生态灾难的战略性资源,其战略地位愈加重要。六安市地处江淮之间,三省结合,南北交融,资源丰富,物产甚多,特色鲜明。中药材的可持续发展关系到中药产业的生存和发展,在六安,推进中药材产业化,让以石斛、天麻为代表的道地中药材走出六安、走向全国,造福人类,无疑是一件非常有意义的大事。六安市"一谷一带"绿色发展项目推进会的成功举办,对于搭建高端、高效、高质的交流平台,集合政界、商界、学术界的聪明智慧,整合资源,创新思维,营造舆论,有效推动六安乃至国家大别山片区中药材产业的健康有序发展,推进中药资源与生态环境协调发展,都具有重要的现实意义和战略意义。

安徽中医药大学作为安徽省唯一一所中医药类本科院校,在传承新安医学,培育中医药人才,开展安徽道地药材研究,服务安徽地方经济等各方面有着义不容辞的责任和义务。目前,学校是国家中医临床研究基地、国家中药现代化科技产业(安徽)基地、国家中医药国际交流合作基地、国家药品临床研究基地,拥有本、硕、博及成人教育于一体的教育体系。站在地方特色高水平大学的新起点上,学校的办学规模不断拓展,办学层次不断提高,办学声誉不断扩大,深入开展全方位、深层次、高水平的合作,扎实有效地服务地方经济建设是学校义不容辞的责任与担当。

我校与六安合作已久，早在2000年5月，安徽中医药大学就与舒城县人民政府签订校县战略合作协议；先后于2012年7月，安徽中医药大学与六安市人民政府签订校市战略合作协议；2013年6月，安徽中医药大学与金寨县人民政府签订校县战略合作协议；2016年4月，安徽中医药大学又与霍山县人民政府签订校县战略合作协议。同时先后与多家相关企业签订校企科技合作协议。为响应省委号召，我校又选派党委委员、宣传部长罗绍明同志赴霍山县挂职常委、副县长，周安副教授挂职安徽金寨乔康药业有限公司。因此，我们的交流更加紧密，合作更加高效，成果也必将丰硕。

早在20世纪80年代初，学校与霍山合作的霍山石斛"野生改家种"实验项目就曾荣获"安徽省科技进步二等奖"。我校牵头的安徽道地中药材品质提升"2011"协同创新中心已将霍山石斛和大别山茯苓等作为重点药材进行系统研究，2013年，我校专家与霍山县长冲公司共同选育的霍山石斛新品种，获得权威机构认定。

近几年，在省卫生厅、省中医药管理局及六安市委市政府的指导支持下，安徽中医药大学和六安市及下属相关县合作开展了全国第四次中药资源普查安徽（试点）工作和安徽省民间医药调查工作；开展了对口支援金寨县中医院和金寨大别山职业技术学校工作，共建中医药临床实习基地和大学生社会实践基地；合作开发了"安徽茯苓地理标志产品保护""安徽茯苓规范化栽培研究""香茶菜规范化种植研究""绞股蓝药理研究"以及"绞股蓝颗粒剂工艺研究""肾炎颗粒的工艺与质量研究""九仙尊牌霍山石斛含片""九仙尊牌霍山石斛硬胶囊""大别山药用植物种质资源库""安徽大别山十种道地中药野生变家种栽培技术研究和推广应用及其质量评价研究"等项目，均取得可喜的成绩。最近，我校彭代银副校长接受六安市发改委、六安市农委的委托，主持六安市中药产业发展规划研究项目，进展顺利。

各位领导、各位专家、各位朋友：安徽中医药大学改革、建设与发展所取得的成绩离不开各级领导、各兄弟单位及各位专家教授的大力支持，在此，谨代表学校向大家表示衷心感谢！面向未来，希望继续得到各位领导和各位朋友的关心与支持！让我们携起手来，加强交流与合作，加强继承与创新，共创安徽中医药事业的新辉煌！

新安医学的成就与特色

新安医学是中国传统医学中文化底蕴深厚，流派色彩明显，学术成就突出，历史影响深远的重要研究领域，是徽学研究的重要组成部分。明清之际，尤其是明中叶之后，我国科学技术发展缓慢，随着西方近代科学的兴起，中国科技保持千年之久的望尘莫及的地位不复存在，反而渐渐落伍。可此时徽州——新安一带的科技发展却呈现空前的繁荣景象，其中新安医学的区域优势显得尤为突出，成为徽州文化的一个亮点，因此新安医学的成就和特色格外受人关注。

一、新安医学的突出成就

任何一个具有区域特色的传统医学流派，无不由其多方面的突出成就奠定历史地位，产生深远影响。新安医学的突出成就主要表现在以下几个方面：

1. 医家辈出，医著宏富

新安医学以历史悠久、医家众多、医著宏富著称于世。医家方面，据考证，自宋迄清，见于资料记载的新安医家达 800 余人，其中在医学史上有影响的医家达 600 多人，明清两代更是医学鼎盛时期，其中明代医家 153 人，清代医家 452 人，故有中医人才"硅谷"之称。

《石山医案》的作者汪机是我国明代嘉靖年间四大名医；《医宗金鉴》的编撰者吴谦，是我国清初三大名医和清代四大医家之一；《临证指南医案》的作者叶天士是清代温病四大家之一。

医著方面，据《新安医籍考》，产生或成名于新安一带的医家共编撰中医药学术著作 800 余部，其中医经类 107 种，伤寒类 70 种，诊法类 40 种，本草类 54 种，针灸类 22 种，内科类 210 种，外科类 15 种，妇科类 24 种，儿科类 84 种，五官科类 30 种，医案医话类 77 种，养生类 15 种，丛书类 37 种。南宋张杲于南宋淳熙十六年（1189 年）著成《医说》10 卷，成为我国现存最早的记载大量医学史料的医史传记类著作；明代吴崑所著《医方考》是我国第一部注释方剂的专著；江瓘所著《名医类案》是我国第一部总结和研究历代医案的专著；方有执著《伤寒论条辨》，开错简流派之先河；清代郑梅涧所著《重楼玉钥》是我国第一部喉科专著。近代中医所推崇的"全国十大医学全书"之中，出自新安医家之手的就有明代徐春甫所著的《古今医统大全》、清代吴谦所著的《医宗金鉴》和程杏轩所著的《医述》3部。《古今医统大全》共100卷,是一部内容十分丰富的大型医学全书,概括了明代以前我国重要医学典籍和医学成就。《医宗金鉴》共90卷15门,是一部很契合临床实用的大型医书。清朝时,歙县程杏轩辑成《医述》16卷,不仅开阔了临床思路,而且便于对照和查找,开节录诸家医论之先河。此外,明代孙一奎所著《赤水玄珠》,程嘉漠所著《本草蒙筌》,清代汪昂所著《汤头歌诀》《本草备要》,程国彭所著《医学心悟》,吴澄所著《不居集》,迁徙苏州的叶天士所著《临证指南医案》,都是临症习医者的必备参考书,被中医高等院校编入教材。

可见在新安徽州一府六邑的弹丸之地,历史上竟产生出如此众多的医家,撰编如此众多的医著,影响之大,实属罕见,不能不说是一个奇迹。全国著名医史专家余瀛鳌先生曾说过,新安医学的各类医籍"在以地区命名的中医学派中,堪称首富"。

2. 学术创新,影响深远

新安医家在医学理论、临床医学和药物学等方面皆多有建树,在全国具有相当大的影响。明清时期新安医家的理论创见及用药轻灵、圆机活法的临床风格,对整个中医学的发展产生了深刻的影响,一些学说已成为当代中医理论的重要组成部分。明·汪机所开创的新安医学"固本培元派",对浙江的赵献可、张景岳、常熟缪希雍、江苏李中梓等医家的学术思想均有直接和间接的影响,起到了一定的促进作用,对后来歙县的吴正伦、吴天士、吴澄、程杏轩;休宁的汪付护、孙一奎、汪文绮;黟县的黄古潭;祁门的徐春甫等新安医家学术思想的形成和发展均有直接影响。他首倡"新感温病"学说,从此温病成因有"伏气""新感"两说,为明清时期开展温病学术争鸣、提高温病的治疗水平奠定了理论基础。

明代方有执通过对伤寒热病的诊治和研究,大胆将《伤寒论》整移编次,辑成《伤寒论条辨》,增强了原书的系统性、条理性,从而创"错简重订"说,开《伤寒论》错简派之先河,揭开伤寒学派内部派系争鸣的序幕。清代喻嘉言评方有执《伤寒论条辨》"始先削王叔和序例,大得尊经之旨","于太阳之篇改叔和之旧,以风寒之伤营伤卫者分属,卓识越古人"。

在临床方面,新安医家贡献诸多,且不乏以独门专科见长者,尤其是从南宋到清末这数百年间,新安一地造就了众多的医学世家,他们世代相传,且名声益噪,部分医学世家一直延续到当今,学术影响经久不衰。清代喉科医家郑梅涧著《重楼玉钥》,其子郑枢扶著《重楼玉钥续篇》,立"养阴清润"治疗方法,创"养阴清肺汤"治疗白喉病,在喉科学上形成了郑氏父子倡导的养阴清润派。后世喉科著作每多宗郑之说,视为圭臬。至今歙县郑村"南园、西园"喉科,"一源双流"，闻名全国。

清代吴澄所著《不居集》为论治虚损专著，他首创"外损"一说，是李东垣内伤外感辨的补充；首倡"理脾阴"学说，可与叶桂养胃阴说相媲美；其创设的"解托""衬托"诸法对治疗外损发挥了积极作用，为临床开辟了一条新的治疗途径。

清人程国彭著《医学心悟》，倡导"八纲辨证"，首创"医门八法"，对中医学辨证论治体系的补充完善做出积极贡献，他所创"止嗽散""消瘰丸"诸方倍受世人推崇。

3. 名医世家，经久不衰

新安医学之所以源远流长，繁荣昌盛，与名医世家纷呈有极大关系。据不完全统计，从北宋以来，世医家传三代以上至十五代乃至三十代的共有52家，如北宋歙县名医张扩首传于弟张挥，再传侄孙张杲，历经三代，约130年，成为新安第一名医世家。歙县黄孝通于南宋孝宗时，御赐"医博"，传于十四孙黄鼎铉，十七世孙黄予石，历经二十五世，代不乏人，成为新安医学史上世传最久的妇科世家。他如西园郑氏喉科、南园郑氏喉科、新安王氏内科、吴山铺程氏伤科、休宁舟山唐氏内科、梅林江氏妇科、蜀山曹氏外科等都以医学世代相传，名声益噪，经久不衰，成为新安医学学术兴旺，不断发展的一个重要标志。

4. 学术交流，引领时尚

明清两代讲学盛行，士人结社成为人们平常进行学术交流的一种方式。医家也受此风尚影响，而有医学团体问世。明·新安名医徐春甫于隆庆二年（1568年），在北京发起组织了"一体堂宅仁医会"（亦称"仁医会"），是我国最早的医学学术团体。参加该会的有苏、浙、皖、闽、湖、广等地在京的太医和名医共46人，其中新安医家最多有21人。徐氏的老师汪宦与学生徐良佐、李应节、汪腾蛟等均是"一体堂宅仁医会"会友。"一体堂宅仁医会"是会友开展讲学活动、交流学术，钻研医理、切磋技艺的组织。而《论医汇粹》作为新安医家余傅山、汪宦、吴篁池、汪烈采、黄刚诸人，在徽州府城给门人余渥及江、吴三子进行了一次讲学的记载，誉为中国医学第一部讲学实录。一在京师，一在本土，这样的医学学术交流，可谓引领一时之风尚。

5. 海外传播，广受关注

新安医学在中国医学史上写下了灿烂的篇章，在对中国医学史的发展产生深远影响的同时，对国外医学的发展也产生重要影响。

在日本·丹波元胤所著《中国医籍考》中，共收载新安医家63人，医籍139部。据考证，新安医籍的外传以明清两代为主。尤其是朝鲜、日本两国，不仅通过各种途径吸收了大量的新安医学知识，而且整本翻印刊刻新安医家的许多重要著述，有些版本流传至今，成为研究新安医学对外交流史的宝贵资料。这一时期东传的新安医籍主要有：南宋医家张杲《医说》，明代医家吴崐《医方考》，明代医家江瓘《名医类案》，明代医家汪机《石山医案》《生生子医案》，明代医家徐春甫《古今医统大全》，明代医家孙一奎《赤水玄珠》，清代医家汪昂《本草备要》。

明清以来，新安医学重要的历史地位和学术价值，一直受到海内外有识之士的广泛关注，影响十分深远。

二、新安医学的形成因素

新安医学是伴随着徽学的兴盛而兴盛的，它的兴起得益于天时、地利与人和，是历史、文化、经济、地理诸多因素催化的结果。中原文化的南迁为新安医学的形成和发展提供了良好的社会条件，得天独厚的地理环境为新安医学形成和发展提供了良好的自然条件，繁荣发达的徽商经济为新安医学的形成和发展奠定了经济基础，而深厚博大的徽学底蕴更为新安医学的形成和发展做好了充分的精神准备。

1. 历史因素

新安医学的产生和发展，如同整个徽学文化形成和发展一样，与我国国家的命运、历史的变迁息息相关。

据史料记载，我国历史上因为战争有过三次人口大迁徙，如晋代的两晋之乱、唐末的五代之扰、宋代的靖康之变，使得众多的中原氏族大量南迁，而古新安因为地理偏僻，少有战乱，成了他们避乱南迁的重要选择。这些南迁的氏族，多为仕宦之家、名门望族，更有文化精英或隐士，他们的到来，遂使得徽州一带逐步成为中国少有的儒士高度密集地区。尤其是公元1127年，宋王朝迁都临安（今杭州市），致使中原文化再度南移，新安成了近畿之地，徽商随之而兴起，古新安自此步入了鼎盛的时期。人民生活的安居乐业，有利于经济和文化的发展，为新安医学的兴盛提供良好的社会条件。

徽州自然环境相对封闭，聚族而居，作为程朱理学之邦，宗法制度、宗族观念尤其坚固，而森严的徽州宗族制度、宗法观念是医学家族链稳固和发达的土壤，促成了新安医学以家族为纽带的世医传承。浓厚的理学风气对新安人的人格、生活方式等都影响重大。宗法制首要的原则就是尊祖，因而子承父业，把祖先积累的临证经验和笔记继承下来不致失传，并示于后世，是子孙的义务与孝道。宗法制度文化保持了新安医学家族传承医术的长期稳定，牢固的家族世医是新安医学传承的纽带，有效地防止了中医学术的失传。用今天的话来说，家族传承是封建社会保护知识产权的一种有效方式。

2. 文化因素

中原地区仕宦之家、名门望族产相继迁入，对新安文化的发展产生了很大的影响。作为"程朱阙里""理学故乡""儒教圣地","程朱理学"在徽州这一相对封闭的地区逐渐兴盛起来。从唐宋代以后,徽州历代皆以从儒攻举子业为重,府学、县学、社学发达,书院书塾林立,书院达54所(康熙《徽州府志》)。古徽州还是全国四大刻书中心之一,刻书雕版业发达,"徽墨""歙砚",驰名于时。著书立说,蔚然成风。文人学士"耻于深信,笃于深求,长于考据",从而素有"东南邹鲁"之誉。"不为良相,则为良医","为人子者,不可不知医",受这种文化因素的影响,新安医家大量涌现。儒士们或仕宦不售,或淡泊功名,因而弃儒从商或弃儒从医,所谓"学而优则仕,学而困则商,学而仁则医"。明代的孙一奎,清代的吴澄、汪绂、汪昂便是这样的代表,事实上新安医家绝大多数是典型的儒医。其中,"以儒通医"者占有很高的比例,他们或先儒后医、医而好儒,或儒而兼医、亦儒亦医。济世活人,光宗耀祖,成了新安医家的"座右铭"和终身的希冀,这也是新安医学得以发展的文化根源所在,是传统文化向心力的体现。

徽州是一片盛产"文明"的土地,新安医学正是这一文化土壤的不朽产物。根植于传统徽学文化的沃土之中,新安医学更多地表现为一种文化,是一种特定地域环境下的医学文化,这是新安医学特有的文化注脚,也是新安医学形成和发展的动力。

3. 经济因素

第一,徽州人历来有尊儒重教的传统,而徽商则有贾而好儒的价值取向,他们重视对文化的全面投入,一方面以自己雄厚的经济实力助学助教,培养和造就了一大批"知识分子","学而仁者医",从而为新安医学培养了大量的后备人才;另一方面,徽商还把大量资本投资于医药事业,推动了新安医学的发展和繁荣。许多新安医学著作的出版,更与商人的资助分不开。清代徽商胡雪岩就在杭州创立了"胡庆余堂"药店,"胡庆余堂"是与北京同仁堂相提并论的全国两大药店之一。再如吴勉学就是一位靠刻售医籍起家的大书商,他博学藏书,校刊经史子集及医书数万种,特别是在16世纪后期出资10万银两,搜集古今典籍刊刻出版,经过多年努力,校刊了《古今医统正解全书》《丹溪心法》《河间六书》等医学著作多种。他如歙县大盐商黄晟、博学藏书家鲍廷博都刊刻不少籍。大量医学书籍的散布与传播,交流了新安医家的学术,扩大了新安医学的影响。

第二,徽商散布全国各地,对于促进医学交流,吸取众人之长也起到了一定的作用。徽商的流寓,既使得他地的医学传播到新安,又将新安医学传播于他地,促进了新安医学的繁荣,扩大了新安医学的影响。如叶天士在医学上的成就,与新安有一定的渊源关系。叶天士与徽商往来甚密,常与徽州人氏相互考订药性。据民国《歙县志·义行》载:歙县潭渡黄晟(字东曙,号晓峰),兄弟四人以盐商起家，时居扬州，曾请叶天士到家中，与友人共同考订药性。黄氏兄弟有"青芝堂"药铺和木刻园，请叶天士为城中百姓治疗疾病，后为天士刊刻《临证指南》医书。而且，新安医学名家多数都在经济活跃的县城附近和鱼米之乡，而许多新安名医也经常来往于新安与外地之间行医，一方面扩大了新安医学的影响，另一方面也促进了新安医学的发展。可以说，新安医学是伴随着经济的兴盛而繁荣，外向发展的徽商经济是新安医学形成的经济基础和动力。

第三，人口增加的医疗需求也刺激了新安医学的发展。徽州在北宋元丰三年（公元1080年）有1.6万多户，54.2万多人。元至正二十七年（公元1367年）有15.7万多户，82.4万多人，人均耕地面积4.05亩。到明万历六年（公元1578年）增至30.4万多户，145.2万多人，人均耕地面积1.75亩。新安医学也是为了适应这一时期本地人民医疗保健的需求而发展起来的，而且新安医学并不仅仅局限于本土新安，而是以整个江南地区为大舞台的。作为京师重地的江南地区，其人口繁衍更是急剧上升，人烟稠密，经济发达，进一步促进了新安医学的发展。

徽商是"徽州文化的酵母"，是新安历史全面高度发展的支点，徽商经济的繁荣是新安医学发展的强大动力，为新安医学的形成和发展奠定了雄厚的经济基础。

4. 地理因素

"徽者美也"，徽州山美水美，丰富的药材资源为新安医学的形成提供了有利条件。新安地区山水幽奇，雨量充沛，气候温和，自然生态环境得天独厚，蕴藏着丰富的中药材资源，大宗药材400余种，地道药材和珍惜品种有60余种，成为新安医学发展的有利条件。因而许多新安医家都对药物进行了研究，编撰了54部本草专著。其研究领域涉及药性研究、药物临床应用、药物采集、加工、炮制、本草文献、食物本草、药物配伍、本草简要歌诀等。

而更为重要的是，特殊的地理环境为新安医学形成和发展创造了条件。徽州"东有大鄣之固，西有浙岭之塞，南有江滩之险，北有黄山之厄"（康熙《徽州府志》），四面环山的封闭环境，战乱时期是躲灾避难的世外桃源，太平年代是休养生息的理想场所。崇山峻岭的围阻，人民生活的安居乐业，促成区域内医学思想的相对独立性。同时，徽州区域内有一条东西方向走向的新安江横贯其间，新安江西北以黄山山脉与长江水系为邻，东南以天目山脉和白际山脉与浙江、江西两省接壤，延绵数百里而与千岛湖接通。徽州、杭州山水相连，属钱塘江水系上游的新安江，加上一条由徽州先民开通的蜿蜒曲折的徽杭古道，成为徽杭经济文化联系的纽带。南宋迁都临安（即杭州），近畿之地的徽州通过新安江打开了与外部世界联系的通道。尽管四面环山，但"隔山不隔水"，江水的流动性又给区域医学带来活力和发展的空间,封而不闭的地理环境为新安医学的外向发展预留了空间和舞台。

总之,皖南徽州北倚风光秀丽的黄山山脉,境内新安江水系自西向东横贯其中。黄山的凝固,强化了新安医学的地方性和独立性;新安江水的流动,扩展了新安医学的兼容性和渗透性。"问渠哪得清如许,为有源头活水来",相对独立的新安医学之所以能够得到"源头活水"源源不断地补给,封而不闭的特殊地理环境是新安医学形成和发展的一个不容忽视的重要原因和条件。

三、新安医学的主要特色

有关新安医学的特色,不少作者都作了深入的分析和研究,有认为以理论领先、勇于创新,医家林立、学派纷呈为特色,有认为以儒医群体和世医家族链为特色,有认为继承性、地方性、辐射性是其特色,或认为历史悠久持续、名医辈出、医著宏富本身就是主要特色。这些观点都从不同角度和层面对新安医学的特色作了概括,但都还不够全面,仅仅看到了事物一个方面而忽视了另一面。我认为,新安医学的特色主要体现在以下六个方面的"统一与结合"上,即继承与创新的有机统一与结合,学派纷呈与和谐融通的有机统一与结合,家族传承与学术传承的有机统一与结合,以儒通医与融合道佛的有机统一与结合,"地理新安"与"医学新安"的有机统一与结合,中医科学与徽学文化的有机统一与结合。

1. 继承与创新的有机统一与结合

新安医学对中医理论的创新、对经典医著的订正注释、对中医诊断学的研究、对医籍的整理编纂和刊行都做出了重要贡献,在中国医药学发展史上留下了光辉的一页。

第一,新安医学理论创新十分活跃。新安医家在积累临床经验、探研中医学术的过程中,敢于突破,大胆创新,提出了一系列有科学价值、有重要影响的学术见解。在16世纪新安医学形成时期,新安医家认为,医者应"于书无不读,读必具特异之见",要有"独创之巧""推求阐发""驳正发明""意有独见""改故即新""博古以寓于今,立言以激其后",必须著书立说,"发群贤未有之论,破千古未决之疑"。于是创新发明、著书立说成就了一批领新安医学风气之先的开拓者。如汪机(公元1463—1540年)在大量难治性疾病的临床体验中,发现提高人体抗病能力的重要性,融汇李朱之学而发明"营卫一气"说,提出了"调补气血,固本培元"的思想,开新安温补培元之先河;同时在对传染病的诊治体验中,最先提出"新感温病""阴暑"说,而对吴又可等后世医家认识温病病因和诊疗有着重要的影响;在外科上主张"以消为贵,以托为畏"。从公元1519年起撰成医书13种。孙一奎临证体验到生命"活力"的重要性,融

"医""易""理学"等多学科为一炉，对命门、相火、气、火概念提出新的见解，用"太极"对命门学说进行阐发，创"动气命门"说，揭开了命门学说指导临床的新篇章。吴澄专门研究虚损病证，创"外损致虚"说，可与叶天士"养胃阴说"相得益彰；余国佩创万病之源、"燥湿为本"说，皆当时"医家病家从来未见未闻"之学术见解。郑梅涧创论治白喉"养阴清肺"说等，对明清以来整个中医学术的发展都起着重要的促进作用。新安医学的突出成就是在理论上开拓创新，学术上争鸣活跃，立论领先医林。

第二，新安医学在继承中有创新。新安医学的发明创新明显地是建立在继承的基础上的，而在以继承为主要目的的典籍整理中也多有创新。新安医学崇尚经典，善于穷探医理，订正诠释经典，但师古而不泥古，在以继承为主要目的的经典医著的订正注释过程中，也多有发明创新。在《内经》研究方面，新安医家著述很多，尤以明代吴崐的《素问吴注》、清代罗美的《内经博义》及胡澍的《素问校义》影响较大，其中胡澍《素问校义》用汉学训诂的校勘方法去发明《内经》旨意，第一次系统地将小学方法引进医学，独树一帜。其他如汪机的《内经补注》《续素问钞》、徐春甫的《内经要旨》、汪昂的《素灵类纂约注》，等等，都是当今研究《内经》的良好读本，具有很高的学术价值。他们有的受程朱理学的影响，对运气学说及天人合一理论多有阐发，有的则受江永、戴震等朴学大师影响，在文字考据、训诂方面多有建树。

在《伤寒论》的研究方面，新安医家结合临床诊治提出很多独特见解，如明代的方有执（1523—1594年）通过对伤寒热病的诊治和研究，大胆将《伤寒论》整移编次，辑成《伤寒论条辨》，增强了原书的系统性、条理性，从而创"错简重订"说，开《伤寒论》错简派之先河，揭开伤寒学派内部派系争鸣的序幕。而且，方有执在前人基础上总结出风伤卫、寒伤营、风寒两伤营卫的"三纲鼎立"学说。此外还有陆彦功、汪宗沂、汪春溥及王少峰等伤寒大家，其中清代汪宗沂辑复的《张仲景伤寒杂病论合编》，经多方考证，搜罗了仲景医论46条、医方23首，实为难能可贵。王少峰则以毕生精力，完成70万字巨著《伤寒从新》，对《伤寒论》进行了全面系统的注解，可谓《伤寒论》研究的集大成者。对医学经典研究有影响的还有程云来、戴震、程珌、吴谦等诸多名家，皆造诣深邃，各具灼见。

第三，新安医学在医学启蒙中不忘创新。新安医学在医药普及方面也做了大量工作，整理编纂和刊行很多深入浅出的普及性医籍，他们在编撰整理医药启蒙读物中也不忘创新。如陈嘉谟（1486—1570年）于1561年以对语写成《本草蒙筌》，是以韵语记药性，以便记诵的发端，利于初学；同时刊"徽派"炮制法，首次介绍了某些药物的特殊贮藏法等。江瓘（1503—1565年）广泛收集古今名医治疗奇验之医案，于1549年草制《名医类案》，由其子庄宿整理增补，1591年创刊问世，是我国第一部研究医案的专辑。方广于1536年撰成《丹溪心法附余》，是一部研究丹溪学术思想的重要资料。徐春甫（1520—1569年）于1556年著成《古今医统大全》等，在医理上有所阐发，内容丰富，很有参考价值。尤其程国彭和汪昂，在中医学启蒙典籍的编撰中，仍不忘创新，而多有新的真知灼见，如程国彭著有《医学心悟》，总结"八字辨证"说，创立"医门八法"说；汪昂《本草备要》《汤头歌诀》而创"暑必夹湿"说，是对王伦治暑之法"宜清心利小便"的重要发挥，为叶天士以后的暑病治疗建立了基本原则。

2. 学派纷呈与和谐融通的有机统一与结合

新安医学名医云集，众多医家各抒己见，兼收并蓄，博采众长，形成了众多的学派，主要有明代在朱丹溪养阴派影响下发展起来的，由汪机开创的"固本培元"派，明代方有执为代表的《伤寒论》的"错简重订"派，清代郑梅涧为代表的"养阴清润"派，叶天士为代表的"时方轻灵"派，汪昂为代表从事医学科学普及的"医学启蒙"派，以及经典注释家中的"改革创新派"，等等。一些学术派别已成为当代中医各家学说的重要一支，是中医学宝库中不可分割的重要组成部分。各家学派异彩纷呈，绵延不绝，影响深远，正如王任之先生所说的，"新安医学有许多学派，各个学派都有特点和成就"。

"医之门户分于金元"，自"金元四大家"分说以来，中医学术争鸣异常活跃，各家学说异彩纷呈，往往各陈己见，甚至针尖对麦芒，谁也说服不了谁。但新安医学有所不同，徽州讲究和谐，新安各学派之间相互沟通，取长补短，各学派中就很少有极端尖锐对立和冲突的观点，而是你中有我，我中有你，相互融通，互相学习，兼容并蓄。新安医学学派纷呈与交流融合的有机统一与结合，是新安医学显著不同于整体中医药学体系的一个重要特征。

3. 家族传承与学术传承的有机统一与结合

新安医学的教育、传承方式是家族传承、师承相授，且以家族传承为主。父子相袭、兄弟相授、祖孙相承、世代业医的"家族链"现象十分明显。有专家研究统计，自北宋以来，世医家传3代以上至15代乃至30多代的家传名医"家族链"有63家，记载名医300余人，许多名医世家传承至今。在范围不大的新安地区，出现了如此众多的世医家族链，链条有长达30多代，这是医史上少见的现象。不少专家学者不再讳言，家族传承、医学世家、代代因袭就是新安医学一个显著的特征。

如南宋张扩（约1058—1106年），传医术于弟张挥及子张师益，张挥又传于子张彦仁，彦仁再传子张杲，三代5人行医，可以说是徽州最早的医学世家。张氏医学由"满田张"分支传到"定潭张"，在明嘉靖年代张守仁开始，由于医术精湛,常常一帖(剂)而愈,被称为"张一帖",世代相传,由张根桂到张舜华、李济仁,已经传承14代,久盛不衰而成为新安医学家族链的典型代表。

```
歙县张一帖世家
    张扩 ─────→次子张师益→→→ ‖           分支
     ↘弟张挥─→子张彦仁→张杲→ ‖……满田张────→定潭张……
    张守仁→张根桂→张舜华、李济仁
```

歙县黄氏妇科是徽州延续时间最长的医学世家,始于宋代黄孝通,宋孝宗时(1163年—1189年)为御赐"医博",擅妇科,为黄氏妇科之始祖;其14代传人黄鼎铉(约生于明万历年间),继承家学,精于妇科;明崇祯时因治愈田贵妃顽症而名震京都;鼎铉曾孙黄予石(1659—1737年),妇科更精,扬名江、浙;予石之子予庭、孙惠中、曾孙应辉、玄孙鹤龄等均继承家学,各有所长。至今黄氏妇科传人仍在执医,已历800余年,相继25代,人称"医博世家"。

```
歙县"黄氏予石妇科"
    黄孝通→14世孙黄鼎铉→17世孙黄予石→黄予庭→黄惠中→黄应辉→黄鹤龄→黄竹泉→黄从周→黄孝周
```

新安余氏余傅山、余午亭、余时雨、余小亭、余仰亭、余幼白、余士冕、余之携、余昭令等,是明清徽州最为著名的医学世家之一,延续八代不衰,代有名医。

```
新安余氏医学
    余傅山、余午亭→余时雨、余小亭、余仰亭→余幼白→余士冕→余之隽→余林发→余卫苍→余昭令
```

闻名全国的歙县郑村"南园、西园喉科",同样是家族世袭医业,有"一源双流"之称。清代康、乾时期,郑于丰(1692—1767年)与其弟郑于藩(1694—1765年)共同受业于江西南丰名医黄明生,黄明生精于喉科,擅用针灸,疗效甚佳,郑氏兄弟得其秘传而专业喉科。康熙六十年(1721年)兄弟分居,郑于丰居南园,世人称之为"南园喉科";郑于藩居西园,世人称之为"西园喉科"。从此闻名于世,又尤以南园郑于丰之子郑宏纲即郑梅涧(1727年—1787年)继承家传衣钵,擅长用汤药和针灸疗法治疗咽喉疾病,著《重楼玉钥》,开创了喉科学上的"养阴清润派"。郑梅涧长子承瀚(1746—1813年),又创制"养阴清肺方",对治疗当时流行的白喉病有奇效,比1901年西方获得首次医学和生理学奖的德国学者冯贝林发明抗毒血清治疗白喉病早100多年。郑梅涧次子承洛(1755—1830年)承父业,著有《杏庵医案》《烂喉风》等。于藩子

宏绩，承继先辈衣钵，其子承湘、承海，孙郑麟、郑尘，裔孙郑靖均继其业，相传至今已历12代。

南园、西园喉科
南园喉科：郑于丰→郑梅涧→长子郑承瀚、次子郑承洛→郑钟寿→郑大樽 　　　　　　　→郑沛→郑墨西→郑景岐 　　西园喉科：郑于藩→郑宏绩→郑承湘、郑承海→郑麟、郑尘及尘妻许氏→ 　　　　　　　郑永柏→郑靖→郑占渭

吴山铺程氏伤科（又称黄源村伤科），始于清康熙年间程时彬、程时亨、程时中三兄弟。程时彬传子程士华，继传孙鹤生，曾孙永裕，相传10代，代不乏人。

吴山铺程氏伤科
程时彬→程士华→程鹤生→程永裕→程世祚→程秉烈→ 　　‖程润章→程木斋、程谨斋、程纪斋→程光梓、程光亨、程光显 　　‖程良杰→程以笙、程维芳→程光祖、程光宇

歙县的新安王氏医学始于王学健，他受业于清嘉道年间名医程敏之，子王心如、孙王养涵得其所传，王养涵传子王仲奇，至今相传6代，名医辈出，经久不衰。

新安王氏医学
王学健→王心如→王养涵→ 　　⎧次子王仲奇→王樾亭、王蕙娱、王燕娱→王宏毅、王宏殷 　　⎨三子王殿人→王任之 　　⎩四子王季翔→王乐匋→王键 　　　七子王弋真

歙县蜀口曹氏外科，从清咸丰年间曹启梧开始，传于曹承隆，承隆传子崇竹、典成，子又传孙，历经6代140余年而不衰。

歙县蜀口曹氏外科
曹启梧→曹承隆→曹崇竹、曹典成→

此外，较著名的新安医学世家还有歙县殷世春内科世家，许豫和、程公礼儿科世家，澄塘吴氏医学、江氏妇科、正口妇科、野鸡坞外科、富竭内科、江村儿科，休宁的舟山唐氏内科、西门桥儿科、梅林江氏妇科，黟县的三都李氏内科等。

医学世传、师承授受，由于临床早、临床多，耳濡目染，言传身教，传承完整，得到病家信任。家族传承心心相印，心契相合，有利于临床经验的积累代代相传、代代累积，有利于专科特色的形成，也有利于传统中医学术的继承和不断地完善提高。而且新安医学世家各科齐全，形成了一个医疗网络，普及了徽州乡村医疗，有力地保障了徽州人民的健康，为祖国医学事业的持续发展做出了重要贡献。家族传承是古代封建社会知识产权保护的一种重要形式，新安医学的世医家族链实际上也就是新安医学学术链，家庭传承仅仅是外在形式，学术传承才是本质内容，学术传承是名医医家生命力之所在，没有学术上的传承与创新，所谓的家族传承就会成为空壳。新安医学家族链与学术链的统一是互相融合交织在一起，家族传承与学术传承是有机统一与结合的。

当然，我们在肯定家族传承优势的同时，也要看到家族传承的不足。如继承多而少有创新，往往"各承家技，始终顺旧""不念思求经旨，以演其所知"（《伤寒论·序》），多承袭一家之技，难免有门户之见。

4. 以儒通医与融合道佛的有机统一与结合

许多作者都谈及，医而好儒，儒而兼医，亦儒亦医，是新安医家的一大特点。据有关专家文献统计研究，新安医家兼及研医者中，由儒而习医者占70%。不仅由儒入医、行医悬壶的医家多，而且亦仕亦医的太医亦众多。徽州历代共有太医38人，其中宋代3人，明代23人，清代12人。新安儒医不仅有秀才、举人，而且仕而通医的儒医中共有进士11人，其中宋代1人，明代5人，清代5人。明16世纪有汪道昆、许国、毕懋康3人。当时的文人纷纷称赞这些新安儒医。如明嘉靖十五年（公元1536年）贾咏即称方广为"新安儒医也"，这是首次出现"新安儒医"的记载。还有称徐春甫"以儒通医"，孙一奎"医出于儒"、吴昆"曾业儒，后投举子笔，专歧黄业"等。由儒而习医者占70%，另30%继承家传的专科医生，由于受当地人文思想的熏陶，亦有着好儒发奋读书的习俗，从而构成了高密度、高水平的儒医群体。

新安医家信奉儒学，习医行事"一以儒理为权衡"。不少大儒也对医学进行研究，如朴学家江有浩、俞正燮、胡澍、汪宗沂对《黄帝内经》《伤寒论》等经典著作从文字、音韵、训诂等方面进行深入的考证，如胡澍的《素问校义》，汪宗沂的《杂病论辑逸》，都是重要的考据著作。

新安医学以儒学为主，但并不排斥佛道。徽州集儒、道、佛人文盛景于一地，不仅有黄山白岳——齐云山，是中国四大道教名山之一；又毗邻九华山，九华山是中国四大佛教名山之一。新安山水间佛教寺院众多，佛道氛围很浓厚，对医家的影响也很大。如石山学派在形成中"援道入医"，孙一奎还热衷"外丹"之术。而且新安医家与道士、僧侣的关系很密切，许多是身兼道医、僧医两重身份。如程林为和尚，自称静观居士，程钟龄也皈依佛门，而孙文胤师从九华山天台大师习医而成名。新安医学作为徽州文化的重要组成部分,突出地体现了儒家这一主流文化和融儒、释、道于一体的程朱理学的精髓,具有积极向上而入世致用的精神,本身就具有强大的兼容性和渗透性。儒学为主,融合道佛,以儒通医与融合道佛的有机统一与结合,是新安医学的一个显著特征。

5. "地理新安"与"医学新安"的有机统一与结合

新安医学指的是以新安地区(即原徽州一府六邑)为核心的地域性综合性中医学术流派,它与其他区域性中医学术流派一样,由于区域的政治、经济、文化、地理位置等因素的作用和影响,新安医学在传承中医药学术过程中同样具有浓厚的地域色彩。然而,新安医学根植于本土"小新安"地域,同时作为祖国医学的典型代表和缩影,其学术理论和思想连续不断地向中华大地影响、辐射和延伸。明清时期,新安医家以包括新安本地在内的整个江南地区以及京畿腹地为重要基地,近现代转移到以包括新安本地在内的江淮大地和京沪两地为重点舞台,从而在全国各地一定范围内形成继承、研究并弘扬新安医学的学术氛围,由点及面逐渐形成了被全国中医药界同仁所认可的"大新安"中医药学术研究氛围。

祖籍新安的医家,在汲取积极进取、勇于创新的新安学术基因后,即便迁居他地也要积极创造条件,营造出一个突出新安医学精髓的学术氛围。如明代寓居京师新安名医、太医院医官徐春甫,于隆庆二年(1568年)组织成立了"一体堂宅仁医会",开展讲学活动,穷研医籍、共磋医理、提高医术,共同切磋探讨,不断提高医疗水平。参加者有苏、浙、皖、闽、湖、广等地在京的太医和名医46人,其中新安医家最多,达21人。

明清时期,中国的学术重心在江南,以苏、杭、徽三州为学术中心的苏中、浙中、新安三大中医流派呈三足鼎立之势,三地互相交融、溶为一体,其中各家中医学派如伤寒派、温病派、温补派、经典校诂派等,其发端者或核心代表人物大多有新安人。这些流派的传承发展又是以新安及整个江南地区为大舞台,进而影响着整个中医学术界的发展。如明代新安名医汪机,是温补培元派核心人物,新安休宁人,再传弟子孙一奎也是新安名医,以两人为核心的一大批新安医家群体成为温补培元派的中坚力量,发展成新安"固本培元派",其"营卫论""参芪说"等学说思想对浙江的赵献可、张景岳、常熟缪希雍、江苏李中梓等医家的学术思想均有直接和间接的影响,起到了一定的促进作用。他首倡"新感温病"的学说,为明清时期开展温病学术争鸣、提高温病的治疗水平奠定了理论基础,至今仍被高等中医院校温病教材采用。又如明代新安名医方有执,著《伤寒论条辨》,影响深远。在其"错简重订"说的影响下,江南地区掀起了热火朝天的学术争鸣,形成以方有执等"错简重订"派、张志聪等的"维护旧论"派及柯琴等的"辨证论治"三派鼎立之势。再如乾嘉时期清代皖派朴学核心代表人物江永和戴震，分别为新安歙县、休宁人，在考据对象从儒家经书向医学文献的渗透中，很自然地形成了一条皖派朴学影响下医学考证流派学术链条，代表人物段玉裁、王念孙、胡澍、江有诰、俞樾、许承尧、俞正燮、汪宗沂、于鬯、章太炎等皆为江南名人。无论是"固本培元派"还是"伤寒错简派"，以及其他新安医学派，其传承发展都是以新安及整个江南地区为大舞台，进而影响着整个中医学术界的。在一定程度上可以说，新安医学曾是主导全国中医学术主潮流的地域医学，也可以说，明清的江南地区其实就是新安医学学术交流互动的"大新安"场所。

新安医学中的"地理新安"与"医学新安"在概念上是有差异的，"地理"学的概念是静态的、疆域明确的，我们可以称之为小新安；而"医学"如同江水一样是流动的，随着"江水"的流动，新安医学积极参与到了整个中医药体系的大循环中，有着广泛的发展空间和研究意义，故而我们可以称之为"大新安"。大、小"新安"的互动融合，"地理新安"与"医学新安"的有机统一与结合，构成了融通流动性的新安医学学术体系。新安医学的根本意义在于区域医学的动态性，在于立足于局部放眼于整体，立足于本土放眼于全国。越是民族的就越是世界的，越是地方的就越是全国的。从这个角度来说，博大精深的新安医学实际上就是中医药学的精品招牌。今天，我们不少北京、上海、合肥、芜湖等地新安医学医疗、教学、科研人员，与新安本地的中医药工作会聚一堂，共同分析和探讨新安医学形成和发展的脉络和精髓，回顾和总结新安医学研究的成果，商讨新安医学的未来发展战略，这本身就是大、小"新安"互动融合的典型范例，是"地理新安"与"医学新安"的有机统一与结合的现代证明。多角度、多视野地研究新安医学，将会对安徽乃至全国中医药文化事业产生积极的促进作用。

6. 中医科学与徽学文化的有机统一与结合

中医药学是中华民族在繁衍发展过程中形成的独特医学科学体系，也是中华民族5000多年积累下来的宝贵文化遗产。而从皖南古徽州这片文化土壤中生发出来的新安医学，不仅是中医药学的一个重要组成部分，也是徽学文化的重要组成部分，是中医药科学遗产与徽州学文化遗产的交汇点。通过新安医学这个交汇点，中医科学与徽学文化有机结合起来了。

2001年5月江泽民同志视察黄山时，明确提出了徽州文化"五要素"的概念，即C（文化）、B（贸易）、M（医学）、E（教育）、A（建筑），同时指出："如此灿烂的文化，如此博大精深的文化，一定要世世代代传下去，让它永远立于世界文化之林。"新安医学作为明清时期中医药学发展的"硅谷"，作为徽州文化五大要素之一，是融溶于作为中华传统文化袖珍缩影的徽学文化之中，如何充分利用、开发、应用好新安医学的宝贵资源，以满足人民群众的医疗卫生保健需求和精神文化需求，更好地为社会主义物质文明和精神文明建设服务，是摆在我们面前的一大课题。

近百年来，通过一代又一代现代科技工作者的不断努力，中医药学的现代化研究取得了丰硕的科研成果，但中医药理论不但没能得到现代科学的阐释和证明，反而中医药现代化研究陷入了某种迷茫之中。其实，作为传统文化遗产的中医药科学体系，其发展并非只有尖端科技这一条单行道，历史悠久、人文内涵丰富的中医药还完全可以借重传统文化而"起死回生"。如果说科技成果、知识产权是一种硬实力的话，那么人文内涵则是渗入中医药科学内部的软实力。当然，新安医学还应继续开展药理实验等现代科学研究工作，通过科技成果发挥硬实力的作用，但除此之外还完全可以借重传统徽学文化的软实力而"枯木逢春"，从满足人民群众精神文化需求、为社会主义两个文明建设服务的角度，发挥出软实力的更大效应。

四、新安医学的代表医家

新安医学之所以历史持续长久，医学著作众多，理论创新活跃，学术影响深远，是与一批著名的医家在理论与实践方面的突出贡献分不开的，现择其中十大医家作一简介。

1. 汪 机

汪机（1463—1539年），字省三，明·弘治、正德间新安祁门人。因世居祁门之石山坞，因号石山。

汪机"早岁习春秋经，补邑庠弟子员"，从小受到新安理学的教育，于学无所不稽。其父汪渭，字公望，为当地名医。汪机20岁时因母病头痛呕吐经治罔效而始潜心医学，并随父诊。由于他刻苦钻研，医技提高很快，疗效甚佳，信誉极高。《祁门县志》载"治病多奇中"，"行医数十年，活人数万计"。其父汪渭水平也很高，对丹溪及东垣之学，于滋阴和温阳之法，均有见地，结合临床随证而用，恰到好处，这对汪机的学术成就产生了重要的影响。后汪机于歙县见到戴元礼笔录其师朱丹溪医案医论的稿本，遂录之以归，加以整理，编成《推求师意》。所谓"师意"，即以丹溪为师，实私淑丹溪是也。由此，汪氏悉心探讨丹溪学术思想，并以滋阴法为主治愈母亲多年宿疾，声名更噪，求治者接踵而至，门庭若市。

汪机营卫学说、培元学说形成的大文化背景是新安朱熹理学，小文化背景是金元四大家医学。他30岁私淑朱丹溪，深受丹溪、东垣学说影响。汪机以《内经》气血营卫立论而首倡"营卫论"，沟通朱丹溪、李东垣之说，将朱丹溪的

"阳有余阴不足"比作卫气和营气,又据李东垣《脾胃论》提出调理脾胃培补元气以扶正祛邪。其父汪渭说:"病当升阳,治法则从东垣;病当滋阴,治法则从丹溪。不可南北异宜而不化。"汪机主张滋阴降火,但不拘泥于朱、李,既批评徒泥"养阴"者,又批评东垣的"升阳辛散"观点;重视脾胃但又不采纳东垣升阳辛散的治则,重视丹溪养阴的观点又不主张养阴而泄火的治法。他通过辨证论治的实践,提出了自己"调补气血,固本培元"的学术观点,临床上善用参芪温补,从而开创了新安医学"固本培元派"。"固本培元"说以调摄人体生机阴阳、培护生命元本的学术思想,大大地拓展了"杂病法丹溪"的治疗思路,改善了历来在难治病方面治不如法的局面。

"固本培元派"对后世产生了很大的影响,如他的亲传弟子为黄古潭、周臣、陈桷、汪天相、陈廷榱及远房侄辈汪宦等;同时对浙江的赵献可、张景岳,常熟缪希雍,江苏李中梓等医家的学术思想均有直接和间接的影响,起到了一定的促进作用,对后来歙县的吴正伦、吴天士、吴澄、程杏轩;休宁的汪付护、孙一奎、汪文绮;祁门的徐春甫等新安医家学术思想的形成和发展均有直接影响。

汪机还第一次提出了"新感温病"的学说,打破了长期以来认为温病都由伏邪化热的传统观念,明确指出:"有不因冬伤于寒而病温者,此特春温之气,可名曰春温。如冬之伤寒,秋之伤湿,夏之伤暑相同,此新感之温病也"。从此,温病的成因有"伏气""新感"两说,为明清时期开展温病学术争鸣、提高温病的治疗水平奠定了理论基础。其后江南吴又可等人在此基础上创造性地提出疫病论,而在其所著《温疫论》就大段地、一字未改地引用了汪机著作的原文,至今汪机"新感温病"说仍被高等中医院校温病教材采用。

汪机精通内、外、妇、儿各科,而于外科造诣尤深,如对梅毒病的证治颇多创见。汪氏不仅临床"活人数万计",而且著述了大量医学著作,有《读素问钞》《外科理例》《脉诀刊误》《针灸问对》《痘治理辨》《石山医案》《推求师意》《运气易览》,合为《汪氏丛书八种》,其中以《石山医案》为代表作。汪机被《明史·方技传》和《四库全书提要》列为我国明代嘉靖年间四大名医之一。

2. 徐春甫

徐春甫(1520—1596年)字汝元,号思敏、思鹤,明正德万历年间新安祁门东皋人。晚年人被尊为东皋翁。

徐氏幼攻举子业,资性颖敏,学习刻苦,年少而通儒。因身弱多病,乃从邑里名家汪宦学医,悉心钻研《内经》《难经》诸典籍,勤于临床,"以儒通医",曾寓京师,授太医院医官。

徐春甫学验俱精,著作甚丰。他上溯轩岐《灵》《素》,下至于明传世医书200余家,探究各家之精微,并结合自己临床经验,于1556年编写成医学巨著

《古今医统大全》100卷，内容包括《内经》经旨、历代医家传略、各家医论、脉法、运气、经络、针灸、本草、养生、历代医案、验方等，采撷了明嘉靖以前历代医籍史料达496种，内容极为丰富，概括了明代以前中医学的主要成就，且医理上多有阐发，是研究医史和临床重要参考书，也是我国现存十大全医学全书之一。初刊于明嘉靖三十六年（1557年），隆庆四年（1570年）重刊，以后刻本繁多，并流传日本，影响十分广泛。

徐氏一生博览医书，济世仁人，不求于利。他于隆庆二年（1568年）在北京召集在京的太医和名医，组织成立首创我国第一个医学学术团体——"一体堂宅仁医会"（亦称"仁医会"）。46位名医来自苏、浙、皖、闽、湖、广等各地，其中新安医家最多时有21人。医会的命名体现了医者"宅心仁慈"的宗旨，要求医者"深戒徇私谋利之弊"，并立会款会规22项条款，以穷研医籍、共磋医理、克己行仁、共勉互济为宗旨，"仁""德"贯穿全部宗旨中。

3. 孙一奎

孙一奎（1522—1619年），字文垣，号东宿，明嘉靖·万历年间新安休宁人。生平以注重元气之生生不息为己任，故自号生生子。

孙氏少时习儒，其父以儒术起家，素质孱弱，体弱多病，幼年的孙一奎遂萌生"何得究竟秘奥，俾保吾亲无恙"之心。后在访其兄而往浙江括苍的途中，遇"异人"以禁方相授，试之有效，乃师黄古潭专研医学。并游历湘、赣、江、浙等地，寻师访友，广询博采。经30年博学勤访，学验俱丰，为人治病决死生多验，诊视鲜戾，投剂靡乖，医名由此闻达远近。嘉靖间行医于三吴、徽州、宜兴等多年，以医术游于公卿间。

孙氏不仅擅治外感内伤杂病，活人无数，而且在医学理论上颇有建树，尤其对三焦、命门、相火等理论颇多建树，名噪一时。孙一奎为汪机再传弟子，他首创"命门动气"之说，强调命门为肾间动气，有名而无形，命门动气为生生不息的生命之根，临床十分重视命门、三焦元气的温补，在他的《生生子医案》中就载有"状元散""状元汤"等固本培元方剂。他将汪机学说从培固脾胃元气发展到注重命门元气，使培元固本理论更趋全面和成熟。以汪机、孙一奎两人为核心的一大批新安医家群体成为温补培元派的中坚力量，从而发展成为新安"固本培元派"。

孙氏一生著述颇多，撰有《赤水玄珠》30卷，《医旨绪余》2卷，《孙文垣医案》5卷，洋洋140余万言。其中《赤水玄珠》引录历代文献273种，在综合性临床医著中以分门细致、科别整齐、明证和论治有条理见长，深为后世医家所推崇。

4. 吴崑

吴崑（1552—1620年），字山甫，号鹤皋。明嘉靖、万历年间新安歙西澄塘人。又号参黄子，乃因其医技精湛，见解独到，往往出人意料而令众医折服，故赠其雅号"参黄子"，喻其能洞察黄帝经旨之奥。

吴崐出生于书香门第，祖父吴正伦医术高超，医名颇著。吴氏幼年英异，为文藻思横溢，因举子业不售而"投举子笔，专岐黄业"，弃儒就医。15岁学医于乡贤名医余午亭先生，"居三年，与师谈论，咸当师心。继由三吴循浙，历荆襄，抵燕赵，就有道者师受之焉"，"未及壮年，负笈万里，虚衷北门，不减72师"。由此扩大了见识，丰富了临床经验，对各家兼收并蓄，奠定了雄厚的医学基础。

吴崐既承家学，又受师教，理论与临床均造诣较深，而著有《素问吴注》《医方考》《脉语》《针方六集》等医书8种，刊行于世。1594年刊成《吴注黄帝内经素问》24卷，注文深入浅出，语简理明，彰明经旨，多所发挥，订正了王冰经文的多处错误，使学者一目了然。吴崐还以数十年的时间，广搜博取医方700余首，深入考证探讨，于1584年撰编《医方考》6卷72门。《医方考》着眼临床，实用性强，为我国第一部注释方剂的重要著作。16世纪东传日本、朝鲜及东南亚各国，影响很大。晚年，吴氏集古代针灸大成，掺个人见解，著成《针方六集》，内容丰富，临床价值较大，与汪机的《针灸问对》一起集古代针灸之大成。

5. 汪 昂

汪昂（1615—1694年），字讱庵，明万历至清康熙年间新安休宁海阳西门人。

汪昂早年攻读经史，长于文学，为明末诸生。入清后约30岁时弃儒从医。汪氏博览群书，对方药较有研究，一生著作颇丰。为普及医学知识，所著有方药医书多种，简明实用，浅显晓畅，尊古不泥，阐发医理，独树见地。汪昂把《内经》的主要内容撷出，以明畅的文字注释，编成《素问灵枢类纂约注》。其所著《本草备要》《医方集解》《汤头歌诀》等等，由博返约，通俗易懂，便于背诵记忆，风行全国，影响颇大，至今仍是中医院校重要的入门教材。他普及推广医药知识，功在启蒙继承，故称其为"启蒙派"，是新安医学"医学启蒙派"的代表人物之一。

汪昂治学善于采各科之长，如对明末西医东渐持较为开明的态度，并吸收了"脑主记忆"的观点，将"人之灵机记性皆在脑中"记载入《增订本草备要》中。

6. 叶 桂

叶桂（1667—1746年），字天士，号香岩，晚号上津老人。清康熙乾隆年间苏州人，祖籍新安，其祖父自歙迁吴。

其祖父叶紫帆、父叶朝采均为新安名医，处方用药以轻、清、灵、巧见长，也是源于新安医学的时方轻灵派，成为江南中医辨证遣药的一大特色。天士少读诗书，暮归，其父授以岐黄学。14岁父殁，从父之门人朱某学医。天士能彻其蕴，其见解每出朱君之上。他好学不倦，能择善而从，"至十八岁，凡更十七师"，先后得吴中王子接、周扬俊等名家指授，深得"周扬俊四名家之精"。众人皆知的"扫叶""踏雪"之轶闻，就是叶天士与其医名相当的吴中薛雪之交往的传说。

作为清代"温病四大家"之一，叶天士既坚持明清以前温病医家的伏邪致病说，又接受了汪机"新感温病"学说，突破了"温病不越伤寒"的传统观念，大胆实践，创造性地提出了一些新理念、新方法，如首倡胃阴虚说，提出"温邪上受，首先犯肺"的理论，首创卫气营血辨证等，在四大家中贡献最为卓著。其审证立方，不执成见，治多奇中，而成为一代名医。

叶天士在医学上的成就，与新安有一定的渊源关系。叶天士在苏州与徽商往来甚密，常与徽州人氏相互考订药性。据民国《歙县志·义行》载：歙县潭渡黄晟（字东曙，号晓峰），兄弟四人以盐商起家，时居扬州，曾请叶天士到家中，与友人共同考订药性。黄氏兄弟有"青芝堂"药铺和木刻园，请叶天士为城中百姓治疗疾病，后为天士刊刻《临证指南》医书。由此可以认为，新安名医汪机及其孙一奎等在温病方面的论述和治疗经验，对于叶天士的卫气营血辨证学说的形成大有助益。叶氏等对新感温病的发生、发展规律、治疗原则及方药的把握，很可能是根据汪石山的"春之病温有三种不同"说而提出的；叶天士有关"温邪上受，首先犯肺"等论述，完全可能受到新安名医程敬通"温邪袭肺"论的启发。

7. 程国彭

程国彭（1680—1733年），字钟龄，号桓阳子，又号天都普明子，清·康熙、雍正间新安歙县槐塘人。

程钟龄曾攻举子业，附贡生。聪敏博达，在当地颇有名声。但家境素贫，少时多病，"每遇疾则缠绵难愈，因尔酷嗜医学"，钻研多年，23岁开始行医，他审证必详，用药精当，逐渐远近闻名。由于他医德高尚，技术精湛，临证经验丰富，故"四方求治者日益繁，四方从游者日益众"，而名噪于康熙、雍正年间。程氏精悉历代医籍，汲取各家学术和经验，结合临床体会，融会贯通，在学术上造诣颇深。晚年到天都普陀寺修行，法号"普明子"。

程钟龄认为，"思贵专一，不容浅尝者问津；学贵沉潜，不容浮躁者涉猎"，因此他在繁忙的临证中每每抽暇钻研医籍，沉心玩索，恍有所得，秉烛执笔，总结归纳，积30年的学识经验而撰成《医学心悟》一书，于雍正十年（1732年）刊行。

《医学心悟》全书 10 余万字，分 5 卷。卷一所列总论，提示了八纲辨证、八法治病的中医基础理论原则；卷二辨析《伤寒论》六经证治；卷三阐述内科病；卷四除分述眼、耳、咽喉等病症外，还附载了外科症治；卷五为妇科，对经带胎产分别作了叙述。《医学心悟》以首创"治疗八法"而著称于世，且"分类清楚，论述简要，选方切于实用，并有个人自拟经验效方，在临床医学门径书中卓有影响"。陆定圃在《冷庐医话》说其"篇幅虽隘，其方颇有佳者"。本书论理透彻，辨证精确，阅后使人心领神悟，尤对咳嗽证治，颇有见解，所创"止嗽散""消瘰丸"诸方倍受世人推崇。

《医学心悟》是一部指导医学入门的启蒙论著，其文字由浅入深，内容由粗到精，深入浅出，提纲挈领，流传广泛，对后世学者颇有教益，影响深远，至今仍是临症习中医者的必备参考书。

8. 吴谦

吴谦（约 1690—1760 年），字六吉，清代康熙、乾隆年间新安歙西丰南人，系澄塘吴氏后人。

吴谦博学多才，熟读古今医书，涉猎中医各科，临床经验丰富，谦虚好学，曾多次翻越五六十里山路，拜民间医生为师，学习正骨手法。以诸生肄业于太医院，乾隆年初官至太医院判。清高宗颇器重之，尝语左右近臣曰："吴谦品学兼优，非同凡医，尔等皆为亲敬之。"其以高超的医术和渊深的理论知识，被誉为清初三大名医和清代四大名医之一。

乾隆四年（1739 年），清高宗诏令内廷御医，敕令以太医院右院判吴谦领衔编纂医书。全书置《伤寒论》为各科之首，由吴谦亲自修订。吴氏对《伤寒》《金匮》做过深入研究，认为古医书有法无方，惟《伤寒论》《金匮要略》法方兼备。两书义理渊深，方法微奥，旧注随文附会，难以传信，遂亲自删定，逐条注释，订正讹误，撰成《订正伤寒论注》17 卷、《订正金匮要略》8 卷，先于各书颁行，以利天下时用。其对《伤寒论》厥阴一篇的解释尤有独到见解，对后世启发很大。

从乾隆五年（1740 年）开始，经过 3 年坚持不懈的努力，于乾隆七年（1742 年）全书大功告成，乾隆帝赐名《医宗金鉴》。《医宗金鉴》共 90 卷 15 门，采集了上自春秋战国，至明清时期历代医书精华，内容包括医学理论、诊断、各科证治、方剂、针灸与运气等，是一部很切合临床实用的大型医书。该书订注释义、简明扼要，取材适当、条理清晰，有法有方、切合实用，文字通俗、有图有说，并附有歌诀，便于记诵，深受学医者推崇，流行全国，是一部切于实用的大型医学丛书，被列入中国十大医学全书之一。

9. 郑宏纲

郑宏纲（1727—1787 年），字纪原，号梅涧，别号雪萼山人，清雍正、乾隆年间新安歙县郑村人。

郑梅涧出生于世医之家。清康熙五十年前后，其父及叔郑于丰、郑于蕃俩兄弟在江西受业于黄明生先生，得喉科秘授而同业喉科。郑于丰住宅南园，世称"南园喉科"，郑于蕃住宅西园，世人称之为"西园喉科"，从此"一源双流"，闻名于世。郑宏纲继承家传衣钵，精专喉科，擅长用汤药和针灸疗法治疗咽喉疾病，其临床经验丰富，救危起死，不可胜数，所著《重楼玉钥》是我国第一部喉科专著。道家著作《黄庭经》谓"咽喉为十二重楼"，"重楼玉钥"意为治疗咽喉疾病的钥匙。郑梅涧对"白喉"的病理见解独到，其子于乾隆六十年（1795年）整理《重楼玉钥》时，结合自己实践经验，认为"白喉"病机是伤燥和感受疫气而成，盖水虚而金失濡则燥，当以养阴清润兼辛凉为主，创用"养阴清肺汤"之著名方剂，为治白喉开创了新径，并著《重楼玉钥续篇》，在喉科学上形成了郑氏父子倡导的"养阴清润派"，后世喉科著作每多宗郑氏之说，久负盛名。据考证，清代新安14部喉科专著之中，仅郑氏2家就占到8部，足见其影响之大。

10. 程文囿

程文囿（约1767—1828年），字观泉（又称灌泉），号杏轩。清乾隆、道光年间新安歙县东溪人。

程杏轩出生于世医之家，少业儒，博学工诗，20岁始究心医术。约24岁时至歙县岩寺镇行医，第一例即产后感邪危重病人，杏轩据证施治而不囿于"产后宜温"之说，大胆重用白虎汤、玉烛散清下，终使病愈，因此医名大噪。到嘉庆、道光年间，他学验俱丰，医名更著，加之为人和蔼赤诚，求诊者接踵，活人甚众，而有"有杏轩则活，无杏轩则殆矣"之誉。行医岩寺周围，常被旌德、庐江等地病人请去疗疾。他以内、儿、妇科见长，对急危重症的抢救经验丰富。人称程氏高悟绝伦，精思超世，生枯起朽，能事匪一。

程杏轩著作有《医述》《杏轩医案》等。程杏轩积数十年之力，上溯上古，下逮汉、唐、宋、明、古今医书320余家，经史子集四十余种，每于诊余之暇，反复批阅，对其精粹者，随予札记，从乾隆五十七年到道光六年（1826年），积34年之心力，撰成65万余字、16卷的巨著《医述》。得此一部即可省涉猎群书之劳，而收取精用宏之效，向为医家所重。不仅开阔临床思路，而且便于对照和查找，开节录诸家医论之先河。所谓纵览百家，述而不作，"不著一字，尽得风流"。皇皇巨著，被列入中国十大医学全书之一。《杏轩医案》是程杏轩一生临床经验之总结，载医案192例，在国内有一定影响。

五、新安医学的当代价值

中医药作为中华民族的伟大创造，是对人类健康和世界文明的伟大贡献，也是祖先留给我们的一份宝贵财富。中医药作为独具特色的卫生资源，是我国医药卫生事业的重要组成部分，必须充分利用这一宝贵的卫生资源，并使其特色和优势得到充分发挥。中医药作为我国原创的医药科学，具有极强的自主创新能力，要不断提高自主创新能力，切实把中医药的资源优势转化为产业优势和经济优势。中医药作为中华优秀传统文化的瑰宝，是我国文化软实力的重要体现，要充分发挥其文化价值，不断丰富医学人文科学和哲学思想，增强民族凝聚力，提高国际影响力。

新安医学，是祖国医学宝库的重要组成部分，不仅学术成就突出，学术思想深远，而且学术资源丰富，学术价值明显，黄山新安医学研究中心徐子杭等从理论学术价值、文献资源价值、临床开发价值与文化资源价值四个方面作了探讨，我基本赞同他们的观点。我认为充分认识新安医学的当代价值是非常必要的，这对于进一步把握新安医学的研究方向和着力点，不断提高对新安医学的继承和发扬水平具有很重要意义。我就从这四个方面谈谈我的一些看法。

1. 理论学术价值

新安医家在医学经典、本草方剂以及临床各科理论方面均有卓越的建树，或广征博引以阐发先贤微义，或推陈出新而开流派先河。在《内经》研究方面，新安医家著述很多，尤以明代吴崑的《素问吴注》、清代罗美的《内经博义》及胡澍的《素问校义》影响较大，其他如汪机的《内经补注》《续素问钞》、徐春甫的《内经要旨》、汪昂的《素灵类纂约注》等，都是当今研究《内经》的良好读本，具有很高的学术价值。在《伤寒论》的研究方面，明代的方有执著有《伤寒论条辨》，首倡错简重订之说，此外还有陆彦功、汪宗沂、汪春溥及王少峰等伤寒大家，其中清代汪宗沂辑复的《张仲景伤寒杂病论合编》，经多方考证，搜罗了仲景逸论46条、逸方23首，实为难能可贵。王少峰则以毕生精力，完成70万字巨著《伤寒从新》，对《伤寒论》进行了全面系统的注解，可谓《伤寒论》研究的集大成者。对医学经典研究有影响的还有程云来、戴震、程珏、吴谦等诸多名家，皆造诣深邃，各具灼见。其他方面如：养生有吴正伦的《养生类要》、徐春甫的《老老余编》《养生余录》，诊断有吴崑的《脉语》、余柳庵的《脉理会参》和汪宏的《望诊遵经》，运气有汪机的《运气易览》、郑沛的《运气图解》，等等。至于江瓘的《名医类案》、汪机的《石山医案》、陈嘉谟的《本草蒙筌》、汪昂的《本草备要》和《医方集解》、孙一奎的《赤水玄珠》、余午亭的《诸证析疑》、汪绂的《医林纂要探源》、程国彭的《医学心悟》等等著作，则流传更广，为历代业医者所推崇，其学术理论价值更是显而易见的。

综合近年来的研究资料，现今为学术界公认的新安医学流派有："固本培元"学派、"错简重订"学派、"养阴清润"学派、"理脾阴"学派、"医学启蒙"派以及"时方轻灵"派等。

"固本培元"实际上就是呵护而激发人体的自组织、自康复能力，这一根本思想对现代医学是一个重要的补充，具有重要的学术价值。"固本培元"学派的鼻祖当属汪机，其源流可上溯到朱丹溪和李东垣的学说，从其后者有汪副护、黄古潭、孙一奎、吴正伦等。孙一奎承汪机之再传，又以命门、相火及三焦的研究为独到，并且将太极理论引入命门加以阐述，故而有学者把孙氏的命门学说称之为"命门太极说"。孙一奎尤其强调人的元气，注重元气之生生不息，因而孙一奎又自号称为"生生子"，在他的《生生子医案》中就记载有"状元散""状元汤"等固本培元方剂。

方有执开"错简重订"之先河，随其后者有喻嘉言、张璐，及新安本地的程应旄、郑重光等众多医家，其中程应旄、郑重光分别著有《伤寒论后条辨》及《伤寒论条辨续注》，与方有执的《伤寒论条辨》合称为"新安伤寒三条辨"，学术影响至今不衰。

"养阴清润"派亦负盛名，为清代名医郑梅涧所创，成为新安郑氏喉科世家一重要学术特色，影响极大。

江南医家用药多以轻灵取胜，最具代表的人物为时方家叶天士，其父叶朝采、祖父叶紫帆皆为新安名医，后迁徙苏州，他如程国彭、程芝田、叶馨谷等皆为"轻灵派"的代表，影响直到现今，成为江南中医辨证遣药的一大特色。

"理脾阴"学说亦可谓新安医家的创新，首倡者为清代著名医家吴澄，其代表著作《不居集》首创"外损"概念，提出了平正中和的"补托""解托"之法及"理脾阴"之法，创立了"中和理阴汤""补脾阴正方"等9个方剂，大大丰富了中医虚损理论的内容。

20世纪七八十年代热议的痰瘀相关学说，前几年被推崇的络病学理论，还有近两年提倡的"治未病"学说，世人多误以为当世之新说。其实，有关痰瘀互结，明代新安医学孙一奎既已在其医疗实践中观察到了瘀阻气滞而生痰的现象，又从理论上对这一现象作了精辟的说明；有关络病学说，清代叶天士早在其《临床证指南医案》中就有记载；至于"治未病"理论，新安医家在《黄帝内经》基础上也多有实践和发挥。

自宋元伊始，根植祖国医学之中的新安医学，全方位地继承和发展了中医学的学术理论体系，表现为涉及的学科至为广泛，所有门类无不涉及，继承之中多有创新，普及之中更有提高，有基础理论，有方药临床，有整理考校，有注释阐发，充分体现了中医理论体系博大精深。可以说，新安医学的兴起与发展是中医发展历程中的一个典型缩影和代表，具有较高的学术价值。

2. 文献资源价值

新安历代医家为我们遗留下大量的医学著作，可谓卷帙浩繁，浩如烟海。如宋代歙县张杲编著的《医说》就收载了古代一些不太公开的处方，对保存和传播古代医籍起了一定的作用。近代中医所推崇的"全国十大医学全书"之中，出自新安医家之手的便有《古今医统大全》《医宗金鉴》和《医述》3部。除了那些盛行于世的刊本之外，还有很多稀于流传的新安医著为世人珍藏，至今许多已经失传，甚为可惜。20世纪70年代中期，徽州地区兴起新安医籍的发掘收集工作，曾有许多重要的发现，收获喜人。由此可见，仅徽州本地的新安医学文献资源也是相当可观的。

新安医家勤于著书笔耕，其著作得以流传后世，得益于新安地区发达的刻版印刷业，加之新安自古少见兵燹，即便到了现代，无论是工业现代化，或是文革清扫"四旧"的灾难，徽州地区亦因环境相对封闭及传统文化风俗的关系，使得各类文化遗迹、文物古籍得到较好地保护。现今黄山市各地博物馆及医疗科研单位均有丰厚的藏书，此外还有很多古籍深藏于徽州民间，其中有私人收藏家，有现存的新安名医世家，也有普通百姓，文献中不乏有明清时期的珍贵版本，一些孤本、抄本、名家手稿、遗墨，无论是学术价值还是文物价值都极高。

1986年，安徽科技出版社制定的《新安医籍丛刊》出版规划中，有许多都选用了徽州本地的藏书作为勘本，而《伤寒从新》《王仲奇医案》得以列入，全赖于医家后世几代人对原手稿、医案的保存和保护。其他藏本如明代木版《脉语》、嘉庆版《程氏易简方论》、乾隆木版《医衡》等，多为现存最早的版本，还有吴正伦的《脉证治方》，现存刊本极少，歙县存有清代抄本，非常珍贵。再如《仙方遗迹》程敬通手迹钩摹本、《迈种苍生司命》抄本、《本草蒙筌》陈嘉谟手稿、《舟山医案》唐竹轩手稿、叶馨谷的《红树山庄医案》，以及黄予石的《妇科衣钵》抄本，皆为绝本，堪称文物。我省新安医学研究带头人，著名中医专家王乐匋教授，曾对新安医籍版本存佚情况进行了全面系统的考证，出版了学术专著《新安医籍考》，这对于该领域今后的工作，将会起到重要的指导作用。

《新安医籍丛刊》仅仅展现了新安医籍的一部分，今后其他形式的出版计划如影印出版、校点出版，或丛刊，或专集等，必将还会陆续出现，这对于弘扬新安医学，丰富祖国医学宝库，都具有重大的意义。目前，对于上述文献资源的发掘和保护工作须引起重视，尤其是对民间收藏需要深入调研，应建立古籍档案，在古籍收藏及保护技术上加强指导，并尽可能地加以收购和保护。

3. 临床应用价值

新安医家在临床方面的贡献尤为突出，历代新安医著也以临床方面居多，诸如孙一奎、吴正伦、余午亭、吴澄、程国彭、程敬通这些以内科大方脉见长的医家，可谓不胜枚举。据粗略统计，明清时期新安医案专著有43部，近代医案专著有12部，还不包括其他医籍中大量散在记载的医案。其中不仅有全国最早的医案专著——明代江瓘的《名医类案》，还有《石山医案》《孙一奎医案》等新安名医的个人医案，更有许多私藏的尚未发表的医案类手稿等。这些医案包含了新安医家丰富的临床经验，记述了各种疑难杂症的独特治法、方药。除此之外，还有很多以传统专科为特色的医家或医学世家闻名于世，部分医学世家一直延续到当今，且名声益噪，经久不衰，成为今天本地区中医特色专科发展的基础和支柱，具有很好的开发前景。

据不完全统计，从宋代到清末，新安世医家传三代以上甚至30代的共有63家，其中历史最悠久的便是"歙县黄氏妇科"，至今已25代，其鼻祖为南宋名医黄孝通，宋孝宗时曾受"医博"之御赐，14代孙黄鼎弦于崇祯时入京治愈贵妃田姝血崩症，上赐以"医震宏都"之匾额，17代孙黄予石著有《妇科衣钵》《妇科秘要》及《临床验案》3部著作（后两部于抗日战争年代佚失）。目前由25代孙黄孝周承其业，影响不凡，为本地区专科临床的中坚。"新安郑氏喉科"起自清代，分为"南园""西园"2个宗支，南园以名医郑梅涧蜚声杏林，而以郑于蕃为领衔的西园喉科，其临床造诣亦不在南园之下，考其源流，二者实出同门，皆上承于闽人黄明生。据考证，清代新安14部喉科专著之中，仅郑氏2家就占到8部，足见其影响之大。现今传人有郑景歧、郑铎、郑日新、郑园等数位，西园已有开发品种"西园喉宝"问世，令人欣慰。至今名声显耀的名医世家还有歙县富竭王氏内科，人称"新安王氏医学"，起自清代名医王学健，曾孙王仲奇移居上海，以擅治内伤杂病驰誉沪上，原安徽省卫生厅副厅长王任之、著名中医专家王乐匋皆为王氏族系传人，学验俱丰，在中医学界享有盛誉。其他如歙县"吴山铺伤科"、蜀口"曹氏外科"、上丰舍头"程氏内科""江村小儿科"、休宁"梅林妇科""西门桥儿科"，等等，都驰名于今，求治者众多。此外在针灸推拿方面王国瑞精通针法，创立的"飞腾八法"；吴亦鼎专攻灸法，著《神灸经纶》；周于藩以按摩推拿术治疗小儿疾病，著《小儿推拿秘诀》。新安医家创制了不少良药验方效法，在临床施治上效果甚佳。新安医学代表了明清时期中医学的最高水平，在临床各科上都有一流的大家。

新安医家在传统专科方面有着许多发明创见，各类医著很多，除上文提及的一些专科著作之外，还有鲍集成的《疮疡类集》，汪喆的《产科心法》《产科良方》许豫和的《许氏儿科七种》以及吴崐的《针方六集》、吴亦鼎的《神灸经纶》，等等，喉科方面除《重楼玉钥》外，还有《重楼玉钥续篇》《喉白阐微》《喉菌发明》等重要著作。这些医著都凝聚着历代新安医家临床学术的精华，是临床研究与开发取之不尽、用之不竭的源泉。

4. 精神文化价值

中医学强调"阴平阳秘，精神乃治"，注重"阴阳和合"，如果用一个字来概括中医文化的话,那就是"和"字。新安医学是明清时期中医学的代表,具有丰富的和谐思想,体现了仁爱、诚信、乐善好施、重义轻利的精神,这种精神对于当代和谐社会建设具有积极的意义。新安医学还是徽州文化的缩影,徽州文化是宋以后传统文化的代表。徽州地区山环水抱,徽州建筑体现了"天人合一"的和谐之美,徽州人重视自然与人文的和谐。作为儒医群体的新安医家,其"天人合一"思想是建立在深厚的伦理道德基础上的,新安医家的医德医风,体现了"赞天地之化育"的伟大胸怀和待患若亲的仁爱精神。因此,新安医学文化具有博大精深的内涵和历久弥新的魅力,是和谐社会建设的宝贵资源和重要借鉴,弘扬新安医学文化有助于促进和谐社会建设。

有关新安医学的定义和总体学术流派问题,当今学者多有探讨,观点各不相同,其中以"地域性医学流派"的提法居多。这种地域性医学更多表现为一种文化,是一种特定地域环境的医学文化,浩繁的新安医著,众多的医学世家,纷呈的学术流派以及师承关系链,是构成该文化的元素,为我们展现了新安医学历史的辉煌。现今,徽州各地仍存有许多医家的故居、牌坊、匾额等文化遗迹,明代御医王琠故里的"五凤楼"、清乾隆皇帝赐予名医汪大顺的"奉天诰命"圣旨,等等,虽经岁月沧桑,春秋变更,却更加引发我们后人的深思和敬仰。上述这些无不显示着一种文化资源,应该引起我们的关注。中医学的生命力,不仅在于它疗效的客观,还在于它方法上的宏观、思辨,更在于产生它的文化,以及人们对这一文化的认同。每一个时期的中医学术,都会不同程度地留有文化的烙印,文化烙印、文化的注脚又昭示着它强大的生命力和未来的开发前景。现今尚存的几个新安医学世家包括"西园喉宝"的成功,无不得益于这种文化的影响。弘扬新安医学、振兴安徽的中医事业,就必然要重视新安医学的文化资源,它是新安医学传统学术的旗帜,也是新安医学传统技术及开发产品最大的"商标"。

新安医学是祖国医学宝库的重要组成部分,在理论、临床、文献资源和文化资源方面,都具有很高的研究开发价值。新安医学源远流长,学术流派纷呈斗艳,深入挖掘,对于揭示当代中医理论的源流,丰富和完善中医各家学说理论,都具有很大的现实意义。在临床方面,新安医家英才荟萃,且不乏以独门专科见长者,其中更有一些医学世家,他们世代相传,学验俱丰,是临床研究与开发取之不尽的源泉。新安地区自古少有战乱,古代文化保存较好,医学文献资源亦可观,还有很多有待于继续发掘。新安医学是一种特定地域环境的医学文化,弘扬新安医学,就必然要重视这一文化资源,它是新安医学传统学术的旗帜,也是新安医学传统技术及开发产品最大的"商标"。

六、新安医学的研究思路

中医药学的研究思路,概括起来无非文献整理、实验研究、临床研究3种,三位一体，缺一不可。文献是基础，实验是手段，临床是目的。如果没有文献研究，就等于架空了实验和临床，而缺少了实验研究，中医就又难以走向定量科学化，同样，如果缺少临床研究，中医也就更是失去了其根本的存在意义。

中医科研必须建立在牢固的文献研究这个基础平台之上，也只有通过大量的基础文献研究，才能够托举中医的尖端科研。正如北京中医药大学钱超尘教授说过的："中医文献研究永远给医学研究提供不朽的平台"。从1989年洪芳度编撰《新安医学史略》，到1995年余瀛鳌、王乐匋、李济仁等编著整理出版《新安医籍丛刊》（共15册），从1990年李济仁主编出版《新安名医考》到1999年王乐匋编著出版《新安医籍考》，到目前为止新安医学已出版专著十余部，发表学术论文600多篇。这些文献研究的成果，为今后的新安医学研究提供了一个宽广的平台，也为新安医学今后的发展奠定了坚实的基础。

除了文献研究方法外，21世纪以来，在前人的基础上，有不少以研究小组为单元，更多地采用生物实验等现代科技研究方法，对新安医学进行深入细致的分析。如对温补培元方派的研究，就是采用生物实验的手段得出了较为科学的一些结论，并先后发表了数篇文章。再如新安医学中风病规律的分析研究，以及我们十余年来重点研究的益气活血法改善脑缺血的新安医学基础理论研究，也更多地吸纳了分子生物学方法和现代复方药理实验的方法进行论证。这些方药验证研究，充分体现了新安医学研究的现代性与实用性，是新安医学生命力的现代延续。

到目前为止，对新安医学学术思想的探讨多停留在单个医家或医著的局部分析上，对新安医学流派的学术成就与特色优势缺乏总体的把握分析，涉及临床应用研究更是不够充分。为了全面系统地剖析新安医学流派的结构体系，阐明新安医学流派的形成发展规律，总结归纳新安医学的学术成就，系统分析和研究新安医学的临床应用价值，最关键是要归纳总结和提炼出新安医学的学术特色和优势，从2007年开始学校就着手组织编撰《新安医学精华系列丛书》，并申报国家中医药管理局和安徽省卫生厅科研项目获得立项。本项科研工作变了以往单纯"单打独斗"式的整理，而是以项目小组为主、分工合作，同时还引进史学研究、理论探讨、临床调研和数字化研究等的多种方法，传统方法与现代方法相结合，以论文、著作、教材和数据库等为基本成果，编写思路要求做到"三个必须"，即必须以新安医学原始文献为依据，必须有评论、有凝练、有提高，必须以临床实用性为第一。

传统文献研究方法，一是对新安古、近、现代名医的医疗资料，医案、方药、验方、民间单方以及绝招、绝技等进行收集、整理、总结、提高。按照中医学的理论体系，使其进一步上升到理性认识，确立科研对临床的指导作用，促进基础理论研究向应用科学研究迈进，推动科研成果向医疗市场的转化，变资源优势为经济优势；二是要加强与徽学研究的紧密联系，加强与史学新潮流的互动与合作，通过与徽学的结合、对徽文化的贡献，创造出自己发展的新契机，开拓新安医学研究的新途径。如收集历代新安医学医家资料，实物、著作、医案、处方、手迹、塑（画）像、图片等作为永久性陈列，建立"新安医学文化馆"，还可以将新安医学文化及医事活动与旅游观光有机的结合，不仅大大提升了徽文化旅游的内涵和品味，而且为旅游观光活动注入新的内容和趣味。

随着新安医学研究的深入，其研究范畴也进一步扩大。目前对现代新安医家如王乐匋、巴坤杰的研究早已展开，也体现出了新安医学研究注重实用性的特点。新安医学的研究不仅是要体现出历史上的医学发达，更重要的一点是通过对古代医学的整理、学习、借鉴来提高今天的医学水平，而不是仅仅把它当作古董来供奉和敬仰，这与新安医学的文化研究并不矛盾。列宁说过："理论是灰色的，只有实践之树常青"，因此，临床实践永远是新安医学研究的根本方法，是新安医学生生不息的不竭动力。令人欣喜的是，这次大会既有对历史上新安医学的研究探讨，又有近现代当代的新安医学临床实践的报道，也许将来在这些后生中就可能会诞生出新生代的新安医家出来，对此我充满信心。

今后的新安医学研究的思路应该包括六个方面：

一要加强新安医学研究基地建设和人才培养。要充分发挥现有研究基地的作用，同时高度重视新安医学人才培养，既要培养新安医学的学术研究型人才，更要培养新安医学临床继承型人才。

二要提高新安医学文献整理研究水平。要继续加强新安医学文献的搜集、整理、出版工作，并借助现代信息技术手段，提高新安医学文献整理研究的数字化、智能化水平。

三要拓展新安医学研究与应用领域。在文献整理研究的同时，加大总结、整理、研究和推广新安医家独特的临床诊疗技术的力度，积极开展新安医学的临床应用、新安医学理论的实验观察、新安名医名方的开发性研究、新安医家独特的临床诊疗技术的整理和规范化研究以及新安医学史、新安医学与徽州文化关系、新安医学与徽商关系研究等。

四要进行黄山中药资源研究、保护与利用。包括黄山中药资源的调研，黄山中药资源的保护及黄山中药资源的综合利用。

五要积极开展新安医药开发性研究。要面向中医临床需要和中药生产实际，重视新安医家名方、验方、秘方的收集、整理、筛选工作，在加强知识产权保护的同时，有计划地开展中药新药的研究与开发。弘扬新安医学的特色，打出安徽中药品牌。要建立和完善现代新安医药研究开发体系，加强中药产业的基础性研究工作和中药制药关键技术基础性研究。尽快形成体现中医药理论特点并逐步获得国际认可的现代中药标准规范体系，要将开发与引进相结合，大力引进关键技术，注重高新技术的消化吸收，使开发的新一代中药产品更好地满足中医临床需要。

六要积极进行国际交流与合作。我国加入 WTO，为做好中医药继承发展工作提供了更加广阔的空间和更加有利的条件，也带来新的机遇和挑战，必须抓住这一契机，加强新安医学的国际交流与合作，努力形成全方位、多层次、宽领域的新安医学对外交流与合作的格局，不断提高合作的质量、水平和层次。

结　语

一千多年前，新安医学开始萌芽了；四五百年前，新安医学开始形成了；四五十年前，新安医学研究开始萌发了。四五百年前的明代，新安名医徐春甫在北京发起"一体堂宅仁医会"，在京的太医和名医 46 人会聚在一起交流学术，钻研医理、切磋技艺；而在改革开放 30 周年的今天，继 20 年前的会聚之后，我们全国各地 100 多名新安医学代表又会聚一堂，共同商讨新安医学发展大计。历史进程往往有惊人的相似之处，所不同的是螺旋式地上升和发展。徐春甫发起"一体堂宅仁医会"对新安医学的学术交流起到了积极的促进作用，今天的高层学术论坛更会对新安医学研究产生积极的影响。我们相信，历经千年辉煌历史的新安医学，在下一个二三十年，在下一个百年千年，必将会迎来一个更加辉煌灿烂的明天。

新安医学流派的学术特色及其形成规律

新安医学是中国传统医学中文化底蕴深厚，流派色彩明显，学术成就突出，名医名著众多，历史影响深远，区域特色明显的重要研究领域，是徽学研究的重要组成部分。

明清之际，尤其是明中叶之后，我国科学技术发展缓慢，随着西方近代科学的兴起，中国科技保持千年之久的望尘莫及的地位不复存在，反而渐渐落伍。可此时徽州——新安一带的科技发展却呈现空前的繁荣景象，其中新安医学的区域优势显得尤为突出，成为中国传统医学的人才与学术的"硅谷"，成为徽州文化的一个亮点，因此新安医学的成就和特色格外受人关注。

一、新安医学的突出成就

任何一个具有区域特色的传统医学流派，无不由其多方面的突出成就奠定历史地位，产生深远影响。新安医学的突出成就主要表现在以下几个方面：

1. 医家辈出，医著宏富

医家方面，据考证，自宋迄清，见于资料记载的新安医家达800余人，其中在医学史有影响的医家达600多人，明清两代更是医学鼎盛时期，其中明代医家153人，清代医家452人，故有中医人才"硅谷"之称。代表性医家有汪机、孙一奎、吴谦、叶天士、吴崐、江瓘、徐春甫、郑梅涧、汪昂、程钟龄、程杏轩等。

医著方面，据《新安医籍考》，产生或成名于新安一带的医家共编撰中医药学术著作800余部，其中医经类107种，伤寒类70种，诊法类40种，本草类54种，针灸类22种，内科类210种，外科类15种，妇科类24种，儿科类84种，五官科类30种，医案医话类77种，养生类15种，丛书类37种。代表性著作有《医说》《医方考》《名医类案》《伤寒论条辨》《医学心悟》《古今医统大全》《赤水玄珠》《本草备要》《重楼玉钥》等。全国著名医史专家余瀛鳌先生曾说过，新安医学的各类医籍"在以地区命名的中医学派中，堪称首富"。

2. 学术创新，影响深远

明清时期新安医家的理论创见及注重调理，用药轻灵，圆机活法的临床风格，对整个中医学的发展产生了重要影响。一些学说已成为当代中医理论的重要组成部分。新安医学的主要学术思想有汪机的营卫一气说、孙一奎的动气命门说、方有执的错简重订说、汪机的新感温病说、余国珮的燥湿为纲说、汪昂的暑必兼湿说、吴澄的外损致虚说、程国彭的八字辨证说、程国彭的医门八法说、郑梅涧父子的养阴清肺说等

3. 名医世家，经久不衰

新安医学之所以源远流长，繁荣昌盛，与名医世家纷呈有极大关系。史料记载，相传五代以上有影响的医学世家有63家。如北宋歙县名医张扩首传于弟张挥，再传侄孙张杲，历经三代，约130年，成为新安第一名医世家。歙县黄孝通于南宋孝宗时，御赐"医博"，传于十四孙黄鼎铉，十七世孙黄予石，历经二十五世，代不乏人，成为新安医学史上世传最久的妇科世家。他如西园郑氏喉科、南园郑氏喉科、新安王氏内科、吴山铺程氏伤科、休宁舟山唐氏内科、梅林江氏妇科、蜀山曹氏外科等都以医学世代相传，名声益噪，经久不衰，成为新安医学学术兴旺、不断发展的一个重要标志。

4. 学术交流，引领时尚

明清两代讲学盛行，士人结社成为人们平常进行学术交流的一种方式。医家也受此风尚影响，而有医学团体问世。明代新安名医徐春甫于隆庆二年（1568年），在北京发起组织了"一体堂宅仁医会"（亦称"仁医会"），是我国最早的医学学术团体。参加该会的有苏、浙、皖、闽、湖、广等地在京的太医和名医共46人，其中新安医家最多，共21人。徐氏的老师汪宦与学生徐良佐、李应节、汪腾蛟等均是"一体堂宅仁医会"会友。"一体堂宅仁医会"是会友开展讲学活动、交流学术，钻研医理、切磋技艺的组织。而《论医汇粹》作为新安医家余傅山、汪宦、吴篁池、汪烈采、黄刚诸人，在徽州府城给门人余渥及江、吴三子进行了一次讲学的记载，誉为中国医学第一部讲学实录。一在京师，一在本土，这样的医学学术交流，可谓引领一时之风尚。

5. 海外传播，广受关注

新安医学伴随着徽商和徽学的传播逐步走出古徽州，通过新安江和徽杭古道，由徽州到杭州到扬州到苏州，进而传播到江苏，上海，北京，乃至湖北，广东。与钱塘医学、吴门医派、孟河医派、海上医派、燕京医派等建立广泛的学术交流与融合，从而扩大学术影响，推动学术进步。

新安医家著作的海外传播，以日本，朝鲜两国为主，不仅通过各种途径吸收大量新安医家的学术和经验，而且整本翻印刊刻新安医学著作，有些版本流传至今。日本，丹波元胤所著《中国医籍考》，其收载新安医家63人，医籍139部。

明清以来，新安医学重要的历史地位和学术价值，一直受到海内外有识之士的广泛关注，影响十分深远。

二、新安医学的形成因素

新安医学是伴随着徽学的兴盛而兴盛的,它的兴起得益于天时、地利与人和,是历史、文化、经济、地理诸多因素催化的结果。中原文化的南迁为新安医学的形成和发展提供良好的社会条件,得天独厚的地理环境为新安医学的形成和发展提供了良好的自然条件,繁荣发达的徽商经济为新安医学的形成和发展奠定了经济基础,而深厚博大的徽学底蕴更为新安医学的形成和发展做好了充分的精神准备。

1. 历史因素

据史料记载,我国历史上因为战争有过三次人口大迁徙,如晋代的两晋之乱、唐末的五代之扰、宋代的靖康之变,使得众多的中原氏族大量南迁,而古新安因为地理偏僻,少有战乱,成了他们避乱南迁的重要选择。这些南迁的氏族,多为仕宦之家、名门望族,更有文化精英或隐士,他们的到来,遂使得徽州一带逐步成为中国少有的儒士高度密集地区。

尤其是公元1127年,宋王朝迁都临安(今杭州市),致使中原文化再度南移,新安成了近畿之地,徽商随之而兴起,古新安自此步入了鼎盛的时期。人民生活的安居乐业,有利于经济和文化的发展,为新安医学的兴盛提供良好的社会条件。

2. 文化因素

唐宋以后新安一带崇尚儒学,府学、县学发达,书院书塾林立,新安境内有书院54所。"远山深谷,居民之处,莫不有学有师。"故有"东南邹鲁""程朱阙里""理学故乡""儒教圣地"之称。新安理学从整体上提升了徽州人的人文理性修养。"不为良相,则为良医","为人子者,不可不知医",受这种文化因素的影响,新安医家大量涌现,其中,"以儒通医"者占有很高的比例,他们或先儒后医、医而好儒,或儒而兼医、亦儒亦医。"一以儒理为权衡"。所谓"学而优则仕,学而困则商,学而仁则医"。

3. 经济因素

徽商是"徽州文化的酵母",是徽州历史全面发展的支点。徽商经济的繁荣为新安医学的形成和发展奠定了雄厚的经济基础,是新安医学发展的强大动力。

徽商素有贾而好儒的价值取向。徽商助学兴教,为新安医学培养大量后备人才。徽商投资医药,推动新安医学的发展和繁荣。徽商散布各地,促进了新安医学的对外交流。

4. 地理因素

"徽者美也",境内奇绝名山列峙竞秀,清淑丽水注流争媚。丰富的药材资源、特殊的地理环境为新安医学的形成和发展创造了有利条件。徽州"东有大鄣之固,西有浙岭之塞,南有江滩之险,北有黄山之厄"(康熙《徽州府志》)。同时,徽州区域内有一条东西方向走向的新安江横贯其间,打开了与外部世界联系的通道。四面环山的封闭性,形成了新安医学的地方性和独立性;新安江水的流动,强化了新安医学的兼容性和渗透性。封而不闭的特殊地理环境是新安医学形成和发展的一个不容忽视的重要原因和条件。

总之,新安医学的主体要素是徽州人;其内容要素是徽商、徽学与新安医学的有机结合;其时间要素是起于宋代而盛于清末;其空间要素是徽州本土与本土以外相联系。中原文化的深厚积淀,是新安医学形成的"基因";程朱理学的勃兴,是新安医学形成的"支柱";徽商经济的发展,是新安医学形成的"酵母";徽州教育的高度发达,是新安医学形成的"温床";山水相融的地理环境,是新安医学形成的"背景"。

三、新安医学的学术思想

新安医家在探研中医学术的过程中,敢于突破,或大胆创新,或善于总结,提出了一系列有科学价值和重要影响的学术见解,可以简要概括为"十大学术思想"。其中既有原创性的学术发明,也有博采众长,融会贯通,凝练提高,继承性的学术发挥,对中医学术的发展都有着重要的价值。

(一)汪机·营卫一气说

汪机发明"营卫一气说",扩大并改变了丹溪"阳有余、阴不足"与"气常有余,血常不足"内涵。以"营卫一气"为基础,阐发了"补营"具有补阴和补气等多元价值,修正了丹溪养阴理论和临床应用,使丹溪的"养阴"与东垣的"补气"在理论上和治疗上达到了统一,为正确使用参、芪等补气药物,奠定了理论基础。堪称是新安医学固本培元医学流派的核心学术思想。"营卫一气说"基本内容为:人生多有劳倦伤阴、七情伤气,故阴常不足;营为水谷精气,是谓阴气,补营就是补阴;卫为水谷悍气,阳常有余,但营卫相互依存,一虚俱虚;营非纯阴,营中有卫,营兼血气,气血阴阳之虚不离营气;阳生则阴长,参、芪善补营气,阴阳气血之虚皆可应用。

"营卫一气说"扩大了"阴不足"的本意,开辟了后世阴虚多元性的研究,以营气为共同环节,融东垣补气与丹溪补阴于一炉。汪机强调,补阴不只强调滋阴降火,还应注意气血。调补气血用药,应偏重于营气的调补,阳生才能阴长。而补营气之法,关键是用好人参、黄芪。"营卫一气说"对参、芪补营多效性的精辟认识得到了当代研究的支持。这一学说对当代中医基础理论研究和临床难治性疾病的辨证论治仍有着极其重要的价值。

(二)孙一奎·动气命门说

明代之前,命门理论停滞不前,有关命门的脏腑属性、具体部位、阴阳水火属性等也出现了严重混乱。孙一奎融儒、释、道等多学科之说，发明了"动气命门说"这一中医的重大理论，堪称新安医学温补培元学术思想之功臣。动气命门说基本内容为：人是万物中之一物，亦具太极之理；生命之初，生生不息之"动气"，即是先天之太极；"肾间动气"即是命门；命门无形，非水非火，乃坎中之阳，是生命的原始动力，也是生命和生殖活动的调节中枢。《医旨续余·太极图说》曰："命门乃两肾中间之动气，非水非火，乃造化之枢纽，阴阳之根蒂，即先天之太极。五行由而此生，脏腑以继而成。"

"动气命门说"是明代太极—命门理论研究之发端，构建从太极化生出阴阳，从阴阳再化生出五行（脏腑）的一种典型的"太极（命门）—阴阳—五行（脏腑）"的生命演化模式。阐明了维系生命的"原气（动气）—宗气—营卫之气"动力与能量链条，原气（动气）推动宗气，宗气滋养原气，宗气推动营卫，宗气不离营卫，将"动气命门说"与"营卫一气说"联系了起来，完善了新安医学固本培元的理论基础，堪称是"培元"学说的功臣。"动气命门说"注重补养正气，认为元气根本在中下二焦，温能助动、助生，因此常将益气药人参、黄芪等与温里补阳药如附子、肉桂等合用，以鼓舞肾气，蒸腾肾水，使阴阳二气敷布于全身。将补养正气，提高人体抗病能力和增强患者自愈能力视为一条重要的原则。推崇温补肾阳，强调对阳气的保护，既反对动辄滋阴降火，滥用寒凉，又反对过用辛热、疏导及渗利。

（三）方有执·错简重订说

明代方有执，精研《伤寒论》20余年，认为王叔和编次的《伤寒论》"颠倒错乱殊甚"，提出"错简重订说"，并撰成《伤寒论条辨》。清代众多医家均宗其说，形成了阵容庞大的"错简重订派"。在中国医学史上产生了巨大的影响。错简重订说基本内容为：指出错简之由，反对依文顺释，力主重新考订；以削、改、移、调为方法，形成《伤寒论条辨》新体例；阐发六经是指六部，诸病皆可以六经为纲；开创六经提纲说，强调六经以太阳为纲；阐发风伤卫、寒伤营、风寒两伤营卫俱病，成太阳病三纲鼎立之雏形；指出《伤寒论》不惟论伤寒，乃辨证论治基本方法。

"错简重订说"开启了学术争鸣，促进了错简重订派、维护旧论和辨证论治等三大伤寒学派的发展，掀起了明、清医界深入研究《伤寒论》的新高潮，使伤寒学的研究进入了最为鼎盛的阶段，达到了前所未有的深入和广度。错简重订派对日本汉方医学古方派的形成和学术思想也有直接的影响。"错简重订说"不论是否恢复了张仲景《伤寒论》的原貌，单就他这种敢于疑古的创新精神，却是难能可贵的。正是由于方有执的"错简重订说"，伤寒学派的争鸣才会那样热烈。无论是首次整理并保存《伤寒论》功垂史册的王叔和，还是注解《伤寒论》

第一家的成无己，或是倡言"错简重订说"的方有执，他们都应当是张仲景学说研究历史中的功臣。

（四）汪机·新感温病说

汪机在总结既往历代医家有关温病发病学论述的基础上，首次明确提出"新感温病说"，补充了"伏气温病"认识的不足，为后世温病学的发展奠定了重要的理论基础。新感温病说基本内容为：阐发温病、瘟疫、瘟毒名实，创"新感温病"说；分析春温发病原由，阐明春季温病发病的三种模式；强调温病与伤寒的不同，阐发六经温病的分经用药。

"新感温病说"为后世温病学说的形成提供了理论基础。吴又可、叶天士、薛生白、吴鞠通、王孟英等为代表的医家，根据汪机的"新感温病说"，突破了"温病不越伤寒"的传统观念，大胆创新。提出了新感温病的发生、发展规律、治疗原则及论治方药，并逐渐形成了完整的理论体系。"新感温病说"的提出，直接推动了伏气温病的深入研究。汪机并不否定伏气温病的存在，只是促使了人们对"伏气温病说"的重新审视，对王叔和"伏寒化温论"进行进一步研究，使伏气温病在新感温病提出后也有了新的发展，变的日渐成熟。"新感温病说"促进了温病辨证论治的发展。促进了发病类型区分方法的研究，阐明了温病的不同发病类型和发病的部分机理，对临床辨治尤为重要，有利于判断温病病情的轻重及传变趋向，为温病的治疗大法的确定提供了理论依据。

（五）余国珮·燥湿为纲说

清代余国珮，著《医理》等书，倡言"六气独重燥湿、燥湿二气可寒可热"，创造了一套独具特色的"燥湿为纲"理法方药思想，实为"医家病家，从来未见未闻"之说。其后石寿棠著《医原》大加阐发，至今仍有重要的研究价值。"燥湿为纲说"基本内容为：燥、湿二气即是天地常、变之气；燥、湿二气常随岁运变迁而变化；天人相应，自然万物皆受燥湿影响；六气独重燥湿，外感独揭燥湿为纲；内外诸科，万病之源无非燥湿为本；声辨平仄、脉辨刚柔，发挥燥湿的诊断方法；证辨燥湿，药分润燥，发明开阖润燥的药性理论。

余国珮早于石寿棠，实为发明"燥湿为纲"的第一人。石寿棠《医原》全盘吸收了余国珮的学术思想，推广、阐发了余国珮的"燥湿为纲说"。余国珮善从燥湿着眼，提供了燥湿诊治的宝贵经验。"燥湿为纲说"认为燥湿变化先于寒热，燥湿二气可寒、可热、可虚、可实，内伤外感燥湿表象极为常见，以有形可征的津液和阴血的盈亏变化确定燥湿属性，将燥湿变化作为辨证核心，结合兼寒、兼热、兼虚、兼实，并以药物质地的润燥确立药物药性的润燥。立法、选方、遣药，以燥治湿、以润治燥，突出了燥湿在辨证中的重要价值，在当代的病因病机和辩证论治研究中，仍具有极强的指导意义。

（六）汪昂·暑必兼湿说

汪昂在《医方集解》和《本草备要》中，明确提出"暑必兼湿"，后经叶天士推广应用，成为中医"暑病"病因、病机和治法中的重要理论，"暑必兼湿"堪称新安医学的重要学术思想之一。暑必兼湿说基本内容为：明确提出"暑必兼湿"，系统阐发伤暑基本特点和证候病机。《本草备要》言："暑必兼湿，……若无湿，但为干热，非暑也。"《医方集解》言："脉虚身热，得之伤暑。外证头痛口干，面垢自汗，呕逆泄泻，少气倦怠，其大较也"。强调"治暑必兼利湿"，但须辨清病情，合理运用化湿之法。

汪昂在《本草备要》提出"治暑必兼利湿"治法原则。但兼湿有多有少，伤气伤津有轻有重，如何应用清暑化湿之药，则强调以辨证为依据。启发了后世叶天士，"暑必兼湿说"大为推广。《本草备要》被认为是"清代流传最广的普及性本草学著作"，《医方集解》被誉为"后世方剂学之圭臬"。具有新安医学世家背景的叶天士，在临症上对暑必兼湿的理论予以进一步阐发和应用，使"暑必兼湿说"的影响更为广泛。"暑必兼湿说"至今仍有重要的研究价值。历代医家深入研究"暑必兼湿说"，暑温认识更加全面。如吴鞠通认为暑为热极之邪，又具湿性，故兼湿热双重性质，赞同暑必兼湿，认为纯热无湿，不是暑病。俞根初认为暑温有暑多湿少和湿多暑少两类证候，其《通俗伤寒论》首立"暑湿伤寒"章节，分型论述暑湿兼外寒、内寒的证因脉治，等等。

（七）吴澄·外损致虚说

吴澄精研医理，勤于临床，大胆实践，善于思考，著《不居集》，首创"外损致虚"理论和解托、补托两种治则，对虚劳病因学和治疗学的研究作出了极大的贡献。外损致虚说基本内容为："外损"是虚损病因中的一种类型，"缠绵日久，渐及内伤，变成外损"；外感之后，成损与否，实因人而异，正虚和感邪紧密交织；频感外邪，消耗气血，实为外损之关键，外邪未除、频伤正气，终致正气虚损为主要矛盾而成外损病证；辨表里，要详审寒热、头痛、腹痛、鼻塞、口燥、舌苔、脉象；别阴阳，既可统领表里寒热虚实，又包括真阴、真阳之虚；证情夹杂，须详审病机转化，症候疑似，要善于明辨真假。

吴澄发明"外损"，扩大了虚损病因学的研究范围；羽翼东垣，充实了虚劳发热辨证论治的认识。吴澄创立了一种外感类内伤，似损非损的外损论治法。此种似损非损的外损病，自汉、唐以来，绝少阐发旨意，吴澄详采诸书，并参以自己的心得，发明外损病的治法，以救时弊，并补前人之缺。

（八）程国彭·八字辨证说

"八字"，指阴、阳、表、里、寒、热、虚、实八个字，是"八纲"原形，程国彭著《医学心悟》，其所强调的"八字辨证说"，对现代"八纲"辨证理论体系的形成作出了重要贡献，也是新安医家在中医辨证学领域里的重要学术思想。八字辨证说基本内容为：病有总要，诸病辨证纲领，皆不出寒热虚实表里阴阳"八字"；辨寒热，全在口渴、饮食、神情、手足、小便、大便、脉象等七点；辨虚实，全在汗液、胸腹、疼痛、新久、禀赋、脉象等六辨；外感之症与虚损之象并存，乃是外损辨证的要点。

"八字辨证说"是现代中医"八纲辨证"的先声。程国彭的《医学心悟》，内容系统，简明扼要，被许多后世医家奉为中医入门的教科书，因而流传甚广，影响极大。其"病有总要"，"总不出此八言以为纲领"的认识，受到后世医家的高度重视，成为公认的辨证纲领。"八字辨证说"是临证治法、处方、用药的总则。《医学心悟》提出"医门八法"的运用，亦皆以"八字辨证"为指导。各种辨证方法，均以"八字"为最终归属，各种药物的选用，都必须审其"八字"属性，脱离"八字"，将无从制方遣药。

（九）程国彭·医门八法说

程国彭著《医学心悟》，全面系统地阐发了"医门八法"，从此规范了中医治法理论体系。"医门八法说"堪称是新安医学独家创造之新说。医门八法说基本内容为：先辨外感内伤，次以"八字"辨证，灵活运用"八法"，即可应变无穷；风寒客表，法当汗之，应把握汗法宜、忌，灵活变通，但不可过汗；半表半里，惟有和法，辨清寒热、虚实、润燥、兼并，则和法变化无穷；病邪在里，下之则已，必须认清可下、不可下，应辨证应用，把握深浅；去其壅滞，当用消法，须辨清虚实，莫失治疗时机，辨请病位，不致诛伐无过；邪阻胸咽，当用吐法，但须查其虚实，因人而吐，变通应用，神化莫测；脏腑有热，当用清法，但须详查虚实、真假、外感、内伤，因人、因证而清；寒邪侵袭，必用温法，但要知宜忌，因人、因证、因时，温要得法，切勿太过；虚者补之，又有气、血、寒、热、开合、缓急、五脏、根本等补法不同。

"医门八法说"构建了中医治法学体系的新模式。"医门八法"一经发明，后世医家即奉为圭臬，而成中医临证立法的主要依据。今人又在其基础上加以补充，将理气、活血、化痰、祛瘀、除湿、利水等具体治法融会于八法之中，使治病方法更加符合临床实际，但仍然不出八法规矩。医门八法说为现代治法的深入研究提供了经验依据。"医门八法"虽为八种治法，然其总结了诸多前贤外感内伤的诊治智慧，蕴藏着极其丰富的临床经验，也为后世治法的临床研究提供了经验依据。尤其是近几十年来，八法的临床应用研究极大地丰富了中医学的现代内涵。

（十）郑梅涧父子·养阴清肺说

新安医家郑梅涧、郑枢扶父子，勇于实践，大胆创新，根据临床经验，结合家传秘法，著《重楼玉钥》《重楼玉钥续编》《喉白阐微》《咽喉辨证》等喉科专著，在中国医学史上，首次明确提出了白喉（白缠喉、白腐）病名，总结出白喉病因、病机及治法，提出著名的"养阴清肺说"，对后世白喉和其他喉科疾病的辨证论治产生了深远的影响。"养阴清肺说"基本内容为：病在肺肾、阴虚燥热是白喉的病因、病机；白喉忌表，咽喉诸症皆不宜轻易使用表散；实践验证，养阴清肺是治疗白喉的基本法则；创制养阴清肺汤，成治疗白喉的基本方剂，确是一张中医药治疗传染病白喉的效方。

"养阴清肺说"奠定了中医药防治白喉的理论和经验基础。清代以来，几乎所有白喉专著，无不以郑氏父子有关白喉的学术发明为立论起点，而又作多方面发挥，从而使白喉的辨证论治体系渐趋完善。在白喉抗毒素问世之前，郑氏养阴清肺汤治疗白喉可谓功不可没！"养阴清肺说"扩大了多种"阴虚肺燥"病证的治疗思路。养阴清肺汤不仅可用于治疗白喉病，还可用于治疗其他咽喉疾患，故一直为后世医家所推崇而沿用至今。临床应用中，养阴清肺汤在治疗秋冬季节燥证方面，也有良好的疗效。同时根据"异病同治"原则，只要辨清"阴虚肺燥"病机，抓住口鼻干燥、干咳无痰，日久难愈等主症，其他疾病中出现肺系燥症者，皆可辨证选用。养阴清肺汤的创制，是继喻昌著《医门法律》"清燥救肺汤"之后的又一张名方。

五、新安医学的各科贡献

内科：学术思想如汪机"重营气"；孙一奎"偏温补"；吴澄"理脾阴"等。病因病机如痹症之"虚痹"；中风之"内虚邪中"等。治则治法如内外两攻治痹症；攻补兼施治臌胀；疏肝理气治郁证；"润"法治噎嗝等。

外科、骨伤科：病因病机如痈疽不可一概视为热；瘰疬唯发于少阳一经等。治则治法如治外必本诸内；治痈疽以消为贵，以托为畏；拟"玉真散"治疗破伤风；创切开复位和植骨法治疗骨折等。

妇科：著书立说，理论创新。如我国第一部妇科学教科书《医宗金鉴》；最早的优生优育书籍《螽斯广育》等。辨治立法，独树一帜。如以行滞化瘀法贯穿崩漏各型；"盛其水，平其火"治血热实证等。组方制药，特色独具。如君生牡蛎治月经先期郁热证；当归、川芎治崩漏之气血两虚证；创桃红四物汤、积块丸、资生汤；善以单味出击，以轻拨重治疗危急标证等。

儿科：儿科医家有50余位，撰写医书80余部，创"烧针法"治疗小儿惊风，立内治、外治、针灸、推拿四个治疗原则。

五官科：病因病机如肾阴不足论"乳蛾"；肾元亏损论"喉痹"；虚燥学说论"白喉"等。治则治法如拦风定热、气血并治治喉痹；养阴清润而忌表散疗口疮；泻肝火、利前阴湿热解耳聋等。遣方用药如王仲奇以冬瓜子、野蔷薇花治慢喉痹；创养阴清肺汤治白喉、射干汤治梅核气、龙胆泻肝汤治耳聋等。其中郑氏喉科：著《重楼玉钥》成首部喉科专著，创郑氏三针治喉科疾病。破皮针，用钹针或轻破皮刀刺破痈肿，排毒外出，发挥清热消肿作用，治疗咽喉化脓成痈或血泡；气针，一般毫针针刺，偏重调理营卫气血，通过全身调节及脏腑功能的调节以治疗喉部疾病；开风路针，是破皮针和气针的联合运用。传 500 年历 15 世仍服务百姓。

针灸科：学派纷呈，重针派、重灸派、按时取穴派、刺络放血派等。理论创新，如吴崑的五门方针、汪机的辨证取穴等。治法灵活，如徐春甫的经络养生；周于藩的小儿推拿；张杲的灸至阴转胎；王国瑞的一针两穴创"玉龙透针"等。

药物学：著书立作，普及本草，如《本草备要》是现存单行本本草学著作版数最多者；《山居本草》将药物分谷部、菜部、果部、竹木花卉部、水火土金石部。道地药材，享誉内外，如贡菊、祁术、山茱萸、前胡、厚朴、杜仲、独活等。药物应用，灵活变通，如创甘温治肺痨法；言参、附可驱邪，升、柴可扶正；使温药治产后发热、痢疾、二便不能；用生地外治跌打损伤、火烫伤、狗咬伤等。

方剂学：如吴崑著《医方考》成第一部方论专著；程钟龄著《医学心悟》创"医门八法"；汪昂《医方集解》首创"综合分类法"等。创制止嗽散、半夏白术天麻汤等新方；改正活用六味地黄丸、改正麻黄汤等经方；并涉猎各科，如外科应验良方、跌打秘方、胎产方、小儿方药、眼科秘方等。

六、新安医学流派的形成规律

中医流派是中医学术思想和临床经验得以代代传承的主要载体之一，是理论产生的土壤、学术发展的动力、医学传播的途径、人才培养的摇篮。其形成与发展规律离不开以下若干要素：有代表医家；有学术主张；有独到经验；有学术传承；有医家群体；有学术载体；有历史影响；有活态存在。

七、我们在新安医学研究领域所做的工作

1. 人才培养。1978 年开始招收新安医学研究生；2008 年开办新安医学教改试点班等。

2. 文献搜集。建立了新安医学文献书库，收录新安医学古籍 400 多部；建立了新安医学文献数据库等。

3. 学术研究。出版研究专著 40 余部；发表研究论文 700 余篇；分别有 20 个课题立项开展新安医学研究。代表性著作有：《新安医学史略》《新安名医考》《新安医籍考》《新安医籍丛刊》《新安医学精华丛书》《新安医学名著丛书》《徽州文化丛书—新安医学》《历代新安名医精选》等。

4. 平台建设。1988 年成立新安医学研究室；2005 年建立新安医学文化馆；2006 年成立新安医学研究中心；2008 年省级新安医学科技创新团队；2010 年教育部重点实验室新安医学的研究与开发等。

5. 学术交流。2008年召开新安医学论坛；2009年召开新安医学研究和医药继承创新国际研讨会等。

6. 临床应用。开展了新安医学糖尿病治疗经验的研究与应用；新安医学呼吸病治疗经验的研究与应用；新安医学脑病治疗经验的研究与应用；新安医学痹病治疗经验的研究与应用；新安医学妇科治疗经验的研究与应用；新安医学喉科治疗经验的研究与应用；新安医学骨伤科治疗经验的研究与应用等。

7. 保护措施。2006年新安医学列入安徽省第一批非物质文化遗产名录。

结 语

中医学术流派是中医学术经验传承与发展的重要形式，是经验积累的途径、理论产生的土壤、学术发展的动力、人才培养的摇篮。研究有代表性的中医学术流派，对继承中医的学术经验、挖掘原创思维、促进中医学术发展、提高中医临床水平具有重要的意义和价值。

我校的省部共建新安医学教育部重点实验室目前正围绕新安医学文献、特色理论、道地药材、名方验方及诊疗方案等，运用信息和数据挖掘技术，以及现代生物学方法与技术，结合临床实践开展系统研究，总结原创性学术经验，阐明特色理论科学内涵，揭示道地药材的物质基础，名方验方作用的生物学机制，掌握特色理论与诊疗方案临床运用规律，提高临床疗效与学术发展水平，推动新安医学整体发展与进步。

新安医家对扶阳理论和实践的阐发

一、对扶阳理论的阐发

1. 阳气分有形和无形

明代歙县医家罗周彦在《医宗粹言·元阳门》中言:"神者,火之精,其体则附藏于右肾命门之中;其用则发见于心神之内。故视听言动,一身运用,皆由此而神补造化者也。"

"无形之阳,即命门之相火也。昼则动而施用于心,夜则静而归藏于肾。生气之元,无形之虚,故曰无形也。有形之阳者,君火也,心火也。心火乃我后天日用之火,而生于命门,故心包络系于命门,而相火附焉。《内经》言:七节之旁,中有小心,正此谓也。然心火若不生于命门,则《内经》不言益火之源以消阴翳。夫源字之义,则有母字之理存焉。……是以君火乃有形之实,故可以水灭湿折,相火乃无形之虚,不可以水灭湿折,为当从其性而伏之,则无形之阳与有形之阳判然明也。"

先天元阳之气不足,则心气先绝。心主血脉而藏神。神者,火之精,故令精神短少而脉微弱,用人参以补之。人参有健脉之力,能补五脏之阳。附子有回阳之功,能救命门之火,及佐桂以引之而助生发之气。

2. 扶阳当扶命门之阳

《医学心悟·论温法》:"复有真虚挟寒,命门火衰者,必须补其真阳。太仆有言:大寒而盛,热之不热,是无火也,当补其心。此心字,指命门而言,仙经所谓,七节之旁中有小心是也。书曰:益心之阳,寒亦通行;滋肾之阴,热之犹可是也。

然而医家有温热之温,有温存之温,参、芪、归、术,和平之性,温存之温也,春日煦煦是也。附子、姜、桂,辛辣之性,温热之温也,夏日烈烈是也。和煦之日,人人可近。燥烈之日,非积雪凝寒,开冰解冻不可近也。……然又有温之不量其人者,何也?夫以气虚无火之人,阳气素微,一旦客寒乘之,则温剂宜重,且多服亦可无伤。若其人平素火旺,不喜辛温,或曾有阴虚失血之证,不能用温者,即中新寒,温药不宜太过,病退则止,不必尽剂,斯为克当其人矣"。

吴澄《不居集·卷之首》:"惟是虚火上泛,而阴中阳不虚者,赖以泽枯润燥，其功成不可泯。若阴虚而肾中其阳又虚者，恣用苦寒，宁不寂灭耶？在解释阳虚泄泻之病机时，吴氏曰：肾主二便。肾开窍于二阴，命门火衰，则阴寒独胜，丹田不暖，则尾闾不固，二便之开合，为肾是司。虚劳泄泻多由脾肾两亏，真阴真阳不足所致也"。

3. 重视阳气秘固在伤寒少阴病发病中的作用

清代郑重光在《伤寒论条辨续注》中言："少阴肾经，寒水之藏而居坎北，全赖水中真阳以奉其生，所以藏兼水火，寒热并居……"，与之同一派别、专攻伤寒的程应旄在《伤寒论后条辨·卷十一·365 条》中明确提出"少阴乃真阳之根，宜秘固"。程氏对阳气的虚衰和失固与少阴病机的作用进行了深刻阐述："少阴之藏为肾，杂病或责肾之不足，卒病但责肾之有余。有余者，水也，寒也，以寒水之藏而居坎北，纯是阴气用事，全赖本经对待之火，化其凛冽，以奉生身，而奠鳌立极，称曰阳根，夫根则宜牢固，不宜动摇矣，所谓水火同宫，制胜终在彼势"。这显然强调了肾之阳气秘固的重要性。

不仅如此，程氏还提出脾土与肾之密切关系，鉴于肾所藏之水火具有制衡关系，"不得不养土作子，载之且以生之，使坤厚而坎无盈。庶几水有所畏，而前来抱火，共作根深宁极之宰也，所以首忌在汗，……少阴经发汗，并惧其升阳而出焰也。火随焰升，下焦乃成冰窟，于是土神涣矣，土涣而水无制，始唯下奔，久乃上逆，寒势攻冲，顷刻而凌心火，厥竭亡阳，虽欲温之，温已无及，所以历陈诸死证，盖以防微杜渐，警人以履霜之惧也。究所由来，少阴胜而跌阳负耳，跌阳之负，火失温耳，此之谓逆。若欲反逆为顺，无如殖土。殖土无如助火，此温之一法，在少阴。较太阴倍为孔亟也。……盖仲景于温之一字，篇中不啻三致意焉。今予一一条出，使人知少阴之有火，诚人身之至宝，而不可须臾失也。""近时薛立斋亦有肾虚火不生土，肾虚火不归元等阐发，似于仲景若有私淑者。但所主仅金匮中八味丸一方，易之作汤剂，此只能于水中补火，非能从火中补土，用之于杂证或宜，至若卒病之来，自不能不于仲景少阴篇，数千百遍读之，而得其神且妙也。"在该书底本之眉批中程氏接着强调"先天之炁在肾，指阴中之阳而言，肾中无阳，遂成死炁。元气藏于肾中，静则为阳，动则化而为火。阳化为火，水逼之也。水逼之者，土不能镇也。"

二、对扶阳方药的阐发

新安医家对扶阳之方药有广泛的收集和阐发，其代表性著作如汪昂的《本草备要》《医方集解》和吴谦的《医宗金鉴·删补名医方论》均对此有诸多论述。

如汪昂《本草备要》所列扶阳之中药有：人参、附子、干姜、肉桂、葫芦巴、补骨脂、益智仁、蛇床子、巴戟天、仙茅、海狗肾、紫河车等。

扶阳方剂众多，仅以吴谦《医宗金鉴·删补名医方论·卷一》为例，就有以下扶阳方剂：

参附汤。补后天之气无如人参，补先天之气无如附子，此参附汤之所由立也。二脏虚之微甚，参附量为君主。二药相须，用之得当，则能瞬息化气于乌有之乡，顷刻生阳于命门之内，方之最神捷者也。

四逆汤。方名四逆者，主治少阴中外皆寒，四肢厥逆也。君以炙草之甘温，温养阳气。臣以姜、附之辛温，助阳胜寒。甘草得姜、附，鼓肾阳温中寒，有水中暖土之功；姜、附得甘草，通关节走四肢，有逐阴回阳之力。肾阳鼓寒，阴消则阳气外达而脉升手足温矣。

通脉四逆汤。治少阴下利清谷，里寒外热，手足厥逆，脉微欲绝，身反不恶寒，其人面赤色，或腹痛，或干呕，或咽痛，或利止脉不出者。厥阴下利清谷，里寒外热，汗出而厥者主之。并注释曰：论中扶阳抑阴之剂，中寒阳微不能外达，主以四逆。中外俱寒，阳气虚甚，主以附子。阴盛于下，格阳于上，主以白通。阴盛于内，格阳于外，主以通脉。是则可知四逆运行阳气者也。附子温补阳气者也，白通宣通上下之阳气者也，通脉通达内外之阳气者也。今脉微欲绝，里寒外热，是肾中阴盛，格阳于外，故主之也。倍干姜加甘草佐附子，易名通脉四逆汤者，以其能大壮元阳，主持中外，共招外热反之于内。盖此时生气已离，亡在俄顷，若以柔缓之甘草为君，岂能疾呼外阳耶？故易以干姜。然必加甘草与干姜等分者，恐涣漫之余，姜、附之猛不能安养元气，所谓有制之师也。若面赤者，加葱以通格上之阳。腹痛者，加芍药以和在里之阴。呕逆者，加生姜以止呕。咽痛者，加桔梗以利咽。利止脉不出气少者，俱倍人参，以生元气而复脉也。

真武汤。真武者，北方司水之神也。以之名汤者，借以镇水之义也。夫人一身，制水者脾也，主水者肾也。肾为胃关，聚水而从其类。倘肾中无阳，则脾之枢机虽运，而肾之关门不开，水即欲行，以无主制，故泛溢妄行而有是证也。用附子之辛热，壮肾之元阳，则水有所主矣。白术之苦燥建立中土，则水有所制矣。生姜之辛散，佐附子以补阳，于主水中寓散水之意。茯苓之淡渗，佐白术以健土，于制水中寓利水之道焉。而尤妙在芍药之酸收，仲景之旨微矣。盖人之身，阳根于阴，若徒以辛热补阳，不少佐以酸收之品，恐真阳飞越矣。用芍药者，是欲收阳气归根于阴也。于此推之，则可知误服青龙致发汗亡阳者，所以于补阳药中之必需芍药也。然下利减芍药者，以其阳不外散也；加干姜者，以其温中胜寒也。水寒伤肺则咳，加细辛、干姜者，散水寒也；加五味子者，收肺气也。小便利者，去茯苓，以其虽寒而水不能停也。呕者，去附子倍生姜，以其病非下焦，水停于胃也，所以不须温肾以行水，只当温胃以散水，且生姜功能止呕也。

除了方剂之外，新安医家还有利用药膳来进行扶阳者，如明代徐春甫编集之《老老余编》中列有壮阳暖下药饼用以治五劳七伤，遗精数溺：附子一两，炮，去皮弦。神曲三两。干姜三两，炮。枣三十枚，去皮核。桂心、五味子、菟丝子，酒浸一宿，曝干为末。肉苁蓉各一两，酒浸一宿，刮去皱皮，炙干。蜀椒半两，去目及合口者，微炒黄色。羊髓三两。酥二两。蜜四两。黄牛乳一升半。白面一升。右药为细末，入面，用酥髓蜜乳相和，入枣熟，搜于盆中盖覆，勿令通风，半日顷即取出，再搜令熟，捭作胡饼面上，以箸啄入炉鏊中，上下以火爆热。每日空腹食一枚。一方入酵醋亦佳。

三、关于扶阳之方法与证治

清代程杏轩为新安医家中善用扶阳的代表人物，其受明代医家张景岳影响最深。张景岳的温补方剂如附子理阴煎、六味回阳饮、镇阴煎、大营煎大温中饮、人参养营汤，在《杏轩医案》中大量使用。程氏虽重扶阳，但并不是单用附子、干姜、肉桂等温燥之药，而是将扶阳与其他温补法结合，如扶阳与滋阴养血结合、扶阳与益气结合、温肾与补脾结合、温肾与化饮结合、甚至温阳与驱邪结合等等。如董千云挟虚伤寒案，冬月患伤寒，诊脉沉细无力，证见寒热烦躁，头身疼痛，面红目赤，舌吐唇外数寸，病来势暴。询因房劳感受寒邪，逼其虚阳外露，即格阳一证也。方定六味回阳饮治疗。守法十一、二日，又见寒热如疟。有从外感起见者，程氏坚守"温中即可以散邪，强主正所以逐寇。"力排众议，坚持数日，稍见转机。此后尚多枝节、极力扶住正气。守至两旬，最终通过坚守温补而获效。

扶阳分三焦施治。明代新安医家孙一奎在《赤水玄珠》中将扶阳分三焦论治，并列出相应方药。上焦寒有：铁刷汤、桂附丸、胡椒理中丸；中焦寒有：附子理中丸、二气丹、大建中汤；下焦寒有：张仲景八味丸、还少丹、天真丹、大己寒丸、四逆汤、东垣双和散、益黄散、姜附汤、代灸膏、霹雳散等。

新安固本培元派扶阳理论与临床应用研究

固本培元派是新安医学中学术阵容强大、历史悠久、特色鲜明的分支学派。16世纪，从汪机的人参、白术、黄芪温补脾胃阳气，到其再传弟子孙一奎以温补下元为重，或合干姜、附子固先后天之本、培脾肾元气并举并治，以汪机众多的弟子门生们为主体的新安固本培元治法学派蔚然形成；此后明清有众多的新安名医均宗其法，包括当时闻名遐迩的歙西槐塘-冯塘程系、歙西余系、歙西澄塘吴系、休宁汪系等新安世医家族链医家，均连续不断地加入这一阵容，并在各自的临床实践中不断地丰富和发展，逐渐形成了以培固脾肾元气为治法，临床善用人参、白术、黄芪或合干姜、附子"以行参芪之功"的学术特色，其中所蕴含的扶阳寓意也十分突出，现述如下。

一、新安固本培元派的扶阳理论与实践

固本培元派开山祖汪机，从《内经》"阳生阴长"的理论出发，提出"营中有卫，营兼血气"、补气即补阴的"营卫一气说"和人参、黄芪通过补气补阳而补血补阴的"参芪双补说"[1]，认为"火与元气不容两立"[2]，扶阳之意十分明显；临证除重用、善用参芪外，还加肉桂、附子以助阳，如《石山医案》载一阳虚寒凝之痛经案，患者21岁，初始腹痛如刮，痛经前后历15年，汪氏以症参脉，诊为阴盛格阳，投参、芪、归、术加桂、附以治其寒[3]。汪机的关门弟子、族侄汪宦著《证治要略》，强调惜元气、重根本，以火为元气之根基，临证善用参芪救治气衰诸证，适当配伍肉桂、附子、干姜[4]。歙县吴洋曾受业于汪机，认为只要对证，乌头、附子之类用之不误，如治偏枯半身不遂之症，他认为"宜用参、附大补为主"。[5]歙西余傅山临证疑惑常请教于吴洋，针对痨瘵之证继汪宦之后重申："有火则元气虽损，犹有根基，尚可措手；无火则元气颓败，根基无存，虽工巧将何所施哉？"《论医汇粹》载有其为产后防脱急而治以大补元气的医案2则，他指出：产后多防气脱，"须防元气虚脱，宜用大补元气之剂，而急甚者可加附子，以行参芪之功，使气易于复原"。[5~6]徐春甫和孙一奎是汪机的再传弟子，徐春甫受恩师汪宦影响，临症补脾胃元阳更是身体力行，他在《古今医统大全·痼冷门》中指出：脾阳亏损之沉寒痼冷之症，"方用大建中汤加黄芪、白术、附子、肉桂以治之"，继余傅山之后，又重申"阳虚则恶寒，用参芪之类，

甚者，加附子以行参芪之功"，强调痼冷者惟贵乎温补，"养气血之剂佐以姜、桂，甚者加附子，为愈"。[7]孙一奎认为阴阳不等同于水火，将火分为正邪两类，创"命门动气说""三焦相火（正火）说"，以命门动气为元气，以三焦为"相火之用""元气之别使"，否认肝肾相火（贼火）论，认为疾病的发生多由命门元气不足，三焦相火衰微，釜底有水无火，不能自然蒸化，病变在上表现为气不上纳、在中表现为水谷不化、在下表现为清浊不分，临证更擅以人参、黄芪合附子、肉桂、干姜等益气温阳以调治内伤杂病，纳桂附以温补肾阳。[1,4]其《孙文垣医案》载一"下消阴阳两虚案"，以《金匮》肾气丸变通，用桂附大补下元，使气充盛，不终剂而愈。孙氏分析道："病由下元不足，无气升腾于上，故渴而多饮，以饮多，小便亦多矣。今大补下元，使阳气充盛，熏蒸于上，口自不干，譬之釜盖，釜虽有水，若底下无火，则水焉不得上升，釜盖干而不润，必釜底有火，则釜中水气升腾，熏蒸于上，才湿润不干也"；又其《赤水玄珠·胀满门》载用壮元汤治下焦虚寒、中满肿胀，重用人参、白术而稍佐桂、附、姜；《水肿门》治疗脾阳虚衰证阴水，推荐肉桂、干姜为主药的补方；其治湿善温补肾阳以蒸腾湿气，多用附子、炮姜、肉桂、益智仁等补火助阳，温阳暖肾，使下元火盛，湿气得以蒸发；治疗风寒湿痹，突出温补肾元，主以人参、大附子。继孙一奎之后，新安歙籍医家罗周彦首创"元阴元阳论"，立先天无形元阳虚损方、先天有形元阳虚损之方等，皆以参、芪、归、术为主，适当配伍桂、附、姜等以应变加减，称其人参、附子、白术、黄芪等组方药物"皆甘温大补阳气之圣药也"[4,8]。又有歙县程从周，秉承李东垣"火与元气不两立，一胜则一负"的观点，外感内伤均注重顾护元气，外感初起如妄用苦寒，阳证转阴，必须急用姜、附挽救危逆，善用参、芪、归、术、苓与干姜、附子合方起死回生，影响较大，人称"程神仙"[4]。其《程茂先医案》温补而效者约占1/3，如载"汪明德令政"感寒案，发散、清热、化滞、攻下俱罔效，反越加狂躁，欲卧冷地，口渴妄言，心烦面赤，"前医以为热极"，程氏据脉断曰："此伏阴证也，非参、附不可挽回。"[9]

清代新安温补培元派医家均宗"参芪术佐姜附"的用药方法，而温补扶阳之意更为明显，吴楚、郑重光、方肇权、汪文绮、程钟龄、程杏轩、陈鸿猷等就是典型的代表。吴楚所治多为久病不愈的疑难之证或前医误治生变之情，喜用、善用重剂参、芪并桂、附、姜，方以补中益气汤、六君子汤、理中丸为主，挽救众多危症，被病家称为"天上神仙"[4]。其《医验录》载有"岩镇方翁"患伤寒案，屡用发散药而大汗不止，身热如燔灼，彻昼夜不寐，狂躁非常，谵言妄语，脸若涂朱，口唇焦紫干燥，"群以为是大热之证，议欲用石膏竹叶汤"，吴楚诊其脉浮大无伦，按之豁如，唇虽焦紫干燥，而舌是灰黑之色，从而断为"中阴证",急宜驱阴回阳之法,方用八味地黄丸,药用大熟地5钱,附子3钱,肉桂2钱,加人参5钱,并指出"若误认为火证而加以寒凉,立刻毙矣;若听其汗出不休,元阳不返窟宅,则阳气腾散,亦将毙矣"。又如"本县父母靳公一管家病",大发寒热,魄汗淋漓,其脉浮数虚大,按之绝无,吴氏曰:"此乃中阴中寒之证,即俗谓阴证伤寒最慢。不用热药便不可救,不用大剂热药亦不能救",遂用人参4钱,附子、肉桂、炮姜各2钱,白术1钱5分,陈皮、半夏各8分,茯苓、泽泻各1钱,服后大热遂退,二便俱利,汗少安神。书中对附子、肉桂等温阳药的应用也独具匠心,有夏日用附子、肉桂、干姜治疗阴证伤寒的记载,打破了"夏月不可用热药"的禁忌。还有补中益气加炮姜、肉桂治愈胃肠下垂,弛缓无力,二便不通;肉桂为君治疗奔豚气而效;肉桂配黄连交通心肾,治一常患舌疮之患而获效;附子配黄连治疗眩晕,肉桂为君治疗呕吐等生动案例。[10]郑重光力倡阳气之说,认为阳为阴主,治疗主张温阳益火,其《素圃医案》指出"万物体阴而用阳,二气屈阴而伸阳,圣人贱阴而贵阳。人之身,阳不尽不死,阴不胜不病",治病皆取效于参、芪、桂、附,以善用参、芪、桂、附驰誉。如其治"朝食暮吐,百治不效"的患者,"全用参术为君以培土,桂附为臣以益火",治疗4年,约服千剂而愈。又汪紫臣翁痢下脓血案,历医二三人而不效,郑氏据脉诊为"大瘕泻",乃肾气虚也,并认为肾主二便,今大小便一齐并出,小便不能单行,此虚证之一,理宜补气,药用参、芪、术、归、附、故纸、五味、升麻,药服月余方效。郑氏认为此类虚寒痢"虚回痢自止,不能计日取效",并认为"若作痢治,则去道甚远",并"期以小便能单出为效",果验。再如一女得时疫伤寒,用败毒散而热不退,延至六七日,身发稠密赤斑,狂乱谵语,似属阳明热证,郑氏"以脉为主,作时疫阴斑亡阳危证",主以真武汤、理中汤合剂,重用参、附,五日而阳回斑散。又如中焦虚寒泄泻案,患者素体阳虚,重用温补,故以附、姜、桂辛热燥烈起疾回生。还有肉桂为主药治疗妇人疝瘕的病案。《素圃医案》专捡疑似难辨之症汇成,共辑187案,其中用温补者达152案,多以姜附起病。[11]方肇权历寒症居多,亦善辨证运用温补,著有《方氏脉证正宗》,"是书案中多用桂、附、姜、吴(茱萸)",如其治泄泻案,因久泻肾虚,在改正六味地黄汤(去泽泻易车前)基础上,加肉豆蔻、诃子、五味子固涩止泻,用少量附子温肾助阳。[12]汪文绮临证用药扶阳抑阴,善用参、芪、桂、附甘温培补,如其治产后呕吐不休,为肾阳无根,内真寒而外假热,以附子理中汤等引火归原。程钟龄著《医学心悟》,认为寻常治法取其平善,病势深重亦当破格投剂,应是临床医家必备的心理素质,并举例说:"予尝治大虚之人,眩晕自汗,气短脉微,其间有用参数斤而愈者,有用附子二三斤者,有用芪、术熬膏近半石者。其所用方，总不离十全、八味、六君子等。惟时破格投剂，见者皆惊，闻者尽骇，坚守不移，及至事定功成，甫知非此不可。"治阴寒重证虽久用桂、附、参、茸，不嫌其重，不嫌其燥。其中《火字解》篇分火为虚实、子贼，概括火症治法为"发、清、攻、制、达、滋、温、引"，子火温、引之治多含扶阳之意。程杏轩对孙一奎之壮元汤的立方之旨理解颇为深刻，他在《杏轩医案》"次郎脾肾阳虚，伏寒凝涩，重用温补而瘥"案中云："仿生生子壮原汤加吴茱萸、葫芦巴、肉果、巴戟天，附子增至三钱……予平生治阴证，用温药，未有若斯至多，而效验亦无如此之迟者。"书中还有以肉桂为主药治疗积聚的记载。程杏轩内伤外感均注重温补之治，常用人参、白术，或配附子，或配熟地，或附子与地黄同配。[13]陈鸿猷《管见医案》记载一气虚外感、产后发热案，前医以清凉误治新产发热，以致元气大虚，浮阳越于外，陈氏用十全大补汤加附子温补气血而转危为安；又载有一味肉桂治疗阳虚呃逆、一剂而愈的案例。[4]

近现代新安医家程门雪、王乐匋虽不属固本培元派，但扶阳之法也多有运用。程门雪早年在临床上，根据病人大多来自劳苦民众的特点，力主用药迅猛悍，以仲景方药大剂出入，如少阴虚寒用四逆汤、白通汤等，附子累计总量计一市斤许，治愈了不少危重急症。[14]王乐匋在诊治外感热病时，遇"温邪内陷，肾阳不振者""湿重于热，阳被湿困者""热逼入营，中阳闭郁者""中阳不振，不能托邪者"，善于运用附子。在诊治麻疹逆证不拘泥于"麻为阳毒""麻喜清凉"之成说，主张寒温同用，提出"救疹逆，术附合以银翘"；他认为，"透、清、养"三字是针对一般顺证而言，若为逆证，患者素体虚寒，中阳式微，麻毒无力外达，此时则应心细胆大，敢于打破常法，变通其法，以辛凉透表合温补内托同用，一以逐邪，一以扶脾胃之阳气，所谓"拨乱以反正"[15]。

归纳起来，汪机及其后继者均善用人参、白术、黄芪培补脾元，明显蕴含有扶阳之意。相对而言，徐春甫偏重于脾阳，孙一奎以后虽仍以脾阳为主，脾肾并重，但重心开始向肾阳方向有所转移。用药上徐春甫偏重白术，孙一奎常配附子、干姜，程从周善用人参、附子，吴楚、郑重光配伍又加肉桂，方肇权配伍又加吴茱萸，汪文绮参、芪、桂、附并举，程钟龄擅用附子等破格投剂，程杏轩则附子与地黄同配，陈鸿猷常用附子、肉桂。附子在新安医案中使用颇广，现代有学者选取运用"固本培元"法的13位新安医家的12部医籍中共678条医案，建立数据库，运用SAS8.0软件进行统计分析，寻找其防治疾病的相关证治规律，经过数理分析和数据挖掘，得到了一些有效药物、常用药物组合、基本方及常见症-药对应关系，其中发现核心组方是陈夏六君子汤和四逆汤的再加味，而附子是使用频次多的药物之一[4]。新安医案用附子常用于治疗疟疾、痹痛、鼓胀、难产、白带腥臭及外科疾患等；还常利用肉桂补火助阳、散寒止痛、温经通脉，主要用于治疗寒邪入侵所致的胸膈胀痛、腹痛、呕吐、泄泻等症，也用于治疗寒疝作痛、癥瘕、积聚、奔豚等病证。

二、新安固本培元派对扶阳派的间接影响

新安固本培元派和扶阳派的治疗思想，追溯上引，均源自《内经》"阳生阴长"的理论和张仲景学说。扶阳派又名火神派，形成于清末，以郑钦安为开山宗师，推崇阳气，以擅用附子、姜（生姜、干姜、炮姜）、桂（肉桂、桂枝）等辛热药物著称。但郑钦安绝非最早擅用附子的医家，医圣张仲景可谓是善用附子第一人，经方用药多有大辛大热、力专效宏、大刀阔斧、气势磅礴的特点，而历代前贤中擅用附子者也不在少数，新安固本培元派的实践更是一个有力的明证。早在明代初中期，汪机、徐春甫、孙一奎、余傅山等就发明了"以附子行参芪之功"，清代早期的吴楚、郑重光、方肇权等更被公认为是扶阳名家。正是包括新安医家在内的历代前贤应用附子的长期经验积累，才影响和启发了扶阳派的诞生。

扶阳派脱胎于伤寒，除了《伤寒论》外，对其影响最大的恐怕就是以张景岳为代表的江南温补派了。早期以汪机众多的弟子门生们为主体的新安固本培元派，对稍后的赵献可、张景岳、缪希雍、李中梓等江浙温补派医家产生了直接的影响，新安固本培元思想在后世张景岳、赵献可、李中梓等温补大家的学术著作中常有类似的描述，如晚于汪机近百年的张景岳《类经·经络类·营卫三焦》中对"营卫一气"的描述，言"虽卫主气而在外，然亦何尝无血。营主血而在内，然亦何尝无气。故营中未必无卫，卫中未必无营，但行于内者便谓之营，行于外者便谓之卫，此人身交感之道，分之则二，合之则一而已"，实与汪机"营中有卫，营兼血气"之说类似；《景岳全书·传忠录·论治篇》"甘温有益寒无补"之言，实与汪机力主参芪白术甘温培元同出一辙；其《本草正》称附子"善助参芪成功，尤赞术地建效""气虚甚者，非姜附之佐必不能追散失之元阳"，皆与余傅山、徐春甫所言"附子以行参芪之功"理无二致；其《杂病谟·肿胀》所言"人中百病难疗者莫出于水也"、"温补即所以气化"，则可以看作是对孙一奎"肿满多因火衰"而以壮原汤治疗"火衰肿满"的最好注释；《类经》和《景岳全书》有关元气先天、后天的认识和元阴、元阳的划分等，与罗周彦《医宗粹言》如出一辙。[4]孙一奎、赵献可、张介宾均为阐发太极和命门学说的三位核心人物，然孙一奎命门动气说的问世至少要比赵、张二人就会30~40年。张景岳的"阳常不足，阴本无余"说、赵献可的"命门相火"说、李中梓的"先后天根本"说等皆可视为新安早期固本培元派之余绪。江浙温补学派无论是重视脾胃的观点，还是对肾命学说的深入探讨，也无论是以元阴元阳阐述人体阴

阳平衡的机制，还是提出注重阳气的学术见解，可以说都深深地打上了新安医学的烙印。另一方面，明清寓居江浙的新安医家比比皆是，如张柏、罗周彦、程从周、吴楚、郑重光、程正通、方肇权等，他们既属新安医家也可归属江浙温补派医家；而且吸取了新安医学精华的明代江浙温补派，对后世（由清以至于今）的新安医家同样也产生了直接的影响，如程杏轩受张景岳影响，内伤外感均注重温补之治，所用温补之方如附子理阴煎、附子理中汤、左归丸（饮）、右归丸（饮）、八味丸、参附汤、生生子壮原汤等，大多引自《景岳全书·新方八阵》。从形式逻辑角度来看，新安固本培元派与江浙温补派是交叉相容关系。其实在明清时期，新安医家与江浙医家同属于江南这一个"大家庭"。吸取了江南温补派理论精髓的扶阳派，重视阳气，追溯上引，是不可能不受到新安医家扶阳之治的影响的。

三、新安固本培元派与扶阳派的区别

扶阳派虽然多受江南温补派和新安固本培元派的影响，但新安固本培元派以培固脾肾先后天元气为根本，以培补后天脾胃元气为切入点，从阴阳而言，元气虽以阳为主，然治疗上扶阳益阴有所兼顾，用药特点上以参术芪当家，桂附干姜为配角，养阴之剂亦多配用不遗，用附子的目的在于"行参芪之功"；而扶阳派以"阳主阴从"为理论核心，以擅用附子为突出特点，两者的区别还是十分明显的（见表1）。固本培元派开创者汪机私淑朱丹溪，其"营卫论""参芪双补说"本意是完善朱丹溪滋阴说而回避温补，认为用参芪的目的，是通过补阳补气达到补阴补血的效果，而且组方用药还常配当归、白芍、麦冬、生地之类养阴补血剂辅佐之。徐春甫则认为，"温中要兼温血""官桂、当归为温血之上药"，"人年四十以后，阴气弱者，脉不洪大，应可用温暖，……未登四十之人，不可轻服，有误用之，反耗其阴"，阴阳气血兼顾，有独到发明。孙一奎治疗肾消虽主张温阳益气，但并不否定肾阴虚的存在，"壮水之主，以制阳光"亦其常用之法。如《赤水玄珠·十一卷·消瘅门》说："下消：益火之原，以消阴翳，则便溺有节，肾气丸、地黄丸；肾消足少阴（饮少溲多，小便如膏），内化丸、凤髓丹，壮水之主，以制阳光，则渴饮不思。"其运用金匮肾气丸治疗消渴证，也是养阴温阳、阴阳兼顾；强调益气温阳不妄用燥热，则蒸腾气化出于自然，肿胀可消而正气无损。而罗周彦元阴元阳论，更是将温补脾肾阳气扩展到滋阴益元。清代程敬通固本培元、补益心肾善于酸甘化阴，阴中求阳；程杏轩用附子注重与熟地配伍。总之，新安医家强调"扶阳益阴，气血双补"，针对肾阳虚时不仅常用附子、肉桂温肾阳，也加入滋阴养血之剂，甚至鹿角、紫河车等血肉有情之品填精益髓、顾护阴精，在加强补肾阳的同时又能增强阴血的生成，使得"阳生阴长，生化无穷"。

表1 新安固本培元派与扶阳派的区别

类别	理论核心	作用对象		用药特色
新安固本培元派	固本培元（扶阳益阴）	元气（元气以阳为主）	脾肾（从脾入治）	参术芪当家桂附姜为配
扶阳派	阳主阴从	阳气	肾	擅用附子

四、结束语

中医各家学派的学术主张，往往是根据当时的社会环境、医疗现状并针对时弊而提出的。扶阳派同样是在补偏救弊的过程中形成的。自清乾隆叶天士始，时方轻灵成为一种时尚，后世崇尚阴柔，泥于轻灵，又出现时方派恣用寒凉的流弊，"世人畏附子、干姜，不啻砒毒"，扶阳之治正是为了扭转时弊而提出来的。其实，任何医派都不可能穷尽真理，更不可能垄断真理，其治法用药风格各有相宜，其适宜病证都是分层级的，有非常适宜、有比较适宜、有可用可不用等等之病情证情，不可一例而拘，一途而定。以扶阳派为例，"善用附子者莫过于四川医生"，蜀地医家用乌附动辄数两，如今的火神派们也是动则上百克，而且四川人视附子为常用食品，常以之馈赠亲友，嗅附子如芋栗，冬至炖狗肉更是一道美味佳肴。推究其因有三：一是"蜀犬吠日"，四川盆地湿气重、日照时间短，甚至终年见不到日照，阴湿寒冷之证为多见；二是近现代乌头附子人工栽培种植，品质下降，温热药力大减；三则经过久煮的附子，乌头碱类毒性成分早已挥发殆尽，剩下的则是强壮心力、增加热能的成分。

扶阳派"剑走偏锋"，有其适宜的人群和病证。"眩奇标新"有其可取之处，而"平淡之极显神奇"更可贵。历史悠久的新安固本培元派不走偏锋，经过了长时间的历史考验，更加成熟、完善和稳定，在理念上要丰富得多、外延上宽泛得多，相对来说适用范围更广，局限性和副作用相对较小。

中医学术流派很多，从主干到各分支，均各有特色，各有短长，每门每脉都有其精华的地方。仅就新安医学而言，除了固本培元派外，其分支学术流派还有平正轻简派、养阴清润派、时方轻灵派等以及众多的世医家族学术链。如新安王氏医学中，王仲奇临证经方、时方并举，惟求一效，无门户之见；王任之、王乐匋临证注重扶阳护阴治法，既重视扶阳又重视存津液，常于阳中求阴、阴中求阳。又如程门雪后期用药包括用附子，重视药性监制，侧重"扶阳以益阴"，更配伍益阴之品[14]。

随着时空变迁，五运六气的不断变化，人类的疾病谱也在不断地发生变化，治法用药风格也不可能一成不变。对于各家学派，我们在临床上应持不迷信、不盲从的态度，不拘泥于一家一派一法，不要被习惯性思维所束缚，具体病情具体分析、综合考虑，制立最佳的治疗方案，才能取得良好的效果。

（作者：王　键　黄　辉　蒋宏杰）

参考文献

[1] 王键，黄辉，蒋宏杰. 新安医学十大学说（上）[J]. 中华中医药杂志，2013，28（6）：157~164.

[2] 王乐匋. 新安医籍考[M]. 合肥：安徽科学技术出版社，1999：445.

[3] 明·汪机. 石山医案. 见：余瀛鳌，王乐匋，李济仁主编. 新安医籍丛刊·医案医话类（二）[M]. 合肥：安徽科学技术出版社，1993.

[4] 王键，黄辉，蒋怀周. 新安固本培元派[J]. 中华中医药杂志，2013，28（8）：135~143.

[5] 余傅山，汪宦，吴篁池，汪双泉，黄刚，等口述. 论医汇粹. 见：余瀛鳌，王乐匋，李济仁主编. 新安医籍丛刊·杂著类[M]. 合肥：安徽科学技术出版社，1995.

[6] 清·程文囿. 医述[M]. 合肥：安徽科学技术出版社，1991.

[7] 明·徐春甫. 古今医统大全（中册）[M]. 见：余瀛鳌，王乐匋，李济仁主编. 新安医籍丛刊. 合肥：安徽科学技术出版社，1995.

[8] 明·孙一奎. 韩学杰编校. 孙一奎医学全书[M]. 北京：中国中医药出版社，1999.

[9] 明·程从周. 程茂先医案. 见：余瀛鳌，王乐匋，李济仁主编. 新安医籍丛刊·医案医话类（二）[M]. 合肥：安徽科学技术出版社.1993.

[10] 清·吴楚. 医验录（初集），医验录二集[M]. 见：余瀛鳌，王乐匋，李济仁主编. 新安医籍丛刊·医案医话类（二）[M]. 合肥：安徽科学技术出版社.1993.

[11] 清·郑重光. 见：余瀛鳌，王乐匋，李济仁主编. 新安医籍丛刊·医案医话类（二）[M]. 合肥：安徽科学技术出版社，1993.

[12] 清·方肇权. 脉症正宗. 见：余瀛鳌，王乐匋，李济仁主编. 新安医籍丛书·综合类（一）[M]. 合肥：安徽科学技术出版社，1990.

[13] 清·程文囿. 杏轩医案[M]. 北京：中国中医药出版社，1996.

[14] 王键，黄辉，王又闻，叶敏. 新安医家处方用药风格[J]. 中华中医药杂志，2013，28（11）：131~135.

[15] 王键，陶国水. 中华中医昆仑·王乐匋卷（线装本）[M]. 北京：中国中医药出版社，2011：54~57.

天下名医出新安

——源远流长的新安医学

新安医学发源于新安江流域的古徽州地区，是祖国医学中一个既古老又现代的综合性学术流派。

说她古老，是因为历史悠久，从宋代形成开始算起，距今也有800余年的历史了；说她现代，是因为命名时间不长，整理研究直到20世纪方才兴起，不过几十年的光阴。

说她古老，更重要的在于，上下800余年间，涌现出了800多位医家，编撰了800多部医著，学说纷呈、学派林立，创下了许多中医之最，对整个中医药学的发展走向产生深刻的影响，为中医学理论体系的构建和完善做出了举足轻重的历史性贡献；说她现代，更重要的在于，新安医学创新理论与实践早已融入中医学理论体系之中，成为现代中医学的重要组成部分，并在新的历史时期焕发出了新的生机和活力，继续为医疗卫生事业、为保障人民健康发挥着举足轻重的作用。

一、群星璀璨，医学成就辉耀中华

"医之门户分于金元"，医学自宋代开始学术争鸣异常活跃，各家学说异彩纷呈，尤其金元时期四大医家分说立论，形成了寒凉派刘河间、攻下派张子和、补脾派李东垣、养阴派朱丹溪四大医派，史称"金元四大家"。在宋元医学的启发下，新安医学迎来了繁荣发展时期。但明显不同的是，新安医学不是单打独斗的"孤胆英雄"，而是群英荟萃的"集团军"；不是一支一脉、一枝独秀，而是群星璀璨、辉耀中华。

1. 儒医辈出，名不虚传

新安医学以医家众多、医著宏富著称于世。

古徽州一府辖六邑（歙县、绩溪、休宁、婺源、黟县、祁门），山清水秀、古色古香，古往今来文风昌盛，名贤辈出。历史上走出了"齐家治国、兼济天下"的名士群体，"贾而好儒、重义轻利"的徽商群体，更少不了"不为良相、即为良医"的儒医群体。所谓"天下名医出新安"。

据现代研究考证，自宋迄至今见于资料记载的新安医家共计800余人，其中明清两代占80%以上。这是一支奇特的队伍，是人才的"硅谷"，其源远流长的学术团队中，更有一批优秀的领军人物。

如宋代（960—1279年）有医术"名满京洛"的张扩，有人称"神医"并在国家医生考试中拔得头筹而入主太医院的御医吴源。

明代（1368—1644年）有中医温补学派重要人物、载入《明史》的嘉靖年间全国四大名医之一的汪机，医术名满北京城的太医徐春甫，有医名隆盛于吴越两地而远近闻达的孙一奎，有医经学派的重要人物、善于针灸和方药并用治病而"百不失一"的吴崑，有伤寒学派的重要人物方有执，有善用温补，时在扬州有"杏林董奉"之喻的程从周，有儒医的典型代表、以医学和儒学研究并举并重而名闻海内的程敬通。

清代（1636—1911年）有致力于普及知识的医学启蒙派代表性人物汪昂，中医温病学奠基人和温病四大家之首的叶天士，有潜心医学，垂范立法而为医界津梁的程钟龄，有清初期三大名医之一和清代四大名医之一的医书总修官吴谦，有创虚损性疾病辨治新法新说的虚损病大家吴澄，有擅长针药并用治疗喉科危急重症、立新法创新方成功治愈烈性传染病白喉的郑梅涧、郑枢扶父子等。

民国时期（1912—1949年）有江南四大名医之一、被誉为"海上名医"的王仲奇，有诗赞其术曰："入门先减三分病，接坐平添一段春"。

新中国成立（1949年）以来，有程门雪、王任之、程道南、王乐匋、吴锦洪、李济仁等一批学验俱丰的新安医家薪火相传，在地域性医学流派中遥遥领先，独占鳌头。

另据不完全统计，历史上凭过硬的医术治愈皇室国戚、达官显贵而走进太医院的新安太医有38人。太医院是古代专为宫廷官僚服务的最高医疗保健机构，也是全国医政医疗的中枢机构，太医首先必须是医术高明的国字号医生。

又据目前统计，从北宋以来，新安名医世家传3代以上至15代乃至25代的共有63家，名医300余人。许多世家传承至今，如始自南宋的"歙县黄氏妇科"，始自明代的"张一帖"内科，始自清代的"郑氏喉科""吴山铺程氏伤科""龙川胡氏医学""新安王氏医学""蜀口曹氏外科""西门桥汪氏儿科""祁门胡氏伤骨科"等。

清道光二十三年，湖北武昌高学文曾经感叹："余游江浙闽粤，已二十余年，遂闻天下名医出在新安"。此言不虚也。

2. 医著宏富，资源宝藏

新安儒医重传承、重著述，为我们留下了大量的医学著作。800多位医家中，有400多位编撰了800多部医籍，可谓著作等身，资源丰富。

新安医籍不仅在数量上卷帙浩繁，更创下了许多医学史之最：

南宋张杲的《医说》（1189年）是我国现存最早记载大量医学史料的医史传记类著作；

明代余傅山、汪宦、吴洋等集会编撰的《论医荟萃》（1543年）是我国历史上第一部医学讲学实录；

江瓘《名医类案》（1549年）是我国第一部总结和研究历代医案的专著；

吴崑《医方考》（1584年）是我国第一部完整系统地注解分析方剂的专著，《脉语》作为脉学专著，首次论述并规范了医案记录的完整格式和要求；

方有执《伤寒论条辨》（1592年）是第一次对中医经典《伤寒论》重新进行编排调整的伤寒著作；

清代汪昂《本草备要》（1694年）首创以功效为纲解说药效的编写体例，《医方集解》（1694年）是我国第一部定型规范的方剂学专著，两书分别是清代以来我国流传最广、影响最大的普及性本草和方剂著作，版次和发行总量均位居同类书榜首，《汤头歌诀》（1694年）更是家喻户晓、人人皆知，以上三书流传300多年，至今仍是中医重要的入门参考书；

叶天士《温热论》（1777年）是中医温病学理论的奠基之作；

郑梅涧《重楼玉钥》（1838年）是我国第一部喉科针药治疗专著；

胡澍《素问校义》（1880年）是第一部引入训诂校勘的"小学"方法研究《内经》的专著；

汪宏《望诊遵经》（1875年）是中国医学史上第一部望诊专著。

近代中医所推崇的"全国十大医学全书"之中，出自新安医家之手的就有三部：明代徐春甫《古今医统大全》（1556年）100卷、165门、300余万字，概括了明代以前我国重要的医学典籍和医学成就，列为十大全书之首，它的出版是载入中国医学史的一件大事；清代吴谦《医宗金鉴》（1742年）90卷15门，约160万字，是一部切合临床实用的大型医学教科书；清代程杏轩《医述》（1826年）16卷65万字，述而不作，开系统节录诸家医论之先河。

此外，明代陈嘉谟《本草蒙筌》（1565年）是一部富有特色、李时珍《本草纲目》列入重要参考书目的本草著作；明代孙一奎《赤水玄珠》（1584年）30卷、76门、约140万字，是一部分科齐全、富有创新理念的综合性临床医著；吴崑《素问吴注》是一部研究《黄帝内经》必不可少的参考书；清代程钟龄《医学心悟》（1732年）是一部切合实用的综合性临床医著；吴澄《不居集》（康熙、乾隆年间）是一部系统论述虚劳性疾病的专著；《临证指南医案》（1764年）是记录一代名医叶天士临床经验的医案专著；《程正通医案》（1883年）是一部被江南名医喻为"丰城剑，卞和玉"的医案专著。这些都是在中医药界影响很大、临床上必读必备的古籍参考书，并被中医高等院校编入教材。

800余部著作分属医经、伤寒、综合临床、内外妇儿各科、医案、诊法、针灸、本草、方论、养生、丛书等各医籍门类，涉及面广，理论学术和编撰风格各具特色，在中国医学史上写下了辉煌灿烂的篇章。

3. 学说纷呈，花团锦簇

新安儒医创新意识强烈，思维活跃，"于书无不读，读必具特异之见""独创之巧""推求阐发""驳正发明""意有独见""发群贤未有之论，破千古未决之疑"，敢于突破、大胆创新，在医著编撰中提出了一系列富有科学价值的学术命题和创新观点。

如明代有：

程玠提出"杂病准《伤寒》治法"说，阐发了《伤寒论》辨证治法的普适性；又提出"心肺当同归一治"说，阐明一张药方可以通治心和肺两脏疾病，颇有先见之明。

汪机以"营卫一气"说阐明人体营卫阴阳相通互涵的辩证关系，以"参芪双补"阐明人参和黄芪既补气又补阴的双重价值，均极具实证性。

陈嘉谟以"治疗用气味"论倡说药物寒热温凉四性和酸苦甘辛咸五味的综合灵活运用，以"制造资水火"论阐明把握炮制程度、发挥药效又不失药性作用，言简意赅，浓缩的都是精华。

徐春甫提出"五脏之脾胃病"的新概念和"调理脾胃，以安五脏"的治疗新思路，对增强和调节人体免疫功能具有重要意义；其"无往不郁"说强调了心理因素在慢性病中的重要价值，现代已得到心理神经免疫学的支持。

孙一奎"命门动气"说对生命本原和生长发育演化过程的探索，符合生命科学的复杂性和统一性，与现代基因学理论等有惊人的相似之处，极具超前性；与"三焦相火正火说"相结合，揭开了命门学说及三焦辨证指导临床的新篇章。

方有执践行"错简重订"说，重新编排《伤寒论》的篇章条文秩序，既增强了原书的系统性和条理性，又反映了伤寒发生发展、传变转归规律。

罗周彦"元阴元阳说"首次将元气分为元阴、元阳，并强化先后天之分，赋予元气以细胞生命所具有的物质性（功能性）、遗传性、可变性三个特征，提高了元气的临床实用价值。

如清代有：

吴楚提出"脾胃分治"说，强调从胃论治，改变了以往"治脾统治胃"的局面，弥补了中医脾胃学说的不足，拓宽了从脾胃论治的临床思路。

程钟龄发明"八字辨证"说，以寒、热、虚、实、表、里、阴、阳八字为辨证总纲来分析归类病情；发明"医门八法"说，以汗、和、下、消、吐、清、温、补八法综合归纳治法，构建起了中医辨证治法的新体系和新模式，成为中医临床辨证立法的主要依据。

叶天士创立"卫气营血辨证"说,揭示了温病由表入里的传变途径和规律,标志着中医温病学辨治体系的形成,得到了现代实践的验证和动物实验各项客观指针的印证,与现代西医将疾病过程分为前驱期、明显期、极盛期、衰竭期4个时期也是一致的;其"养胃阴"说以救治疫病、急救胃阴为重心,推衍至内伤杂病养胃阴法,进一步完善了脾胃学说、拓宽了诊疗思路;又提出"久病入络"说,揭示内伤杂病由浅入深而成顽症痼疾的病机,以"虫介药通络"论治,是内伤杂病治法上的一大创新。

吴澄提出"外损致虚说",认为长期外因损害、疾病缠绵日久可致内伤虚损,极具预见性,现代发现的艾滋病,其全称为"获得性免疫缺陷综合症",为这一学说做了最好的注解和说明;又有"虚损理脾阴"论,认为虚损脾胃易伤、脾阴易虚,治疗健脾勿忘脾阴,与叶天士"养胃阴"说相辅相成,又为临床开辟了一条新的治疗途径。

汪绂提出了用药"补泻相兼"说,阐明了成分复杂的中药"无药不补,无药不泻"、具有补此泻彼的双向调节作用。

郑梅涧、郑枢扶父子以"养阴清肺"说论治肺热阴虚之证,卓有成效地治愈了白喉这一烈性传染病。

余国珮与众不同地提出"燥湿为纲"说,从外感时疫辨燥邪推及内外各科病症辨燥湿,抓住了水是生命之源这一要害所在,确属"医家病家从来未见未闻"之说。

此外,五运六气学说是唐宋时期以天干地支推衍气候周期变化的学说,新安医家从汪机开始,根据事实修正为"运气应常不应变"说,认为一年四时常令可以应验,六十年久远之变难以推演,前者得到了现代医学物候学、时间医学研究的论证,后者得到了天文学"木星超辰现象"的印证,提高了运用运气学说分析气候、观察病情、合理用药的科学应用价值。

脉诊是扁鹊发明的中医特色诊法,新安医家从北宋张扩、张挥兄弟开始普遍精于脉诊,徐春甫认为"脉为医之关键",吴崑指出"一指之下,千万人命脉所关",中医正是通过把脉来把握阴阳气血盛衰、把握脏腑功能变化、把握"生命指针"的,现代证明脉诊有血流动力学依据,疑难杂病诊治以脉诊为第一依据至关重要。

这些创新见解深说博论,观点鲜明,立论独特,议论有理有据,涉及生理病理、病因病机、诊断辨证、治法用药、药性药效等各个环节,开拓了学术领域,填补了学术空白,是中医学术发展进程中的重大理论创新,现早已融入中医学理论体系之中。

4. 发明众多，不胜枚举

新安医家不仅在理论上领先，学说纷呈、学派林立，而且在诊疗技术上达到了当时医学的最高水准，临床上具体的创新发明也有不少。

如在传染病的防治上，明清新安医家发明了预防天花的新安种痘法，这是世界上用人工免疫法预防天花造福人类的创举；清代叶天士是第一个认识烂喉痧、发现猩红热的人，他所提出的"温邪上受，首先犯肺，逆传心包"的认识，概括了温病发展和传变的途径，现代从 SARS、禽流感等疫病由呼吸道传入、传染性极强、传变迅速的病理变化中，进一步得到了印证；清代郑梅涧首次提出了白喉病名，首次发现"假膜"这一病症特征，也首次记载了这一烈性传染病的流行，也是成功治愈白喉的第一人，这比西医史上最早的白喉资料早 32 年。这些都在我国预防医学史上写下了极为光彩的一笔。

在诊断辨证上，针对晋代王叔和《脉经》寸口脉分候脏腑之说，明代徐春甫对此作了辨析和修改、清代吴谦作了补充和完善，符合临床实际，现代证明符合生物全息现象；清代叶天士提出温病"必验于舌"，创立了温病舌诊辨证，发明了舌诊燥湿诊法，提出绛舌（邪入营血的标志）和舌苔黏腻（脾瘅湿盛）等新概念，察舌验齿、辨斑疹（热邪深入营血）等法，从此舌诊的作用才得到了真正地发挥。

在临床各科上，元代有李仲南首创"攀门拽伸法"，首次采用过伸牵引复位治疗压缩性屈曲型脊椎骨折；明代有《古今医统大全》首先记载了以大黄为君下法治耳眩晕、复合磁疗治疗耳聋及挂线治疗肛瘘等方法；清代有郑梅涧创"开风路针""破皮针""气针"治疗喉风重症的三针法，吴谦首次详细介绍正骨手法的作用和使用方法。

在方药上，新安医家灵活化裁，创制了许多切实有效的经典名方，流传数百年，历试不爽。如明代汪机创制的玉真散是治疗破伤风的经典名方；吴崑发明的知柏地黄丸现已是治疗阴虚盗汗的常用中成药。清代汪昂首载的金锁固精丸是治疗梦遗滑精早泄的名方；程钟龄发明的止嗽散被后代列为治疗外感咳嗽第一名方；清代吴谦发明的五味消毒饮是内服治疗疖、疔、疮、痈的经典方；郑氏喉科创制的养阴清肺汤，与针法、吹喉药灵活施用，挽救了无数白喉患者的生命，这要比 1901 年首届诺贝尔生理医学奖获得者 Behring 发现白喉抗毒素并应用血清治愈白喉要早一个世纪。现代临床研究证明，养阴清肺汤合方加减有与特效药白喉抗毒素同等的疗效。

在本草上，明代《本草蒙筌》首次记载了健脾消食的鸡内金、行气止痛的青木香、止血散热的血余炭等药，首次介绍了徽派炮制法和某些药物的特殊贮藏法。

诸如此类的第一在新安医学中不胜枚举。而随着研究的不断深入，将会有越来越多的创新发明被发现、被认识。

名医名著，名说名派，名药名方，博大精深，璀璨夺目。从基础至临床，从经典到教育，在诊疗养生、本草方药、针灸导引、内外妇儿各科等各个领域，新安医学皆有突出的成就和卓越的建树，全方位地继承和发展了中医学理论体系，充分展示了中医药学的博大精深，故有中医药学"硅谷"之誉，是明清时期中医学的典型代表和缩影。

5. 学术交流，引领时尚

学术的繁荣也是交流碰撞的成果。

明嘉靖二十二年（1543年）十月，徽府儒医余傅山邀集各县名医汪宦、吴洋等9人，在徽州府城乌聊山馆集体为门人讲学授课，开展学术讨论，《论医荟萃》就是根据当时讲稿及经验交流记录整理汇编而成，是当时讲学的成果。这是新安医学首次学术交流和讲座的记载。

不仅在新安本地，即使迁居行医他乡的新安医家，在汲取积极进取、勇于创新的新安学术基因后，也会积极创造条件，营造一个突出新安学术交流的氛围。

仅仅时隔20多年，寓居京师的徐春甫充分利用自己任太医院医官的机会，于隆庆二年（1568年）前，联络和召集全国各地供职京城的46位同仁（其中新安医家21人），仿孔门"以文会友，以友辅仁"之例，在北京发起成立了"一体堂宅仁医会"，以"宅心仁慈"为宗旨，立"医会会款""会约条款"22项，开展讲学活动、交流学术，钻研医理、切磋技艺。这在中华医学史乃至科技史上都是第一次，是我国医学史乃至科技史上的一大创举。会者，合也、聚也，作为最早的全国性医学团体和科技学术团体，宅仁医会的成立是社会进步、经济发展、医学需求的必然结果，是在特定历史时期医学发展的客观要求，是我国医学科技力量的第一次展现和宣示，也是新安医学的第一次对外宣示，是医学之作用、地位的具体体现，具有里程碑的标志性意义。

直到清末光绪十六年（1889年）前后，还有业儒通医的俞世球，在南翔（今上海市嘉定区南翔镇）任职期间创设"槎溪会课"，师生相与论医，由浅入深、循序渐进学习讨论医学。

"乌聊论医""宅仁医会"和"槎溪会课"，一在本土、一在京师、一在江南腹地，跨越明清，遥相呼应。新安医学所散发出来的感召力，已成为引领时代潮流的风向标。

6. 传播海外，影响深远

新安医学的学术交流和传播，影响无远弗届，对国外医学的发展也产生了重大影响。

在日本医家丹波元胤所著《中国医籍考》中，共收载新安医家63人，医籍139部。尤其是朝鲜、日本两国，不仅通过各种途径吸收了大量的新安医学知识，而且整本翻印刊刻新安医家的许多重要著述，有些版本流传至今，成为研究新安医学及其对外交流的宝贵资料。新安医籍的外传以明清两代为主，这一时期东传的新安医籍不少于30种，主要有：南宋张杲《医说》；明代汪机《石山医案》，江瓘《名医类案》，徐春甫《古今医统大全》，孙一奎《赤水玄珠》《生生子医案》，吴崑《医方考》；清代汪昂《本草备要》，等等。明清以来，新安医学重要的历史地位和学术价值，一直受到海内外有识之士的广泛关注，影响十分深远。

儒医辈出、世医不绝，文献宏富、名著林立，创新发明、学说纷呈，交流传播、影响深远，新安医学在地域性医学流派中首屈一指。"繁星九天汇银河"，在祖国医学的星空中，新安医学璀璨夺目、熠熠生辉，是最耀眼的一颗明珠。

二、器范可风，彰显新安医学特色

新安医学以名医辈出、儒医为主、世医众多、医著宏富、学说纷呈、学派林立闻名天下，这当然也是其特色优势所在。但不仅仅如此，更为关键、更为重要的是，新安医学特色鲜明，器范自风，体现在多个方面的"统一与结合"。

1. 博古通今与继承创新

首先，新安医家"博古以寓于今，立言以激其后"，博古通今、引故发新，融会贯通、通变创新，理论创新十分活跃，明显地表现出在继承中发展的运动轨迹。

明代程玠"杂病准《伤寒》治法"说是对《伤寒论》辨证方法的推广运用，"心肺同治"说是从《黄帝内经》肝肾同治中触类引申推导提出的；汪机从《黄帝内经》中找到"营气"这个沟通阴阳的切入点，从而发明了"营卫一气""参芪双补"说；孙一奎在《难经》等著作的启发下，引入宋代易理太极学说而发明"命门动气"说；至于"运气应常不应变"说，更是对五运六气学说的修正和完善。

清代吴楚"脾胃分治"说是对李东垣脾胃学说的补充和完善；叶天士"养胃阴"说和吴澄"理脾阴"更是结合李东垣补土说和朱丹溪养阴说而发明的新法；吴澄"外损致虚说"是在李东垣内伤说的启发下提出的；叶天士"卫气营血辨证"说是在《伤寒论》六经辨证的启迪下，引用《黄帝内经》"卫、气、营、血"概念而创立的辨证新说，而其"久病入络"说追溯其源也启自《黄帝内经》；郑梅涧是在前人外感温病伏气学说、叶天士温病学说和火燥论的启发下，提出"养阴清肺"新说；余国珮也是吸取先辈温病、伤寒热病中燥气病机的认识，才提出"燥湿为纲"新说。

其次，新安医家在临床实践基础上参古博今，师古而不泥古，具体诊疗运用上多有发明，同样体现了传承中创新的特点。如元代李仲南所创"攀门拽伸法"，是建立在前代牵引复位治疗骨折基础上的；明代程玠、程玠兄弟创立的"以脉统证"诊疗模式，是对脉诊作用的弘扬和发挥；吴崑所创知柏地黄丸，是在宋代名方六味地黄丸基础上加用知母、黄柏而成；清代叶天士发明的温病舌诊辨证是前人伤寒舌诊的推衍、深化和发展。

第三，新安医家擅于抓住了前人智慧的闪光点，引古人之说加以推衍、引申和发挥，结合实践赋予其新的内涵，在经典注释、启蒙教育和总结归纳中不忘创新。如徐春甫在前人基础上，提出了"慎疾慎医"等很多富有价值的养生命题；方有执在重新编排《伤寒论》中，提出风伤卫、寒伤营、风寒两伤营卫的"三纲鼎立"新说；汪昂在其医药普及著作中，独具慧眼地记述了不少先进的医学理论和创新见解，如"脑主记忆"说、"暑必兼湿"说、"体温而用凉"论、"方剂归经"说；吴谦主修中医教科书，也提出"痹虚"和痹病虚实分类等诸多的新概念和新总结。

新安医家对医药知识的总结归纳，更是达到了前所未有的高度。陈嘉谟在为童蒙而作中"发明大意"，总结出了"治疗用气味""制造资水火"论等；程国彭倡导"八纲辨证"，首创"医门八法"及"外科十法"；汪宏发明"相气十法"说，多有新的真知灼见，医理上多有阐发。

新安医家在继承基础上的一系列创用和发明，为中医学的创新和发展注入新的生机活力。

2. 学术争鸣与融通并蓄

自明代16世纪开始，新安医学学术空气为之一新，学术争鸣异常活跃，但却于争鸣中又多呈互相包容的态势。

首先，新安医学虽然理论创新纷呈，但新说本身往往是兼容了前人不同学术思想和观点而提出来的。如明代汪机将李东垣学说引入朱丹溪学说中、两者有机地融为一体而创立"营卫一气"说；孙一奎创"动气命门说"的同时，又相辅发明"三焦相火为元气之别使"的观点，从而与汪机"营卫一气说"联网，形成"元气（命门动气）-宗气-营卫之气"这样一个维系生命动力与能量的链条；王乐匋在"寒温之争"中，吸收融合了新安"温病从属伤寒"、"温病不废伤寒"和寒温统一论从而提出"寒温根叶相连"新说。

科学本身是不断发展的，原来认为正确的可能也有不妥当的地方，原来认为错误的可能有其合理的内核，中医各家学说正是在这种吸收、融合、纠偏中不断完善发展的。

其次，新安医学虽然临床风格多样，温补滋阴、伤寒温病学派林立，但各家本身也是通过相互沟通、相互学习、取长补短、兼容并蓄而形成的。现代研究证明，汪机固本培元基本方虽以黄芪、人参、白术补气固本为主，但也往往配有黄芩、麦冬、黄柏等清热养阴药，阴中求阳而兼取朱丹溪养阴法；这种兼顾气血阴阳的固本培元治法，又启发了元阴元阳的划分，为新安养阴清润派的形成埋下了伏笔；而心法心悟学派既承固本培元之精髓，又传丹溪心法之附余。

你中有我，我中有你，相互融通，新安医学家触类旁通、引申发明的功夫，可谓前所未有。

从用药风格上说，除了"平和轻巧"行王道外，还有清代罗浩针对瘟疫重症猖獗之势，而提出的"稳准狠猛""下手宜辣，早攻频攻"的霸道风格。

近代"王氏新安医学"，融经方、时方于一炉，学古方而能入细，学时方而能务实，用药轻灵之中有谨慎，平稳之中有灵动，疏密有致，进退从容。

这些本无生命的草木金石，被新安医家活用之后，就如同被赋予了灵动的生命一般，闪烁着智慧的光芒。

第三，新安医家多学出多门、转益多师，视野开阔，思想开放，为新安医学学术多元融合奠定了基础。像吴洋、徐春甫、孙一奎、吴崑、叶天士、许豫和等很多名家都有游历各地、遍访名流、拜师求学的经历，吴洋为探明阴阳之理而跟博士诸生学易经，为探明经络之学而到浙江凌氏处学针灸，听说常山杨氏伤寒造诣深即东游受业于杨，听说祁门汪机医术高明即西往师从于汪；甚如吴崑为学医先后拜师不少于"七十二师"，叶天士10年间"拜十七师"。世界上没有两片完全相同的叶子，每位医家各自兼融他人之长，都有自己的个性特色和风格，有时候竟难界定一位医家究属何门何派。

各家各派也互有长短，"任何学者或学派都不可能穷尽真理，更不能垄断真理"。难能可贵的是，新安医家秉持徽学和谐传统，相互交流融合、求同包容、补充完善、兼收并蓄，以兼纳远近、吞吐万汇的开放胸襟，"化干戈为玉帛"，几乎集天下中医的精粹而熔铸一体。

伤寒与温病、固本培元与养阴护阴、"四两拨千斤"与"重剂刈病根"，这一系列对立矛盾的中医核心学术命题，和谐统一地集中于新安医学之中，为现代深入研究中医学重大的实质性学术问题，推进中医的学术进步和临床水平的提高，提供了一个良好的切入点，不愧有中医学典型代表与缩影的美誉。

3. 家族相授与学术传承

新安医学有源有流、传承有绪，尤以世医家族链众多、传代久远著称。新安医学世家每一支每一脉都有其看病本领的，看病本领是秘不外传的。这种秘不外传的家族传承方式，用今天的话来说，是封建社会保护知识产权的一种有效方式，世医家族链实际上也是一支特殊的学术链，家族传承是外在的形式，学术传承才是本质内容。譬如新安郑氏喉科以"养阴清润"论治立法、以针药并治和喉科喷药为特色，代代相传，闻名全国；新安王氏医学秉承心法家风，临床以善疏肝理脾、扶阳护阴为主要特色，遣方用药以圆机活法、机动轻灵见长。在接力棒式地传承中，通过一代一代的学术、品行和人气的积累叠加，形成了一定的特色优势和声誉，成为群众看病就医的金字招牌。所以，世医家族十分珍视和注重维护自己的声誉，"品牌"概念、"知识产权"意识十分明显。

新安医学家族链与学术链是互相融合交织在一起的，医术传承是世医之家自觉的积极主动的行动，是流淌在血脉之中的传承，家族传承与学术传承有机统一。学术传承是中医学生命力之所在，没有学术上的传承与创新，所谓的家族传承就会成为空壳。

家族传承，由于临床时间早、临证经验多，耳濡目染，一招一式，口传心授，言传身教，毫无保留，潜移默化之中尽得家传秘术，易得病家信任，优势明显。而且代代相传、代代累积，更有利于专科特色的形成，也有利于医术的不断完善和提高。新安各家各派，内外妇儿各科齐全，形成了一个以徽州本土为中心、遍及江南城乡各地、辐射全国的医疗网络，为保障老百姓健康、为中医学持续发展做出了重要贡献。

4. 以儒通医与融合道佛

中医是传统文化素养高深、儒家根基深厚的群体，新安医家更是如此。

新安医家医儒不分家，医以儒医为主，或先儒后医、医而好儒，或儒而兼医、亦儒亦医，或仕而兼医、亦仕亦医，据统计由儒、仕而入医者占70%，即使30%继承家传者，受徽州人文思想的熏陶，同样有着好儒而发奋读书的传统。如明末清初程敬通，既是名儒也是名医，"日出治医，日晡治儒；出门治医，入门治儒；下车治医，上车治儒"，他指出："读书而不能医者有之，决未有不读书而能为医者"。因此新安医家好言"吾儒之学"，将自己定位于儒，以儒为荣，认为医学与儒学互为表里，"大医必本于大儒"，行事"一以儒理为权衡"。清代程应旄著《伤寒论后条辨》，干脆分礼、乐、射、御、书、数六集。

正是在好儒、通儒基础上，形成了高水平、高素质、高修养、高密度的新安儒医群体。他们重经典、重传承、重流派、重临床、重积累、重创新，编纂、整理和保留了大量医学文献；他们援儒入医，以儒解医，以治儒之力治医，将儒学的观点、方法、见识理融入医学之中；他们秉持宋儒理学"格物致知"的思维传统，实事求是、理性探索，积极探寻和阐发医学新知，努力把握人体生理病理和疾病诊治的规律，提出了一系列富有科学价值的新概念、新学说，对中医学的发展和价值取向产生了重要影响。

新安医学以儒学为主，但并不排斥佛道。新安山水间佛教寺院及道观众多，佛道氛围很浓厚，新安医家在与僧道交往中，也留下了雪泥鸿爪。

孙一奎十分赞同孙思邈"不知易者不足以言太医"的说法，所著《赤水玄珠》就是以道家经典《庄子》所记载"黄帝遗玄珠"的典故来命名的。清代吴澄《不居集》，是根据《易经》"变动不居，周流无虚"之意而命名；郑梅涧《重楼玉钥》之书名，乃源自道家《黄庭经》"咽喉为十二重楼"之语，喻咽喉危急重症犹如重楼之门被锁闭，其书乃治疗咽喉疾病、开启"十二重楼"的玉钥匙。

宋儒以程朱理学为核心，原本就是儒家从佛、道中汲取营养，儒、道、释三教融合形成的，道家、佛家如影随形。二程、朱熹故里，儒道佛并兴，新安医学以"儒学为魂、道学为体、释学为用"，融儒家的担当、道家的豁达、佛家的慈悲于一体，既突出了程朱理学积极向上、入世致用之精髓，又体现了以儒为主、融合道、佛的有机统一与结合，具有强大的兼容性和渗透性。

5. 地理新安与学术新安

新安医学并非封闭于新安一地，而是根植于本土地理时空而又不断地向外辐射。

由于特殊的山水地理环境和人文因素，新安医家习医行医并非局限于新安一地，多有游历四方、访友交友、拜访名流的经历，足迹遍及大江南北。如明代徐春甫曾游吴越江湘，历濂洛关闽，抵扬徐燕冀，后寓京城；孙一奎认为"宇宙寥阔"，不可以"丘里自隘"，于是自新都游彭蠡，历庐浮沅湘，探冥秦淮，钓奇于越，行医于三吴、宜兴、新都；罗彦周曾南游吴越，北走燕赵，侨居江苏泰州；吴崐由三吴，循江浙，历荆襄，抵燕赵，未及壮年而负笈万里。根据文献记载，新安医家活动范围广，北至辽蓟、南达粤南，"几遍宇内"，其中最活跃的还是江浙地域。读万卷书、行万里路，行远升高、登堂入室，既开阔了视野又增长了见识，既引进新思想又传播新安学术。即使在本土，也是身处新安、放眼天下，通过各种渠道，不断与外部世界交流、研讨医道，如汪机与江苏薛己互相遵从，程敬通曾求教江苏李中梓。新安出版家吴勉学校刊出版医书近90种，大多数非新安医著。明清期间新安人刊刻的新安医籍约108种，而非新安医籍则达140多部。

明清时期新安与江浙山水相依、地缘相近，水陆来往便利，同属于江南这个"大家庭"。钱塘江的正源和上游称"徽港"，扬州、苏州等地与徽州更有学术与人文意义上的血脉关系，可以说是"徽州飞地"，也是新安医家的重要舞台和基地，行医乃至客寓者比比皆是。著名的有迁寓扬州的程从周、吴楚、郑素圃、程郊倩，迁徙苏州的叶天士；客寓浙江衢州行医的程芝田还传术于雷氏父子，后雷氏再传术于新安程曦。这是一种血肉相连或骨肉相亲的交流与融合。

学术的交流融合给新安医学带来了新思想,注入了新的生机和活力,同时又促使新安医学连续不断地由周边向中华大地扩散、辐射和延伸。譬如明代徐春甫在京组织成立宅仁医会,新安医家几占一半;清末俞世球在上海南翔创设"槎溪会课"。

明清时期,中国的学术重心在江南,以苏、杭、徽三州为学术中心的苏中、浙中、新安三大中医流派呈三足鼎立之势,三地互相交融、融为一体。总结明清时期的核心中医学派如伤寒派、温病派、固本培元派等可见,其发端者或核心代表人物大多为新安人。这些流派的传承发展又是以新安及整个江南地区为大舞台,进而影响着整个中医学术界的。如随着新安医著的大量流传,汪机、孙一奎固本培元思想对浙江赵献可、张景岳,江苏缪希雍、李中梓等著名医家的温补思想,均产生了直接或间接的影响。又如方有执重订《伤寒论》,后世新安、吴中两地医家积极响应,由江南地区蔓延至全国,从而掀起热火朝天的伤寒学术争鸣态势。反过来江浙医家也促进了新安医学的发展,新安医著更多引用有江浙医家之说,张景岳等温补说对后世新安医家同样也产生了直接的影响。可以说,明清时期的江南地区其实就是新安医学学术交流互动的大舞台,一定程度上说,新安曾是主导全国中医学术主潮流的地域。

明清时期,新安医学以整个江南地区以及京畿腹地为重要基地发扬光大,近现代转移到以江淮大地和京沪两地为重点舞台,从而在全国各地一定范围形成继承、研究并弘扬新安医学的学术氛围,由点及面逐渐形成了被全国中医药界同仁所认可的大"新安学术"氛围。

"新安"是一个具有历史地理学属性的地域概念,地域概念是静态的,"地理新安"疆域是明确的,不妨称之为小新安;而学术则是动态的,"学术新安"如同新安江水一样是流动的,不妨称之为大新安。随着江水的流动,新安医学在保持地域特色的同时,积极融入和参与整个中医药体系发展的大循环中;反过来说,中医药学理论体系早已深深地植入了"新安学术"的基因。大、小新安的互动融合,"地理新安"与"学术新安"的有机统一与结合,构成了融通流动的新安医学学术体系。

新安医学的根本意义在于区域性医学流派的动态性,在于立足于局部放眼于全局、立足于本土放眼于全国的整体性、综合性。

"越是民族就越是世界的,越是地方的就越是全国的",新安医学相对于中医药学整体而言,可以说是这句经典最好的例证和注脚。具有时空广泛影响性的新安医学,已经超越了地理概念,成了精品中医学的代名词。可以说,新安医学是特定时期和特定地域形成的中医药学系统中的一个特殊的精品子系统,博大精深的新安医学代表了中医学的最高成就和水平。

6. 医学科学与徽学文化

新安医学姓"医",名"徽",字号"新安"。

中医药学是中华民族在繁衍发展过程中形成的独特医学科学体系,也是中华民族5000多年积累下来的宝贵文化遗产。而从皖南古徽州这片文化土壤中生发出来的新安医学,不仅是中医药学的一个子细胞,也是徽学文化的重要组成部分,是中医药科学遗产与徽学文化遗产的交汇点。

新安医学文化底蕴十分深厚。新安医家视野非常开阔,习医不囿于医,不仅博及医源,还从诸子百家、经史子集、野史杂记中汲取知识、扩充见闻,作为一个群体,哲学历史、天文地理、气象物候、政治军事、数学物理、生物矿物、冶金酿造、社会人类、三教九流,各门类知识无所不通。如经典校注中综合了多学科的学问,所撰本草更可以当作百科全书、博物之志来看待,至于理论创见更注重从传统文化中汲取营养,诸如"命门动气""元阴元阳""根叶相连"等学说,都是有更深层次的文化内涵。没有广博的知识,根本无法承担和完成这样的使命和责任。

文是基础医是楼。古有《脉诀》"词最鄙浅",为朱熹所不耻。新安医家以医文并茂见长,"辞学宗工""文章巨子""以文称雄""文采飞扬"者大有人在,文笔不好是不屑一顾的。新安医籍往往有着独特的文学色彩,如新安医案医话文辞古雅、行文简练,新安本草讲究声律修辞,《汤头歌诀》更是琅琅上口。

医为百艺之一,本身即富有艺术的品质,不少新安名医都精通艺术、爱好书画,琴棋书画无所不能,工篆刻善山水者大有人在。譬如"新安王氏医学"世家艺术造诣深厚,擅长笔墨丹青,黄宾虹就曾称赞王仲奇的处方笺"笔墨精良,本身就是书法艺术品"。

国学大师梁漱溟说过:"中医学与艺术具有相差无几的精神"。人文艺术修养对医术境界的提高具有一定的作用,体味艺术有助于理解和掌握中医药学的深刻底蕴和内涵。而且,文艺修养能够陶冶情操,也是一个人生活品位和处世方式的具体体现,事关审美情趣和人格尊严,成为涉及"形而上"之人生哲学的大事,新安医家对此就格外偏重。

新安医学的文化内涵,还有一种"传道布道"的意味,自觉地承担起了传播弘扬儒家传统文化的重任。为了说明这一点,这里不妨列出清代一位徽州人士开的《人生简便验方》:"夫忠孝友悌人生之太和汤也,安分知足居家之平安散也,溺于富贵者以清凉饮解之,处于贫困者以固本丹治之,罹于忧患者以定心丸救之。凡此数方尤为经验简便,服之既久,庶几元气充满,天理流行。"文中寓"忠孝节义"之道于药方之中,细细品味,回味无穷。

根植于徽文化沃土的新安医学,作为徽文化的标志性符号之一,承载着中华文明的基因，记述着无数个百转千回的杏林故事，宛若镶嵌在新安江畔的一颗颗璀璨明珠，散发着被时光浸润过的暗香。

近百年来，通过一代又一代科技工作者的不断努力，中医药学的现代化研究取得了丰硕的科研成果，但中医药理论始终没能得到现代科学的阐释和证明，反而陷入了某种迷茫之中。其实，作为传统文化遗产的中医药科学体系，其发展并非只有尖端科技这一条单行道，历史悠久、人文内涵丰富的中医药，还完全可以借助传统文化的定力而深入人心。如果说科技成果、知识产权是一种硬实力的话，那么人文内涵则是渗入中医药科学内部的软实力。新安医学硬实力与软实力一体两翼，除了继续开展药理实验等现代科研工作，通过科技成果发挥硬实力的作用外，还完全可以借重传统徽学文化的软实力来弘扬新安医学，以满足人民群众医疗养生和精神文化的双向需求，更好地为社会主义物质文明和精神文明建设服务。

三、水到渠成，得益天时地利人和

古徽州一府六邑之地，数百年间中竟产生出如此众多的儒医世医、医著医说、创新发明、家族链学派链，成就之多、影响之大，世所罕见，不能不说是一个历史的奇迹。它的兴起得益于天时、地利与人和，是历史、地理、政治、文教、经济等诸多因素汇聚与催化的结果。

1. 历史因素的影响

新安医学肇启于晋唐、形成于宋元、鼎盛于明清，它的产生和发展，与国家的命运、历史的变迁息息相关。

古徽州素有"东南邹鲁"之称，宋代以前称为新安。据文献记载，我国历史上因为战争有过三次人口大迁徙，如晋代的两晋之乱、唐末的五代之扰、宋代的靖康之变，使得众多的中原氏族大量南迁，而徽州因为地理偏僻、四面环山、少有战乱，成为躲避战乱的世外桃源，休养生息的理想场所。这些南迁的氏族多为仕宦之家、衣冠之族，文化精英和隐士高人尤多，使徽州一带逐步成为中国少有的儒士高度密集地区。

追溯起来，新安医学萌芽，就与第一次中原人口南迁之后，一位中原高官的到来密切相关。东晋之后的南朝泰山人羊欣（360—432年），素好黄老，任职新安太守13年，公余常为人治病，搜集江南民间的得效良方，撰成《羊中散药方》等医书三部，后官至中散大夫。羊欣出身于官宦书香门第，幼时即深得东晋大书法家王献之怜爱。这是机缘的巧合，还是冥冥之中某种气韵文脉的安排？

中原大族南迁徽州，聚族而居，宗族制度和宗法观念森严。宗法制首要的原则就是尊祖，子承父业，为医者把祖先积累的临证经验和笔记继承下来不致失传，并示于后世，是子孙的义务与孝道。唐宋新安陆氏、吴氏、张氏、黄氏医学世家就已经形成，就是明显的例证。济世活人、光宗耀祖，成了新安医家的"座右铭"和终身的希冀，这也是新安医学得以发展的思想根源所在。宗法制度是医学家族链稳固和发达的土壤和环境，促成了以家族为纽带的新安世医的传承，保持了家族传承医术的长期稳定，而牢固的家族世医是新安医学传承的有力保证，有效地防止了中医学术的失传。

南宋王朝迁都临安（今杭州市），致使中原文化再度南移，新安成了近畿之地，徽州社会自此步入了鼎盛的时期；南宋以后程朱理学在思想占据了统治地位，成为宋元明清四代的官方意识形态，影响中国思想文化600年，新安一地则以学术中心和霸主的地位向医学研究延伸；明初建都南京，徽州划入直隶省，促进了学术中心地位的提升；清代"乾嘉学派"兴起，鼎盛于乾嘉时期的新安朴学，再次以"几乎独占学界势力"的影响力向医学渗透。在社会发展、人民生活安居乐业基础上，学术的繁荣和领先，为新安医学的兴盛提供良好的社会环境。

2. 地理环境的独特

江南黄山，是祖国锦绣山水、大好河山的代表和缩影。在黄山山脉的南麓，有一条银练自西向东蜿蜒，分流穿行于山间盆谷之间，江水清澈见底、皎洁如镜，两岸峰峦叠嶂、青翠秀丽，白墙青瓦马头墙掩映其间。这条银练就是山水画廊的新安江，这处盆地和谷地就是人杰地灵的徽州盆地。这里就是名斐杏林的新安医学的发源地——古徽州。

"徽者美也"，徽州山环水抱，盆地相连，平展肥沃，气候湿润，野生动植物资源十分丰富，生态环境宜人宜居，人与自然和谐相处，生活在这样的环境里，人的思想观点、思维方式显然会受到潜移默化的影响。

记得有位西医专家上黄山后深有感触地说，看到从悬崖绝壁的石缝生长出的黄山松，看到波涛翻涌、瞬息万变的黄山云海，一刹那间突然有些明白，中医学天人相应的生命观和整体动态的形象思维是十分深邃的。

唐代孟浩然有诗曰"江入新安清"，李白也曾"借问新安江"以喻"清溪清我心"，朱熹的《观书有感》何尝又不是源自新安江水的启发呢？新安医学考镜源流功夫、穷源探本的思路、格物致知的思维和完善完美知识体系的努力，何尝又不是源自于此呢？

天下名山僧道多，新安山水间佛寺道观林立，有歙县府城天宁万寿寺，有渐江大师曾隐居的黄山慈光阁，程钟龄修行在天都峰，而齐云山更是"中国四大道教名山"之一，毗邻的九华山是中国四大佛教名山之一，如此高密度集儒、道、佛人文盛景于一地，在全国并不多见。文人与僧道之间多有交往，浓厚的儒、释、道氛围对新安医家的影响很大。以儒为主、融合道释，新安医学正是以程朱理学、皖派朴学、齐云山道教和九华山佛教等传统文化为底蕴而形成的。

新安一带，山水幽奇，雨量充沛，气候温和，自然生态环境得天独厚，蕴藏着丰富的中药材资源，大宗药材有400余种，地道药材和珍惜品种有60余种，丰富的药材资源也为新安医学的形成提供了有利条件。新安固本培元特色就与新安地道药材歙术、祁术有密切的关系。据现代计算机数据挖掘发现，新安培补脾元用药重黄芪但更重白术，人参、白术关联度高于人参、黄芪，新安医家认为，黄芪大补元气是"授人以鱼"，而白术健脾、培后天之元是"授人以渔"，更为紧要。

徽州"东有大鄣之固，西有浙岭之塞，南有江滩之险，北有黄山之厄"（康熙《徽州府志》），崇山峻岭的围阻，人民生活的安居乐业，促成了区域内医学思想的相对独立性。同时，新安江由西向东横贯徽州，新安江西北以黄山山脉与长江水系为邻，东南以天目山脉和白际山脉与浙江、江西两省接壤，延绵数百里而与千岛湖接通，向东南汇入钱塘江。徽州、杭州山水相连，属钱塘江水系上游的新安江，加上一条由徽州先民开通的蜿蜒曲折的徽杭古道，成为徽杭经济文化联系的纽带。南宋迁都临安（即杭州），近畿之地的徽州通过新安江打开了与外部世界联系的通道。尽管四面环山，但"隔山不隔水"，江水的流动性又给区域医学带来活力和发展的空间。黄山的巍然不移，强化了新安医学的地方性、独立性、稳定性；新安江水的流动不居，扩展了新安医学的兼容性、渗透性和灵动性，封而不闭的地理环境为新安医学的外向发展预留了空间和舞台。

"一方水土养一方人"，一方水土也培植一方文化。新安大好山水为新安医家提供了绝佳的思考空间，得天独厚的地理环境为新安医学形成和发展提供了良好的自然条件。

3. 圣贤名哲的推崇

自古圣贤明哲没有不留心于医药者，医者"古昔皆君、师、卿相及贤智之士"，司马迁有"圣人不得志则隐于医卜之间"的说辞。宋朝重视并扶持医学的发展，上至天子下至百姓都关心医药，为政者热衷医药，仕人通医成为风尚，如范仲淹、苏颂、沈括、苏东坡、陆游等均通医，范仲淹更提出"不为良相，则为良医"口号，把医学抬高到与治国安邦一样崇高的地位。宋以后逐渐扭转了唐代"目医为小道"的看法，医生被尊称为大夫、郎中。元明清三代延续了重视医药的政策，掌握医术被士大夫看作应尽的义务和责任，治病同治国一样是分内之事，医学被视为推行仁道、履行孝道的重要手段，悬壶济世是经国济民的重要途径。

新安理学对医学也很重视，"病卧于床，委之庸医，比于不慈不孝。事亲者，亦不可不知医"，这一"知医为孝"说正是二程首先提出来的；"对症下药"一词也出自《朱子语类》，对新安医学的形成和发展产生了重要影响。宋元明清时期，新安籍出仕为官而兼修医学的甚多，各级新安医官也很多。如明代官户部口的程玠开启了程姓医学，曾任县令傅山研医并鼓励堂弟余午亭弃举子业从医、成就了余氏世家，清末俞世球曾先后转任江苏多个县县丞、苏州府知事等，"槎溪会课"正是在其任职期间设立的。仕而兼医不仅抬升了医学的社会地位，促进了医药知识的传播，更重要的是强化了悬壶济世、经国济民的抱负和愿望，对中下层习儒者起到了引导作用。"学而优则仕"毕竟是少数，科举失意、棘闱不售、机会不遇、仕途受阻，但学识才华还在，从医退而可以为生计，进而可以"佐圣天子之仁政"，确实"不负所学"。"学而仁则医"，新安后生由儒入医成为一种必然的选择，带有明显的"良相良医"情结。

　　元代政府就有职业和地位之政策分定，行医可以子孙继承祖业，但必须精通医术，且须经选试及注册；明代沿袭了这一政策，制定了一套严格的世医制度，医户世袭，登记造册，定期清查，不许妄行变乱，违者治罪，使子承父业由自愿选择变为带有指令性的制度。政策的主导，巩固和加强了新安医学的家族传承。

　　16世纪是新安医学发展的第一个高峰期，而此时世界的西方也进入了"一个需要巨人而且产生了巨人"的时代。"文艺复兴"这场思想解放运动，恩格斯说是"一次人类从来没有经历过的最伟大的、进步的变革"，给欧洲带来了空前的繁荣，此后科学技术逐渐加速发展。相对西方的巨变和进步，东方的中国自明成化年间开始，实施闭关锁国政策，社会发展进入全面停滞期，明清封建社会日趋衰落，传统科技未能跟上世界科技发展的潮流，科学技术水平由领先逐渐到落后于西方发展的步伐。

　　万幸的是，恰恰就是从明成化年间开始，新安医学风生水起，并从此繁荣兴盛，名医辈出，新说纷呈，同样是进入了"一个需要巨人而且产生了巨人"的时代。

　　冥冥之中东西方医学科技文化似有所感应。1505年在苏格兰成立了爱丁堡皇家外科医师学会，这是目前已知世界上最早成立的自然科学学会；仅仅相距50余年，1568年前由新安医家组织创立的我国第一个全国性医学学术团体"宅仁医会"成立。这是一个典型的事例，具有一定的象征意义，象征着东西方医学遥相呼应，呈现同步发展的态势。

　　医学"秦火不焚"，秦始皇"焚书坑儒"医书不在其列，生老病死人人平等，王侯将相概莫能外。在一系列鼓励从医研医的政策推动下，一大批知识分子由学入医，尤其新安医家面对疾病流行的新变化，实事求是，格物致知，不断突破创新，在整体科学技术日渐落后的情况下，著书立说，"为天地立心，为生民立命，为往圣继绝学，为万世开太平"，创造出足以令国人自豪的、了不起的医学成就。

4. 独茂儒风的熏陶

新安系"中原飞地",本具有孔孟儒学的底子。

宋代程朱理学勃兴,自此我国开始有了自己的一种系统的、形而上的、富有逻辑性的哲学。作为程朱理学桑梓之邦,新安从此也有了自己的核心理念和精神支柱。在徽州人的心目中,程朱理学占据了至高无上的地位。

作为具有重大影响的哲学形态,程朱理学曾大规模渗透到医学领域,"程朱阙里",影响尤大。宋代以前玄学迷信之风盛行,程朱理学对荒诞神术持批判态度,朱熹就提出"择民之聪明者教以医药",明显带有理性思考的成分。从此由儒入医之风潮涌起,一大批高素质的新安学子由儒入医,改变了以往医工"多是庸俗不通文理之人"的状况,改善了医生的文化素质和知识结构;医学队伍文化水平的提高,反过来推动了学术理论的发展和临证经验的总结。

朱熹在著述中常以"新安朱熹"署名,曾题"新安大好河山",引以为豪,"新安学术"由此滥觞;新安医家也每每喜以"新安"称址,新安医学之名实源于此。

格物以致知,随事以观理,即理以应事,穷尽一切事物之理,程朱理学为新安医学的形成奠定了认识论的基础和思想准备。

正是在程朱理学格物致知精神指引下,新安医家善于思考,理性探索,发现了许多新事实,提出了不少新的创新学说,彰显出了新安医学学术盛况空前的繁荣景象。从这个角度来说,新安医学是程朱理学催出的硕果。

清代乾嘉年间考据之风盛行,对中国古典文献进行了一次大整理、大集成,同时对中医古典文献进行了一次大整理、大集成,为中医学的传承做出了重大贡献,其中皖派朴学的出现是汉学发展达到高峰期的标志,以江永、戴震为代表的新安朴学贡献尤大。

朴学考据对象从儒家经书扩展到医学等科技典籍,将实证方法引进医学文献领域,同时也引进了实事求是的治学精神和严谨的治学态度。

清代新安地区朴学盛行,搜书、校书、刻书、藏书蔚然成风,为新安医学的传承奠定了基础。

许多著名的新安理学家、朴学大家的研究都渗透到了医学领域,他们青睐也是引领众多新安后学由儒入医的一个重要因素,为新安医学做出了独特贡献。

新安是藏龙卧虎之地,新安理学与朴学是一个思想库,不仅影响了中国思想文化的发展进程,而且影响了包括新安医学在内的中医学的发展轨迹。

古徽州还是全国四大刻书中心之一,刻书雕版业发达、雕版精良,徽墨、歙砚驰名于时,著书立说蔚然成风。明代徽府最大出版家吴勉学广刻医学,其师古斋不惜巨资校刊医书近 90 种。清代歙县潭渡出版家黄晟、黄履暹、黄履昊、黄履昂四兄弟，曾延请叶天士到扬州住所，与友人共同考订药性，并为之开设"青芝堂"药铺为城中百姓服务，后为其刊刻《临证指南医案》。明清时期，新安人刊刻的新安医籍约 108 种，各地医籍 140 多部，保存了大量的珍贵医史文献。

古徽州教育高度发达，府学、县学、社学发达，书院书塾林立，据康熙《徽州府志》记载仅书院就达 54 所。"十家之村，不废诵读"，"远山深谷，居民之处，莫不有学、有师、有书史之藏"。朱熹提倡"读书穷理"，所注四书五经是科举考试的必考科目，徽人自幼诵读四书五经，以攻举子业为重，多出状元、进士。徽人文化水平在明清处于全国前沿，无论做官还是治学，几乎都达到当时最高水准。徽州士人入朝参政，徽州文人活跃于各个文化圈，他们既给徽州带来了其他区域的文化，又把徽文化传播到其他地域，并参与到中国大文化的循环中。

蓬生麻中，不扶自直。

读朱子之书，秉朱子之教，以邹鲁之风自恃，浓厚的文化氛围铸就了高素质的徽民群体，从高素质的徽民群体中走出了高素质的新安儒医。行医不仅仅是生存之道，更是文化自觉，是传统文化向心力的体现。故新安多有游走四方增长见识的医家，罕有良莠不分的江湖郎中。

所谓"天下名医出在新安"，盖源于博大精深的徽文化的滋养和熏陶。

徽州是一片盛产"文明"的土地，新安医学正是这一文化土壤的不朽产物。根植于传统徽学文化的沃土之中，新安医学更多地表现为一种文化，是一种特定地域环境下的医学文化，这是新安医学特有的文化注脚，也是新安医学形成和发展的动力所在。

5. 徽商经济的促进

徽商是"徽州文化的酵母"。

徽商是明清时期全国十大商帮之一，称雄于世 400 多年，鼎盛时期曾占有全国总资产的 4/7，为包括新安医学在内的徽文化的形成和发展奠定了经济基础。

徽商有贾而好儒的价值取向，重视对文化的全面投入。为桑梓兴学助教，捐资剞劂刻书，无不折射徽商慷慨解囊的心迹。其中不乏投资于医药事业者，新安医籍的出版就有赖社会捐资梓行，其中吴勉学出资 10 万银两，校刊出版大部头、高质量医学丛书；红顶徽商胡雪岩开设的"胡庆余堂"药店，这是与北京同仁堂相提并论的全国两大药店。

明清时期徽商足迹"几遍宇内"、遍及城乡，既把徽文化传播到全国各地，又把全国各地文化之精华带回徽州。所到之处，往往形成了一个又一个融徽州文化与当地文化于一体的亚徽文化圈，譬如扬州、苏州、武汉等地。新安医家也正是伴随着徽商足迹行医各地的。

无徽不成镇，无徽不成学，徽学并无边界。新安医学也正是由点及面形成"大新安"医学学术体系的。

新安医学凭借着天时、地利、人和的优势，在徽州这块圣土上萌芽、成形、传承、发展，以深厚的文化底蕴、独特的区域特色、鲜明的流派色彩、突出的学术成就、深远的历史影响，在我国传统中医学中独树一帜。

四、继往开来，古今学术传承有序

在八百多年延续不断的进程中，新安医学承前启后，继往开来，名医世家，薪火相传，绵延有序，不断呈现出持续发展和学术繁荣的景象，因此也成为新安医学流派倍受关注的一大特点。

1. 名医世家众多，薪火相传不断

新安医学之所以源远流长，繁荣昌盛，与名医世家有极大的关系。父子相袭、兄弟相授、祖孙相承、世代业医，新安医学"家族链"现象十分明显。据目前研究统计，从北宋以来，新安世医家传3代以上至15代乃至25代的共有63家。在一府六县之地，出现了如此众多、传代如此久远的世医家族链，这是医史上罕见的现象。

如"歙县张氏医学"始自北宋张扩，其医术名满京洛，学医时即独得老师厚爱，后"以医术受知于忠宣范公"，深得北宋重臣范忠宣的赏识。范忠宣就是北宋政治家范仲淹的次子。范仲淹不仅留下了"先天下之忧而忧，后天下之乐而乐"这句千古名言，还留下了"不为良相，即为良医"这句同样并传百世的名言。张扩传医术于弟张挥，"为徽州医师之冠"；张挥后代均承家传医术，其孙张杲，也就是编撰了我国第一部医史传记著作《医说》的张杲。一家三代5人行医，历时约130年。我们说新安医学，一般就是从"歙县张氏医学"算起的。

"歙县黄氏妇科"始自南宋，从孝宗年间（1163—1189年）黄孝通受御赐"医博"开始，传至明代崇祯年14世黄鼎铉，奉旨进京治疗贵妃血崩之症，一剂而愈，"医震宏都"。再传至清代18世黄予石，妇科闻名江浙各县，著《妇科衣钵》等书。其子、其孙、曾孙、玄孙均继承家学，传至20世纪7世黄从周，曾主编《徽州日报》"新安医学"专栏，8世黄孝周曾任新安医学研究中心主任。至今已历800余年、25世，代不乏人，人称"医博世家"，名闻遐迩，可以说是中国历史上传承最久的医学世家。

"新安余氏医学世家"始自明代。明正德、嘉靖年间（1505—1566年），曾任湖北钟祥县令的余傅山，得隐士传授医术，归山回乡后鼓励堂弟余午亭从医。余午亭精医，"名噪寰内"，著有《诸证析疑》等医书。传子余小亭、余仰亭，皆为名医，仰亭还曾任徽府医官。传到清代孙辈，名声更大，其后5代中均有继承家传医业者，时有"大江以南，良医第一"之称誉。余氏医学延续8代，代有

名医，名冠徽郡，是明清时期最著名的新安医学世家之一。

"张一帖"内科也始自明代。明隆庆、万历年间（1567—1619年），歙县定潭张守仁、张凤诏父子专攻劳力伤寒等危急重症，研制出18味药组成的"末药"（一种粉状药剂），往往一帖见效，逐渐有了"张一帖"之誉，世代相传，至今已历15代。当地民间凡急性热病即使深更半夜也要打着灯笼"赶定潭"，民国时期经学大师吴承仕赞曰："术著岐黄三世业，心涵雨露万家春"。传至民国13代，因膝下无子而传给了女儿和女婿张舜华、李济仁。2011年，"张一帖"内科疗法被列为国家级非物质文化遗产名录，成为新安医学家族传承的典型代表。

"郑氏喉科"始自清代康乾时期。其实早在明代嘉靖初年，歙县郑村郑赤山就精研岐黄，传至清朝第6代郑于丰、郑于藩兄弟，因得江西南丰名医黄明生秘传而专攻喉科，康熙六十年分为南园、西园两支。立新法治愈白喉、挽救无数人生命的著名医家郑梅涧，就是郑于丰之子。郑氏喉科南园、西园"一源双流"，闻名于世，相传至今已历15代，长盛不衰。其中13代、14代传人郑景岐、郑日新父子分别是现代首批和第五批全国名老中医药专家学术经验继承工作导师。

"新安王氏医学"始于清代嘉道年间（1796—1850年）。歙县富竭乡王学健受业于新安名医程敏之，医名渐著于江浙皖赣，当年张之洞、左宗棠常延其诊脉。子王心如、孙王养涵得其所传，声名益著，远近求医者始称"新安王氏医学"。第4代有王仲奇、王季翔、王弋真，第5代有王任之、王乐匋，今第6代有王宏毅、王键等，可谓代代有名家，历时100余年，在近现代影响最大。如王任之经常应邀为叶剑英、李先念、邓颖超、邓小平夫人等一大批老一辈革命家及其家属诊病问疾，周恩来曾嘱咐他多带几名接班人；王乐匋则是全首批全国名老中医药专家学术经验继承工作导师、林宗杨医学教育家奖获得者、新安医学研究会首任会长。

此外，还有歙县程氏、吴氏、殷氏等内科世家，许豫和、程公礼儿科世家，蜀口曹氏外科，吴山铺程氏伤科，休宁舟山唐氏内科，梅林江氏妇科，西门桥汪氏儿科，"祁门胡氏伤骨科"等等，皆秉承家学，代有传人，至今不息。

新安医学世家，世代相传，经久不衰，既是新安医学兴旺繁荣、不断发展的一个重要标志，也是新安医学薪火相传、从未间断的一个重要保证。

传承文明，千秋万代地传承文明，需要有一种既能满足自身的生存又能服务于人类的技艺载体来承载和实现。百艺之中，有益于世者莫大于医，医学无疑是符合这一要求的最佳载体。新安医学的家族传承就是一个强有力的论证。

中医学能够传承至今，很大程度上有赖于这些富有儒家担当精神的世医家族；中华传统文化能传承至今，很大程度上也有赖于有一技之长、执掌着中国文脉的精神望族。

2. 重视流派特色，研究新安医学

新安医学作为一个非常有特色有影响的地方医学流派，在我国中医药发展史具有十分重要的地位。认识到新安医学的价值，开展新安医学研究，可以追溯到20世纪。

民国19年（1930年），全国医学总会歙县支会成立，创办《歙县医药杂志》，开始对新安医学进行发掘、整理，刊载流传于民间的部分新安医家著作，如《余氏医验录》、《乌聊山馆医粹》等。

民国25年（1936年），屯溪中医程六如、毕成一在《徽州日报》第4版副刊开辟《新安医药半月刊》，面向海内外正式发行，共出刊19期，其中连续5期刊出"新安名医传记"，整理明代新安名医29位。

民国35年（1946年），《徽州日报》设"新安医学"专栏，由黄从周主编，每旬1期，共编辑近50期。

1963年安徽中医学院崔皎如教授发表《新安医学派的特点简介》，从新安医学派的形成、渊源及其影响、成就及其特点三个方面作了阐述，这是首次论述新安医学派的专题学术论文；1980年吴锦洪发表《新安医学流派刍议》一文，首先将新安医家分为培元、轻灵、启蒙、考古和创新诸派，至今读后仍令人耳目一新。

1978年在时任省卫生厅副厅长王任之倡导下，安徽省歙县卫生局成立"新安医学史研究小组"，广为搜集散在民间的新安医学文献，编有《新安名医著作书目》（收录医著218部、名医275人），开展了新安医学成就展览活动，正式拉开新安医学研究的帷幕。

新安医学在这一时期还引起了全国中医界所关注，1978年全国著名医史文献专家余瀛鳌发表了《明清歙县名医在医学上的贡献》一文，将其作为一个群体来观察研究。

1985年安徽省新安医学研究会成立大会暨第一次学术讨论会在屯溪召开，卫生部长崔月犁到会并题词"新安医学永放光芒"，研探内容涉及医史和本草学、妇科、喉科、眼科、伤寒、针灸、脉学、护理学各科，结集《资料汇编》发行。新安医学研究风生水起。

1986年当时徽州地区挂牌成立新安医学研究所，1991年成立黄山市新安医学研究中心。这期间的1987年，卫生部副部长兼国家中医药管理局局长胡煦明题词"继承发扬新安医学的光荣传统"。

1986—2000年，安徽科技出版社整理出版《新安医籍丛刊》，由余瀛鳌、王乐匋、李济仁等著名专家领衔主编，陆续出齐15卷册1200余万字。1990年李济仁编撰出版《新安名医考》，收录名医668人；1998年王乐匋编撰出版《新安医籍考》，收录医籍 835 部，将新安医学研究推向高潮。

进入 21 世纪，新安医学研究向纵深发展，其中安徽中医药大学的研究成果尤为突出。

2005 年，张玉才主编的《徽州文化丛书·新安医学》一书，对新安医学的兴起、发展与延续和新安名医、名著等方面展开了初步的探讨。

2009 年，由王键领衔主编的《新安医学精华丛书》《新安医家名著丛书》出版，对新安医学的学术特色和优势进行了全面系统的总结，并荣获 2012 年度中华中医药学会学术著作一等奖。

以新安医学为特色，学校还建有新安医学研究中心、省部共建教育部新安医学研究重点实验室、省"115"新安医药研究与开发科技产业创新团队"，承担了包括国家科技支撑计划、国家自然科学基金项目在内的一系列科研项目，其中 2011 年"新安医学传承与发展研究"是我国首次将中医地方特色学术流派研究列入国家科技支撑计划的项目，其后"基于新安医学特色理论的继承与创新研究"荣获 2013 年度中华中医药学会科学技术奖一等奖。

2013 年，新安王氏内科、郑氏喉科入选国家中医药管理局首批全国中医学术流派传承工作室。

在文献整理的同时，积极开展新安医学特色学术理论的提炼，研究推广新安医学独特的临床诊疗技术的力度也不断加大。

在临床研究中，围绕优势病种总结诊治规律，开展疗效评价，形成规范的临床治疗方案，完善和创新具有新安医学特色的诊疗理论和技术；从新安医家名方验方研究中，自 20 世纪末伊始，即开发出参竹养心颗粒、化痰降气胶囊、西园喉药散、慢咽宁袋泡茶等中药新药和中药保健品，取得了良好的社会效益和经济效益。

整理继承新安医学需要智慧，创新发展新安医学也需要智慧。

目前，在临床诊疗经验的发掘上，当代新安医家灵活运用新安医学益气活血、养阴活血、温补培元、健脾化湿通络等治法，治疗中风（缺血性脑血管疾病）、消渴（糖尿病）、肺胀（慢性阻塞性肺疾病）、痹病（类风湿关节炎）等多种中医疑难疾病，疗效显著，医院还据此研制出脑络欣通胶囊、复方丹蛭降糖胶囊、化痰降气胶囊、新风胶囊等系列制剂 10 余种，使新安医学的学术与经验在解决临床疑难疾病方面发挥出重要作用。

3. 系统整理挖掘，发挥当代价值

中医药作为中华民族的伟大创造，是对人类健康和世界文明的伟大贡献，也是祖先留给我们的一份宝贵财富。中医药作为独具特色的卫生资源，是我国医药卫生事业的重要组成部分，必须充分利用这一宝贵的卫生资源，并使其特色和优势得到充分发挥。中医药作为我国原创的医药科学，具有极大的自主创新能力，要不断提高自主创新能力，切实把中医药的资源优势转化为产业优势和经济优势。中医药作为中华优秀传统文化的瑰宝，是我国文化软实力的重要体现，要充分发挥其文化价值，不断丰富医学人文科学和哲学思想，增强民族凝聚力，提高国际影响力。

新安医学是祖国医学宝库的重要组成部分，不仅学术成就突出，学术思想深远，而且学术资源丰富，学术价值明显，需要充分发挥。

首先是理论学术价值　新安医家在医学经典、本草方剂以及临床各科理论方面均有卓越的建树，或广征博引以阐发先贤微义，或推陈出新而开流派先河。

在《内经》研究方面，新安医家著述很多，尤以明代吴崑的《素问吴注》、清代罗美的《内经博义》及胡澍的《素问校义》影响较大，其他如汪机的《内经补注》《续素问钞》、徐春甫的《内经要旨》、汪昂的《素灵类纂约注》等，都是当今研究《内经》的良好读本，具有很高的学术价值。

在《伤寒论》的研究方面，明代的方有执著有《伤寒论条辨》，首倡"错简重订说"，此外还有陆彦功、汪宗沂、汪春溥及王少峰等伤寒大家，其中清代汪宗沂辑复的《张仲景伤寒杂病论合编》，经多方考证，搜罗了仲景逸论46条、逸方23首，实为难能可贵。王少峰则以毕生精力，完成70万字巨著《伤寒从新》，对《伤寒论》进行了全面系统的注解，可谓《伤寒论》研究的集大成者。

在养生学方面，有吴正伦的《养生类要》、徐春甫的《老老余编》《养生余录》。

在诊断学方面，有吴崑的《脉语》、余柳庵的《脉理会参》和汪宏的《望诊遵经》，运气有汪机的《运气易览》、郑沛的《运气图解》，等等。

至于江瓘的《名医类案》、汪机的《石山医案》、陈嘉谟的《本草蒙筌》、汪昂的《本草备要》和《医方集解》、孙一奎的《赤水玄珠》、余午亭的《诸证析疑》、汪绂的《医林纂要探源》、程国彭的《医学心悟》等著作，则流传更广，为历代业医者所推崇，其理论学术价值更是显而易见的。

此外，如现今为学术界公认的新安医学流派提出的"固本培元"学说一直很受重视。"固本培元"实际上就是呵护而激发人体的自组织、自康复能力，这一根本思想对现代医学是一个重要的补充，具有重要的学术价值。20世纪七八十年代热议的痰瘀相关学说，前几年被推崇的络病学理论，还有近两年提倡的"治未病"学说，世人多以为是当世之新说。其实，有关痰瘀互结，明代新安医学孙一奎即已在其医疗实践中观察到了瘀阻气滞而生痰的现象，并从理论上对这一现象作了精辟的说明；有关络病学说，清代叶天士早在其《临床证指南医案》中就有记载；至于"治未病"理论，新安医家在《黄帝内经》基础上也多有实践和发挥。

可以说，自宋元伊始，根植祖国医学之中的新安医学，全方位地继承和发展了中医学的学术理论体系，继承之中多有创新，普及之中更有提高，有基础理论，有方药临床，有整理考校，有注释阐发，充分体现了中医理论体系博大精深。新安医学的兴起与发展，无疑是中医发展历程中的一个典型缩影和代表，具有较高的学术价值。

其次是文献资源价值 新安历代医家为我们遗留下大量的医学著作，可谓卷帙浩繁，浩如烟海。如宋代歙县张杲编著的《医说》就收载了古代一些不太公开的处方，对保存和传播古代医籍起了一定的作用。近代中医所推崇的"全国十大医学全书"之中，出自新安医家之手的便有《古今医统大全》《医宗金鉴》和《医述》3部。除了那些盛行于世的刊本之外，还有很多稀于流传的新安医著为世人珍藏。20世纪70年代中期，徽州地区兴起新安医籍的发掘收集工作，曾有许多重要的发现，收获喜人。由此可见，仅徽州本地的新安医学文献资源也是相当可观的。

新安医家勤于著书笔耕，其著作得以流传后世，得益于新安发达的刻版印刷业，加之新安自古少见兵燹，即便到了现代，无论是工业现代化，或是"文革"清扫"四旧"的灾难，徽州地区亦因环境相对封闭及传统文化风俗的关系，使得各类文化遗迹、文物古籍得到较好的保护。现今黄山市各地博物馆及医疗科研单位均有丰厚的藏书，此外还有很多古籍深藏于徽州民间，其中有私人收藏家，有现存的新安名医世家，也有普通百姓，文献中不乏明清时期的珍贵版本，一些孤本、抄本、名家手稿、遗墨，无论是学术价值还是文物价值都极高。

1986年安徽科技出版社制定的《新安医籍丛刊》出版规划中，有许多都选用了徽州本地的藏书作为勘本，而《伤寒从新》《王仲奇医案》得以列入，全赖于医家后世几代人对原手稿、医案的保存和保护。20世纪90年代末，著名中医专家王乐匋教授，曾对新安医籍版本存佚情况进行了全面系统地考证，出版了学术专著《新安医籍考》。这对于该领域今后的工作，将会起到重要的指导作用。

《新安医籍丛刊》仅仅展现了新安医籍的一部分，今后其他形式的出版计划如影印出版、校点出版、或丛刊、或专集等，必将还会陆续出现，这对于弘扬新安医学、丰富祖国医学宝库，都具有重大的意义。

再则是临床应用价值 新安医家在临床方面的贡献尤为突出，历代新安医著也以临床方面居多，诸如孙一奎、吴正伦、余午亭、吴澄、程国彭、程敬通这些以内科大方脉见长的医家，可谓不胜枚举。据粗略统计，明清时期新安医案专著有43部，近代医案专著有12部，还不包括其它医籍中大量散在记载的医案。其中不仅有全国最早的医案专著——明代江瓘的《名医类案》，还有《石山医案》

《孙一奎医案》等新安名医的个人医案，更有许多私藏的尚未发表的医案类手稿等。这些医案包涵了新安医家丰富的临床经验，记述了各种疑难杂症的独特治法、方药。新安医家创制了不少良药验方效法，在临床施治上效果甚佳。新安医学代表了明清时期我国中医学的最高水平，在临床各科上都有一流的大家。

新安医家在传统专科方面有着许多发明创见，各类医著很多，除一些专科著作之外，还有鲍集成的《疮疡类集》，汪喆的《产科心法》《产科良方》许豫和的《许氏儿科七种》以及吴崐的《针方六集》、吴亦鼎的《神灸经纶》，等等，喉科方面除《重楼玉钥》外，还有《重楼玉钥续篇》《喉白阐微》《喉菌发明》等重要著作。这些医著都凝聚着历代新安医家临床学术的精华，是临床研究与开发取之不尽用之不竭的源泉。

其四是精神文化价值 中医学强调"阴平阳秘，精神乃治"，注重"阴阳和合"，如果用一个字来概括中医文化的话，那就是"和"字。新安医学是明清时期中医学的代表，具有丰富的和谐思想，体现了仁爱诚信、乐善好施、重义轻利的精神，这种精神对于当代和谐社会建设具有积极的意义。新安医学还是徽州文化的缩影，徽州文化是宋以后传统文化的代表。徽州地区山环水抱，徽州建筑体现了"天人合一"的和谐之美，徽州人重视自然与人文的和谐。作为儒医群体的新安医家，其"天人合一"思想是建立在深厚的伦理道德基础上的，新安医家的医德医风，体现了"赞天地之化育"的伟大胸怀和待患若亲的仁爱精神。因此说，新安医学文化具有博大精深的内涵和历久弥新的魅力，是和谐社会建设的宝贵资源和重要借鉴，弘扬新安医学文化有助于促进和谐社会建设。

中医学的生命力，不仅在于它疗效的客观，还在于它方法上的宏观、思辨，更在于产生它的文化，以及人们对这一文化的认同。每一个时期的中医学术，都会不同程度地留有文化的烙印，文化的烙印、文化的注脚又昭示着它强大的生命力和未来的前景。弘扬新安医学、振兴中医事业，就必须要重视新安医学的文化资源，它是新安医学传统学术的旗帜，也是新安医学传统技术及开发产品最大的"商标"。

4. 创新研究思路，展现未来前景

中医药学的研究思路，文献是基础，实验是手段，临床是目的。

中医科研必须建立在牢固的文献研究这个基础平台之上，也只有通过大量的基础文献研究，才能托举中医的尖端科研。正如中医文献学家钱超尘教授说过的："中医文献研究永远给医学研究提供不朽的平台"。

从1989年洪芳度编撰《新安医学史略》，到1995年余瀛鳌、王乐匋、李济仁等编著整理出版《新安医籍丛刊》（共15册），从1990年李济仁主编出版《新安名医考》，再到1999年王乐匋编著出版《新安医籍考》，到2009年王键主编《新安医学精华丛书》《新安医家名著丛书》等一系列新安医学研究专著出版。这些文献研究的成果，为今后的新安医学研究提供了一个宽广的平台，也为新安医学今后的发展奠定了坚实的基础。

进入21世纪以来，在前人的基础上，新安医学研究团队，积极采用现代研究方法，对新安医学理论的科学内涵进行深入地分析，更多地应用了分子生物学方法和现代复方药理实验方法进行新安医家临床经验与方法的研究。这些方药验证研究，充分体现了新安医学研究的现代性与实用性，是新安医学生命力的现代延续。

新安医学的研究，不仅是要体现出历史上的医学发达，更重要的一点是通过对古代医学的整理、学习、借鉴来提高今天的临床医学水平。列宁说过："理论是灰色的，只有实践之树常青"，因此，临床实践永远是新安医学研究的根本方法，是新安医学生生不息的不竭动力。令人欣喜的是，近几年的新安医学研究，已经形成了自身的特色与未来的思路，使系统的研究突出了有底蕴的文化，有价值的文献，有特色的理论，有创新的实验，有疗效的临床，有前景的新药等六位一体的研究特点，并把研究的重点更多地放在解决临床疑难病症，提高临床治疗水平上，展现出未来的美好前景。

今后的发展，一是要加强新安医学研究基地建设和人才培养。要充分发挥现有研究基地的作用，同时重视新安医学人才培养，既要培养新安医学的学术研究型人才，更要培养新安医学临床继承型人才。二是要提高新安医学文献整理研究水平。要继续加强新安医学文献的搜集、整理、出版工作，并借助现代信息技术手段，提高新安医学文献整理研究的数字化、智能化水平。三是要拓展新安医学研究与应用领域。在文献整理研究的同时，加大总结、整理、研究和推广新安医家独特的临床诊疗技术的力度，积极开展新安医学的临床应用、新安医学理论的实验观察、新安名医名方的开发性研究、新安医家独特的临床诊疗技术的整理和规范化研究以及新安医学史、新安医学与徽州文化关系、新安医学与徽商关系研究等。四是要进行黄山中药资源研究。包括黄山中药资源的调研，黄山中药资源的保护及黄山中药资源的综合利用。五是要积极开展新安医药开发性研究。要面向中医临床需要和中药生产实际，重视新安医家名方、验方、秘方的收集、整理、筛选工作，在加强知识产权保护的同时，有计划地开展中药新药的研究与开发。弘扬新安医学的特色，打出安徽中药品牌。六是积极进行国际交流与合作。我国加入WTO，为做好中医药继承发展工作提供了更加广阔的空间和更加有利的条件，也带来新的机遇和挑战，必须加强新安医学的国际交流与合作，努力形成全方位、多层次、宽领域的新安医学对外交流与合作的格局，不断提高合作的质量、水平和层次。

历久弥新的新安医学，为祖国医学事业的发展注入强劲的动力，为中国式医疗卫生体系服务做出贡献。

"新安医学"号巨轮已经启航，新安医学方兴未艾。

新安医学流淌于过去、现在和未来的"时间流"中，我们应当努力继承新安医学与时俱进、不断创新的光荣传统，积极从新安医学中挖掘和探索解除人类病痛的良策良方，创新和发展新安医学，开创一番无愧于祖先的事业，造福人类，造福社会。我们相信，历经千年辉煌历史的新安医学，在下一个百年、千年，必将会迎来一个更加辉煌灿烂的明天！

附篇：

传承岐黄之道　弘扬新安医学
——记新安王氏内科传人王键教授

　　王键（1956—），男，安徽歙县人，中共党员，安徽中医药大学校长、教授、博士生导师。出身新安王氏医学世家，学识渊博，德艺双馨。具有扎实的医学、文学及哲学功底，学贯中西，博采众长，源溯灵素，广探汉唐，尤对明清医家的学术思想和经验深有研究，并致力于长期的临床实践，可谓学验俱丰，称誉杏林。他长期潜心于《黄帝内经》、新安医学及中医治则治法理论与实验研究，对中医药学和中国传统哲学有深刻的理解把握和独到见解。他高尚的人格魅力、卓越的领导才能、严谨的治学态度和立志传承光大中医的胸襟抱负，深刻地影响着他周围的人们。王键教授1993年被评为全国优秀教师，1995年被评为首届中国百名杰出青年中医专家，1996年被遴选为安徽省高校首批学科带头人，1997年被确定为省首批跨世纪学科与技术带头人，1999年享受国务院政府特殊津贴，同年被北京中医药大学聘为博士研究生导师，2009年被遴选为安徽省学科与技术带头人，评为安徽省杰出专业技术人才。现为教育部中医学教育指导委员会委员、全国高等中医药教材建设研究会副理事长、国家中医药教材建设委员会委员兼秘书长、教育部本科教学工作评估和中医学专业认证专家；科技部"973"计划中医基础理论研究专家组成员、国家自然科学基金项目终审专家；国家中医药管理局国家中医药文化建设专家委员会委员、国家中医药改革发展专家咨询委员会委员；世界中医药联合会中医药国际教育委员会委员，中华中医药学会常务理事、中医基础理论委员会副主任委员，中国中西医结合学会基础理论分会副主任委员，安徽省中医药学会理事长、安徽省科学技术协会常委等；省部共建新安医学教育部重点实验室主任、安徽省中药研究与开发重点实验室主任、国家中医药科研三级实验室——细胞分子生物学（脑病）实验室、新安医学研究中心主任。作为国家中医药重点学科中医基础理论学科、安徽省重中之重学科中医学学科、安徽省重点学科中医基础理论学科带头人以及安徽省高校新安医学研究创新团队带头人、安徽省"115"产业创新团队"新安医药研究与开发"带头人，王键教授先后主持完成省部级以上科研项目10余项，其中主持国家科技支撑计划项目1

项、国家"973"计划课题1项、国家自然科学基金资助项目2项，系列成果荣获国家优秀科技图书一等奖1项，中华中医药学会科技进步一等奖1项、三等奖1项，中华中医药学会优秀著作一等奖1项，安徽省自然科学二等奖1项、科学技术二等奖1项，安徽省社会科学成果三等奖1项，安徽省高校自然科学优秀成果一等奖1项。

名门世家，当代儒医

新安江流域的古徽州地区，北倚风光秀丽的黄山山脉，新安江水自西向东横贯其中，域内山奇水秀、人杰地灵，古往今来，文风昌盛，名贤辈出。发源于此地的新安医学，文化底蕴深厚，地域特色明显，学术成就突出，历史影响深远，为中医药学传承发展做出了重要贡献，自古就有"天下名医出在新安"之说。徽州更是程朱理学的发源地，宋代理学家二程、朱熹的故里，故新安医家信奉儒学，习医行事"一以儒理为权衡"，同时又能融儒、释、道于一体。历代医家在传承的基础上又都能提出自己新的见解，名医云集、学派纷呈却又都能和谐融通，使得学术精华代代相传、生生不息。当代著名中医药学家、教育家、安徽中医药大学校长、博士生导师王键教授，就是新安歙县王氏医学流派的传人。

歙县"新安王氏医学"又称"富堨王氏内科"，起源于1820年，其始祖为新安歙县王学健（名履中），受业于清嘉道年间的名医程敏之，子王心如、孙王养涵得其所传。王养涵传子王仲奇，王仲奇光大家学，为徽郡名医。王仲奇传医术于三弟王殿人、四弟王季翔、七弟王弋真，子王樾亭、女王蕙娱、女王燕娱、侄王任之等。王季翔传子王乐匋，王乐匋传子王键，至今相传六代。

王履中为歙县王家宅人，冯塘程有功弟子，长于杂病及虚劳病治疗，晚清重臣张之洞、左宗棠常约其治病，名著流传江、浙、皖、赣间。《王氏家乘志略》载："据《歙县志》载，冯塘程思敏医术精湛，名重一时，门弟子受业者数十人，履中公最为先生所赏识，立雪程门，代应诊务有年。"

王养涵秉承家学，医名卓著。民国方志学家许承尧先生所撰《歙县志》载称："研习经史子集，独精于医，远近求医者皆归之。"

王仲奇幼承家学并能博采众长，其学远宗张仲景，近效程杏轩，旁及叶天士、吴鞠通、王孟英诸家，对李东垣、王好古、徐灵胎之学，用功甚勤，而于乡先辈吴谦服膺尤深。平昔诊务繁忙，无暇著述，所遗医案由后人整理成《王仲奇医案》出版。擅治内伤杂病而驰誉沪上，与寓沪名医丁甘仁并称为上海医界

"丁、王"二氏。著名学者胡适先生言:"唐代神医孙思邈尝说胆欲大而心欲小,今日科学家所用方法有大胆地假设、小心地求证之说,即是此意。仲奇先生家世业医,我曾观察他的技术,有合于此者。"

王殿人从二兄王仲奇学医,悬壶歙县,后在杭州行医,多受病家依赖。在歙县以治时邪为多,在杭州以调理内伤为著。著名画家黄宾虹先生评价云:"霭然其容,医道活人,世业克隆,新安望族,武林寓公,宇量高雅,器范可风。"

王季翔早年行医屯溪,后迁旌德。除继承家学而外,于徐洄溪、叶天士两家用功最勤。尝以《兰台轨范》诸方治内伤,卓有成效。又善于运用叶天士调冲和络法治妇人经带胎产,每建奇功。且文笔犀利,宣传抗日,抨击汉奸卖国行径,在泾县、旌德、绩溪一带群众心目中,不仅视其为名医,还被称为"文化人"。时乡里所谓"文化人",乃指有底蕴、有思想,学养深厚而受人尊敬之人。

王弋真行医于浙江湖州。1929年受吴兴中医界委派,与当地名医许佩斋、宋鞠舫等代表三次赴京沪请愿,要求国民党政府取消"废止旧医案"。

王任之为新安王氏医学第五代传人。因属"广"字辈,其父王殿人取"仁以为己任"之意,取名王广仁,字任之。曾任安徽省卫生厅副厅长兼中医研究所所长、卫生部医学委员会委员等职,致力于中医事业的传承与弘扬,大力加强后继人才的培养,毕生坚持临床,诊病不分亲疏贵贱,誉满杏林。

王乐匋为全国首批名老中医学术经验继承导师、安徽省新安医学研究会首任会长,国内新安医学和温病学科带头人之一,首批享受国务院政府特殊津贴,荣获国际医学教育基金会林宗扬医学教育家奖,在中医内科学的开拓发展上卓有建树。主编的《新安医籍考》《新安医籍丛刊》《续医述》等,均是中医学术界瞩目的传世之作。其学术思想与临床经验被后学收集整理成册,出版有《中国现代百名中医临床家丛书——王乐匋》。其创制治疗心悸的新药心肌尔康和治疗中风的新药脑络欣通,临床疗效显著,为王氏医学领头人。

王键教授为王乐匋之子,幼年跟随外祖父学习中医,成年后随父亲王乐匋和伯父王任之临证学习并研读中医经典理论,于20世纪70年代接受正规院校教育并获得中医硕士学位,从事中医教育、临床、科研工作近40年,长期致力于新安医学发掘整理和新安王氏内科流派特色治法及其临床应用研究。他熟读中医经典,精研现代医学,努力汲取前辈经验,得以嫡传,学验俱丰,并有所发挥,临床治疗以中风为代表的各种疑难杂症,疗效显著。

"新安王氏医学"父子相袭、兄弟相授、祖孙相承,每一代传人都在传承的基础上有所创新,临证各擅其长,既有师承影响,又有自己的探索;诊断重脉诊,审证重求因,立法重温补,用药倡轻灵,做到传承"新安王氏医学"之衣钵,创新发展家学理论之精髓,善取诸家之长,自成一家之论。

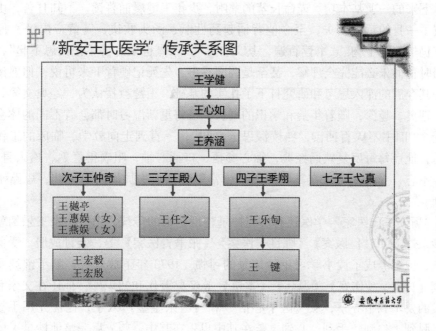

治学广博　根基厚实

　　王键不仅出身于"新安王氏医学"世家，而且父母双方都是医学家庭。童年的王键除了父亲王乐匋的亲炙外，还是跟随行医的外祖父长大的。而外祖父也是一位远近闻名的中医，师从于丁甘仁之孙丁济万先生。实际上，王键自幼受到"新安王氏医家"和民国另一位"海上名医"丁甘仁两派根基的熏陶。家风熏陶，乡儒发蒙，王键从小就养成了勤奋好学、喜爱医籍的良好习惯。还是在小学的时候，王键就在父母和外公的引导下，开始学习中医药基础知识，背诵汤头歌诀和药性赋。据其本人回忆，童年时清晨即起，自己自觉地带上一只小板凳，迎着一轮刚刚升起的红日，坐到小河边上去背书。一个可爱的蒙童，一只低矮的小凳，一条清澈的小河，一缕和煦的阳光，此情此景，恰似一幅山村水乡里的书香童蒙晨读早课的经典画面。但凡经历过的人都会感同身受，心中生发出一丝惜惜相怜的情愫和感动。

　　到了读中学时，王键的父母和外祖父又提高了要求，嘱咐其诵读《灵》《素》等经典医籍。《黄帝内经》等之所以能作为经典留传下来，是几千年历代先贤不断筛选所作出的智慧选择。"将升岱岳，非径奚为；欲诣扶桑，非舟莫适"，熟谙和研习经典，是医家成长的重要方式与途径，也是历代新安王氏医家传承下来的一项基本功。谨命长辈的嘱咐，少年王键晨诵暮读，不知甘苦，由此练就了一身的童子功夫，至今他背诵起药性赋、汤头歌诀、《黄帝内经》原文来，仍然熟稔于胸。"书读百遍，其义自见"，朱熹也说过"不记则思不起"，虽然当时背诵未必能完全理解，甚至是囫囵吞枣、先死记硬背下来再说，但熟读熟诵为其今后的深入思考和研究打下了扎实的基础。王键教授认为，经典文简、意博、理奥、趣深，随着年龄和学识的增长，每每重新温习时都会有不同的体会和感受。"旧书不厌百回读，熟读深思子自知"，一直到走向教学、临床的工作岗位后，他还每每反复熟诵经典，细心参悟，口诵心惟，咀嚼得烂熟，透入身心，至今不忘，受用无穷。在其临证治案中常引经据典、加以引申说明，思路十分清晰。

"新安王氏医家"学医还有讲究抄录整理医书的传统，王键父亲王乐匋就亲手抄录过《丁甘仁医案》《陈良夫医案》《张聿青医案》等，装订成册。受父亲影响，王键养成了读书学习手抄笔录的习惯。1973年下放农村，除了继续系统研读《内经》《伤寒》《温病》《本草》等经典著作和知识外，他还在父亲和外祖父的要求和指导下，从《医学心悟》和《医宗金鉴》入手，往往先用手抄一遍，眼到、口到、手到、心到，苦在其中也乐在其中，曾先后完整地抄录了《医学心悟》《叶熙春医案》两部书，以后在实践中逐渐烂熟于心。由此形成勤于动笔的习惯，凡看书有得即随手记下。在他的书柜里，随手翻开其所读过的书，以往所做的读书心得和批语依仍清晰可见，或阐发已见，或引证前人之论加以评析，字里行间，极见功力。其中许多成熟的见解，已经撰写成学术论文发表，并融于自己的医学实践之中。

著名学者朱光潜说过，"世上没有孤立绝缘的学问，不能通则不能专，不能博则不能约。先博学而后守约，这是任何学问所必守的程序。"而王键教授更认为，文是基础医是楼，打好文化的功底，是学好中医学的金钥匙。《内经》《伤寒》《温病》《本草》等中医经典著作，文辞古奥、晦涩难懂，要精确把握与深刻领悟其理论精髓，就必须要有文史哲的修养和功底。事实上，"新安王氏世医"有刻苦地攻读中华传统文化经典的传统，他们博览群书，吸纳百家，几乎历代医家都文理兼通，通晓中华传统哲学学说，有深厚的中华文化根基，其医学学术思想形成都有其深刻的人文背景。王键幼承庭训，从青年时期起，不仅继续刻苦钻研中医知识，而且对科学文化知识的兴趣十分广泛，爱好古今中外文学，尤其喜爱散文，从古代唐宋八大家，到现代沈从文、郁达夫、朱光潜、钱锺书、傅雷，再到国外巴尔扎克、托尔斯泰，古今中外文学大家名著都广泛阅读过。对文学艺术的爱好不仅没有影响到他的学业，反而拓宽了他的视野，促进了在校基础学科知识的提高。早在中学时代，王键门门功课都十分优秀，当时徽州地区（一市六县）开展中学生学业竞赛，语文、数学、化学等几乎所有课程的成绩都是一等奖；到1972年高中毕业时，各门成绩都90分以上，是全班唯一的"一等优秀生"。1975进入安徽医学院读大学，系统学习了中医学基础、中医各家学说和中医各学科知识，他对中国医学史曾经用心研究，可以说凡出版的著作都认真地看过；而学业之余，又根据复旦大学蔡尚思教授所列出的年轻人研读国学与中国传统文化必读书目录，广泛通读古今文、史、哲、艺各方面的经典著作，做了大量的读书笔记。可以说大学期间是他各方面知识不断积累、拓展、优化的阶段，全面打下了文史哲的基础和中医学术背景。1980年参加安徽中医学院硕士研究生考试，在100多位考生中，他以第一名的成绩被录取。徜徉于知识的海洋里，王键就像海绵一样如饥似渴地吸取各种养分，拓展了视野、拓宽了知识，不仅打造了全面系统的知识结构，而且形成还了不平凡的思路与胸襟，为其今后中医学临床、教学、科研和学科管理工作奠定了雄厚的理论和思想基础。

攻读硕士研究生的三年，则是王键系统研究能力的培养阶段，他在导师吴素行教授的指导下，深入学习和研究了版本学、文献学、目录学知识，尤其专门研究过《说文解字》，陆宗达《说文解字通论》可以说熟透于胸。由于在文字、音韵、训诂上打下了前期的功底，再进一步攻读《内经》原文，把握起来就十分准确了。他十分注重方法学、方法论的学习和研究，为增强了所学知识的思想性、条理性和系统性，他在做笔记、做卡片上下了很大功夫，就像植物学家采集标本那样做卡片，分门别类，各入其位，条理井然，融会贯通。譬如《黄帝内经》《景岳全书》《医宗金鉴》等都做有大量的卡片，将各家学说中的基础理论贯穿起来，形成系统。研究生期间他还在现代医学领域下了很大的功夫，生理学、病理学、分子生物学同样求系统学习和掌握，中西合参、汲取西医知识为我所用，为其以后的中医药学现代实验研究工作做好了知识储备。今天我们走进他的办公室、工作室，无论是家中还是单位，他的工作环境中，最多的是书籍，书柜里医、文、史、哲的书整齐划一，可见其积淀深厚，也可以看出其严谨缜密的治学作风。要学到真知，取得真经，必然是要下一番苦功夫的，学习知识、钻研学问的甘苦自不待言，还是青年时期的王键，就能够苦在其中，乐在其中，怡然而自得，已经达到了很好的思想境界。

多读书、广涉猎，治学严谨、精勤不倦，博览医书、学识渊博，取径多门、视野宽广，是"新安王氏医学"治学上的一个显著特点，王键教授当然也不例外。他通过大学和研究生阶段的历练，打下深厚全面的国学与中西医学的根基，在如此丰厚的土壤环境下，再专注于中医药学术这个中心，显然就得心应手、游刃有余了。1983年王键研究生毕业并获得中医硕士学位，不久就参加了父亲主编的《新安医籍丛刊》和《医述》《王仲奇医案》等的校注整理和《续医述》

《新安医籍考》的编著工作。《续医述》不仅搜集了程杏轩之后的新资料，以前未收而确属精要者亦予以补充，浓缩类聚、缩龙成寸，资料之"齐"，剪裁提炼之"精"，神似《医述》，医界瞩目。在总结程杏轩等新安医家学习实践张景岳学说时，他指出，为医者对前人各家著作，只要可取者，亦当兼收并蓄。他十分重视历代名医名著尤其是代表性的医家医案，认为历代医家的经典著作是前人日积月累留下来的遗产和宝库，尤其是医案，客观真实地记录了疾病的诊治过程，备受务实求真的新安王氏医家关注。重视医案的学习、整理、领会和运用，是王键教授治学上一个显著的特色。在继承家学基础上，他进一步博览广涉、博采众长，上至《黄帝内经》下至草药、单验方，更及诸子百家之说、历代医家之著，都有涉猎；对《灵》《素》等经典钻研颇深，理论修养十分深厚。在各家学说中，远宗张仲景，中及金元四大家，近效程杏轩，对杨上善、张景岳、吴昆所注《内经》用功甚勤、研究最深，治杂病乃至外感均独具慧眼推介张景岳之论，亦遵温病四大家和雷少逸之法，喜读朱丹溪、徐洄溪、叶天士、尤在泾、王旭高、柳宝诒之书，旁及吴鞠通、王孟英诸家，尤其服膺先辈乡贤吴谦、程钟龄，《景岳全书》《医宗金鉴》《医学心悟》等数十种医籍的精彩论述，至今皆能引用自如，信手拈来。"读书而不能医者有之，决未有不读书而能医者"，王键教授重古籍、重读书、重学术传承，好学覃思，自童蒙迄今过目万卷，博古通今而留心医药，在几十年的医学生涯里，日积月累，把几千年来中医的学术思想和经验，古今中外文史哲艺诸般道术凝聚于一身。文、史、哲结合生命科学和医学科学，构成王键教授学术理论的五根柱子，五根柱子始终贯穿。

中医强调心悟、心法、灵感、直觉等体验功夫和思维方式，医家诊疗经验包含慧观悟性的成分和内容，"只可意会，不可言传"。新安王氏医家父子相承，兄弟相授，尽得家传秘术，接力棒式地传承着鲜活的学术精髓。王键认为，传承是中医学发展历程的主旋律和主基调，师承是中医薪火相传最有效的方式，也是名医成长成才最直接的途径。世医家族链每支每脉或多或少都有秘不外传的绝技绝招，家传师授，润物无声，灵犀一点，醍醐灌顶，这是书本学习无法比拟的，可以说是古代社会"知识产权保护"的一种特有方式。他青少年时期常常跟随父亲和外祖父应诊，耳濡目染，耳提面命，潜移默化之中，逐渐领悟了王氏和丁甘仁两派的辨证思维方式、思辨特点。在上大学之前已打下入门的基本功，在家乡初立应诊，得到了患者的充分认可。上大学以后及读研期间，除了家父的言传身教之外，又跟从二伯父王任之侍诊抄方，学医多年，历经了许多疑难病症的诊治处理。厚积薄发，1978年22岁时撰写了第一篇学术论文《关于火的若干理论探讨》，在1983年《安徽中医学院学报》发表，之后陆续总结了多篇王任之治疗肝病等的临床经验，以及有关中医方法论、内经学、体质学说、痰湿病机、脏象（肝）理论、治则治法研究等多篇论文，20世纪80年代在《安徽医学》《安徽中医学院学报》《辽宁中医》杂志上系列发表，得到了二伯父的赞扬和肯定。伯父对这个聪慧出众的侄子褒奖有加，一招一式，口传心授，答疑解惑，相机点拨，把自己的辨证思维方式、处方用药方法、操作手法技能，毫无保留地传承给了他。务临床之本、求疗效之实，是"新安王氏医学"最富生机、最为鲜活的灵魂，幼承庭训的王键教授，始终坚持参加诊疗实践，即使走上大学的领导岗位后也从不脱离临床，工作再忙每周都要抽出时间上门诊，或要利用节假日和下班休息时间应诊，从未中断。重读书、重经典、重吸收、重传承、重临床，王键秉承王氏心法家风，传心术、传家法、博览医籍、勤于实践，读书、临症两不偏废，跟名师、读经典是其成长成才的最根本因素。

既有家传师承的影响，又接受了正规学院的全面教育，家传师承与院校教育自然完美的结合，培养了王键广阔的视野和胸襟。所以他学术上善取诸家之长，而无门户之见。多年来，他曾专门拜访过请教过国医大师邓铁涛（与其父王乐匋为故交）、任继学、路志正、陆广莘、班秀文、李今庸、张灿玾、张学文、孙光荣、王琦等，平常与北京余瀛鳌、孟庆云、鲁兆麟，上海陈苏生、严世芸、王庆其，南京孟景春等大家名流均有学术上交流交往。勤于临床，转学多师，故临床上能撷采众长，灵活地运用《内经》经典、各家各派的理论和经验，张仲景伤寒论与叶天士温病说兼收，服膺乡贤先辈之学与取径江浙医家之说相融，善于古为今用、灵活地运用古法古方，不拘于一方一法一派而随机周变，兼顾彼此、多法并举。学古方而能入细，学时方而能务实，熔经方、时方及单方于一炉，择效而从、并举并用，用药轻灵之中有谨慎，平稳之中有灵动，疏密有致，进退从容。既有院校师承的双重优势，更有自身的探索，引古发新但不刻意标新立异，融会贯通而每每有真知灼见隐含其中。

王键教授治学涉及领域广，不局限于一个点、一个面，而是全面的、综合的、一体化的，中医学从理论到临床、从教学到科研，从传统学术到现代实验研究，从文献上升到文化，史学功底、文学修养、书画篆刻艺术、中医理论学术，每个方面有深厚的造诣，都达到一定层次，这在中医药学界可以说是十分难得的。

潜心学术　传承创新

王键教授早期致力于新安医学的系统整理和研究，对新安医学的相关文献进行梳理，对新安医家的学术思想进行凝练，既为新安医学做了大量的宏观调研工作，又做了大量的基础性、铺垫性工作，功绩卓著、厥功甚伟。进入21世纪，新安医学研究开始向纵深方向发展，这主要也得力于王键教授不遗余力的推动。作为安徽中医药大学校长，王键在学校成立了新安医学研究中心、建立了省部共建新安医学研究重点实验室、省"115"新安医药创新团队，承担了包括国家科技支撑计划、国家自然科学基金项目在内的一系列科研项目，开展新安医学流派学术成就、特色与临床研究。2009年领衔主编《新安医学精华系列丛书》并出版，内容包括学术思想、医论医话、方药、内科、外科、骨伤科、妇科、儿科、五官科、针灸、名医医案精华10册，计260余万字，对新安医学流派的结构体系和形成发展规律进行了全面的剖析梳理，对新安医学的学术特色和优势进行了全面总结归纳，荣获2012年度中华中医药学会学术著作一等奖。同时点校出版《新安医学名著丛书》14册，系统整理了新安名著的学术精粹和各科临床成就。两套丛书将新安医学的魅力所在，全方位、多角度、深层次地展现在了人们的面前。2011年"新安医学传承与发展研究"入选国家科技支撑计划项目，这是我国首次将中医地方特色学术流派研究列入该计划，其后"基于新安医学特色理论的继承与创新研究"又荣获2013年度中华中医药学会科学技术奖一等奖。在文献研究上，搜集并建立了新安医学文献书库，对新安医著开展了发掘、整理、校注、编撰等工作，并利用现代信息技术建立了新安医学文献数据库。在学术研究上，对新安医学的发展历史、源流脉络、学术流派、学术思想、学术特色以及对中医药学发展的影响进行考证研究，总结并提炼出汪机"营卫一气说"、孙一奎"动气命门说"、方有执"错简重订说"、罗周彦"元阴元阳说"、汪昂"暑必兼湿说"、叶天士"卫气营血辨证说"、程钟龄"医门八法说"、吴澄"外损致虚说"、郑梅涧"养阴清肺说"、余国珮"燥湿为纲说"等新安医学十大学说，揭示了新安医学中风病"气虚血瘀"、消渴病"阴虚燥热"、肺胀"肺失治节"、痹病"脾虚湿盛"等病机理论。研究成果以《新安医学系列讲座》十二讲等形式，在《中华中医药杂志》2013年全年和2014年1—2月发表，产生了很大的影响。

在新安医学整理研究领域，王键教授的一系列成果，从形成到发展、从突出成就到当代价值等多方面，向世人展示了新安医学的魅力所在。他总结了新安医学的六大特色，即继承与创新的有机统一和结合，学派纷呈与和谐融通的有机统一和结合，家族传承与学术传承的有机统一和结合，以儒通医与融合道佛的有机统一和结合，"地理新安"与"医学新安"的有机统一和结合，中医科学与徽学文化的有机统一和结合。站在继往开来的高度，道出了新安医学所蕴藏的宝贵之处——在传承中不断创新。中医药作为我国最具原始创新潜力的领域，其系统性、复杂性等关键问题的突破，将会为医学科学、生命科学乃至整个现代科学的发展产生重大影响。中医学术流派是中医学术经验传承与发展的重要形式，研究有代表性的中医学术流派，对继承中医学术经验、挖掘原创思维、促进中医学术发展、提高中医临床水平有重要意义和价值。基于此，王键教授在制定新安医学团队中长期科研方向与规划时特别强调，当下开展新安医学研究，一定要在继承的基础上，围绕新安医学文献、特色理论、道地药材、名方验方与诊疗方案等方面，运用现代技术方法，结合临床研究，总结经验，阐明内涵，提高临床疗效与学术水平，提升中医药科技创新能力，丰富中医药文化建设内涵，在创新中不断促进新安医学的发展。

  近年则以新安医家治则治法作用机理及其临床应用为主要科研方向，重点开展病证结合动物模型研究、缺血性脑血管疾病的临床辨治规律及其新安医学有效方药的筛选与作用机制研究，以及新安医家化湿法运用的研究工作。新安王氏历代医家兼收并蓄、博采众长，在长期的医疗实践中，通过代代积累叠加，在疾病的不同层面形成了多种独特的治疗方法，如"寒温并用，扶阳护阴"治疗外感温病，条达木郁法治疗内科杂症，培补肝肾、条达木郁法治疗心脑系病症，辛香行气、辛润通络法治疗瘀血病证，益气活血通络法治疗脑病，益气宁心和络法治疗胸痹，益气养阴、活血宁心法治疗心悸，疏肝理气化湿法治胁痛，苦辛通降法治脾胃病，化湿法治疗湿邪为患的疾病，运脾化湿、疏木和胃、清补兼施之法治疗肿胀，清热渗湿、活血行瘀、坚阴通淋法治疗前列腺炎，温肾利湿、分清化浊法治疗淋证等，并由此创制了一系列富有特色的方药制剂，临床疗效显著。在总结前人经验的基础上，王键教授在益气活血治法及其中药新药脑络欣通的研究中取得一系列成果。在科学理论创新方面，结合新安医学治则治法特点，首次系统提出缺血性中风"气虚血瘀"病机学说，丰富发展了缺血性卒中气血相关病机理论，为益气活血法提供了理论依据。在科研方法创新方面，创建了多因素复合制作气虚血瘀证局灶性脑缺血动物模型，并初步建立了气虚血瘀证局灶性脑缺血动物模型评定标准。同时带领团队对新安医家诸多治疗中风的经典治法方药进行了筛选，并开展了机制探讨，如从基因的角度探讨其作用机理，采用体外培养大鼠胚胎神经细胞的方法，探索益气活血、补肾生髓与化痰通腑法各自的作用机理，并对疗效进行比较。已在分子生物学水平上，初步阐明了脑缺血中神经细胞凋亡多元调节、脑缺血后内源性神经干细胞增殖分化规律及有效方药的干预机制，为提高缺血性中风的中医药临床疗效提供了理论与实验依据。在临床研究方面，基于新安医家学术经验，研制治疗缺血性脑血管疾病脑络欣通制剂，已作为新药开始临床验证，受到学术界高度评价；结合临床实际，在对新安医家应用化湿法的文献进行梳理的同时，着重于健脾化湿法的实验研究，建立了脾虚湿困型大鼠模型，从分子水平探讨健脾化湿法的作用机理，为临床更好地应用这一特色治法提供了科学依据。此外，致力于新安医家诊疗技术与诊疗规范化研究与应用，为提高疾病防治水平及临床规范化诊疗，进一步提高临床疗效发挥了重要作用，提高了防治重大疾病及难治性疾病的能力。

在以王乐匋教授等为代表的老一辈新安医家的执着与追求影响下，在王键教授带领下，新安医学研究历经几十年发展与壮大，现在已形成了稳定的团队、先进的平台和明确的方向。新安医学科技创新团队，集聚了一支学科、专业、学历、年龄等结构合理的人才队伍，其中安徽省学术与技术带头人1名，安徽省学术与技术带头人培养对象4名，安徽省教育厅、卫生厅学术与技术带头、拔尖人才10人，安徽省高校中青年学科带头人6人，安徽省高校优秀中青年骨干教师11人。新安医学实验室是安徽省和教育部共建的重点实验室，新安王氏医学工作室是国家中医药管理局首批中医学术流派传承工作室。新安医学创新研究团队充分发挥这两个高端平台的作用，通过持续的严格管理，形成了良好的科技创新氛围，一大批有影响的研究成果问世，为地方社会经济发展和中医药传承创新事业作出了重要贡献。

临证实践　活变不滞

在几十年的医疗实践中，从理论到临床，王键教授积累了许多宝贵的经验。他认为治病之道，要明阴洞阳，而用药以酌盈济亏，补偏救弊。辨证应以脏腑经络学说追本穷源，阐发脏腑病变机理。临证上各擅其长，长于使用调肝和络、活血化瘀、滋肾柔肝、条达木郁、寒温同用、温运诸法，擅用成方、注重配伍、轻重相宜、巧用对药，运用附子治外感热病有独特的经验和风格。擅长内科心血管病、脾胃病、呼吸系统疾病的诊治，对内科疑难病及妇科、皮肤科常见病也有独特的见解。

如对心脑系病证有着较深的研究，在辨证上重视"整体观"与"素体禀质"，注重情绪变化对疾病的影响而辅以心理疏导，重视节气变化对心脑疾病的影响。他根据心脑病证以老年人居多的特点，在治疗用药上倡"慎""轻""巧"。王键教授十分注重湿邪对临床疾病致病的重要性，把化湿法广泛应用于临床各科疾病，或健脾以化湿，或化湿以健脾，或健脾与化湿兼顾；选择药物方面，或芳香化湿，或淡渗利湿，或苦寒燥湿，多灵活运用。健脾化湿法是王键教授的一个特色治则治法。王键认为，治疗脾虚湿邪为患的疾病，湿病之本、本于脾虚，健脾化湿不可忽视调畅气机，必要时应兼顾肺肾，辨治湿病应重视舌苔。在常用治法运用无效的疑难杂症中，可以考虑是否存在脾虚、是否有湿邪存在。其运用健脾化湿之法治疗汗证、水肿、黄带、面肿、溃疡性结肠炎、痰证、黄疸、淋证等，多收奇效。在处理内伤杂病时，注意照顾脾胃和肾气，但不一味强调进补，常施以调理气血之剂，使气机升降正常，血随气行，以通为补。在内科肝病治疗过程中，通过辨析肝病阶段性及其内在联系，善用清热解毒、调肝和络、活血利水、滋肾柔肝、条达木郁之品，并注重调节情志。

王键教授临证用药时，喜用五味药以下的小方剂配合整个处方的治法治则，有时以小方体现治法，有时以小方对治特定症候群。如常用瓜蒌薤白半夏汤治疗胸闷、胸痛、咳嗽、胃脘胀满等心、肺、胃、胸中，气机不畅，痰饮停滞之证；用《医学心语》半夏白术天麻汤治肝阳上亢、风痰上扰之眩晕头痛；用《韩氏医通》交泰丸治心肾不交之失眠；用《局方》失笑散治瘀血疼痛；用半夏秫米汤治疗痰食阻滞，"胃不和则卧不安"之不寐等。他认为这些小方历经千年而不衰，其独特的疗效不容忽视，往往有意想不到的效果；况且药味少则易学易记易用，是初学者必不可少的临证"绝招"，不可不用心学用。

在应用内服方剂的同时，王键教授也十分重视疾病的合理外治方法，尤其是一些危急证、局部病变、皮肤病、妇科病，恰当的外治法具有起效迅速、主要作用于局部、效果确切明显等优点。如针对前列腺增生所致尿潴留，以炒山栀30克研末醋调外敷关元穴；针对慢性阑尾炎迁延不愈，以生大蒜捣泥外敷阑尾压痛点；以祛风止痒方剂煎汤外洗治疗手部红疹瘙痒等。

王键教授很重视药材质量与煎服方法，首先要求尽量使用道地药材，如台乌药、怀牛膝、金钗石斛、草决明、竹节白附子、粉甘草等；其次，要求不同用途药材采用不同炮制方法，其处方中很多药物的炮制很少见于教材，如竹沥半夏（不同于清半夏、法半夏、姜半夏）、清炙枇杷叶（不同于蜜炙枇杷叶）、蒸百部、漂苍术、洗腹皮、煨川楝、沉香曲、炙远志肉等；并对病人详细说明不同药物的煎服方法，如熟附片、生龙骨、生牡蛎、制磁石等先煮，钩藤、砂仁等后下，西琥珀、田三七研末分吞，西洋参、红晒参另炖，车前子、蒲黄包煎等。针对目前中药材市场的混乱、中药贮藏、炮制中的不科学行为、某些医师的敷衍从事等现象，他深感痛心疾首，认为中医药行业的整顿势在必行。

王键教授认为，面对病人时必须全身心投入，仔细询问病情症状，耐心倾听病人诉说，并巧妙运用语言安慰病人，解开其心中郁结，调畅其情志，即中医理论之"以情治情"的具体应用。原因有二：《素问·疏五过论》《素问·征四失论》早已为医家敲响警钟，不仔细询问病人的贫富贵贱、少长勇怯等情况，及发病始末过程，很有可能遗失一些重要的线索，导致辨证论治的失误；当今社会身心疾病与心身疾病广为流行，很多病人按现代医学应归属心理医学或精神医学范畴，但既来中医门诊就必须对其进行药物治疗和心理调护，而且这也是中医学的特长。方法亦有二：首推专心全意的倾听艺术，可使病人感到被关心，从而放松紧张的心情，通过语言释放焦虑、担心、恐惧、不安等不良情绪，重新对生活充满信心与希望；其次是合乎情理的语言开导，以局外人的清醒头脑替病人做出理性的判断，以同情安慰的语言帮助、支持病人面对生活中的困难。这种调节情志的方法如果能得到恰当的应用，对于大多数病人的病情转愈都有帮助，对于某些非器质性病变如神经官能症等有药石所不能替代的奇效。王键教授曾治一精神紧张、时常焦虑的退休老教师，除普通药物外，耐心倾听病者的诉说，并予以安慰开导，成为每次诊疗过程中的一个重要内容；又治一情绪低落、意志消沉的青年男性，每次长达半小时的鼓励、劝说与分析、指导，对病人最终好转起到了决定性因素。

王键教授医术高超，医德高尚，屡起沉疴，深孚众望。今从其多年临证实践心得中选出几则，以飨同道。

中风：王键教授认为，"气虚血瘀"是中风病的主要病机特点，气虚为本，血瘀为标。气虚则无力行血而为瘀，瘀血阻滞脑之脉络，上气不足，脑脉气血运行不畅，气血无以濡养，温煦元神，使脑髓失养，神明失用，而致"气虚血瘀"之证。针对这一病机特点，治疗理应益气活血，使气盛而脉络通利，治法上主张"益气活血"。近年来，王键教授率领下的研究团队对益气活血法及其有效方药脑络欣通展开了深层次的研究，从多角度探讨了其多靶点、多环节的作用机制。脑络欣通是新安王氏内科代表医家王乐匋教授针对缺血性脑血管病的临床验方，主要由黄芪、川芎、三七、蜈蚣等组成，益气活血、熄风通络，临床疗效显著。既往的实验研究已经证实，该方能够综合作用于血液流变学、血栓形成相关因素、血管舒缩影响因素、兴奋性氨基酸、NO及NOS、细胞因子、自由基损伤、及神经细胞凋亡、神经营养因子、信号转导通路、神经干细胞等多个环节，从而达到改善脑血液循环、保护神经元的目的。

心悸：王键教授指出，心悸病因病机在于气阴不足为本，痰瘀互阻为标，治疗时须辨证与辨病结合，审度虚实偏重，益气养阴治其本，化痰逐瘀治其标。中医治疗心悸不外"补"与"通"，其治法虽有益气、养阴、化痰、逐瘀之分，但总以"通"为第一要义，益气则心气得振，养阴则心脉得复，化痰则痰浊得消，逐瘀则瘀血得散，诚可谓"大气一转，其气乃散"，而心悸自平。在具体应用时，须审度证候之虚实偏重，予补中寓通、通中寓补、通补兼施等法，切不可一味补，或一时猛攻，总以祛邪不伤正、扶正不碍邪为要务。同时应注意心悸"证"和心律不齐"病"的规律性联系，在用药中力求辨证与辨病的有机结合，在辨证的基础上，参考辨病调整用药。

胸痹：王键教授认为，胸痹病位在心，气阴不足为其本，痰瘀互阻为其标，治宜益气养阴治其本，化痰逐瘀治其标，临床用药应虚实兼顾。针对胸痹的三种常见证型，分别采用温阳益气化痰通络法、益气养阴宁心安神法、化瘀豁痰通络止痛法，临床疗效显著。心阳不振、阴寒滞脉型系胸阳不运，津液不布，凝聚为痰，痰阻气机，遵"形不足者，温之以气，精不足者，补之以味"之旨，用瓜蒌薤白半夏汤通阳开痹、行气祛痰。气阴不足、心神失宁证则遵《玉机微义·心痛门》"病久气血虚损及素作劳羸弱之人患心痛者，皆虚痛也"之旨，认为此证虚为本，气滞、血瘀、痰浊、寒凝为标，标本虚实不容倒置，辨证当谨守病机，明辨虚实，根据具体情况灵活运用扶正祛邪之法。痰瘀互结、阻滞心脉证应着重于"通"，但因病机多本虚标实，故应标本兼顾，治疗时既化瘀祛痰又补益心气，根据病因不同，选用瓜蒌薤白汤加红花、三七等活血化瘀之品，以及黄芪、党参等补气之品，共奏行气通络之功。

眩晕：王键教授指出，眩晕不仅与肝、脾、肾相关，亦与脑密切联系。脑为元神之府，精髓之海，诸阳之会，亦为清静之窍。今时之人，多为嗜欲劳心，不知持满，起居无节，故而耗散阴精。肾精亏虚，则生髓不足，脑海失养；欲壑难填，肝气郁滞，郁久伤阴，肝阴不足，则阴虚无以制阳，风阳循经至巅入脑，扰清静之窍。故临床常见肝肾阴亏之本虚或本虚标实之证。多以滋水涵木为法，或兼补肾生髓，或兼行气活血化瘀，或兼化湿祛痰等。重视经方，如半夏白术天麻汤、天麻钩藤饮、通窍活血汤等，根据具体病情，辨证选药，常用炙龟版、干地黄、白芍、生龙骨、牡蛎以滋阴潜阳；天麻、钩藤平肝熄风；虫类药搜风通络，如蜈蚣、僵蚕等；川芎、鸡血藤、红花、桃仁等行气活血化瘀。

杏林育人　润泽桃李

王键教授作为安徽中医药大学的校长，有着一种令人敬重的威严和魄力，同时有着新安医家独有的与生俱来的儒雅和风范。他是一面旗帜，带动了一方热土，创造了安徽中医药大学一个又一个壮丽的辉煌！

作为校长，王键教授带领安徽中医药大学全校师生深入贯彻落实科学发展观，亲自拟定了"至精至诚、惟是惟新"的校训理念，秉承了"南新安，北华佗"的医学传统和坚定的中医信念，弘扬中医精神，走在了"质量立校、人才兴校、科技强校、特色弘校、文化塑校、和谐融校"的路上。在组织协调、科学研究、人才培养、平台建设等方面作出重大了贡献。由他领衔的中医基础理论学科教学团队成为国家级教学团队，中医基础理论课程成为国家级精品课程。他所主编的两部《中医基础理论》教材，均为评为教育部规划教材。通过认真分析高等中医药院校中医学专业人才培养模式单一趋同、缺乏特色、经典功底不深、临证思维弱化、临床能力与综合素质有待进一步提高等问题，在他建议下，安徽中医药大学开办新安医学特色班，开展了以培养具有地方医学特色的高素质应用型中医人才培养模式改革，经过十余年的不懈实践，逐步形成了具有安徽地域特色的"院校、师承与新安医学特色教育"相结合的中医学人才教育培养模式；制定了"厚基础、强能力、重个性、显特色"四个理念为特征的中医人才培养方案；构建了"传统与现代相结合、医学与人文相结合、基础与临床相结合、共性培养与个性发展相结合、传承与创新相结合"五个结合并赋有新安医学特色的课程体系；在人才培养过程中，注重强化经典功底、强化中医思维、强化实践能力、强化综合素养、强化新安特色、强化传承能力。"弘扬新安医学特色，培养高素质应用型中医学人才"获安徽省教学成果特等奖；"院校-师承-地域医学相结合，培养新安医学特色卓越中医人才的研究与实践"获国家教学成果二等奖。

作为教师，王键教授教过内经学、各家学说、中医基础、中医内科学、中医防治总论等多门课程，他充分发挥自己博学多识、医文并茂的特长，将自己的学习感悟、学术思想和临床技巧毫无保留地倾囊相授。他深知教师传道授业解惑的责任，以培养合格的中医后继人才为神圣使命，每上一堂课都给自己定下质量追求的目标，每天晚上都要学习备课到深夜，从不会在12点前熄灯，费尽心思地列提纲、写讲稿、改教案，形成了逻辑严密、富有感染力、鼓舞人心的独特教学风格。凡听过王教授讲课讲座的师生都会心动神仪，如沐春风，折服不已。20世纪80年代，曾有一位学生为了能听到王键教授的《内经》课，在外地特意"打面的"赶到校（当时学生打的是极为奢侈的）。他自己也觉得，在医教研各个领域，教学最有成就感、自豪感。呕心沥血、披肝沥胆，现王键教授已成功培养30余名博士、硕士研究生，2篇论文获省优秀硕士学位论文，多篇获校优秀论文一等奖。他们中已有6名成为教授，2名成为国家中医药重点学科中医基础理论学科的学科与技术带头人后备人选，1名成为安徽省学术与技术带头人后备人选，2名成为安徽省高校优秀骨干教师。

作为医生，每次门诊王键教授总是全身心地为病人看病，仔细询问病情，耐心倾听患者的诉说，用药精当，无不效如桴鼓，屡起沉疴。妙手医顽疾痼疾之余，对于很多情绪焦躁的患者，王键教授更是常常安慰开导，鼓励劝说其以平常心面对生活。对于处方用药，王键教授总是在保证疗效的情况下，尽可能减轻患者经济负担，让患者了解中医的简便廉验，也让中医药更加深入人心。很多患者宁愿排队等待数个小时，也要挂王键教授的门诊号，让其亲自诊病，这是靠人格魅力、工作作风建立起来的信任。师徒如父子，形影相随，王键教授用他的一言一行、一方一药、一招一式告诉学生：凡大医治病，必当安神定志，无欲无求，先发大慈恻隐之心，誓愿普救含灵之苦。

作为学者，王键教授深知基础理论、基本技能对临床医生的重要性，他常常语重心长地嘱咐师生：做学问要从做文献开始，要熟悉、读懂中医经典的原貌。同时他极其注重科研作风和科研能力，科研应该密切结合临床，不可弄虚作假。治学上深思熟虑，十分缜密，对待科研严谨到一个标点符号都不放过。平日里，无论是读书、查文献、写论文，还是选课题、做实验，抑或是临床门诊，青年教师和同学们都能得到他明确而耐心的指导和传授，让从师者感受到一个铁杆中医人对于祖国医学的探索和研究。

在同学心中，他的话语真诚而坚定，人们无不被他渊博的学识，缜密的思维和铿锵有力的语言所折服；在同事心中，他的目光敏锐而沉着，可以洞察业界的发展机遇，竞争的突破点以及医学以外的哲理和智慧；在病人的心中，他的双手灵巧而有力，可以通过脉象的细微变化而破译生命的密码，让许多远道而来的患者看到了生命的希望和转机。

文化传承　铁肩道义

医为百艺之一，中医学发源于悠远的中华优秀传统文化，本身具有文化和科学双重属性，新安医学就是徽学文化的杰出代表。中医自古以来就有"大医者必大儒"之说，新安医家就是典型的儒医。近代名医秦伯未先生曾言：专一地研讨医学可以掘出运河，而整个文学修养的提高则有助于酿成江海。新安王氏历代医家，世以医名，而诗、书、画更是几掩其医名。王键教授的父亲治医而外对文字、训诂、目录、版本考据等均有涉猎，医事之余还喜爱诗词书画，擅长行、草、篆书，精于画竹，作品处处能入古、常常出新意，自成风貌，展现了文化人一种超凡脱俗的意境。王键教授承其父风范，喜爱书法，医文兼通，对于文史哲、诗书画均有研究，涉猎广泛，尤重学术，行文流利，出口成章，一般人难以望其项背。除新安医学研究外，还主编有《中医基础理论》等中医学术著作、教材16部，发表学术论文100余篇。在他的论著中，文化内涵丰厚是一个显著的特点。其门诊处方遒劲而工整，常常被患者珍藏，叹为艺术品。有真性情，须有真涵养；有大识见，乃有大文章。王键教授更是常常用郭沫若老先生的"好事流芳千古，良书播惠九州"之语，嘱咐后学应该含英咀华，广闻博识，医文并茂。

"文化是民族的血脉，是人民的精神家园"，王键教授认为，文化修养能够陶冶情操，也是一个人生活品位和处世方式的具体体现，事关人生情趣和人格尊严，是涉及"形而上"之人生哲学的大事。所以，他对此就格外偏重偏爱，十分注重中医药文化传承,亦儒亦医,底蕴深厚,其在临床、教学、科研和日常言行举止所散发出来的中医药文化的气韵和魅力,即使在文化气息深厚的中医学界也是十分突出、难出其右的。他在开展和指导"新安王氏医学"的传承研究时强调指出,除了要继续开展药理实验、临床试验等现代科学研究,着力提高其科技硬实力外,还有必要加强其人文思想研究,充分发挥其文化软实力的作用,自觉地承担起传承中华优秀传统文化的重任,更好地为社会主义物质文明和精神文明建设服务。他所发表的关于《徽州文化背景下的新安医学》《论中国传统文化与中国传统医学的互动关系》等多篇论文,很受学术界的好评。

多临症、多读书、勤实践、广涉猎,注重传承家学心法、领悟医学原理;治学严谨,取径较宽,无门户之见,伤寒与温病兼收并蓄,扶阳与养阴调燮并举,博取折中而自成一家;处方用药以轻巧灵动为风格,经方、时方及单方择效而从、并举并用;致力于新安医学研究,尤重医案整理;注重中医药文化传承,自觉传扬中华文化精髓,是"新安王氏医学"的五大共同特点,这在王键身上体现得尤为突出和明显。

结束语

在徽文化的影响下,在家族世代行医的耳濡目染中,王键教授揣着一颗"上医医国"的赤子心,循着当代医者的轨迹不断前行,醉心于新安医学和中医药学研究。他用自己的实际行动描绘了新安医学的美好春天,将静静流淌在新安江水旁的新安医学家族绽放出新的光芒!他相信,历经千年辉煌历史的新安医学,在下一个百年、千年,必将会迎来更加辉煌灿烂的明天!

他是校长,以德服人,殊荣不断,为学校明天的发展竭尽心力!他会在教师会议结束后,准时到达学生的讲座论坛,用掷地有声的语言坚定每一个安中学子的信念和理想;他会在下午近一点的门诊结束后,匆匆赶往教室为学生上课;他会在室外温度高达40度以上,赶往新校区调研建设进展情况,为新生入住提供保障……

他是老师,勤于笔耕、乐于著述,为中医事业薪火相传添柴加油!凡是听过他讲课的人,无不钦佩他的远见卓识,他常说老师应该"传道、授业、解惑、启悟",要做到"有条有理,有根有据,有板有眼,有声有色";王键教授还以"台上十分钟,台下十年功,三尺讲台小天地,教学水平大文章"来勉励青年教师……

他是医生,德术兼修,普施仁义,向每一个生命致以崇高敬意!他会痛心疾首于中药材市场的混乱;他会顾不上喝水、休息,只为让每一个等待的患者尽早结束病痛的折磨;他会不厌其烦地劝慰患者,全心全意地为他们着想,让他们感到被关心,从而放松紧张的心情……

一室医籍,两袖清风;三尺讲台,四季门诊。王键教授以其文献、临床、教学、科研、文化全方位的杰出成就,成为当今新安医学各学科领域的一面旗帜和标杆。

(作者:新安王氏医学传承工作室)

图书在版编目(CIP)数据

杏林耕耘文存:治校问学历程中的片段思考/王键著. —合肥:合肥工业大学出版社,2016.9
ISBN 978-7-5650-3004-8

Ⅰ.①杏… Ⅱ.①王… Ⅲ.①中医学院—学校管理—中国—文集 Ⅳ.①R2-4

中国版本图书馆CIP数据核字(2016)第223657号

杏林耕耘文存
——治校问学历程中的片段思考

王 键 著　　　　　　　责任编辑　李克明　冷桥勋

出　版	合肥工业大学出版社	版　次	2016年9月第1版
地　址	合肥市屯溪路193号	印　次	2016年9月第1次印刷
邮　编	230009	开　本	710毫米×1000毫米　1/16
电　话	总　编　室:0551-62903038	印　张	39
	市场营销部:0551-62903198	字　数	729千字
网　址	www.hfutpress.com.cn	印　刷	安徽联众印刷有限公司
E-mail	hfutpress@163.com	发　行	全国新华书店

ISBN 978-7-5650-3004-8　　　　　　定价:86.00元

如果有影响阅读的印装质量问题,请与出版社市场营销部联系调换